八字针法临床指南

张文义　著

中医古籍出版社
Publishing House of Ancient Chinese Medical Books

图书在版编目（CIP）数据

八字针法临床指南/张文义著．－北京：中医古籍出版社，2016.10（2019.9 重印）

ISBN 978－7－5152－1108－4

Ⅰ.①八…　Ⅱ.①张…　Ⅲ.①针灸疗法　Ⅳ.①R245

中国版本图书馆 CIP 数据核字（2015）第 310402 号

八字针法临床指南

张文义　著

责任编辑　刘　婷
封面设计　陈　娟
出版发行　中医古籍出版社
社　　址　北京东直门内南小街 16 号（100700）
电　　话　010－64089446（总编室）　010－64002949（发行部）
网　　址　www.zhongyiguji.com.cn
印　　刷　北京博图彩色印刷有限公司
开　　本　710mm×1000mm　1/16
印　　张　33.5
字　　数　630 千字
版　　次　2016 年 10 月第 1 版　2019 年 9 月第 2 次印刷
印　　数　3001～6000 册
书　　号　ISBN　978－7－5152－1108－4
定　　价　86.00 元

内容提要

八字针法临床指南一书共分为上、中、下三篇。

上篇重点阐述了作者发明的以皮下、定向、阴阳、补泻八个字为纲的，专治中风偏瘫的绝世妙法——八字针法的基本理论。详细论述了作者独创的阴阳取穴法、阴阳补泻法、三三九针法、十二神针、观形施针法、皮下定向法、病灶对应法的具体操作。并介绍了73种中风偏瘫后遗症的特效针法。

中篇叙述了八字针法在160种常见疑难病中的应用规范。

下篇主要介绍了50余种与中风偏瘫后遗症及常见疑难病有关的中医外治法。

本书可供各级医院的康复医学科、针灸科、骨伤科、理疗科、疼痛科、保健按摩门诊、养生馆以及针灸教学、科研机构的工作人员从业之用。

前　言

八字针法是由作者张文义发明和独创。它是依据祖国医学阴阳学说、经络学说、皮部理论以及现代医学体壁内脏相关论，并通过四十多年临床验证总结出来的，用于专治中风偏瘫后遗症以及常见疑难杂症的特种针法。对偏瘫患者及常见疑难病的治疗具有当场见效之妙。发明了阴阳取穴法、阴阳补泻法、三三九针法、十二神针、观形施针法 、皮下定向法、病灶对应法。八字针法的基本理论《无防腐剂口服液与张文义八字针法》已于2007年由中医古籍出版社出版发行，影响并震动全国，求学者络绎不绝。通过在全国近十年的教学及临床，又总结出新的经验和方法，现编纂成书，名曰《八字针法临床指南》。

本书分为上篇、中篇、下篇。上篇为八字针法的基本知识及73种治疗中风偏瘫后遗症的特效针法。中篇叙述了八字针法在160种常见疑难病中的具体操作。下篇介绍了与中风偏瘫后遗症及疑难杂症有关的50余种常用的中医外治法。

是书简明扼要，重点突出，着重操作，不事空谈。它的出版将对各级医院康复医学科、针灸科、骨伤科、理疗科、疼痛科的医务人员及针灸教学、科研机构、保健按摩机构、养生馆的从业人员有所不可估量的裨益。八字针法大大降低了偏瘫患者的致残率，极大地提高了病人的生活质量，是偏瘫患者的救星，实乃针灸治疗偏瘫史上的绝世妙法。

但是由于水平有限，时间仓促，经验不足，不当之处难免，敬请同道者斧正。

作者　张文义

2015年7月23日　于北京

主编简介

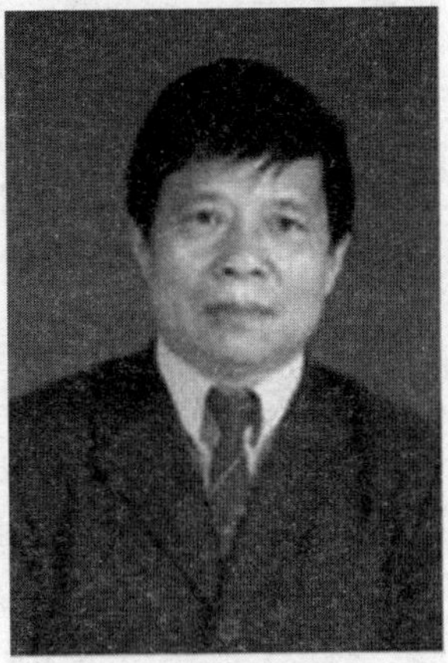

张文义（1947－），男，汉族，河南省鲁山县人。毕业于河南中医学院，大学本科学历。国家执业医师，国家一级针灸师，中医内科主任医师，著名胃肠病、疼痛病、偏瘫康复专家。曾任河南省平顶山市政协委员，北京百川健康科学研究院、北京中卫联康复医学研究院、北京高等中医药培训学校、北京中医药大学东直门医院培训中心（北京中昌现代疼痛医学培训中心）、中国中医研究院华佗培训学校教授，河南省郏县四知堂中医院名誉院长、业务院长，河南省鲁山县博爱医院名誉院长，河南省鲁山县中医院康复科主任。现任世界中医药学会联合会消化病专业委员会理事，河南省新乡市新华区人民医院康复理疗科技术顾问，北京高等中医药培训学校教授、中国针灸推拿协会教授。

临床48年，对食管炎、各种胃炎、溃疡、胃下垂、结肠炎、脂肪肝、面瘫、中风偏瘫、颈椎病、肩周炎、腰椎间盘突出症、骨质增生、乳腺增生等病的治疗，方法多端，疗效奇特。精心研制出了养胃丸、消炎止痛丸、结肠炎丸、疏肝清胃丸、健脾和胃丸、利胆化石丹、乳癖膏、类风湿擦剂、牵正膏、骨刺膏、消炎膏等临床特效专科用药。临床擅用中药热敷、中药涂擦、中药熏蒸、中医定向透药、放血、穴位贴敷、药物罐、中药直肠点滴、中药塌渍等中药透皮疗法。在中医外治方面独创了“零方配制、一人一方、次次不同、因病而调、随用随配”软膏制剂的20字方针，为中医外治法的发展做出了巨大的贡献。同时又是直肠点滴疗法、平行针埋线疗法、无防腐剂口服液制作技术、肛门注药疗法、八字针法的创始人。

通过40多年的针灸临床，发明了专治偏瘫的八字针法。以皮下、定向、阴阳、补泻八个字为纲，总结出了三三九针法、十二神针、阴阳补泻、皮下定向、病灶对应、观形施针法。在患者生命体征稳定之后至未形成硬瘫之前，一周内可使0级的肌力提高到4～5级，九成以上患者当场见效，大大降低了致残率。创造性地提出了阴阳补泻手法、皮下定向、病灶对应、观形施针法。

填补了针灸临床专治偏瘫针法的空白，弥补了针灸补泻手法的不足，纠正了针灸治疗偏瘫不辨阴阳、不分虚实乱行补泻的错误，开辟了针灸皮下定向、病灶对应、观形施针、阴阳补泻手法的先河。是目前国际国内无法比拟的治瘫绝世妙法。

发明的肛门注药疗法，乃国内外之首创，解决了小儿不便口服、肌注和输液的困难。整理出的二十多种儿科疾病的肛门注药妙方，简单实用，效果神奇。

公开出版医学专著17部。主编《中西医结合论治疑难病》《直肠点滴疗法与平行针药线植入技术》《无防腐剂口服液与张文义八字针法》《中医临床荟萃》《疼痛病临床指南》《内病外治临床指南》《八字针法临床指南》《中医诊法大成》《胃肠病临床指南》9部。主审《中医论治奇难杂症》《中医临床精要》《养生秘诀》3部。作为副主编参编《中华临床医学新进展（第三卷）》《综合临床医学》《中国实用综合医学》《中国实用综合医学理论与实务》《中华大医之精诚》5部，均由国家中央级出版社公开出版发行。获得地级中医二等科技成果奖两项，在国家级杂志上发表医学论文28篇，均为第一名。以上成绩，在国内外医学界引起了强烈反响。

《鲁山报》《郑州晚报》《河南商报》对其成就作了特别报道。主要业绩载入《当代中国人才库（名医卷）》《中国民间名医大全》《鲁山年鉴》等多部书中。2003年《中国红十字报》以“中华名医”称号向全国报道。2004年8月因在全国培训成绩突出，被国家卫生部中国医师协会培训部授予台式奖杯一座。2004年10月被中华人民共和国卫生部健康120网评为“百姓放心医生”。

18年来，在北京共培训在职医务人员28000余人，学员遍及香港、台湾、日本、美国、加拿大、新加坡、瑞典、瑞士、韩国等13个地区和国家，在国内外享有盛誉。

电话：0375—5059114　13461149551

Email：zhangwenyi_beijing@126.com

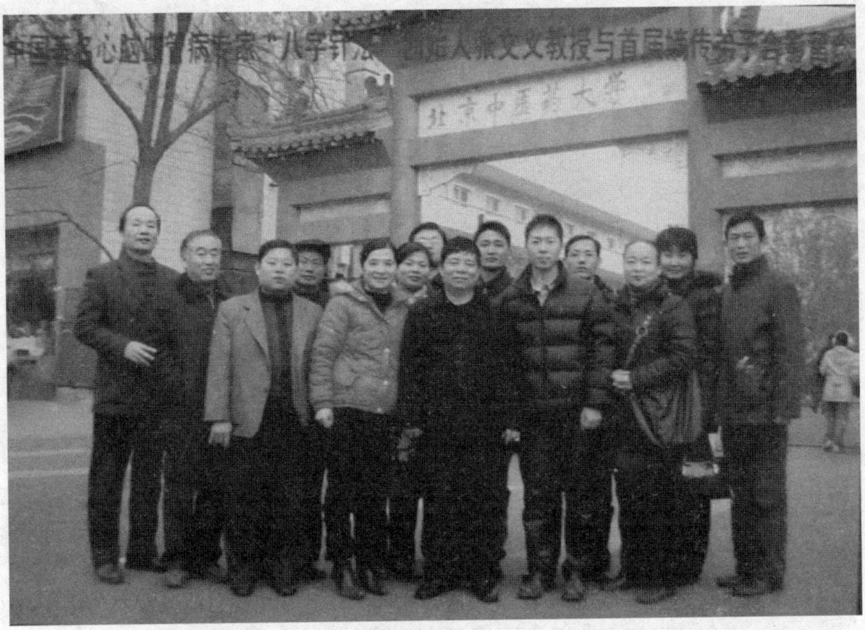
北京中医药大学

张文义教授在北京中医药大学西门前与部分弟子合影

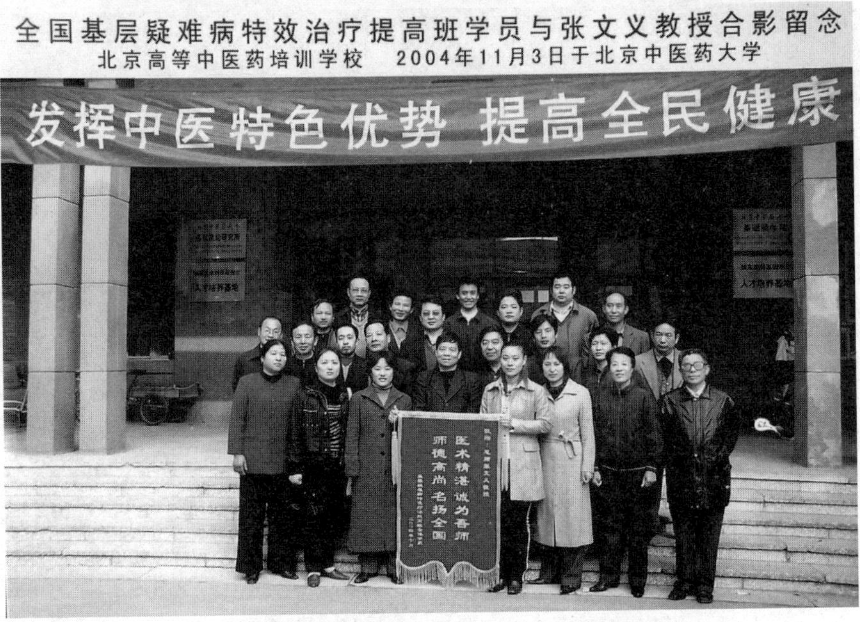
全国基层疑难病特效治疗提高班学员与张文义教授合影留念
北京高等中医药培训学校　2004年11月3日于北京中医药大学
发挥中医特色优势 提高全民健康
医术精湛诚为吾师
师德高尚名扬全国

全国基层疑难病提高班学员在北京中医药大学

基础医学院楼前向张文义教授赠送锦旗

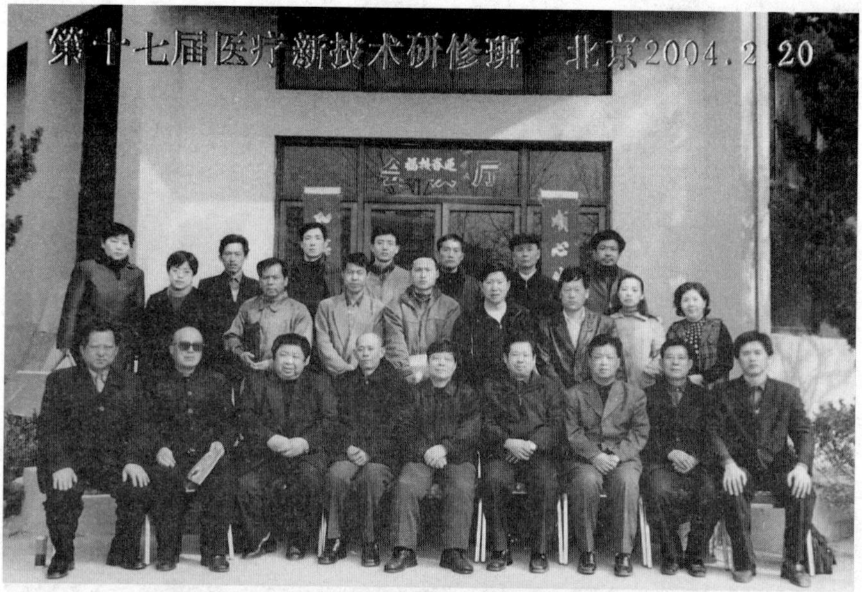
第十七届医疗新技术研修班 北京2004.2.20

张文义教授在北京健康科学研究院与弟子合影

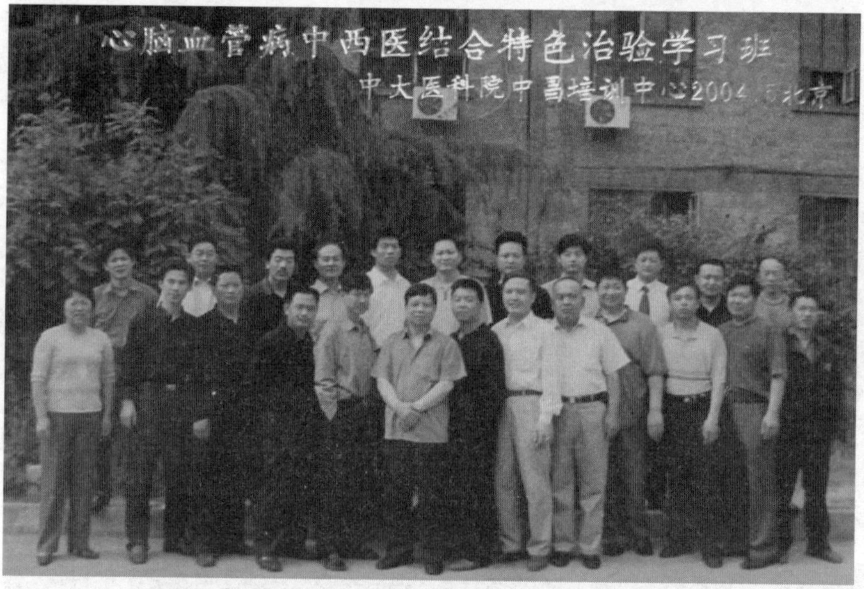
心脑血管病中西医结合特色治验学习班

张文义教授在北京中大医科院与弟子合影

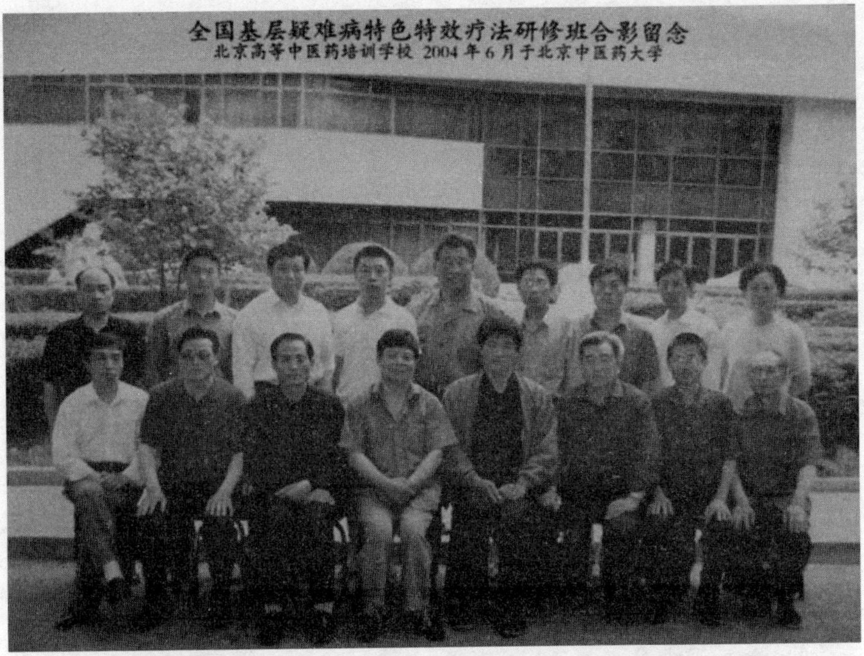
全国基层疑难病特色特效疗法研修班合影留念
北京高等中医药培训学校 2004年6月于北京中医药大学

张文义教授在北京中医药大学教学楼前与部分弟子合影

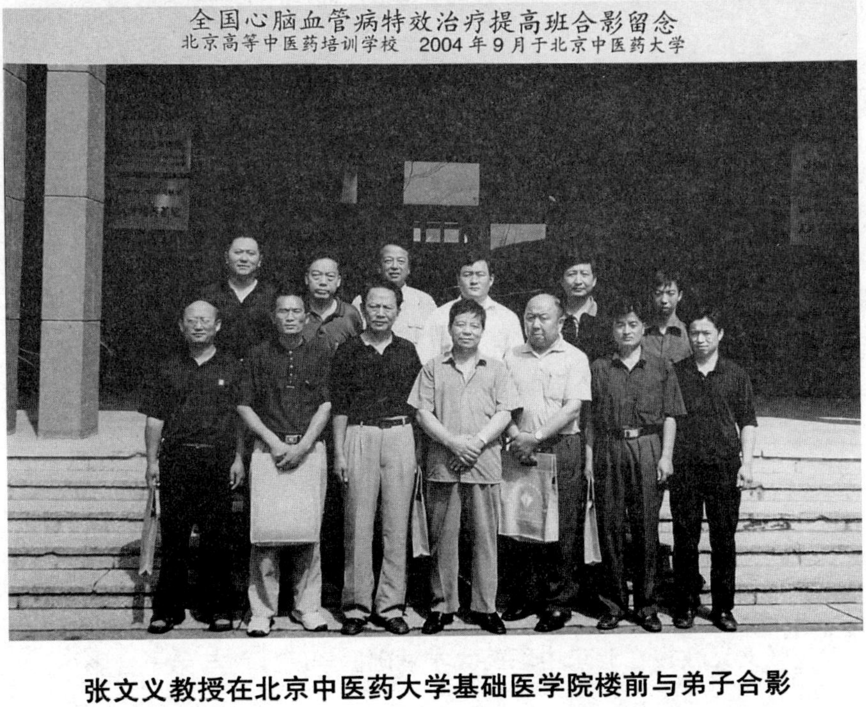
全国心脑血管病特效治疗提高班合影留念
北京高等中医药培训学校 2004年9月于北京中医药大学

张文义教授在北京中医药大学基础医学院楼前与弟子合影

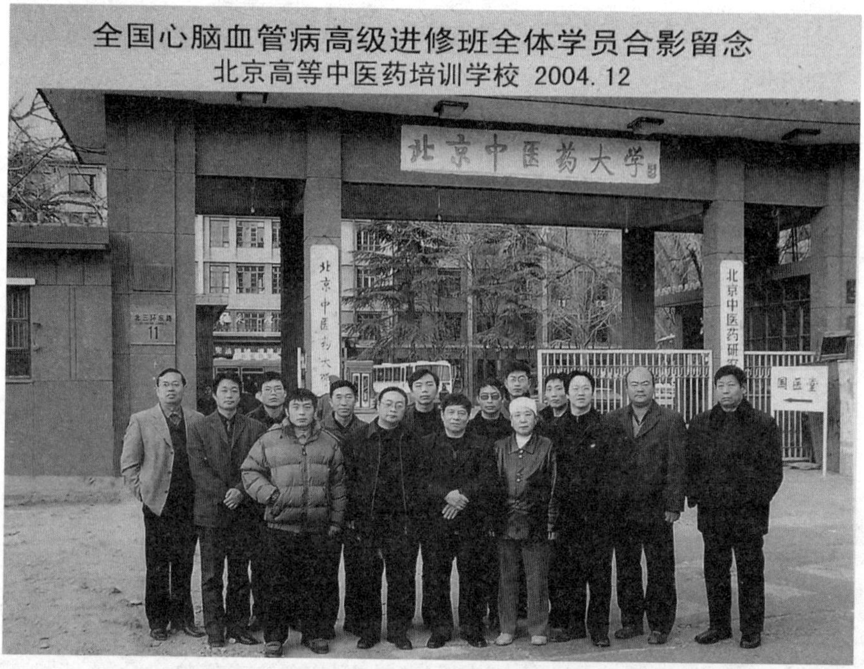
全国心脑血管病高级进修班全体学员合影留念
北京高等中医药培训学校 2004.12
北京中医药大学
国医堂

张文义教授在北京中医药大学南门前与部分弟子合影

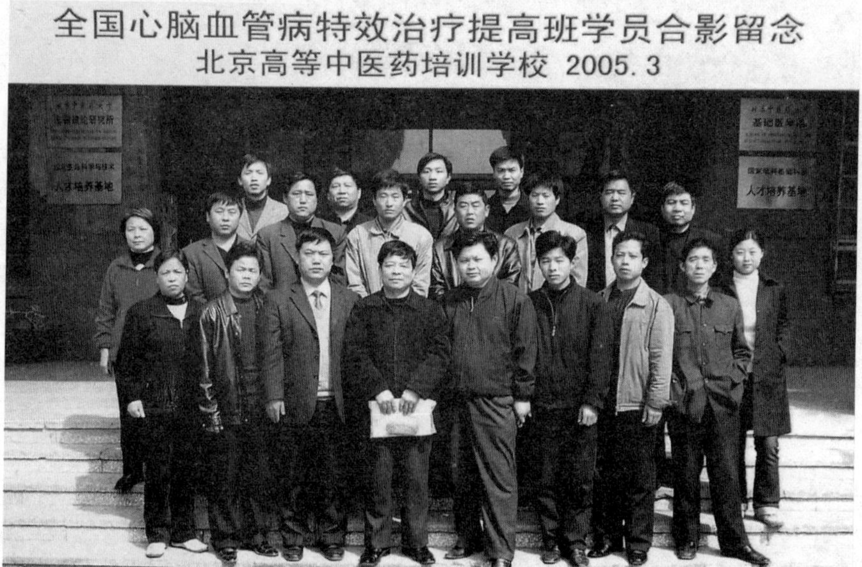
全国心脑血管病特效治疗提高班学员合影留念
北京高等中医药培训学校 2005.3

张文义教授在北京中医药大学基础医学院楼前与弟子合影

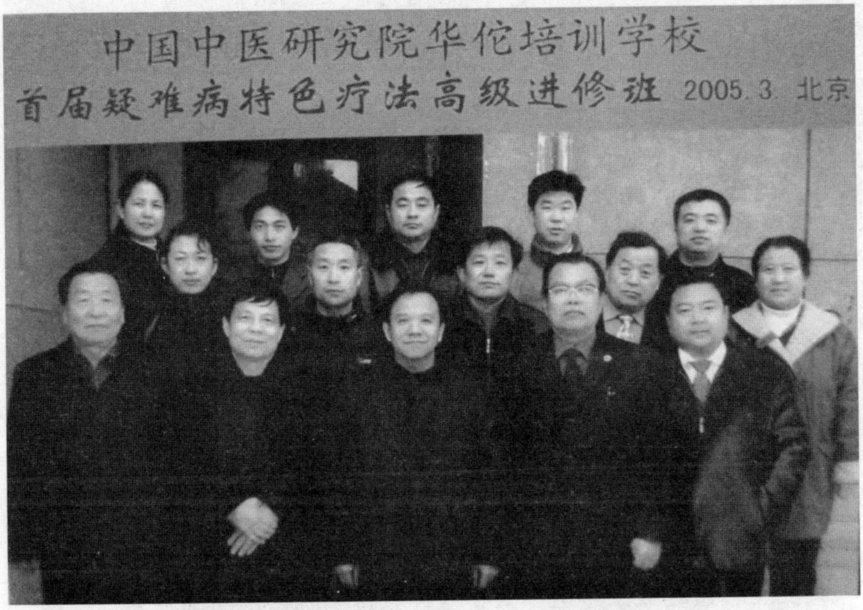

张文义教授在中国中医研究院与弟子合影

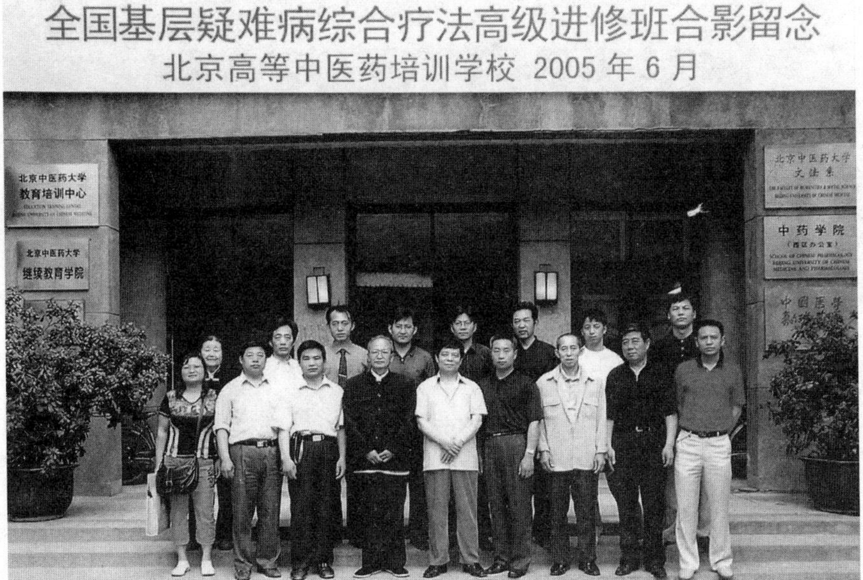

张文义教授在北京中医药大学继续教育学院楼前与部分弟子合影

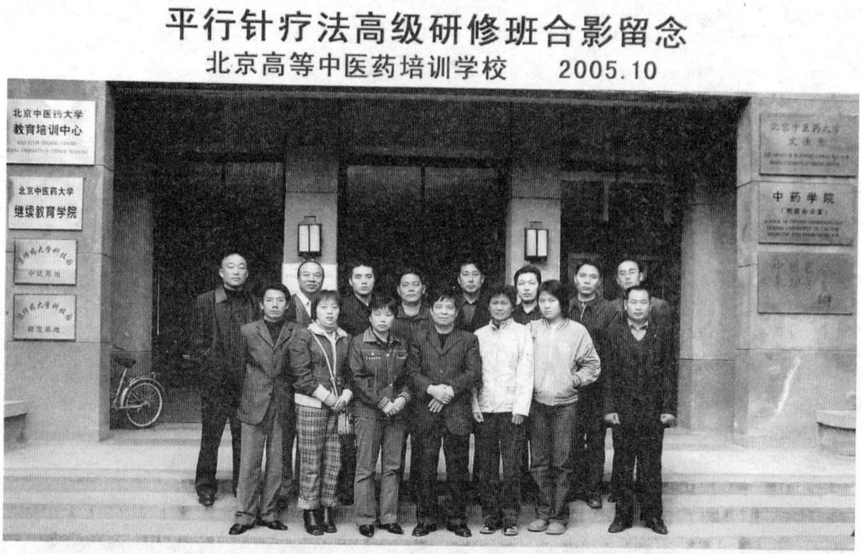
平行针疗法高级研修班合影留念
北京高等中医药培训学校　2005.10
北京中医药大学
教育培训中心
北京中医药大学
继续教育学院
中药学院

张文义教授在北京中医药大学继续教育学院楼前与部分弟子合影

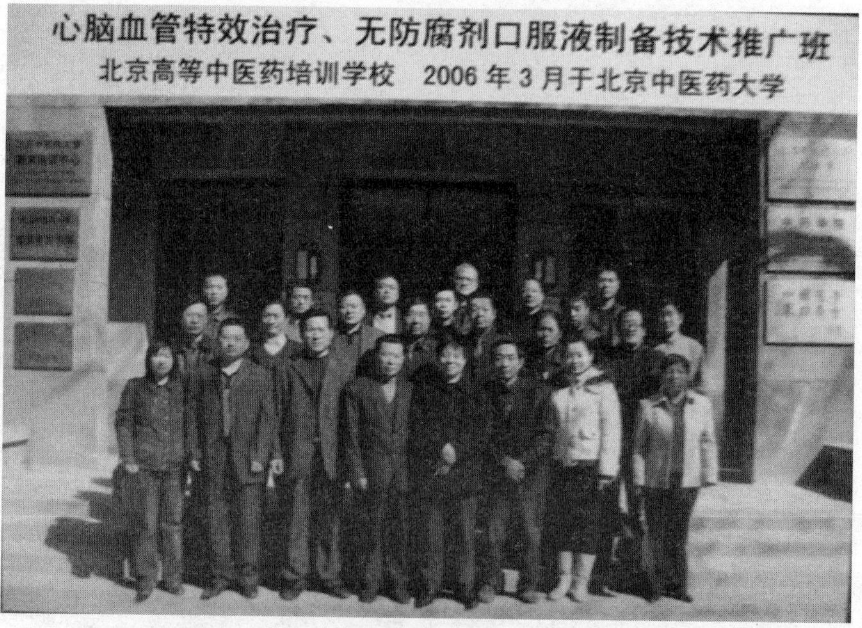
心脑血管特效治疗、无防腐剂口服液制备技术推广班
北京高等中医药培训学校　2006年3月于北京中医药大学

张文义教授在北京中医药大学继续教育学院楼前与弟子合影

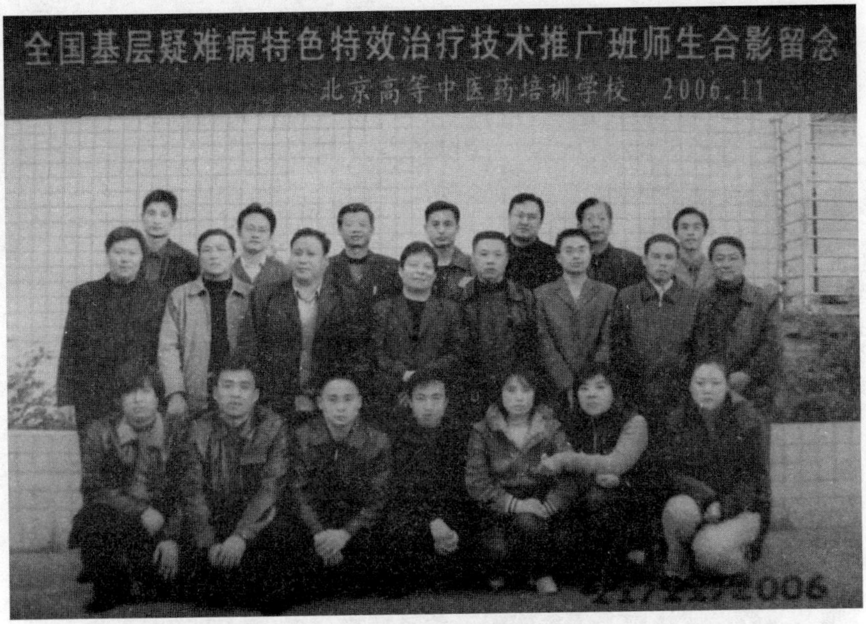
全国基层疑难病特色特效治疗技术推广班师生合影留念
北京高等中医药培训学校 2006.11

张文义教授在北京高等中医药培训学校与弟子合影

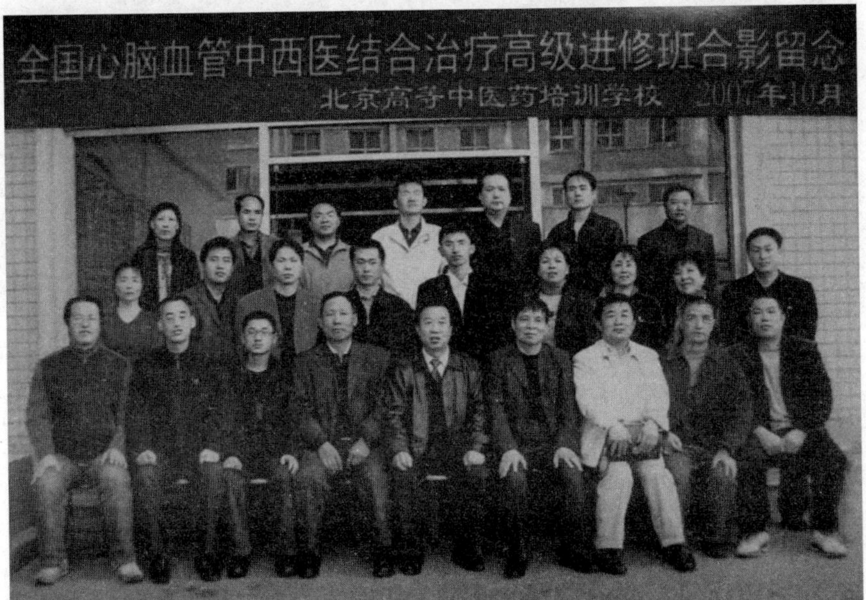
全国心脑血管中西医结合治疗高级进修班合影留念
北京高等中医药培训学校 2007年10月

张文义教授在北京高等中医药培训学校与弟子合影

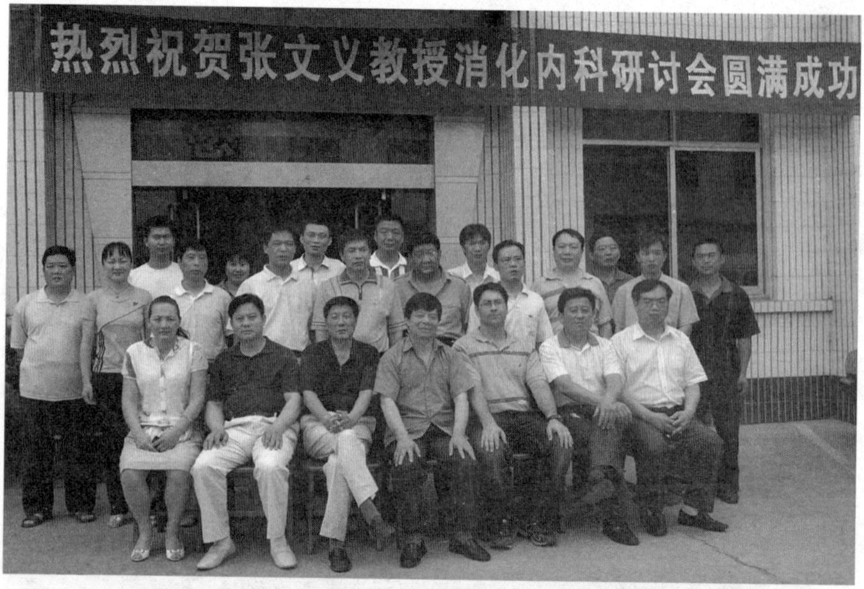
热烈祝贺张文义教授消化内科研讨会圆满成功

张文义教授应南阳卫生系统邀请在张仲景故里举办消化内科研讨会

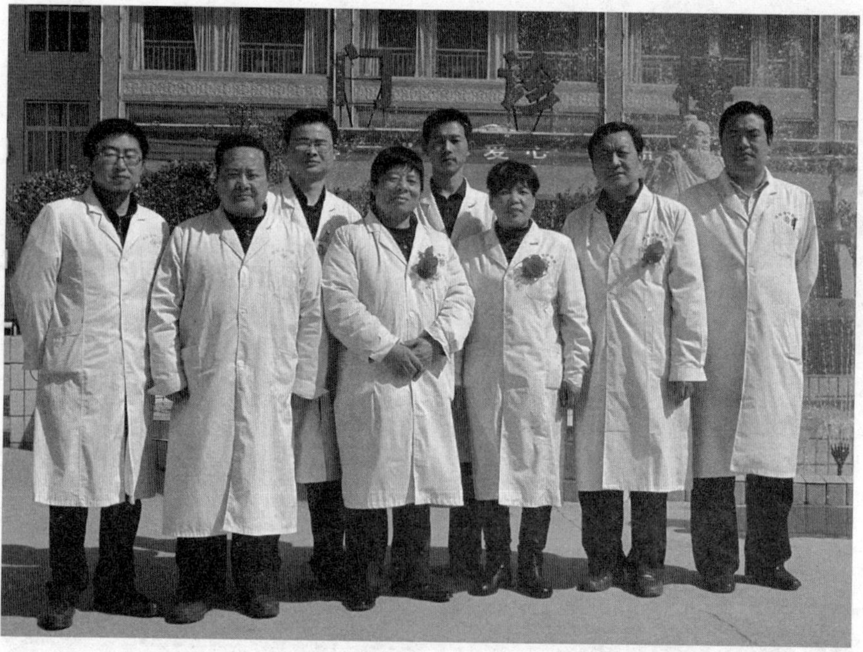

河南省郏县四知堂中医院张文义院长与部分院领导合影

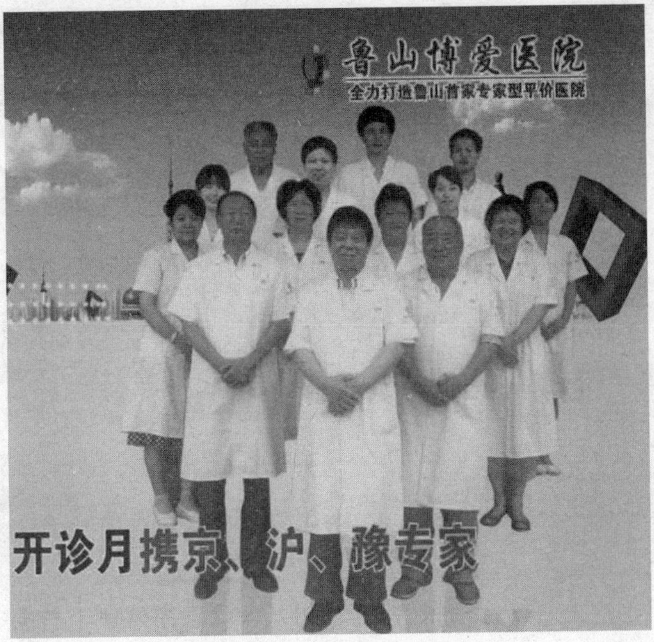
鲁山博爱医院
全力打造鲁山首家专家型平价医院
开诊月携京、沪、豫专家

河南省鲁山博爱医院名誉院长张文义教授开业时与专家们合影

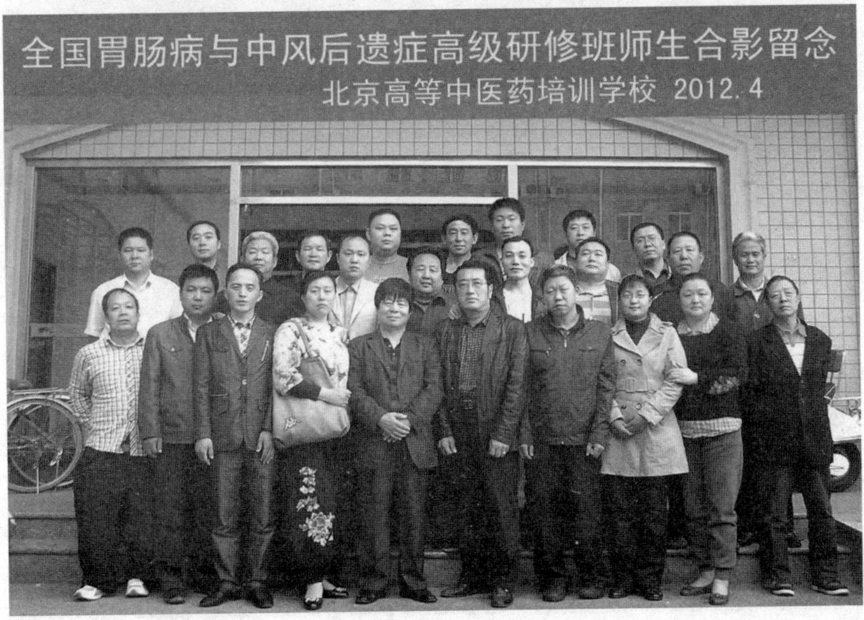
全国胃肠病与中风后遗症高级研修班师生合影留念
北京高等中医药培训学校 2012.4

张文义教授在北京高等中医药培训学校与部分学员合影

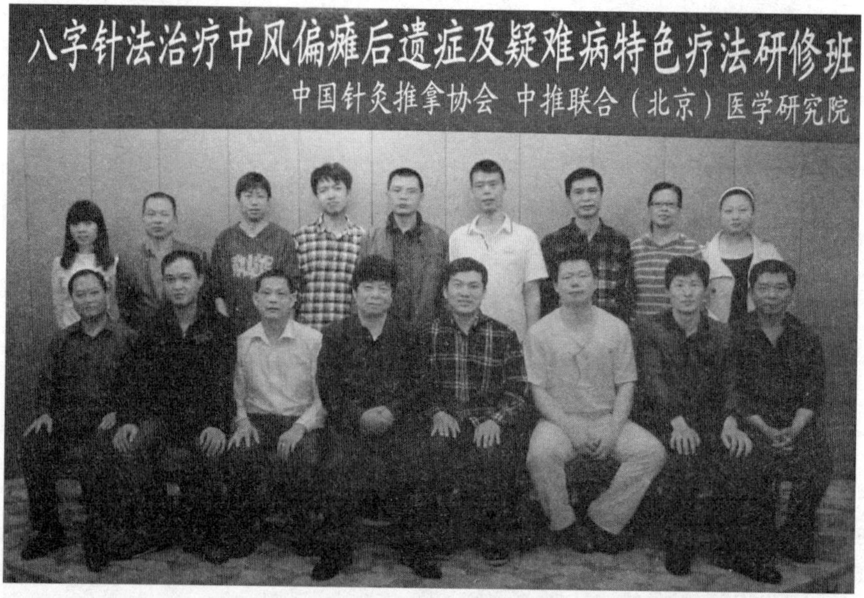

2012 年 4 月 22 日张文义教授在福州八字针法研修班上与弟子合影

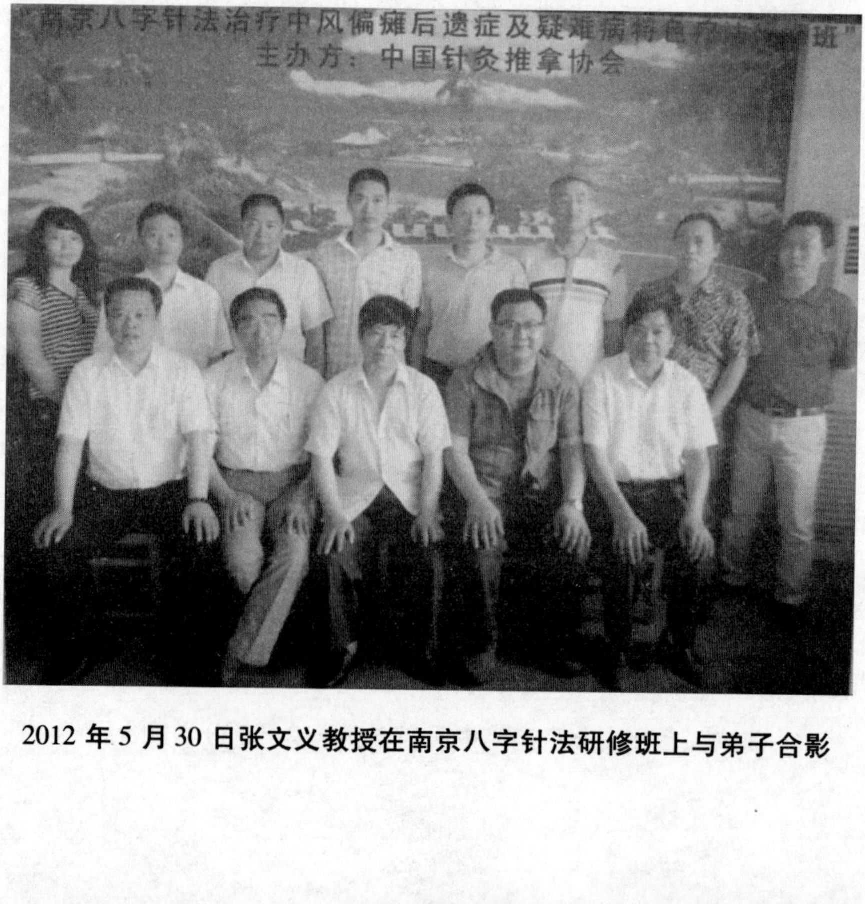

2012 年 5 月 30 日张文义教授在南京八字针法研修班上与弟子合影

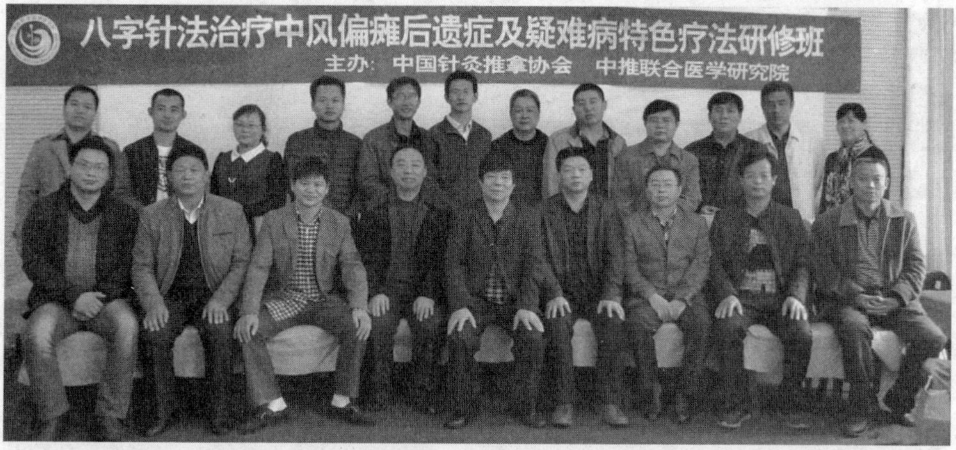

2014 年 10 月 27 日张文义教授在郑州八字针法研修班上与弟子合影

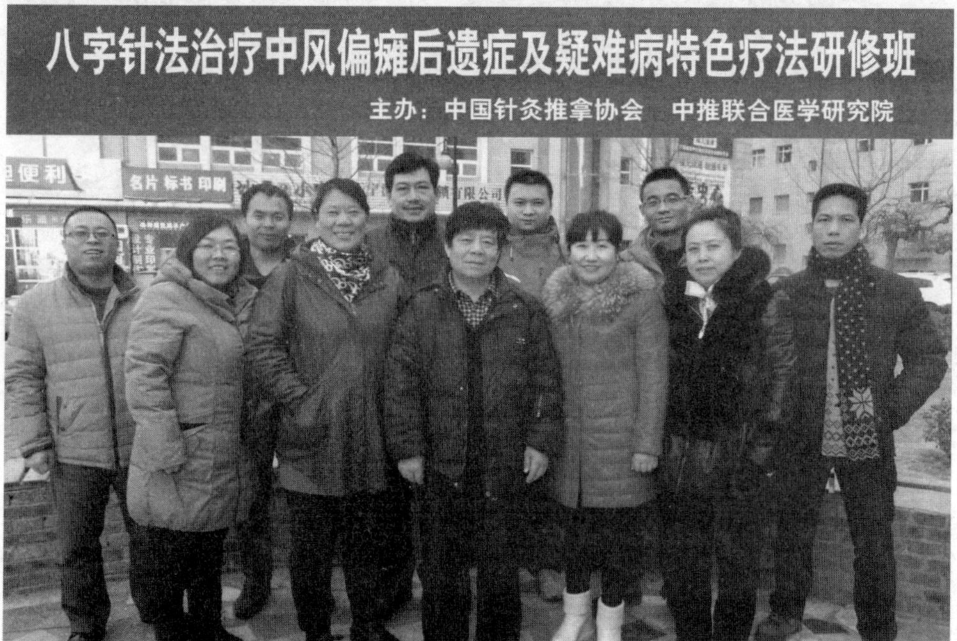

2014 年 12 月 23 日张文义教授在北京八字针法研修班上与弟子合影

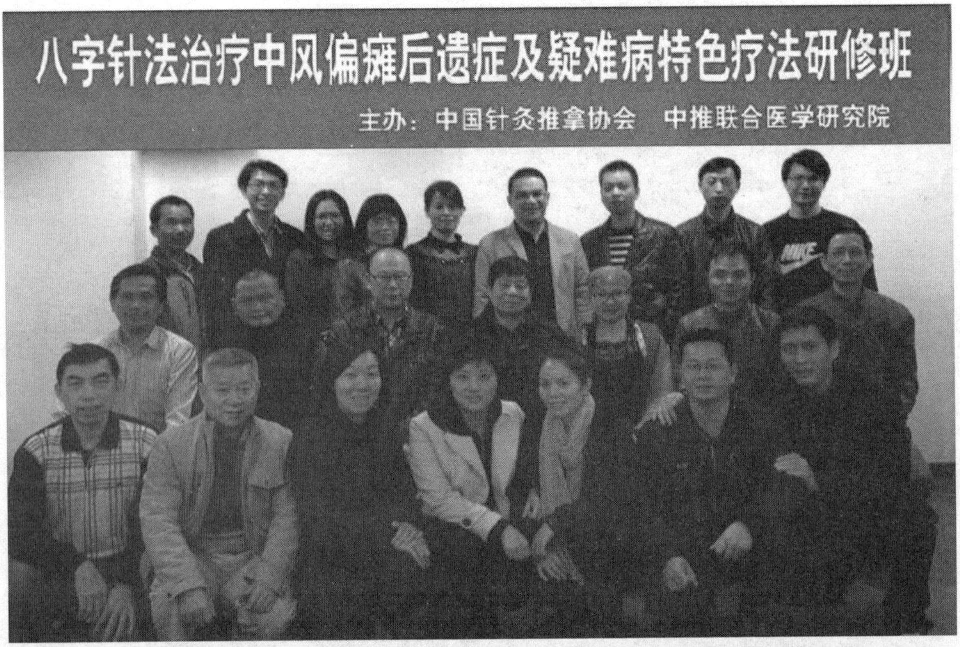

2015 年 1 月 17 日张文义教授在广州八字针法研修班上与弟子合影

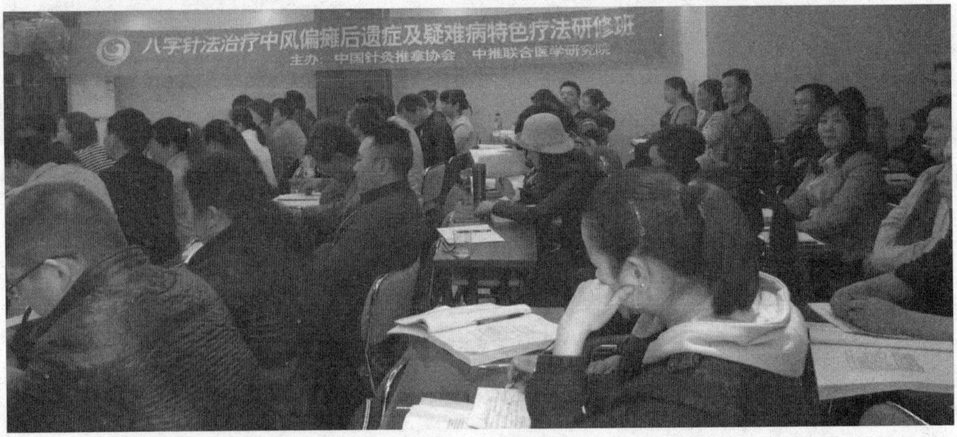

2015 年 3 月 19 日张文义教授在贵阳八字针法研修班授课现场

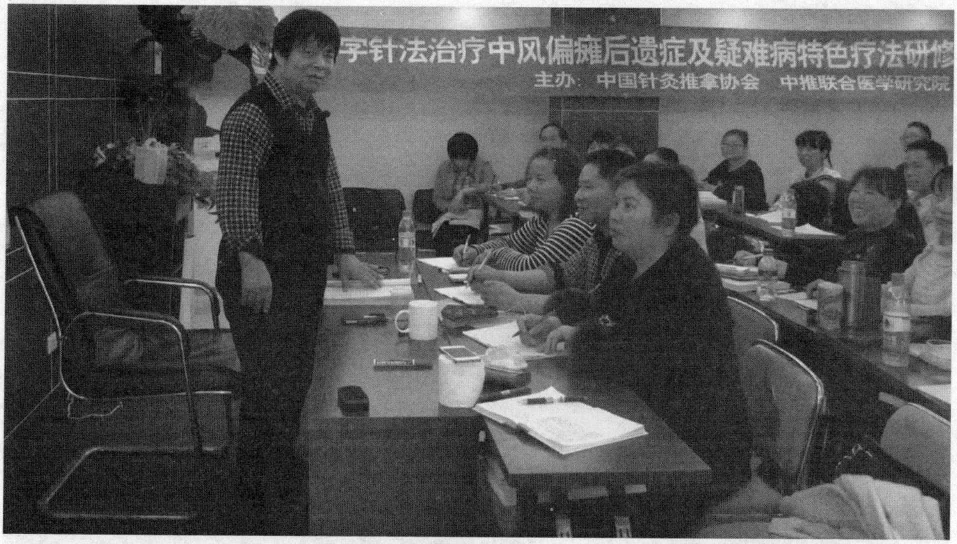

2015 年 3 月 19 日张文义教授在贵阳八字针法研修班授课现场

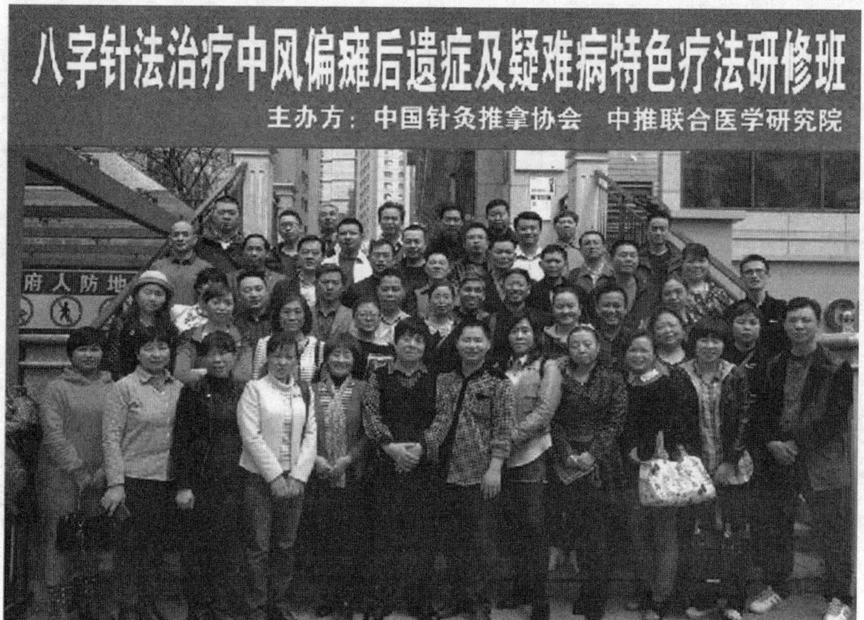

2015 年 3 月 19 日张文义教授在贵阳八字针法研修班上与弟子合影

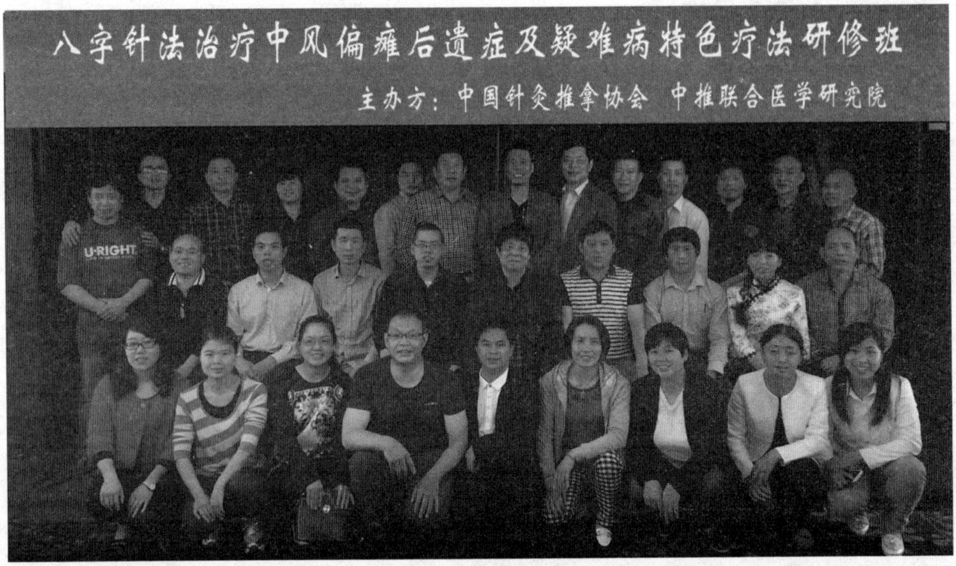

2015 年 4 月 26 日张文义教授在温州八字针法研修班上与弟子合影

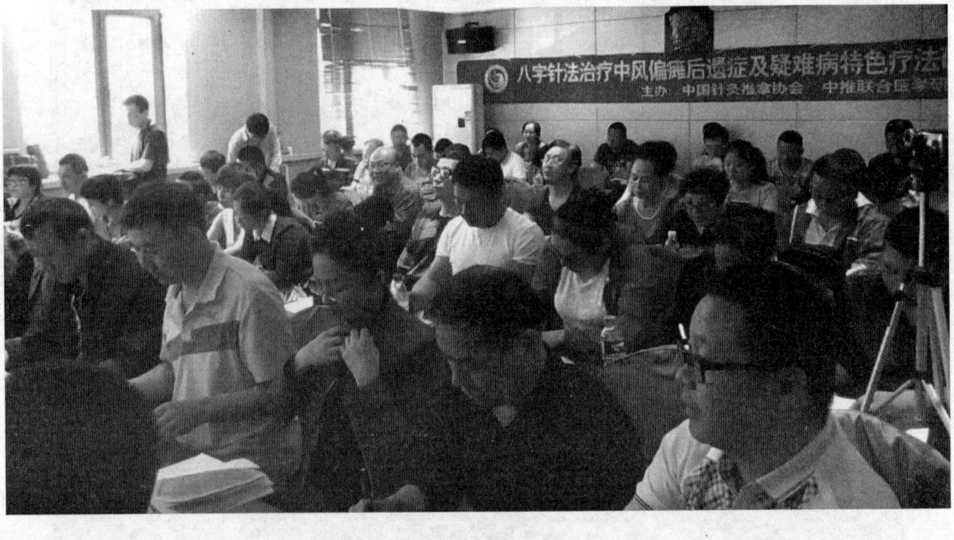

2015 年 5 月 22 日张文义教授在哈尔滨八字针法研修班授课现场

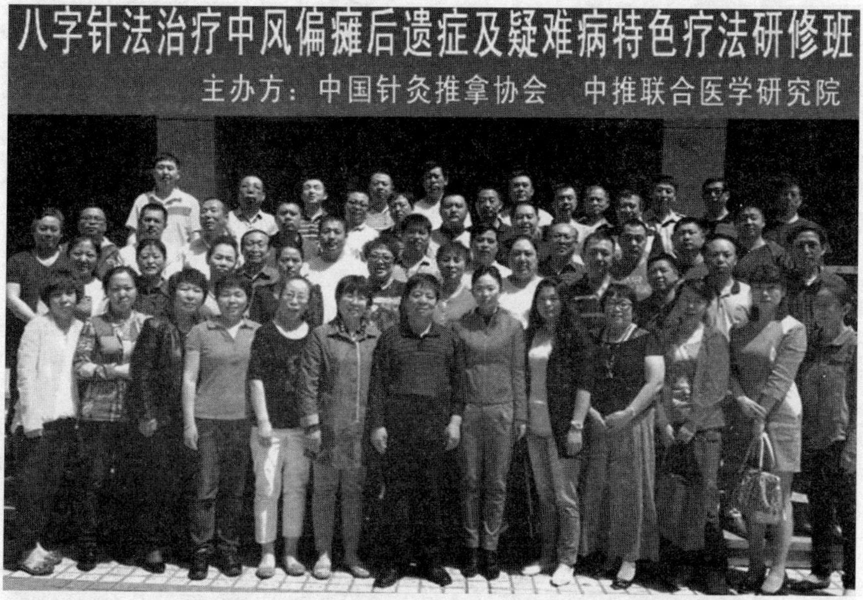

2015 年 5 月 22 日张文义教授在哈尔滨八字针法研修班上与弟子合影

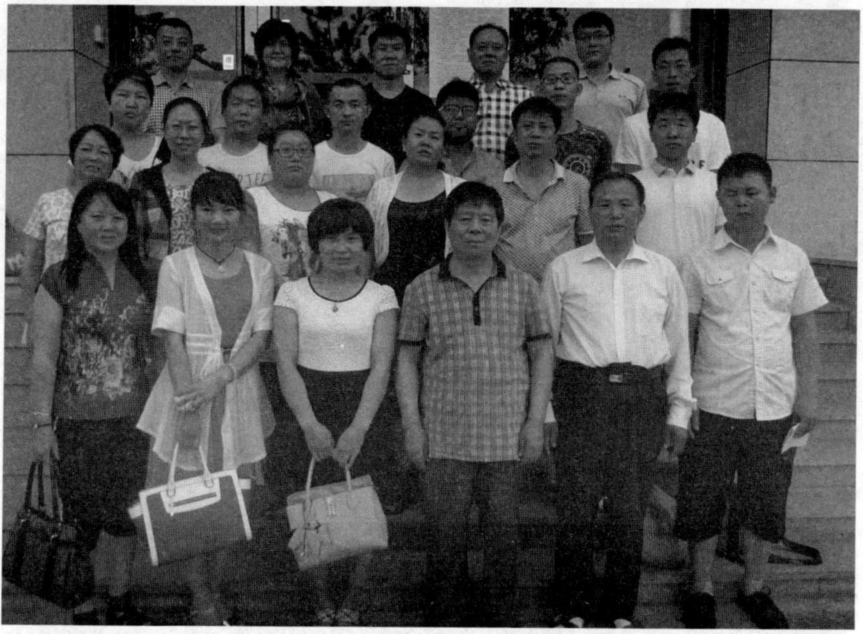

2015 年 6 月 17 日张文义教授在太原八字针法研修班上与弟子合影

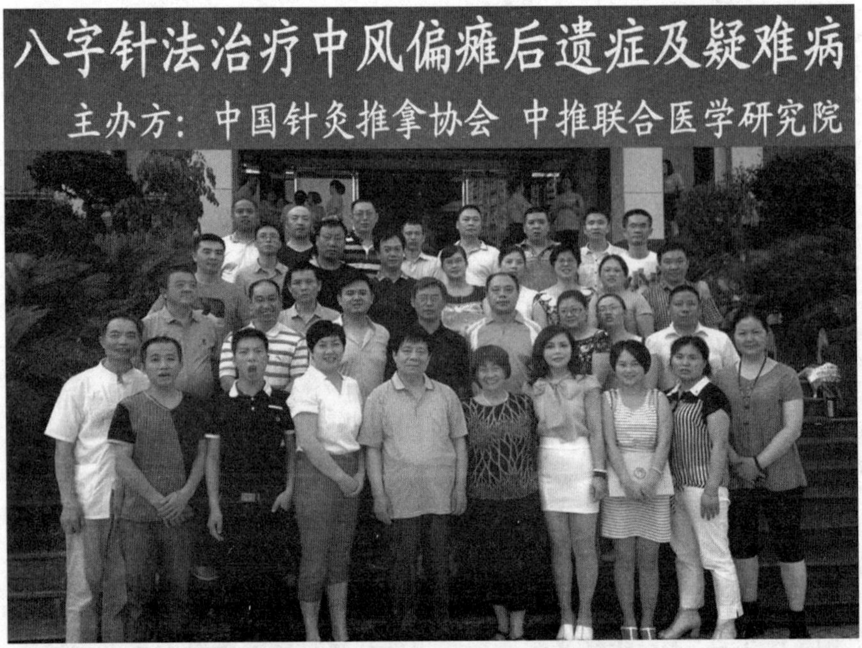

2015 年 6 月 21 日张文义教授在重庆八字针法研修班上与弟子合影

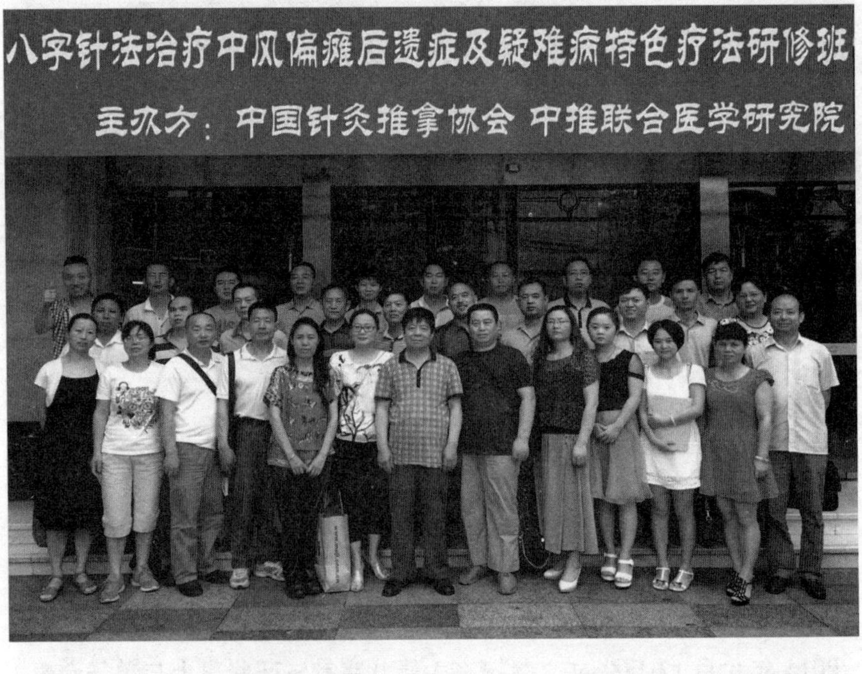

2015 年 7 月 13 日张文义教授在成都八字针法研修班上与弟子合影

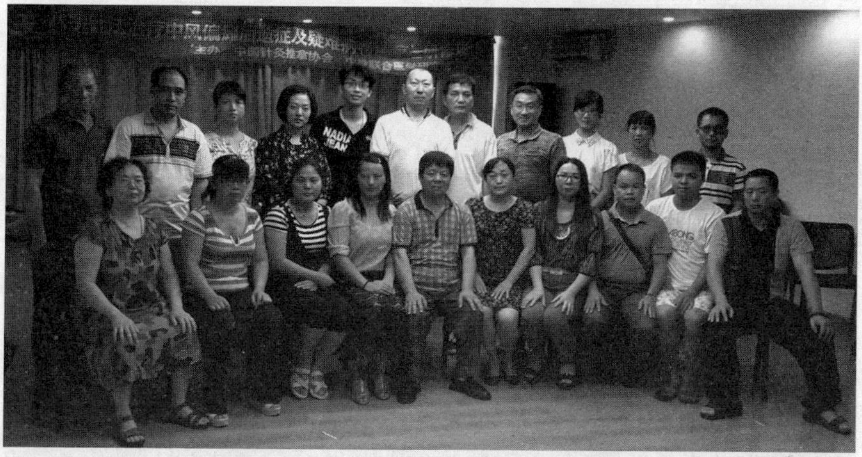

2015 年 7 月 25 日张文义教授在深圳八字针法研修班上与弟子合影

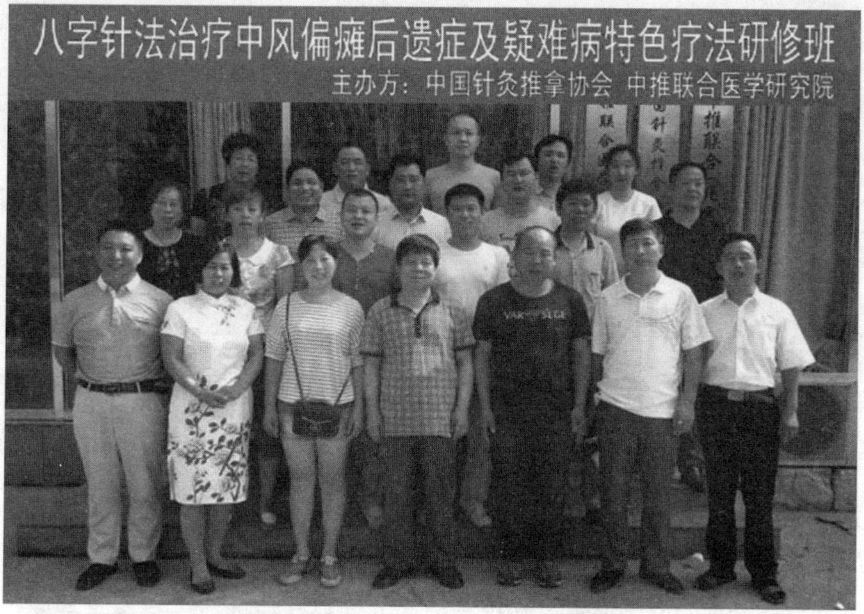

2015 年 8 月 10 日张文义教授在北京八字针法研修班上与弟子合影

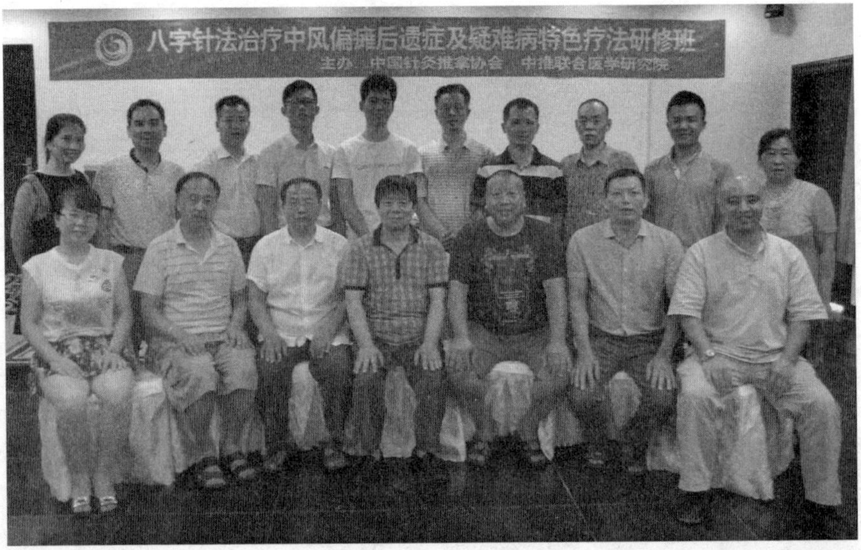

2015 年 8 月 24 日张文义教授在厦门八字针法研修班上与弟子合影

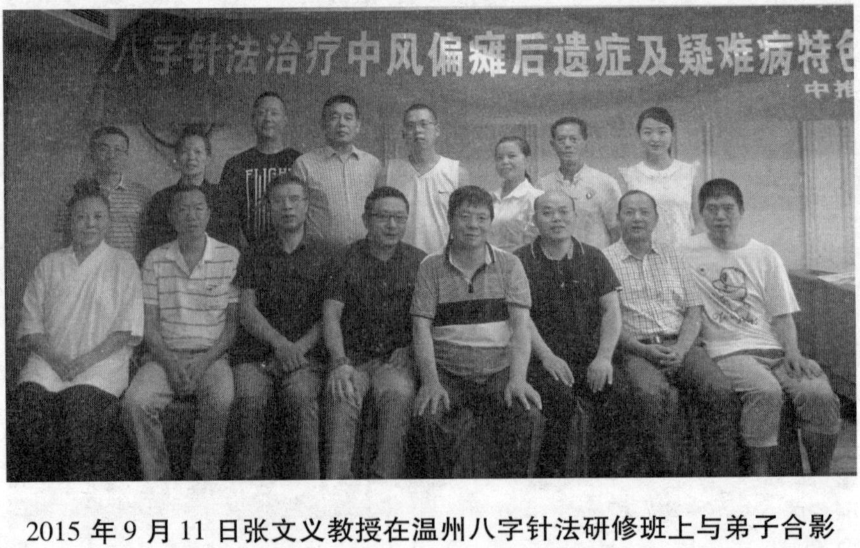

2015 年 9 月 11 日张文义教授在温州八字针法研修班上与弟子合影

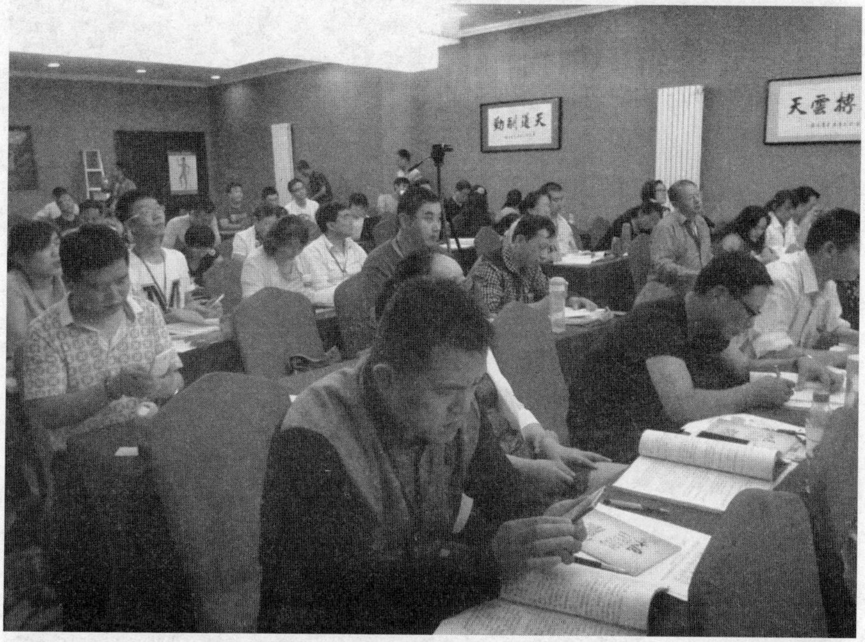

2015 年 9 月 12 日张文义教授在北京八字针法研修班授课现场

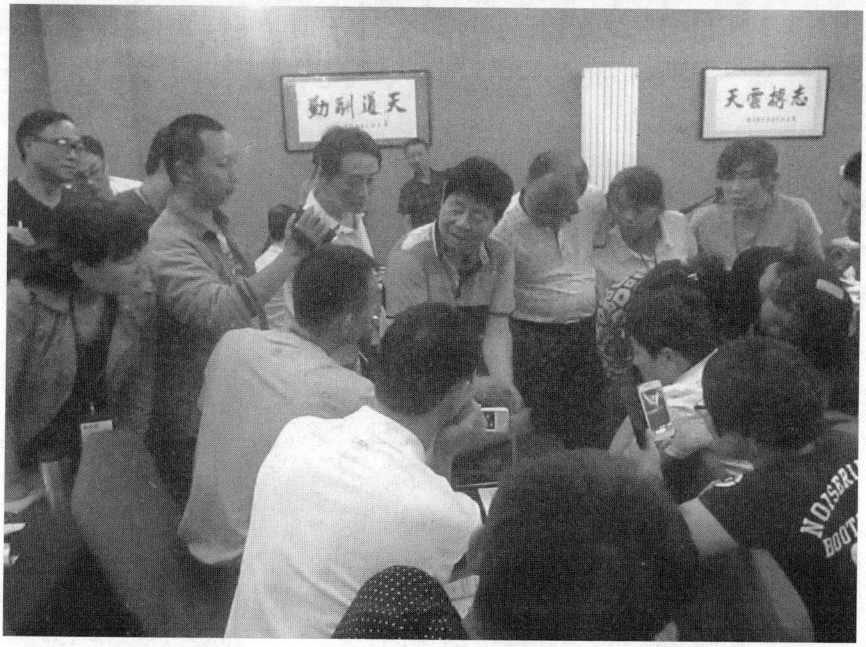

2015 年 9 月 12 日张文义教授在北京八字针法研修班授课现场做实操

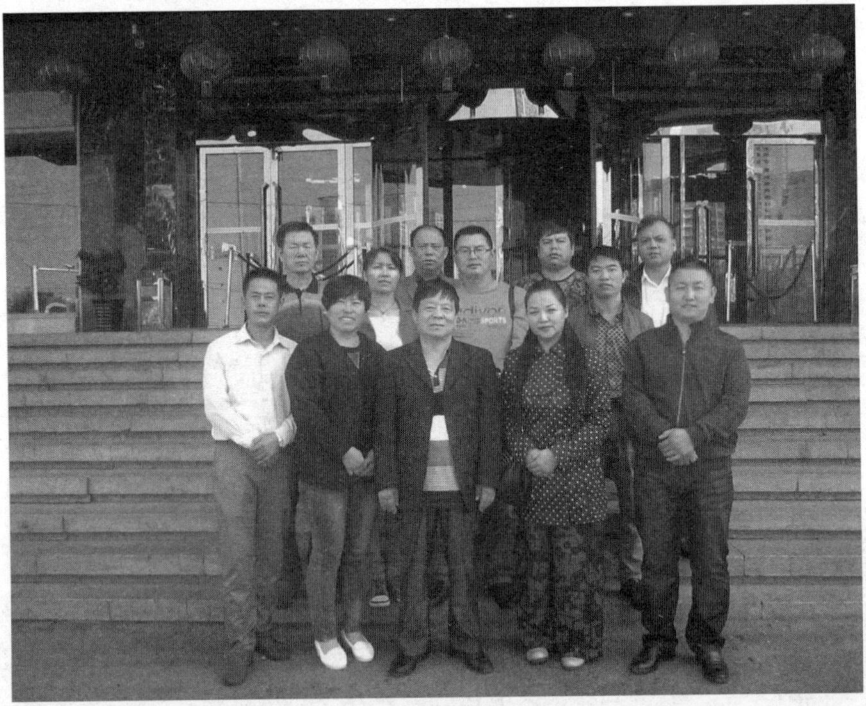

2015 年 9 月 17 日张文义教授在乌鲁木齐八字针法研修班上与弟子合影

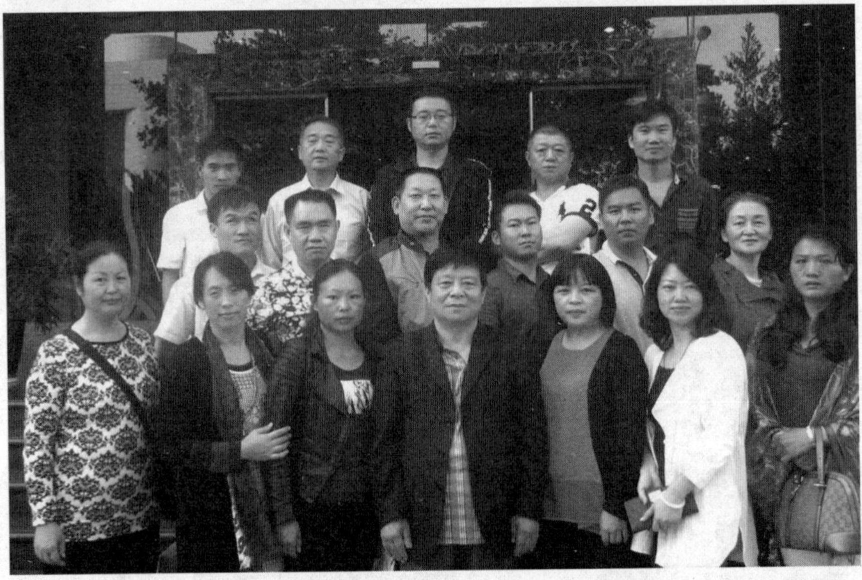

2015 年 9 月 24 日张文义教授在昆明八字针法研修班上与弟子合影

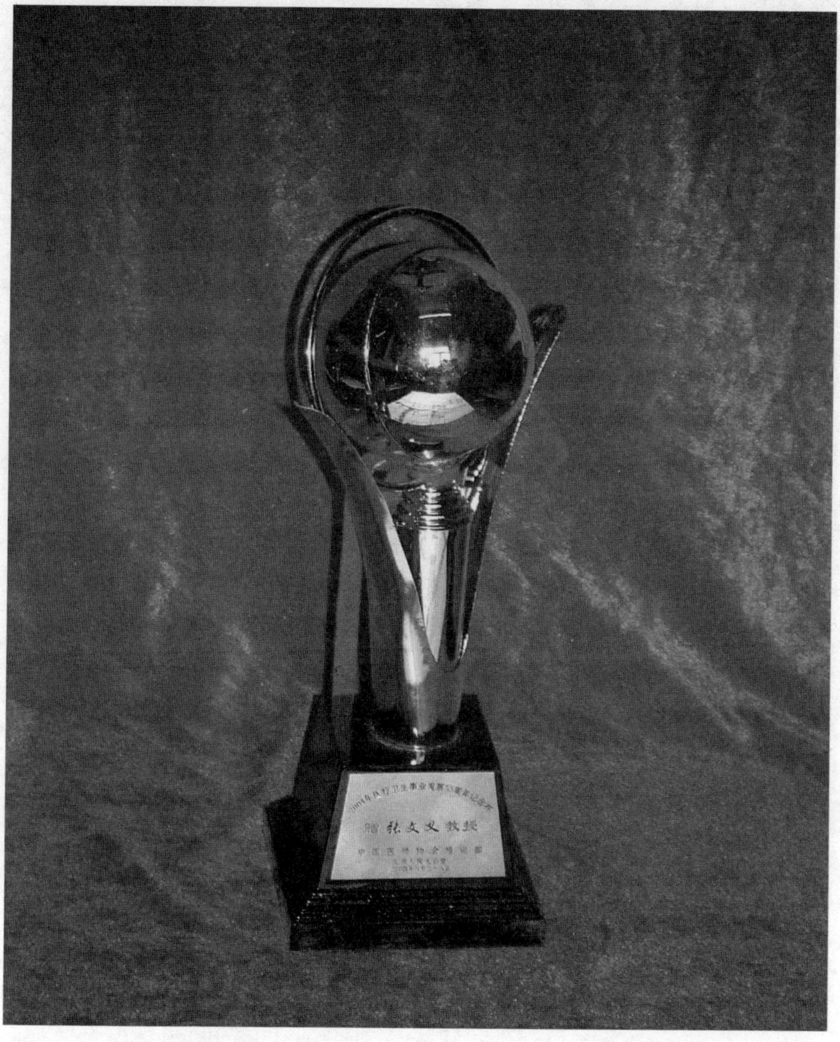

2004 年中国医师协会在北京人民大会堂向张文义教授颁发奖杯

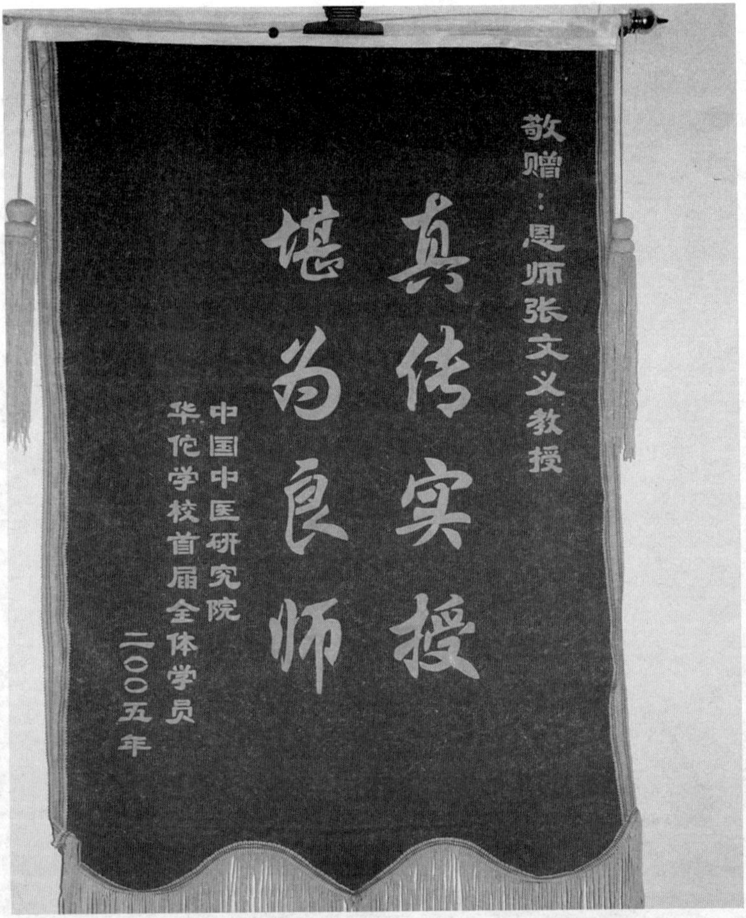

中国中医研究院华佗学校全国基层疑难病高级进修班
首届全体学员向张文义教授赠送锦旗

目　录

上篇　八字针法治疗中风偏瘫后遗症

中篇　八字针法在常见疑难病中的应用

下篇 常用的中医外治法

上篇　八字针法治疗中风偏瘫后遗症

什么叫作八字针法

八字针法是以皮下、定向、阴阳、补泻八个字为核心的，对脑中风后遗症具有特效的新型的针灸疗法。它是在古代针灸学皮部理论，留针法以及近代的埋针法、埋线法的基础上，依据祖国医学阴阳学说、针灸补泻手法、经络学说、动态平衡学说以及体壁内脏相关论发展而来的，通过40多年临床验证总结出来的，在整个针灸界具有突破性进展的临床针灸学说。

八字纲领的解释

皮下者，浅刺也。所谓皮下，就是将针体与皮肤呈30°的角度，斜刺进入皮下脂肪层与肌肉层之间的位置停下，采取捻转补泻的一种手法。古人云："络病者，其痛与经脉缪处，故命曰缪刺"。"凡刺之数，先视其经脉，切而循之，审其虚实而调之，不调者经刺之，有痛而经不痛者缪刺之，因视其皮部有血络者尽取之，此缪刺之数也"。"缪刺者，浅刺也"。中风偏瘫乃络之为病，经临床观察浅刺法疗效显著。又云："黄帝问曰：愿闻刺要岐伯对曰：病有浮沉，各关其理，无过其通。过之则内伤，不及则生外壅，壅则邪从之。浅深不得，反为大贼，内动五脏，后生病"。刺入的深浅，要根据疾病的所在，既不可太过，又不要不及，恰到病处为宜，使精气得复，邪气得去方为得当。如果刺之太过或不及，则不能达到调节经脉气血以扶正祛邪的目的。反而造成极大的病害。病邪在络者，不可深刺，是针刺治疗脑中风后遗症的一条准则。

定向者，针尖朝向关节也。所谓定向，就是当针尖进入皮下时，要朝着一定的方向，对着一定的部位，瞄准一定的目标进针的一种针刺方法。据临床所知，偏瘫肢体不能活动的关键在于关节。关节者，筋骨肉之所在也。古人曾云："筋骨者，聚于关节也"。针刺时，要在距关节的下方3～6cm处斜刺进针，使针尖朝向关节方向，让针感达到关节部位，以激活关节的自然功能。

阴阳者，阴阳取穴法也。所谓阴阳，就是在针刺取穴时，要充分利用祖国医学的阴阳学说。同一肢体阴侧有病，取阳侧的穴位，阳侧有病取阴侧的穴位。同一机体，左侧有病取右侧相同肢体的穴位，右侧有病取左侧相同肢体的穴位。上部有病取下部的穴位，下部有病取上部的穴位。人体前面有病取后面的穴位，后面有病取前面的穴位的一种阴阳针刺方法。古人云："凡刺之道，毕于终始，明知终始，五脏为纪，阴阳定矣。"临证时，只有充分了解阴阳的有余与不足，才能准确的采取补泻手法。又云："阴盛而阳虚，先补其阳，后泻其阴而和之。阴虚而阳盛，先补其阴，后泻其阳而和之。"只有掌握阴阳的虚实，才能进行针对性的补泻。又云："须知在气分者，上有病，下取之，下有病，上取之，在左取右，在右取左。在血分者，随其血之所在，应病取之。"中风偏瘫病在于气，气者为阳，阳性主动，阳不足而无动也。所以，临床上多采用左病右取，右病左取；上病下取，下病上取；前病后取，后病前取；阴病阳取，阳病阴取的阴阳取穴法。以达到泻阴助阳，取得阴阳平衡，使阳气恢复的目的。

补泻者，调节阴阳平衡也。所谓补泻，就是在针刺时，要依据祖国医学的经络学说、动态平衡学说、泻其有余，补其不足，调节平衡的理论。分出阴阳属性，辨别阴阳盛衰，泻强补弱，最终取得阴阳平衡的针刺方法。软瘫时，肢体的阴阳两侧均用补法。硬瘫时，泻阴补阳，阴侧用泻法，阳侧用补法。足内翻时，泻阴补阳，阴侧用泻法，阳侧用补法。足外翻时，泻阳补阴，阴则用补法，阳侧用泻法。古人云："形气不足，病气有余，是邪胜也，急泻之。形气有余，病气不足，急补之。形气不足，病气不足，此阴阳气俱不足也，不可刺之，刺之则重不足，重不足则阴阳俱竭，血气皆尽，五脏空虚，筋骨髓枯，老者绝灭，壮者不复矣。形气有余，病气有余，此谓阴阳俱有余也，急泻其邪，调其虚实"。故曰："有余者泻之，不足者补之，此之谓也"。有余者泻之，不足者补之是针灸补泻的基本原则，调整阴阳，维持机体平衡是针灸治疗的根本目的。

八字针法治偏瘫　当场能动救百姓

张文义教授40多年来一直采用中西医结合的方法治疗脑血管疾病。现代医学虽然利用开颅、微创，以及药物治疗等手段，但也只能使病人清醒、生命体征恢复，对后遗症却无从下手。目前世界上最先进的国家也仍然是如此而已。就中医而言，也只能采用中药内服、针灸、推拿按摩等措施，有的见效快，有的见效慢，有的没有效果。最终总是以死亡或生存→生存者肢体偏瘫，生活不能自理→复发加重或死亡的一个普遍规律。作为医者时时刻刻都应该以解除患者的痛苦，救死扶伤，实行人道主义，全心全意为病人服务为己任。

据国内统计资料显示，75%的脑中风存活患者都有不同程度的偏瘫。截至1987年，全国因脑内病变所引起的肢体残疾患者达118万人。这些患者因偏瘫终生致残，在生活不能自理的情况下强度余生，强饮辛酸泪，吃够痛苦果。凡大医治病，必当安神定志，无欲无求，先发大慈恻隐之心，誓愿普救含灵之苦，要做苍生大医，不要做含灵巨贼。所以，一看到此类病人，就感到非常难受，一阵心酸，与其医者身份。于是下定决心，博览群书，尽心研究，日日夜夜为完成自己的天职而奋斗。2006年10月八字针法理论确定，用于临床果然灵验无比，足内外翻两天即可纠正，实属妙哉。立即著书立说，以助后学，让所有的从医者都有能力去解除偏瘫患者的痛苦。于2007年3月《八字针法》一书由中医古籍出版社正式出版发行。2007年4月在北京高等中医药培训学校开始面向全国进行招生培训。参加学习的更有瑞典、瑞士、日本、韩国、美国、加拿大、新加坡及香港、台湾等国家和地区的学员。目前，已成功举办多期。

八字针法是以皮下、定向、阴阳、补泻八个字为核心的，对卒中后遗症具有特效的新型的针灸疗法。它是在古代针灸学皮部理论，留针法以及近代的埋针法、埋线法的基础上，依据祖国医学阴阳学说、针灸补泻手法、经络学说、动态平衡学说以及体壁内脏相关论发展而来的，通过40多年临床验证总结出来的，在整个针灸界具有突破性进展的临床针灸学说。

针灸的疗效如何，根本问题取决于针刺的补泻手法。针刺补泻手法是产生补泻作用的主要手段，也是促进机体阴阳平衡而恢复健康的主要措施。古代针灸医学家在长期医疗实践中，创造和总结出了七种单式和两种复式的补泻手法：一曰捻转补泻，拇指顺时针向前，捻转角度小，频率慢，用力较轻为补；反之拇指逆时针向后，捻转角度大，频率快用力较重为泻。二曰提插补泻，先浅后深，重插轻提，提插幅度小，频率慢者为补；反之，先深后浅，轻插重提，提插幅度大，频率快者为泻。三曰疾徐补泻，进针慢，少捻转，出针快为补；进针快，多捻转，出针慢者为泻。四曰迎随补泻，针尖随着经脉循行方向顺经而刺为补；针尖迎着经脉循行方向逆经而刺为泻。五曰呼吸补泻，病人呼气时进针，吸气时出针为补；吸气时进针，呼气时出针为泻。六曰开阖补泻，出针时迅速按压针孔为补；出针时摇大针孔，而不立即按压为泻。七曰平补平泻，不分补泻，而仅以达到得气为目的的一种针刺手法。复式补泻手法为烧山火和透天凉两种。

虽有以上九种单复式补泻手法，但治疗中风偏瘫实属无能为力。这些手法均是在一个穴位上行施补泻的，从未明阴阳的所在。只是一个个体化表现，而忽视了阴阳的整体。善诊者，察色按脉先别阴阳。人体的上肢、下肢的内侧、外侧分阴阳，上下肢的经络循行路线分阴阳，可是在针刺的时候为什么就不分阴阳呢？为医者若虚实不辨，阴阳不分，难怪会治死活人！多少年来，针灸治疗偏瘫效果不明显的根本原因就在于此。古人云：“盛则泻之，虚则补之，不盛不虚以经取之”是针刺时施行补泻的根本原则。但针刺偏瘫肢体时，却没有医者去辨虚实。只是在一个穴位上不分阴阳，不辨虚实行施错误的补泻。从而导致了虚虚实实之弊，违犯了无虚虚无实实的针刺治疗原则。所以，应该再加上一条叫作阴阳补泻，合而为十。

八字针法提出了阴阳补泻的观点，从而确定了十大针灸补泻手法体系，弥补了针灸临床治疗学的不足。纠正了治疗偏瘫不分阴阳局限性乱行针刺补泻的错误手法。采用阴阳补泻手法治疗偏瘫，具有一针能动之妙。为针灸治疗中风偏瘫创造了奇迹。

以皮下、定向、阴阳、补泻八个字为概括的八字针法是通过几十年针灸临床，总结出来的一种专门用于治疗中风偏瘫的独特针法。它弥补了祖国针灸医学针刺手法的不足，它是中风偏瘫患者的救星，值得发扬光大。

古代医家早已从生理病理的角度，全面系统地论述了“皮下、定向、阴阳、补泻”八字针法的科学性和正确性。为八字针法理论的形成确立了可靠的理论依据。为八字针法学说的发展指明了前进的方向。为八字针法学说的产生奠定了确凿的理论基础。这就是八字针法之所以能够扶正祛邪，调整阴阳，调节机体平衡，促进疾病痊愈，机体康复的可靠的理论保证。

八字针法、偏瘫三三九针法、皮下定向、观形施针、分节治疗、十二神针以及针灸界从未听说过的阴阳补泻手法，是我针灸临床四十多年的精华，是当代针灸学说的杰作。

“阴阳气俱不足者，不可刺之，刺之则重不足。”据此论断，提出了偏瘫三三九针法。据“筋骨者聚于关节也”的道理，确定了定向二字。“缪刺者，浅刺也。络脉之病，在左刺右，在右刺左，交错而针。”为皮下二字寻找了依据。根据四十多年的临床经验，又发现了“伸指〔双〕、抬足〔双〕”等对偏瘫治疗起重要作用的十二神针。

至此，皮下、定向、阴阳、补泻八字针法，阴阳补泻手法，偏瘫三三九针法，十二神针治疗脑中风后遗症具有特效的针灸理论已经形成。为偏瘫患者带来了福音。为整个人类健康做出了巨大的贡献。

八字针法、偏瘫三三九针法、十二神针、皮下定向、观形施针、分节治疗、病灶对应、阴阳补泻手法是专门用于治疗中风偏瘫的新兴的特种针法。不但易懂易学，而且便于掌握。所以，后学者很感兴趣，易于推广。此种针法具有先进性，新颖性，创造性的特点，有很高的实用价值，况且疗效可靠。对脑中风后遗症的治疗，实属针灸界的一颗明珠。所以八字针法具有广阔的发展前景。

八字针法西医治病依据

所谓偏瘫是指机体在各种偏瘫诱因的长期作用下，由于偏瘫原因引起的以中枢性肢体瘫痪为主要临床表现的综合征。临床上多因蛛网膜下腔出血、脑出血、硬膜外出血、硬膜下出血、脑血栓形成、脑栓塞、腔隙性脑梗死、短暂性脑缺血发作、颅内静脉窦血栓形成、脑静脉血栓形成等原因所致的一种后遗症。但也包括脊髓损伤所致的单瘫、偏瘫和截瘫。也包括由于大脑发育不全所致的脑瘫。对中枢神经损伤所引起的偏瘫后遗症，现代医学是无法解决的。

现代医学认为神经细胞受到损伤后，不能通过再生得到补充。但中枢神经系统内的神经纤维具有外周神经纤维受损伤断离后的再生能力，而且神经细胞还可以通过发芽而使树突量增加。但神经细胞必须完好无损。当脑神经细胞坏死后，其神经纤维虽然不能再生，但其周围健康组织内的神经纤维可长出侧支进行再支配，即中枢神经的再构成。临床上采用神经细胞激活剂、脑代谢激活剂和抗自由基治疗。虽然不能使坏死的神经细胞及其纤维再生，但可促进健康脑组织内神经细胞发育，并长出侧支进行再支配。所以，要利用各种方式刺激运动通路上的各个神经细胞，调节它们的兴奋性，以获得正确的运动输出。

同时，现代医学认为能够使处于阈下兴奋状态的神经细胞转变为兴奋状态的任何刺激称为促通刺激，对促通刺激发生反应的过程叫促通，促通刺激提高了神经细胞的兴奋性。那么，促通技术就成了在细胞水平上调节神经细胞兴奋性的偏瘫治疗方法。

根据现代医学的认识论和中医针灸学说，结合 40 多年的临床经验，特总结出治疗偏瘫具有一针见效、一日一个台阶，甚至一针能动的八字针法。在抢救生命与让其自行锻炼的中间，加一个八字针法激活疗法。一般 5 日即可让 0 级肌力恢复到 4 级或 5 级，而后再进行康复锻炼。实乃国际上治疗偏瘫的一大创举。又根据中医古训关于“关节者筋脉所聚也”的道理，以及现代医学肌力分级标准：完全瘫痪无肌肉收缩为 0 级肌力，见肌肉轻微收缩但无动作为 1 级肌力。所以，我认为治疗偏瘫主要是解决关节运动和肌肉收缩两大问题，为八字针法的形成奠定了基础。

现代医学认为脑神经细胞受到损伤后，颅内神经运动核和脊髓灰质前角的运动神经细胞失去了控制，从而导致相应部位的肢体瘫痪。由于神经细胞不能再生的缘故，所以脑神经细胞坏死所致的瘫痪是不能治愈的，偏瘫的恢复仍是当今世界医学难题。因为此种固定模式所限制，致使社会上的大小医院对中风的治疗，也无非是在 1 周或 2 周内采用了抗脑水肿、抗自由基、神经细胞激活、脑代谢激活、控制血压等一系列措施，但也只能使病人清醒、生命体征稳定、饮食以及大小便如常。至于遗留的偏瘫也就束手无策了。只得让病人出院自行锻炼了事，让它自动恢复是唯一的出路。请问 0 级的肌力怎么能够进行锻炼呢？让他自行锻炼不就是一句空话吗？其结果只能造成患者长期卧床不起，不能恢复，或者不能完全恢复，生活不能自理，大大降低了生活质量。生命虽然保住了，但也只能是一个废人。自己受罪，家人受累，给社会和家庭带来了极大的负担。

我在临床治疗脑中风后遗症时，否定了现代医学的固定模式，采用了激活康复“1 +7”治疗方案。当生命体征稳定之后的 5 日内，使用八字针法、偏瘫三三九针法、十二神针，每日 1 次，连针 5 日，激活失去功能的神经细胞，让肢体的肌力由 0 级恢复到 4 级或 5 级，然后再让病人自行锻炼，这就叫作“1”。而后使用对症的特效药物、恰当的饮食、适当的体力锻炼、电兴奋调节疗法、偏瘫复原酊外涂按摩疗法、药线植入疗法、穴位注射疗法等 7 种方法进行康复，此即“7”。采用激活康复“1 +7”治疗方案治疗中风偏瘫，具有一针能动之妙，是西医无法比拟的。弥补了针灸临床治疗学的不足，填补了针灸治疗中风偏瘫的空白，纠正了长期以来针灸治疗中风偏瘫的手法错误。经临床观察，用此方案治疗 2 年以内肌肉没有萎缩，关节无畸形的偏瘫患者，治愈率为 86%，有效率为 100%，给偏瘫患者带来了福音和希望，是针灸治疗偏瘫又一新的里程碑。

八字针法治偏瘫　当场见效的机理

八字针法充分使用了巨刺与缪刺针法。巨刺与缪刺疗法是一种机体一侧有病，在对侧进行针刺治疗的方法。巨刺主治经脉为病，取其经穴；缪刺主治络脉为病，取其络脉。

巨刺与缪刺是古代刺法名词。是在身体一侧（左或右侧）有病时，针刺对侧（右或左侧）穴位的一种方法。主要应用于：身体一侧疼痛，而对侧的脉象出现异常的（见《素问・调经论》）；经脉有病的（见《素问・缪刺论》）。巨刺刺法名。九刺之一。《灵枢・官针》：“巨刺者，左取右，右取左。”即人体一侧有病而选取对侧经穴治疗的刺法。《素问·缪刺论》指出巨刺用于“邪客于经”的病痛，并“必中其经，非络脉也。”本法与缪刺二者均于痛处对侧取穴，但刺巨刺刺经，缪刺刺络。

巨刺法是《内经》记载的左病取右，右病取左，左右交叉取穴施治的方法。《灵枢·官针》曰：“巨刺者，左取右、右取左”。由于经脉在人体大都有左右交会的腧穴，脉气能左右相贯，故左经有病，取右经的腧穴也能治疗，右经有病，常可取左经的腧穴而有效。“巨刺者，左取右，右取左也。”巨刺是根据经络气血阴阳相贯，左右倾移，上下互调而采用的一种选穴针刺方法。巨刺时，一般在与患侧相对应的健侧，部位相应，经络相应，经穴相应的部位取穴和针刺。另外，《内经》所载缪刺法，也是左病取右，右病取左，左右交叉取穴法，所不同的是，巨刺是刺其经，而缪刺是刺其络。一般而言，巨刺法为，左侧有病，取右侧的经穴；右侧有病，取左侧的经穴。缪刺法：取各有关的经脉在四肢端的井穴（四末为阴阳之大络）及皮肤部出现瘀血的络脉。巨刺主治肢体疼痛及功能障碍，如中风半身不遂、口眼歪斜、肩凝症、偏头痛、肋间神经痛、坐骨神经痛等。缪刺主治中风、中暑、昏厥、急性热病等。

缪（miù）刺，刺法名。古代刺法名词。是在身体一侧（左或右侧）有病时，针刺对侧（右或左侧）穴位的一种方法。主要应用于：虽有身体外形疼痛的症状，但脉象（九候）正常的（见《素问·调经论》）；络脉有病的（见《素问·缪刺论》）。缪为交叉之意。《素问·缪刺论》：“缪刺，以左取右，以右取左。”又“有痛而经不病者，缪刺之，因视其皮部有血络者尽取之。”指人体一侧络脉有病而针刺对侧络脉的方法。与巨刺交叉取穴刺经有异。黄帝问曰：余闻缪刺，未得其意，何谓缪刺？岐伯对曰：夫邪之客于形也，必先舍于皮毛；留而不去，入舍于孙脉；留而不去，入舍于络脉；留而不去，入舍于经脉；内连五脏，散于肠胃，阴阳俱感，五脏乃伤。此邪之从皮毛而入，极于五脏之次也。如此，则治其经焉。今邪客于皮毛，入舍于孙络，留而不去，闭塞不通，不得入于经，流溢于大络而生奇病也。夫邪客大络者，左注右，右注左，上下左右，与经相干，而布于四末，其气无常处，不入于经俞，命曰缪刺。黄帝问道：我听说有一种“缪刺”，但不知道它的意义，究竟什么叫缪刺？岐伯回答说：大凡病邪侵袭人体，必须首先侵入皮毛；如果逗留不去，就进入孙脉，再逗留不去，就进入络脉如还是逗留不去，就进入经脉，并向内延及五脏，流散到肠胃；这时表里都受到邪气侵袭，五脏就要受伤。这是邪气从皮毛而入，最终影响到五脏的次序。像这样，就要治疗其经穴了。如邪气从皮毛侵入，进入孙、络后，就逗留而不去，由于络脉闭塞不通，邪气不得入于经脉，于是就流溢于大络中，从而生成一些异常疾病。邪气侵入大络后，在左边的就流窜到右边，在右边的就流窜到左边，或上或下，或左或右，但只影响到络脉而不能进入经脉之中，从而随大络流布到四肢；邪气流窜无一定地方，也不能进入经脉俞穴，所以病气在右而症见于左，病气在左而症见于右，必须右痛刺左，左痛刺右，才能中邪，这种刺法就叫作“缪刺”。帝曰：愿闻缪刺，以左取右，以右取左，奈何？其与巨刺，何以别之？岐伯曰：邪客于经，左盛则右病，右盛则左病，亦有移易者，左痛未已而右脉先病，如此者，必巨刺之。必中其经，非络脉也。故络病者，其痛与经脉缪处，故命曰缪刺。黄帝道：我想听听缪刺左病右取、右病左取的道理是怎样的？它和巨刺法怎么区别？岐伯说：邪气侵袭到经脉，如果左边经气较盛则影响到右边经脉，或右边经气较盛则影响到左边经脉；但也有左右相互转移的，如左边疼痛尚未好，而右边经脉已开始有病，像这样，就必须用巨刺法了。但是运用巨刺必定要邪气中于经脉，邪气留脉决不能运用，因为它不是络脉的病变。因为络病的病痛部位与经脉所在部位不同，因此称为“缪刺”。帝曰：愿闻缪刺奈何？取之何如？岐伯曰：邪客于足少阴之络，令人卒心痛，暴胀，胸胁支满无积者，刺然骨之前出血，如食顷而已；不已，左取右，右取左，病新发者，取五日已。邪客于手少阳之络，令人喉痹舌卷，口干心烦，臂外廉痛，手不及头，刺手中指次指爪甲上，去端如韭叶，各一痏。壮者立已，老者有顷已。左取右，右取左，此新病，数日已。黄帝道：我想知道缪刺怎样进行，怎样用于治疗病人？岐伯说：邪气侵入足少阴经的络脉，使人突然发生心痛，腹胀大，胸胁部胀满但并无积聚，针刺然谷穴出些血，大约过一顿饭的工夫，病情就可以缓解；如尚未好，左病则刺右边，右病则刺左边。新近发生的病，针刺五天就可痊愈。邪气侵入手少阳经的络脉，使人发生咽喉疼痛痹塞，舌卷，口干，心中烦闷，手臂外侧疼痛，抬手不能至头，针刺手小指侧的次指指甲上方，距离指甲如韭菜叶宽那样远处的关冲穴，各刺一针。壮年人马上就见缓解，老年人稍待一会儿也就好了。左病左刺右边，右病则刺左边。如果是新近发生的病，几天就可痊愈。邪客于足厥阴之络，令人卒疝暴痛。刺足大指爪甲上，与肉交者，各一痏。男子立已，女子有顷已。左取右，右取左。邪客于足太阳之络，令人头项肩痛。刺足小指爪甲上，与肉交者，各一痏，立已。不已，刺外踝下三痏，左取右，右取左，如食顷已。邪客于手阳明之络，令人气满胸中，喘息，而支胠，胸中热。刺手大指次指爪甲上，去端如韭叶，各一痏，左取右，右取左，如食顷已。邪客于臂常之间，不可得屈。刺其踝后，先以指按之痛，乃刺之，以月死生为数，月生一日一痏，二日二痏，十五日十五痏，十六日十四痏。邪客于阳跷之脉，令人目痛，从内眦始，刺外踝之下半寸所，各二痏。左刺右，右刺左。如行十里顷而已。邪气侵袭足厥阴经的络脉，使人突然发生疝气，剧烈疼痛，针刺足大趾爪甲上与皮肉交接处的大敦穴，左右各刺一针。男子立刻缓解，女子稍待一会儿也就好了。左病则刺右边，右病则刺左边。邪气侵袭足太阳经的络脉，使人发生头项肩部疼痛，针刺足小趾爪甲上与皮肉交接处的至阴穴，各刺一针，立刻就缓解。如若不缓解，再刺外踝下的金门穴三针，大约一顿饭的工夫也就好了。左病则刺右边，右病则刺左边。邪气侵袭手阳明经的络脉，使人发生胸中气满，喘息而胁肋部撑胀，胸中发热，针刺手大指侧的次指指甲上方，距离指甲如韭菜叶宽那样远处的商阳穴，各刺一针。左病则刺右边，右病则刺左边。大约一顿饭的工夫也就好了。邪气侵入手厥阴经的络脉，使人发生臂掌之间疼痛，不能弯曲，针刺手腕后方，先以手指按压，找到痛处，再针刺。根据月亮的圆缺确定针刺的次数，例如月亮开始生光，初一刺一针，初二刺二针，以后逐日加一针，知道十五日加到十五针，十六日又减为十四针，以后逐日减一针。邪气侵入足部的阳蹻脉，使人发生眼睛疼痛，从内眦开始，针刺外踝下面约半寸后的申脉穴，各刺一针。左病则刺右边，右病则刺左边。大约如人步行十里路的工夫就可以好了。人有所堕坠，恶血留内，腹中满胀，不得前后，先饮利药。此上伤厥阴之脉，下伤少阴之络。刺足内踝之下、然骨之前血脉出血，刺足跗上动脉；不已，刺三毛上各一痏，见血已，左刺右，右刺左。善悲惊不乐，刺如右方。邪客于手阳明之络，令人耳聋，时不闻音，刺手大指次指爪甲上，去端如韭叶，各一痏，立闻；不已，刺中指爪甲上与肉交者，立闻。其不时闻者，不可刺也。耳中生风者，亦刺之如此数。左刺右，右刺左。凡痹往来，行无常处者，在分肉间痛而刺之，以月死生为数，用针者随气盛衰，以为痏数，针过其日数则脱气，不及日数则气不泻。左刺右，右刺左，病已，止；不已，复刺之如法。月生一日一痏，二是二痏，渐多之，十五日十五痏，十六日十四痏，渐少之。邪客于足阳明之络，令人鼽衄，上齿寒，刺足中指次指爪甲上与肉交者，各一痏。左刺右，右刺左。人由于堕坠跌伤，瘀血停留体内，使人发生腹部胀满，大小便不通，要先服通便导瘀的药物。这是由于坠跌，上面伤了厥阴经脉，下面伤了少阴经的络脉。针刺取其足内踝之下、然骨之前的血脉，刺出其血，再刺足背上动脉处的冲阳穴；如果病不缓解，再刺足大趾三毛处的大敦穴各一针，出血后病立即就缓解。左病则刺右边，右病则刺左边。假如有好悲伤或惊恐不乐的现象，刺法同上。邪气侵入手阳明经的络脉，使人耳聋，间断性失去听觉，针刺手大指侧的次指指甲上方，距离指甲如韭菜叶宽那样远处的商阳穴各一针，立刻就可以恢复听觉；再刺中指爪甲上与皮肉交接处的中冲穴，马上就可听到声音。如果是完全失去听力的，就不可用针刺治疗了。假如耳中鸣响，如有风声，也采取上述方法进行针刺治疗。左病则刺右边，右病则刺左边。凡是痹证疼痛走窜，无固定地方的，就随疼痛所在而刺其分肉之间，根据月亮盈亏变化确定针刺的次数。凡有用针刺治疗的，都要随着人体在月周期中气血的盛衰情况来确定用针的次数，如果用针次数超过其相应的日数，就会损耗人的正气，如果达不到相应的日数，邪气又不得泻除。左病则刺右边，右病则刺左边。病好了，就不要再刺；若还没有痊愈，按上述方法再刺。月亮新生的初一刺一针，初二刺二针，以后逐日加一针，知道十五日加到十五针，十六日又减为十四针，以后逐日减一针。邪气侵入足阳明经的络脉，使人发生鼻塞，衄血，上齿寒冷，针刺足中趾侧的次趾爪甲上方与皮肉交接处的历兑穴，各刺一针。左病则刺右边，右病则刺左边。

邪客于足少阳之络，令人胁痛不得息，咳而汗出。刺足小指次指爪甲上与肉交者，各一痏，不得息立已，汗出立止，咳者温衣，一日已。左刺右，右刺左，病立已；不已，复刺如法。邪客于足少阴之络，令人嗌痛，不可内食，无故善怒，气上走贲上。刺足下中央之脉，各三痏，凡六刺，立已。左刺右，右刺左。嗌中肿，不能内，唾时不能出唾者，刺然骨之前，出血立已。左刺右，右刺左。邪客于足太阴之络，令人腰痛，引少腹控月少，不可以仰息。刺腰尻之解，两胂之上，是腰俞，以月死生为痏数，以针立已。左刺右，右刺左。邪客于足太阳之络，令人拘挛背急，引胁而痛。刺之从项始数脊椎侠脊，疾按之应手如痛，刺之傍三痏，立已。邪气侵入足少阳经的络脉，使人胁痛而呼吸不畅，咳嗽而汗出，针刺足小趾侧的次趾爪甲上方与皮肉交接处的窍阴穴，各刺一针，呼吸不畅马上就缓解，出汗也就很快停止了；如果有咳嗽的要嘱其注意衣服饮食的温暖，这样一天就可好了。左病则刺右边，右病则刺左边，疾病很快就可痊愈。如果仍未痊愈，按上述方法再刺。邪气侵入足少阴经的络脉，使人咽喉疼痛，不能进饮食，往往无故发怒，气上逆直至门之上，针刺足心的涌泉穴，左右各三针，共六针，可立刻缓解。左病则刺右边，右病则刺左边。如果咽喉肿起而疼痛，不能进饮食，想咯（kǎ 卡）吐痰涎又不能咯出来，针刺然骨前面的然骨穴，使之出血，很快就好。左病则刺右边，右病则刺左边。邪气侵入足太阴经的络脉，使人腰痛连及少腹，牵引至胁下，不能挺胸呼吸，针刺腰尻部的骨缝当中及两旁肌肉上的下尻穴，这是腰部的俞穴，根据月亮圆缺确定用针次数，出针后马上就好了。左病则刺右边，右病则刺左边。

邪气侵入足太阳经的络脉，使人背部拘急，牵引胁肋部疼痛，针刺应从项部开始沿着脊骨两旁向下按压，在病人感到疼痛处周围针刺三针，病立刻就好。邪客于足少阳之络，令人留于枢中痛，髀不可举。刺枢中以毫针，寒则久留针，以月死生为数，立已。治诸经刺之，所过者不病，则缪刺之。耳聋，刺手阳明；不已，刺其通脉出耳前者。齿龋，刺手阳明；不已，刺其脉人齿中，立已。邪客于五脏之间，其病也，脉引而痛，时来时止，视其病，缪刺之于手足爪甲上，视其脉，出其血，间日一刺，一刺不已，五刺已。缪传引上齿，齿唇寒痛，视其手背脉血者去之，足阳明中指爪甲上一痏，手大指次指爪甲上各一痏，立已。左取右，右取左。

邪气侵入足少阳经的络脉，使人环跳部疼痛，腿骨不能举动，以毫针刺其环跳穴，有寒的可留针久一些，根据月亮盈亏的情况确定针刺的次数，很快就好。治疗各经疾病用针刺的方法，如果经脉所经过的部位未见病变，就应用缪刺法。耳隆针刺手阳明经商阳穴，如果不好，再刺其经脉走向耳前的听宫穴。蛀牙病刺手阳明经的商阳穴，如果不好，再刺其走入齿中的经络，很快就见效。邪气侵入到五脏之间，其病变表现为经脉牵引作痛，时痛时止，根据其病的情况，在其手足爪甲上进行缪刺法，择有血液瘀滞的络脉，刺出其血，隔日刺一次，一次不见好，连刺五次就可好了。阳明经脉有病气交错感传而牵引上齿，出现唇齿寒冷疼痛，可视其手背上经脉有瘀血的地方针刺出血，再在足阳明中趾爪甲上刺一针，在手大拇指侧的次趾爪甲上的商阳穴各刺一针，很快就好了。左病则刺右边，右病则刺左边。

邪客于手足少阴太阴足阳明之络，此五络皆会于耳中，上络左角，五络俱竭，令人身脉皆动，而形无知也，其状若尸，或曰尸厥。刺其足大指内侧爪甲上，去端如韭叶，后刺足心，后刺足中指爪甲上各一痏，后刺手大指内侧，去端如韭叶，后刺手，少阴锐骨之端，各一痏立已；不已，以竹管吹其两耳，剃其左角之发，方一寸，燔治，饮以美酒一杯，不能饮者，灌之，立已。

凡刺之数，先视其经脉，切而从之，审其虚实而调之。不调者，经刺之；有痛而经不病者，缪刺之。因视其皮部有血络者尽取之，此缪刺之数也。邪气侵入到手少阴、手太阴、足少阴、足太阴、和足阳明的络脉，这五经的络脉都聚会于耳中，并上绕左耳上面的额角，假如由于邪气侵袭而至此五络的真气全部衰竭，就会使经脉都振动，而形体失去知觉，就像死尸一样，有人把它叫作“尸厥”。这时应当针刺其足大趾内侧爪甲距离爪甲有韭菜叶宽那么远处的隐白穴，然后再刺足心的涌泉穴，再刺足中趾爪甲上的历兑穴，各刺一针；然后再刺手大指内侧距离爪甲有韭菜叶宽那么远处的少商穴，再刺手少阴经在掌后芮骨端的神门穴，各刺一针，当立刻清醒。如仍不好，就用竹管吹病人两耳之中，并把病人左边头角上的头发剃下来，取一方寸左右，烧制为末，用好酒一杯冲服，如因失去知觉而不能饮服，就把药酒灌下去，很快就可恢复过来。

大凡刺治的方法，先要根据所病的经脉，切按推寻，评审虚实而进行调治；如果经络不调，先采用经刺的方法；如果有病痛而经脉没有病变，再采用缪刺的方法，要看皮肤是否有瘀血的络脉显现，如有应全部把瘀血刺出。以上就是缪刺的方法。

八字针法疗效显著的原因

阴阳取穴、阴阳补泻、皮下定向、观形施针、病灶对应穴、捻转角度、行针功力。

八字针法的针具

苏州针灸用品有限公司生产：环球牌，针灸针，批号 090419，规格 0.40 ×40mm，数量 200 支，1.5 寸不锈钢毫针。

八字针法的主要内容

八字针法的内容包括三三九针法、十二神针、阴阳取穴法、阴阳补泻法、观形施针法、皮下定向法、病灶对应法、提捏法、指压法、平补平泻法。

八字针法的手法

八字针法的手法是用左手指压或者提捏皮肤固定针刺部位，右手食指、拇指、中指、无名指持针，用直刺法或者斜刺法迅速用平补平泻手法进针，达到一定深度即得气的时候停下来，该补的补三次，该泻的泻三次，在补泻的时候针尖可在原得气的位置向下深入，随着补泻退至得气的上方，然后再使针尖回到得气的位置。右手操作时左手不要离开原固定部位，否则不能完成补泻，容易滞针。同时，右手操作时要把手指的功力用在针柄上，使针体上产生一种强大的重力作用在痛点处。补泻后，平补平泻，出针，不留针。

八字针法的针刺顺序

先健侧后患侧，先阳侧后阴侧，先上肢后下肢，先上后下。

补泻手法的具体操作

用左手指压或者提捏皮肤固定针刺部位，右手食指、拇指、中指、无名指持针，用直刺法或者斜刺法迅速用平补平泻手法进针，达到一定深度即得气的时候停下来。把针柄置于右手拇指的尖端处，右手拇指向前把针柄推至右手拇指根部时向后退一下，大约是向前推四份向后退一份为补。把针柄置于右手拇指的根部，右手拇指向后退，使针柄至拇指尖端时向前推一下，大约是向后退四份向前推一份为泻。同时，补泻的时候要把强大的功力用在针柄上，致使针下痛点处产生巨大的刺激反应。

八字针法的所用穴位

八字针法的常用穴位有 6 种。第 1 种是常规穴位，即针灸教材上的穴位。上肢有肩髃、曲池、合谷、尺泽、内关、外关。共 6 个。下肢有环跳、承山、委中、风市、血海、太冲、足三里、解溪。共 8 个。第 2 种是十二神针，伸指、手心、膝内、膝外、抬足、足心。共 6 个。第 3 种是皮下定向穴，肩关节、肘关节、腕关节、手指关节、髋关节、膝关节、踝关节、足趾关节。每个关节的下方阴阳两侧范围内，任取一点，即为皮下定向穴。第 4 种是观形施针穴，即手指阳八邪、手指阴八邪，足趾阳八邪、足趾阴八邪。第 5 种是促进恢复，提高免疫力的穴位，有肾俞、命门、百会、中脘、神阙、关元、足三里、三阴交。第 6 种病灶对应穴，即上下对应、左右对应、前后对应、阴侧阳侧对应、相同肢体对应、上肢下肢交叉对应。

八字针法贯穿于整个临床的 100 字方针

整体观察，阴阳取穴。皮下定向，阴阳补泻。未病先防，分节治疗。前捻为补，后退为泻。补中有泻，泻中有补。泻阴补阳，泻阳补阴。阴阳双补，观形施针。该补的补，该泻的泻。虚实分明，补泻准确。虚则补之，实则泻之。损其有余，补其不足。阳病治阴，阴病治阳。调节平衡。

八字针法的取穴方法

阴阳取穴法、上下取穴法、左右取穴法、前后取穴法、相同肢体取穴法、同侧上下肢体取穴法、上肢下肢左右交叉取穴法、阴阳经络相对取穴法、观形取穴法、病灶对应取穴法、十二神针取穴法、皮下定向取穴法、先上后下取穴法、先健侧后患侧取穴法、先阳侧后阴侧取穴法、先上肢后下肢取穴法。

八字针法的整体观

人是一个有机的整体，人体的左侧有手三阴经、手三阳经、足三阴经、足三阳经，右侧也有手三阴经、手三阳经、足三阴经、足三阳经。所以左十二经、右十二经，为了使人体构成一个统一的整体，前方有任脉，后侧有督脉，把经、右十二经贯穿为一体。为了紧凑，又有带脉环束一周，又怕有些地方经络不能到达，又有冲脉，上冲至头，下冲至足，无处不到，使整个人体构成了统一整体，这就是整体观。

八字针法的阴阳观

经络是分阴阳的，疾病是分阴阳的，同一机体左侧瘫痪，左侧处于衰弱状态，相对于右侧则处于强盛状态。同一肢体，例如上肢，它是阴侧的强盛，阳侧的虚弱，总是处于不能伸直外展的曲肌痉挛状态，最后导致挎篮状的畸形病态。那么下肢，总是处于伸肌的僵直状态，阴侧处于虚弱状态，最后导致膝关节不能弯曲，踝关节不能背折，形成画圈步态。针刺的效果，决定于补泻手法。所以临床上一定要采取泻强扶弱的手法，易调整阴阳的平衡，这就是它的阴阳观。

八字针法的治未病观

偏瘫患者半月以后逐渐形成痉挛性瘫痪，即硬瘫，也就是畸形和残废。脑出血、脑梗死以及外伤性脑出血，发病时在昏迷阶段肢体已经瘫痪，所以说最佳时机应该取其生命体征稳定之后，就要进行偏瘫的防范。八字针法抓住了最佳治疗时机，也就是在患者生命体征稳定之后，到硬瘫形成之前，这个阶段内是预防偏瘫和治疗偏瘫的最佳时机。用八字针法在短短的一周内，使0级的肌力恢复到4级或5级，然后再进行高营养、适当锻炼、中药辅助、按摩、推拿、艾灸、中药涂擦、埋线、穴位注射、穴位敷贴等等中医特色疗法，使肢体恢复正常。这种治疗模式可使轻度、中度的肢体瘫痪恢复正常，使重度的稍留有后遗症，大大降低了致残率，提高了患者的生活质量。形成硬瘫的根本原因，是上肢屈肌的痉挛和下肢伸肌的痉挛，以及关节的痉挛。所以说，预防硬瘫形成的根本措施，是在生命体征稳定之后，肌力没有达到4级5级时，就应该活动患者的关节，以防止形成关节的痉挛。用中药特色疗法以缓解屈肌和伸肌的痉挛。一般认为，生命保住后，也就是生命体征稳定后，就应该进行锻炼，或者说两个月后再进行针刺，这些认为都是错误的。所谓锻炼，就是活动，0级的肌力是无法活动的。所以说，0级到3级的肌力不应该下床被动锻炼。被动锻炼可形成一种永远无法纠正的病态。应该在床上活动关节、翻身、坐起、侧卧、俯卧、仰卧多体位的运动。那么只有肌力达到4级或5级的时候，才能下床进行适当的锻炼。

八字针法的补泻观

决定针灸疗效根本问题是手法问题。恰当的补泻可促进肢体恢复，错误的补泻可使病情加重。古人云：泻强扶弱是取得疗效的根本。虚者泻之，实者补之，将要犯实实虚虚之弊。偏瘫针刺时，多选浅刺法，古人称之为缪刺。缪刺者，浅刺也。古人曾云，瘫痪者络之为病，所以多选用浅刺法。八字针法认为，同一机体开始针刺时，刺健侧用泻法，三天以后，刺患侧用补法。同一肢体，上肢曲肌痉挛，要泻阴补阳。下肢伸肌痉挛，要泻阳补阴。泻阳时，阳侧的所有穴位，包括常规穴位、十二神针、皮下定向穴，均用泻法。那么补阳的时候，阳侧的以上穴位均用补法。泻阴时，阴侧的所有穴位，包括常规穴位、十二神针、皮下定向穴，均用泻法。那么补阴的时候，以上所有穴位均用补法。绝对要分清楚阴阳的穴位和阴阳的补泻手法。

八字针法的定向观

古人云，筋脉者聚于关节也，关节是筋骨肉的聚合处，每个关节掌管它的下方，肩关节管整个上肢，肘关节只能管肘关节以下的部分。腕关节管着整个手掌和手指，指趾关节管各自的下方部分。下肢与上肢相同。治疗偏瘫和防止硬瘫，根本问题是解决关节的问题。所以针尖朝向关节呈向心性，可以刺激关节，激活关节，以促进关节功能的恢复。在针刺足内翻、足外翻、足下垂、足不能抬离地面，要取腘窝的穴位。古人云，足之疾取之腘，而且针尖要朝向膝关节的方向。

八字针法对肌力和体力的认识观

肌力是肌肉的收缩力，偏瘫病人的肌力必须恢复到4级或5级，然后才能进行适当的活动锻炼。体力是人体的支撑力，肌力不正常，人一定会处于瘫痪状态，肌力正常了，但体力达不到，即使下床也不能行走，例如一个人的体重是100斤，那么他每条腿是20斤，一条胳膊是10斤，那么上半身就是40斤，如果下肢在床上运动自如，那么它所支撑的重量不过是20斤，这说明他的肌力是正常的。但是下床后，能够正常行走的话，说明他的体力也正常。如果不能正常行走的话，说明他只是肌力正常，体力不足。因为下床后行走时患侧下肢的支撑力应该能够承受的重量是100斤。所以临床时，一定要让病人的肌力先恢复正常，还必须使体力也快速的恢复正常，这个病人才能恢复健康。肌力的恢复应采用八字针法，在短时间内使其恢复。而体力的恢复，应从以下几方面着手：

1. 中医要大补肝脾肾，补气血，补阳气，通经络，活血化瘀，祛除风寒湿痰，开窍等。阴阳学说认为，阴主静，阳主动，不会动的肢体就应该大补阳气。筋脉者聚于关节，就要解决筋骨肉的问题。脾主肉，肝主筋，肾主骨，所以要补肝脾肾，用药熟地、山药、萸肉。补阳气用仙灵脾、胎盘、黄芪、白术。

2. 西医应该大量补充各种维生素、化学元素（钾、钠、钙、镁、锌等）、羧甲淀粉、白蛋白、氨基酸、能量合剂等，以及胎盘注射液，B_{12}注射液肌注。

3. 高营养，要吃各种肉制品、蛋类，尤其是每天要保证两个鸡蛋，二两猪肉。血脂高要用西药非诺贝特、烟酸肌醇、辛伐他汀。血压高要用替米沙坦、因那普利给予控制。

4. 艾灸肾俞、命门、中脘、神阙、关元、足三里、三阴交，隔姜灸，每次每穴10分钟，以皮下冒汗为度，每日一次，7次为一疗程。

5. 穴位注射疗法：胎盘注射液2ml、500μg B_{12}注射液1ml，混合后注入相关穴位。上肢有肩髃、曲池、合谷，下肢有环跳、委中、承山、三阴交。每穴1ml，穴位交替使用，每日一次，每次选3个穴位，7次为一疗程。

6. 适当的锻炼，防止劳累，活动关节，采用作业疗法，纠正病态姿势。

八字针法对病态和常态的认识观

八字针法对病态常态的认识。病态的形成是由于肌力没有达到5级的时候强迫被动锻炼所造成的，因为处于软瘫阶段，肢体没有一点支撑力，强行锻炼的时候随意摆动或由于曲肌或伸肌的痉挛而造成。所以动态形成之后，要想使之转化成常态姿势，需要一个过程。只有在肌力正常后和体力恢复后，逐渐把病态自行纠正为常态

八字针法的最佳治疗时机

八字针法的最佳治疗时机是生命体征稳定之后，到没有形成硬瘫之前，也就是说肢体处于软瘫阶段，大约三个月以内。软瘫是中医西医最难治疗的阶段，但是八字针法对于软瘫具有当场见效之功，针刺3～5次即可使0级的肌力恢复到4级或5级。软瘫阶段，时间有长有短，有的可达四个月甚至三年，只要是处于软瘫的状态，八字针法都可使肌力恢复正常。对于软瘫来说，只要治疗及时，可以不留后遗症，如果已经形成硬瘫，造成畸形，超过了这个最佳治疗时机，用八字针法可以改善症状。如平卧时下肢抬高的角度为20度，针刺3到5次，可达到90度。抬高的高度如果是10厘米，针刺3到5次，可达到70～80厘米，甚至和健康下肢相同。如果只能独立行走50米，针刺3～5次，即可独立行走500米等等。

八字针法的特定穴位

1. 十二神针

十二神针包括手心、足心、伸指、抬足、膝内、膝外、每侧六穴，共十二穴。手心、伸指主治手掌不能伸开。膝内、膝外主治膝关节不能弯曲、足内翻、足外翻。抬足、足心主治足不能抬离地面、足内翻、足外翻。

手心（双）：

位置——此穴位于手掌弯曲时的掌心凹陷处。

刺法——自掌心进针，将透手掌的外侧为度。

功用——醒神开窍，活血通络。

主治——上肢、下肢以及对侧的上肢瘫痪，麻木疼痛，以及昏迷，休克，惊厥时的抢救。

足心（双）：

位置——此穴位于足弯曲时的足心凹陷处。

刺法——自足心进针，将透过足掌背侧为度。

功用——舒筋活络，化湿安神。

主治——下肢以及对侧下肢瘫痪不用，下肢麻木疼痛，下肢浮肿，失眠，头痛，高血压，腿不安综合征。

伸指（双）：

位置——此穴位于合谷穴前一寸处凹陷中。

刺法——针尖朝向后溪方向刺入，针体在掌面中间通过，将透后溪为度。

功用——舒筋活络，调整阴阳。

主治——上下肢瘫痪不用，手掌屈而不能伸以及上下肢麻木疼痛等症。

抬足（双）：

位置——此穴位于足掌内侧缘凹陷处，足内侧上 0.5 寸。

刺法——针尖自足掌的内侧进针，朝足掌的外侧缘上 0.5 寸的方向刺入，将达外侧时为度。

功用——舒筋活络，调整阴阳。

主治——下肢瘫痪以及对侧下肢瘫痪，麻木疼痛等症。

膝内（双）：

位置——位于膝关节腘窝横纹内侧尽头处。

刺法——针尖自内侧进针，朝膝外侧方向刺入，将达膝外侧时为度。

功用——养血活血，舒筋通络。

主治——下肢瘫痪，麻木疼痛等症，调整足内翻、足外翻。

膝外（双）：

位置——位于膝关节腘窝横纹外侧尽头处。

刺法——针尖自外侧进针，朝膝内侧方向刺入，将达膝内侧时为度。

功用——养血活血，舒筋通络。

主治——下肢瘫痪，麻木疼痛等症，调整足内翻、足外翻。

2. 观形施针穴

根据症状表现而针刺，成 30°角斜刺进针，呈向心性。手指阳八邪、手指阴八邪、足趾阳八邪、足趾阴八邪。

手指阳八邪

位置——在手背侧，微握拳，第一至第五指间，指蹼缘后方赤白肉际处，左右共 8 穴。

刺法——呈 30 度角斜刺 0.5～0.8 寸，或点刺出血。

功用——活血化瘀，舒筋通络。

主治——手背肿痛，手指麻木，手指不能背折，手指不能弯曲，手指不能分开，手指不能并拢。

手指阴八邪

位置——在手掌侧，微伸指，第一至第五指间，指蹼缘前方赤白肉际处，左右共8穴。

刺法——呈30度角斜刺0.5~0.8寸，或点刺出血。

功用——活血化瘀，舒筋通络。

主治——手背肿痛，手指麻木，手指不能背折，手指不能弯曲，手指不能分开，手指不能并拢。

足趾阳八邪

位置——在足背侧，微曲趾，第一至第五趾间，指蹼缘后方赤白肉际处，左右共8穴。

刺法——呈30度角斜刺0.5~0.8寸，或点刺出血。

功用——活血化瘀，舒筋通络。

主治——足背肿痛，足趾麻木，足趾不能背折，足趾不能弯曲，足趾不能分开，足趾不能并拢。

足趾阴八邪

位置——在足掌侧，微伸趾，第一至第五趾间，指蹼缘前方赤白肉际处，左右共8穴。

刺法——呈30度角斜刺0.5~0.8寸，或点刺出血。

功用——活血化瘀，舒筋通络。

主治——足背肿痛，足趾麻木，足趾不能背折，足趾不能弯曲，足趾不能分开，足趾不能并拢。

3. 病灶对应穴

在体表部位寻找病灶的对应点、敏感点、变色区、压痛点、条索状、筋结处、相对经络线、相对阴阳面等。人体的上下对应、左右对应、前后对应、同侧上下肢体对应、阴侧阳侧对应、相表里的阴经阳经对应、相同肢体对应、上肢下肢交叉对应。

位置——“缪刺法”刺络，“巨刺法”刺经。阴病治阳，阳病治阴。以右应左，以左应右。左注右，右注左。以左取右，以右取左。络脉之病，在左刺右，在右刺左，交错而针。病气在左，而证见于右．病气在右，而证见于左。邪客大络，左注于右，右注于左，上下左右，与经相干。病在上者，下取之。病在下者，上取之。病在头者，取之足。在腰者，取之腘。病在足者，取之腘。手屈而不伸者，其病在筋．伸而不屈者，其病在骨，在骨守骨，在筋守筋。

同一肢体，阴侧有病刺阳侧，阳侧有病刺阴侧。阳侧盛者，泻阳补阴。阴侧盛者，泻阴补阳。阴阳双侧均虚者，阴阳双补之。

同一机体，左侧有病刺右侧，右侧有病刺左侧。左盛者，泻左补右，右盛者，泻右补左。左虚者，泻右补左，右虚者，泻左补右。左右双虚者，双侧同补。

相同肢体对应、相表里的阴经阳经对应、相互制约的经络对应、上下对应、左右对应、前后对应、阴侧阳侧对应、上下肢体交叉对应。

病在阴，刺之阳；病在阳，刺之阴；病在左，刺之右；病在右，刺之左；病在上，刺之下；病在下，刺之上；病在前，刺之后；病在后，刺之前；病在左上，刺之右下；病在右上，刺之左下；病在左下，刺之右上；病在右下，刺之左上；病在左前，刺之右后；病在右前，刺之左后；病在左后，刺之右前；病在右后，刺之左前。

刺法——用毫针、火针、毫火针、针刀、梅花针、浮针、泻血笔等针具，直刺、斜刺或点刺放血。

功用——祛除病因，消除症状，调节平衡。

主治——病灶部位疾患。

4. 皮下定向穴

每个关节下方阴阳两侧任取一点，斜刺进针呈向心性，针尖朝向上方关节的方向所取的穴位。

位置——肩关节、肘关节、腕关节、髋关节、膝关节、踝关节的下方阴阳两侧的范围内任取一点。

刺法——呈向心性，30 度角，斜刺进针，针尖朝着上方关节的方向。

功用——疏通气血，激活关节。

主治——关节软瘫，关节硬瘫，肢体无力，肢体麻木。

八字针法的适应证

用于脑梗死、脑出血、外伤性脑出血所引起的后遗症，以及其他原因所导致的截瘫、脑瘫后遗症和肌肉筋结疼痛症。包括上肢软瘫、上肢硬瘫、下肢软瘫、下肢硬瘫、足内翻、足外翻、手足下垂、肢体麻木、肢体疼痛、肢体无力、小便失禁、大便失禁、口舌歪斜、语言不利、足不能抬离地面。

八字针法的禁忌证

严重的心、肝、肺、肾严重疾患、孕妇、经期、血小板减少症、空腹、酒后。

八字针法的针刺条件

1. 生命体征必须稳定，针时血压必须控制在正常范围内。如果血压偏高，可先服硝苯地平。血压正常后，再行针刺。

2. 精神状态良好。

3. 大小便必须正常。

4. 饮食正常。

5. 没有严重的心、肝、肺、肾疾患。

6. 非经期、孕期。

7. 没有风湿、类风湿性关节炎、痛风性关节炎。

8. 关节没有脱位半脱位。

9. 无关节增生及滑膜炎。

10. 无关节畸形或残废。

八字针法的注意事项

1. 针刺时采取侧卧、俯卧、平卧位，禁止坐位、立位。

2. 针后用酒精棉球按压穴位片刻，以防出血。

3. 一人一针，防断针、弯针及传染疾病。

4. 针后休息30分钟，再行活动。

5. 防止摔倒和从床上摔下。

6. 防止便秘和剧烈咳嗽。

7. 禁止加强锻炼，要适当锻炼，防止劳累。

8. 维护水电解质平衡。有合并证者同时治疗。

9. 高营养，补充各种维生素，增加能量。

10. 血压高时，舌下含化硝苯地平，正常后再行针刺。

八字针法的优点

1. 所用常规穴位较少，没有基础者也可使用。

2. 取穴简单，便于操作。

3. 不需任何仪器、不用电针。

4. 针刺时间短，不留针。

5. 针刺次数少，一般3～5次即可。
6. 一般当场见效，疗效奇特。

八字针法的发展前景

八字针法治疗偏瘫，大部分能够当场见效，实属国内外之首创，是任何中西医的针灸方法都无法比拟的。大大降低了致残率，提高了患者的生活质量，费用低，简单易学，具有很好的发展前景，可在临床上广泛推广。

八字针法的治疗原则

面瘫健侧患侧同刺，泻健侧补患侧。上肢硬瘫泻阴补阳。上肢软瘫阴阳双补。上肢腕关节以上硬瘫以下软瘫，腕关节以上泻阴补阳、腕关节以下阴阳双补。下肢硬瘫泻阴补阳。下肢软瘫阴阳双补。足内翻泻阴补阳。足外翻泻阳补阴。手足下垂、四肢麻木、肢体无力伴帕金森综合征者阴阳双补。横行者泻阴补阳。足不能抬离地面，先阴阳双补，后泻阴补阳。手指、足趾不能背折补阳泻阴。手指、足趾不能弯曲补阴泻阳。手指、足趾不能分开补阳泻阴。手指、足趾不能并拢补阴泻阳。针刺时角度要大、力度要强、速度要快。

穴位补泻范例

肺经虚补太渊、太白，实泻尺泽、阴谷。
心包经虚补中冲、大敦，实泻大陵。
心经虚补少冲，实泻神门、阴陵泉。
脾经虚补大都、少府，实泻商丘、经渠。
肝经虚补曲泉、阴谷，实泻行间、少府。
肾经虚补复溜、经渠，实泻涌泉、大敦。
大肠经虚补曲池、足三里，实泻二间、通谷。
三焦经虚补中渚、足临泣，实泻天井。
小肠经虚补后溪，实泻小海、足三里。
胃经虚补解溪、阳谷，实泻厉兑、商阳。
胆经虚补侠溪、足通谷，实泻阳辅、阳谷。
膀胱经虚补至阴、商阳，实泻束骨、足临泣。

掌中发热泻列缺，小便失禁补列缺。

胸中满泻通里，不能言语补通里。

心痛泻内关，心烦补内关。

骨节弛缓、肘不能活动泻支正，皮肤上生赘疣补支正。

耳聋泻偏历，牙酸内闭补偏历。

肘部拘挛泻外关，肘部弛缓不收补外关。

鼻塞流涕、头背部疼痛泻飞扬，鼻出血补飞扬。

足胫厥冷泻光明，足软无力不能行走、坐而不能起立补光明。

突然失音不能言语、癫狂之疾泻丰隆，足缓不收、胫部肌肉萎缩补丰隆。

胸中剧痛泻公孙，鼓胀补公孙。

大小便不通泻大钟，腰痛补大钟。

突患疝气、阴茎勃起泻蠡沟，阴部暴痒补蠡沟。

腹部皮肤疼痛泻尾翳，腹部皮肤瘙痒补尾翳。

脊柱强直而难于俯仰泻长强，头重难支而摇摆不定补长强。

全身皆痛泻大包，周身骨节松弛无力补大包。

八字针法的中药配合

治疗偏瘫、截瘫，常用补阳还五汤加味，生黄芪 30～60g，地龙 30g，当归 12g，川芎 20～30g，赤芍 30g，桃仁 12g，红花 20g，熟地 20g，萸肉 20g，山药 20g，鸡血藤 30～100g，仙灵脾 30g，羌活 20g，川牛膝 30g，炙甘草 6g，陈皮 20g。

临症加减：

肝火旺盛、头晕头痛、面红目赤加夏枯草 30g，磁石 30g；

手足拘急加白僵蚕 15g，全蝎 15g，蜈蚣 1 条；

语言謇涩加石菖蒲 30g，广郁金 20g，远志 10g；

大便秘结加炒瓜蒌仁 12g，生地 12g，熟地 12g，肉苁蓉 30g；

舌苔黄厚腻，痰热盛加胆南星 15g，竹沥 15g，川贝母 15g；

失眠多梦加龙齿 30g，夜交藤 30g，茯神 30g，炒枣仁 30g；

大便稀溏去桃仁加炒白术 12g，炒山药 30g；

手足肿胀加桂枝 30g，萆薢 10g，带皮茯苓 30g，薏苡仁 30g，防己 15g，泽泻 15g，通草 10g；

血压过高时加生石决明 30g，槐花 30g；

伴糖尿病时加花粉 30g，生山药 30g；

伴冠心病时加全瓜蒌 30g，炒川芎 30g；

舌淡气虚加炙黄芪 30g，党参 30g；

痉挛抽搐加全蝎 15g，蜈蚣 1 条，丹参 30g，生黄芪 120g，僵蚕 15g，天麻 10g，钩藤 10g；

口角流涎加石菖蒲 20g，桔梗 15g，远志 10g，僵蚕 30g；

肢体麻木加炒苍术 10g，浙贝母 10g，法半夏 10g，制南星 10g，天竺黄 10g；

口眼歪斜加全蝎 6g，僵蚕 10g，白附子 10g；

肢体肿痛加防己 10g，络石藤 30g，制乳香 8g，制没药 8g；

肩关节疼痛加姜黄 15g，醋元胡 30g，海桐皮 30g；

上肢偏废加桑枝 30g，桂枝 6g；

下肢痿软无力加川续断 30g，桑寄生 30g，怀牛膝 30g；

肢体拘挛，面部麻木加全蝎 6g，僵蚕 15g；

小便失禁加蒸山萸肉 10g，益智仁 10g，桑螵蛸 10g；

大便失禁加芡实 15g，诃子肉 10g，五味子 10g:

食欲不振加谷芽 15g，麦芽 15g，山楂 10g，鸡内金 10g；

舌质红绛，口干无苔加石斛 10g，生地 10g，元参 10g，花粉 10g；

血压高头痛加生龙骨 30g，生牡蛎 30g，生代赭石 30g，黄芪减量；

血脂高时加山楂 30g，泽泻 20g，决明子 30g；

阳痿加淫羊藿 30g ~ 60g；

阴虚加生地 20g，熟地 20g，丹皮 10g；

腰痛加川续断 30g，杜仲 30g，骨碎补 30g，狗脊 30g；

胁痛加川楝子 12g，醋香附子 30g；

善叹息加厚朴 12g，姜半夏 12g，香橼 30g，佛手 30g；

眩晕欲仆加白蒺藜 30g，菊花 10g；

呕吐加旋覆花 30g，代赭石 30g，竹茹 15g；

瘀久血虚加当归 15g，熟地 15g；

两目干涩加枸杞子 15g，女贞子 15g；

视物昏花加沙苑子 30g；

嗜睡或神志不清加九节菖蒲 30g，郁金 30g，炒黄连 10g；

谵妄加炒黄连 10g；

四肢无力加党参 30g，黄芪 30g，鸡血藤 60g，仙灵脾 30g；

四肢麻木疼痛加制川乌 6g，制草乌 6g，制乳香 6g，制没药 6g；

饮食发呛旋覆花 30g，炙枇杷叶 30g；

阴虚明显加何首乌 30g，生地 30g，桑寄生 30g；
烦躁头痛加炒龙胆草 10g，夏枯草 30g；
舌麻肢麻加丹参 30g，天麻 12g；
痰多加天竺黄 12g，胆南星 15g，法半夏 10g；
腰膝酸软，小便频数，遗尿加蒸山萸肉 15g，杜仲 30g，金樱子 30g；
畏寒肢冷加炮附子 10g，肉桂 6g；
肢体功能恢复慢加蜈蚣 3 条，土元 30g，丝瓜络 30g，鸡血藤 100～200g；
自汗加煅牡蛎 30g，浮小麦 30g，五味子 12g，煅龙骨 30g；
单纯性肢体麻木加乌梢蛇 30g，桑枝 30g；
肢体功能障碍加川木瓜 15g，蚕沙 30g；
腹胀加厚朴 12g，砂仁 12g，白术 12g；
健忘痴呆加制何首乌 30g，桑葚子 30g；
瘫痪日久不愈加僵蚕 30g，蜈蚣 2 条；
心悸加炒枣仁 30g，远志 10g。
配合服用补中益气丸、十全大补丸、华佗再造丸、小活络丸。

八字针法偏瘫康复“1＋7”治疗方案

“1”即用八字针法使软瘫期间的肌力在一周内迅速达到 4 级或 5 级。叫作肌力的激活。

“7”即肌力恢复正常后，要使体力在短期内恢复正常，具体办法如下：

1. 中药辨证施治。
2. 西药稳定血压、血糖、血脂，消除所有兼症。
3. 输液补充电解质，如钾钠钙镁锌以及维生素类和神经激活剂的应用。
4. 七防二注意：防咳嗽、防便秘、防摔倒、防肩关节脱位、防褥疮、防腹泻、防复发，注意情志和活动关节。
5. 饮食疗法。高营养、高蛋白等。
6. 适当下床锻炼。
7. 中医外治法的应用。

偏瘫康复 55 个评价项目

上肢平卧时：

①内收的距离和速度②外展的距离和速度③抬离床面的高度④抬高后在

空中停留的时间⑤上肢放在胸前位置⑥手指举过头顶

上肢在站立或坐位时：

①内收的角度②外展的角度③内旋背后的高度④上举的角度⑤上举在空中停留时间⑥肘关节弯曲角度⑦上肢伸直角度⑧腕关节弯曲⑨腕关节背折⑩腕关节内旋⑪腕关节外旋⑫手指弯曲⑬手指握拳⑭手指背折⑮手指分开⑯手指并拢⑰上肢无力

下肢平卧时：

①外展距离和速度②内收距离和速度③抬离床面的高度④抬离床面后空中停留时间⑤膝关节屈曲的角度⑥踝关节背折的角度⑦下肢伸直的角度⑧下肢无力⑨足趾背折⑩足趾弯曲⑪足趾分开⑫足趾并拢⑬两人搀扶行走距离⑭一人搀扶行走距离⑮独立拄拐行走距离⑯独立行走距离⑰单位时间内行走距离⑱患足拖地行走⑲患足抬离地面的高度⑳患脚放在健侧踝关节处㉑患脚放在健侧膝盖上的位置

其他：

①上肢痉挛性屈肘的角度②手指握拳力度③足内翻④足外翻⑤肢体麻木⑥肢体疼痛⑦手足下垂⑧大小便失禁⑨语言表现⑩口舌歪斜⑪吞咽状态

八字针法所用按摩油的配制

炮附子30g，干姜30g，肉桂30g，吴茱萸30g，樟脑30g，共为细末，加95的酒精600毫升，密封浸泡两周，过滤后，加蓖麻油100毫升，即可使用。

八字针法隔药泥灸的免疫穴位及药泥配制

免疫穴位：肾俞（双）、命门、中脘、神阙、关元、足三里（双）、三阴交（双）

药泥配制：炮附子30g，干姜30g，肉桂30g，吴茱萸30g，樟脑30g，丁香30g，共为细末，用蜜调成硬膏敷穴位。

八字针法的中医热敷法及药物配制

关节热敷：炮附子30g，干姜30g，肉桂30g，吴茱萸30g，樟脑30g，伸筋草30g，共为粗粉，装入布袋中，加热醋敷患处，外用多功能脊柱治疗仪加热4~8小时，隔日一次。

头部药泥灸法及药物配制

药物：乳香30g，没药30g，红花30g，土元30g，刘寄奴30g，血竭20g，儿茶20g，水蛭20g，虻虫20g，透骨草30g，干姜30g，樟脑20g，冰片10g，猪牙皂30g，大黄20g，栀子20g，芒硝20g，肉桂30g，共为细末，用酒醋生姜汁调成泥状敷患处，0.5厘米厚，直径5厘米大小。用艾柱或艾条灸，每天一次，每次15~20分钟。灸7~14次。

腰部药泥灸法及药物配制

炮附子30g，干姜100g，肉桂30g，吴茱萸30g，川芎30g，樟脑30g，土元30g，鸡骨100g，骨碎补30g，煅自然铜30g，当归30g，透骨草30g

上药共为细末，用炼后蜂蜜调成硬膏，制成直径3cm厚0.5cm的药泥饼置于穴位上，用艾柱或艾条灸。每次每穴10分钟，以局部皮肤出汗为度。每日一次，连用一周。

偏瘫复原酊的配制

生附子30g，干姜30g，肉桂30g，吴茱萸30g，生川芎30g，血竭30g，透骨草30g，急性子30g，樟脑30g，冰片30g。上药共为细末，加95%酒精500ml，密封浸泡一周，取滤出的药酒精入净瓶中，再把中药渣子入500ml蓖麻油中加热，炸至中药焦黑后扔掉药渣子，离火，待油温降至400C时，把药酒精加入药油中，搅拌均匀后装瓶备用。

肢体疼痛的治疗

刺疼痛局部，向心性皮下定向法，用泻法。上肢刺肩髃、曲池、内关、外关，用泻法。下肢刺环跳、内膝眼、外膝眼、膝内、膝外，用泻法。隔日一次，针3~5次。

针后涂外涂液：生川乌30g，生草乌30g，生南星30g，生半夏30g，川椒30g，细辛30g，透骨草30g，冰片30g，加95%的酒精500ml，密封浸泡两周，过滤后加蓖麻油100ml，外涂疼痛处。每日早晚各一次，7日为一疗程。

不能坐起、不能翻身、不能站立的治疗

上述症状的根本原因是腰肌无力，肾气亏虚。隔药姜泥灸中脘、神阙、关元、肾俞、命门、足三里、三阴交。

药姜泥配制法：炮附子30g，干姜60g，肉桂30g，吴茱萸30g. 共为细末。用炼后蜂蜜调成厚0.5cm直径3cm置于穴位上，用艾柱或艾条灸，每次每穴10~15分钟。以局部皮肤出汗为度。隔日一次，连灸7次。

肌力与体力的区别

肌力是指肌肉的收缩力。体力是指身体的支撑力。肌力通常分为0~5共6级。

肌力分级标准：根据肌力的情况，一般均将肌力分为以下六级

0级　完全瘫痪，肌肉毫无收缩。

Ⅰ级　可见肌肉轻微收缩，但无动作。

Ⅱ级　肢体能在床上平行移动，但不能抬离床面。

Ⅲ级　肢体可以抬离床面，但不能抵抗外加阻力。

Ⅳ级　肢体能对抗一定阻力，但力量较弱。

Ⅴ级　肌力正常，运动自如。

临床上，0级~3级的肌力是不能进行锻炼的，只有肌力达到4~5级，才可以进行适当的锻炼。0~4级的肌力可以做翻身、起坐、伸屈肢体、活动关节等床上运动；4~5级时可以下床搀扶或拄拐杖行走，4~5级的肌力是不会瘫痪的。0~3级的肌力若强行下床锻炼，只能更加劳累，加重瘫痪程度。

有些患者虽然肌力达到了4~5级，但是下床后还不能行走，或者不能远

距离行走，根本问题在于体力的问题。因为一个人假如是100斤体重，一条腿应为20斤，平躺时它的支撑力是20斤，行走时它的支撑力应为100斤。所以，体力非常虚弱的情况下，仍不可行走。好像其他病种一样，病痊愈了，身体非常虚弱，体力达不到正常状态，仍然不能参加正常劳动一样。瘫痪患者身体非常衰弱，需要长期的高营养补充，才可以加快体力的恢复。

病态形成原因及恢复常态的过程

病态形成的根本原因是肌力没有恢复正常以前，过早的强行锻炼或不正确的活动。习惯性病态是指患者在偏瘫形成之后，由于长时间的、强行的、被动的、不自主的运动姿势，所导致的足内翻、足外翻、足下垂，划圈步、挎蓝状等惯性病态姿势。就比如正常人维持同一姿势数小时，就会形成一种暂时性的病态姿势，需一段时间的缓冲才能恢复正常姿势。何况是偏瘫患者维持长达数月甚至数年的固定姿势呢？所以偏瘫肢体通过治疗，虽然肌力正常了，体力通过高营养补充和锻炼也恢复至正常水平，但是它的行走和活动状态，与正常人还有差距，需要在正常功能的状态下，通过半年到一年的健康纠正，才能恢复到正常的健康人的惯性姿势。

脑内盗血综合征

过去认为只要药物能使脑血管扩张，便可以使血液从堵塞的血管中多流些过去。近年来却发现，扩张血管药非但做不到这一点，还会使病变部位的血液反流到健康的脑组织里去，此称为脑内盗血综合征。

何谓脑内盗血综合征：脑部病多采用激素、血管扩张剂、扩充血容量、降低血液黏稠度、神经营养活化剂的应用。血管扩张剂是治疗主要关键，但须合理使用。在早期尚未形成脑水肿，使用扩张剂可改善局部缺血，若在发病24～48小时以后，出现脑水肿，脑组织普遍缺血，病灶周围血管过度充盈，形成“过度灌流综合征”。若此时应用扩张剂，则更加扩张病灶周围血管，而使病灶血液流向周围，形成“脑内盗血综合征”。故此期宜用脱水剂，若在发病1～3周后，脑水肿已将消退，普遍缺血已改善，则仍可用血管扩张剂。总的来说在脑水肿期不主张用扩张剂。

脑内盗血：梗死区的血管不能被血管扩张剂所扩张，而梗死区周围正常脑组织内的血管确能被血管扩张剂所扩张。此时如应用血管扩张剂，可使正常脑组织的血管扩张，梗死区域的血液流入到正常的脑织中去，加重脑梗死部位的缺血，这一现象称为脑内的盗血现象。

延髓性麻痹（饮食发呛）

延髓性麻痹即延髓麻痹。因为延髓又叫延髓球，所以，把延髓麻痹称为延髓性麻痹，又叫真性延髓性麻痹。延髓内的运动神经核团，或来自延髓的颅神经（包括舌咽神经、迷走神经和舌下神经），因病引起麻痹时，就会出现一组症状群。主要表现饮水进食呛咳，吞咽困难，声音嘶哑或失音等。所以，凡是病变直接损害了延髓或相关的颅神经者，称为真性延髓性麻痹。而病变在桥脑或桥脑以上部位，造成延脑内运动神经核失去上部之神经支配，而出现的延髓麻痹，称为假性延髓性麻痹。

也即是说：真性延髓性麻痹损害的是下运动神经元，而假性延髓性麻痹损害的是上运动神经元；而且真性延髓性麻痹病变部位多为单侧疑核，而假性延髓性麻痹的病变部位为双侧皮质或皮质延髓束；在病史方面，真性延髓性麻痹多为首次发病，而假性延髓性麻痹为多次发病；前者无强哭强笑表现，后者则有；前者有舌肌纤颤及萎缩，后者则无此症状；前者无咽反射，脑干反射，后者则有；前者多无四肢锥体束症，而后者多有；前者无排尿障碍，后者则有；另外，两者的脑电图也有很大的不同，前者无异常，后者则有弥漫性异常。

真性延髓性麻痹：下运动神经元性延髓麻痹，是延髓的疑核、舌下神经核或其下运动神经元神经损害所致。为舌咽神经完全麻痹，表现：同侧软腭下垂，发音时不能抬高，悬雍垂偏向健侧，患侧咽反射消失，咽侧壁“窗帘运动”（发“啊”音软腭抬高时咽喉两侧软组织向中部运动）消失，声音嘶哑，带鼻音，声带固定位，处于外展和内收中间。

假性延髓性麻痹：是由双侧上运动神经元病损（主要是运动皮质及其发出的皮质脑干束）使延髓运动性颅神经核－疑核以及脑桥三叉神经运动核失去了上运动神经元的支配发生中枢性瘫痪所致，临床表现为舌、软腭、咽喉、颜面和咀嚼肌的中枢性瘫痪，其症候同延髓性麻痹十分相似，但又不是由延髓本身病变引起的，故而命名为假性延髓性麻痹。

假性延髓性麻痹临床表现主要为“三主症”：①三个困难；②病理性脑干反射；③情感障碍。

三个困难：①言语困难：其本质是构音障碍、主要由口唇、舌、软腭、和咽喉的运动麻痹和肌张力亢进造成的。是一种语音模糊；②发声困难：很具特征患者所具有的个人特色消失，声音单调、低哑、粗钝。或者相反；③

进食困难：如果食物进入咽腔则仍能顺利完成吞咽。

病理性脑干反射：由于是上运动神经元麻痹，除生理性脑干反射活跃和亢进外，还出现一些病理性脑干反射，这些反射大多是一些在婴儿期存在长大后被皮质抑制的一些原始反射。这些原始反射又复出现叫作病理性脑干反射，临床常见的是吸吮反射、掌颏反射、仰头反射、角膜下颌反射。

情感障碍：①患者表情淡漠、约半数出现无原因的、难以控制的强哭强笑发作，强哭叫强笑常见；②表情特异，独处时表情淡漠、好像对周围事物淡漠不关心，由于表情肌张力亢进患者常睁起眼睛额纹皱起，口张很大，呈现一种悲哀的表情变化少、单调。③受到刺激时则一反静止状态，表情变化迅速，甚至出现强哭强笑发作（本质是呼吸中枢的释放，呼吸肌、面肌痉挛所造成的一种窒息状态。这种状态恰好和哭或笑的样子像似而已，不能认为是情感的一种失禁）。机械刺激如痛、温觉不能诱发，而常常是以某种程度的情感活动所诱发，一些根本不应引起情感活动的刺激如呼唤其名字就可以引起诱发，而且在一个患者总是以同样的状态表现的。

其他障碍：①智能障碍、记忆力逐渐低下。②排尿障碍发生紧迫性的排尿，强制性尿失禁。使用东莨菪碱可以得到改善。③锥体系症候：小脑症候可出现站立和步行障碍站立时下肢分开、宽基运动时共济失调。这是因为与皮质脑干束一起行走的大脑－脑桥－小脑的传导束受累所致。

真假延髓性麻痹性摄食－吞咽障碍的区别

1. 假性延髓性麻痹性摄食－吞咽障碍：假性延髓性麻痹在摄食－吞咽准备期、口腔期障碍严重，咀嚼、食块形成、食块移送困难。但吞咽反射仍有一定程度的存留，虽然移至咽部期后吞咽反射表现迟缓，然而一旦受到诱发，其后的吞咽运动会依次进行。这种时间差会引发误咽。由于常并发高级脑功能障碍，其症状有：不知进食顺序，重复相同动作，进食中说话使误咽危险加大，容易忽略餐桌一侧的食物，舌部和咬肌功能正常却无法吞咽塞满口内的食物。

2. 真性延髓性麻痹性摄食－吞咽障碍：延髓性麻痹由损害脑干部延髓吞咽中枢的病灶引起，摄食－吞咽障碍主要发生在咽部期，吞咽反射的诱发极其微弱甚至消失。在先行期、准备期，甚至口腔期没有障碍或障碍轻微。往往误咽情况突出。代表性疾病是 Wallenberg Syndrome（瓦伦贝格综合征，即延髓背外侧综合征）。由于喉部抬高不够，且食管入口处扩张状况不好，环状咽肌不够松弛，导致食块在咽部滞留，常发生吞咽后的误咽。

目前治疗偏瘫的误区

现代医学对于脑中风的治疗，只不过是脑出血通过微创、脑梗死用溶栓等手段，保住了患者的生命，却无法阻挡后遗症的形成。所以，现在对于后遗症只能嘱患者出院后加强锻炼，以使其慢慢恢复。

所谓锻炼就是活动，试问0级的肌力又怎么活动呢？使病人在软瘫阶段没有使肌力恢复正常，久而久之形成硬瘫，肢体残废。一人受罪，全家受累，医者却无能为力。

现在，我们急需解决的问题应是在患者生命体征稳定之后，还没有形成硬瘫之前，即软瘫阶段内，抓住最佳治疗时机，把患者的肌力从0级恢复到4~5级，然后再让患者下床进行锻炼。这样就能够不留后遗症或者稍有后遗症，降低了致残率，提高了患者的生活质量。

中枢性面瘫与周围性面瘫的鉴别

1. 中枢型：为核上组织（包括皮质、皮质脑干纤维、内囊、脑桥等）受损时引起，于颜面上部的肌肉并不出现瘫痪，因之闭眼、扬眉、皱眉均正常。面额纹与对侧深度相等，眉毛高度与睑裂大小均与对侧无异。出现病灶对侧颜面下部肌肉麻痹。从上到下表现为鼻唇沟变浅，露齿时口角下垂（或称口角歪向病灶侧，即瘫痪面肌对侧），即颊肌、口开大肌、口轮匝肌等麻痹，故患者于静止位时该侧鼻唇沟变浅，口角下垂，示齿动作时口角歪向健侧。不能吹口哨和鼓腮等。多见于脑血管病变、脑肿瘤和脑炎等。

2. 周围型：为面神经核或面神经受损时引起，出现病灶同侧全部面肌瘫痪，从上到下表现为不能皱额、皱眉、闭目、角膜反射消失，鼻唇沟变浅，不能露齿、鼓腮、吹口哨，口角下垂（或称口角歪向病灶对侧，即瘫痪面肌对侧）。多见于受寒、耳部或脑膜感染、神经纤维瘤引起的周围型面神经麻痹。此外还可出现舌前2/3味觉障碍，说话不清晰等。

中枢性面瘫为病侧力大，向病侧歪斜；周围性面瘫健侧力大，向健侧歪斜。中枢性面瘫鼻唇沟与口部歪斜，眼部正常。周围性面瘫鼻唇沟、口部、眼部、额部全歪斜，角膜反射消失，面肌全部瘫痪。

3. 临床表现：多数病人往往于清晨洗脸、漱口时突然发现一侧面颊动作不灵、嘴巴歪斜。病侧面部表情肌完全瘫痪者，前额皱纹消失、眼裂扩大、鼻唇沟平坦、口角下垂，露齿时口角向健侧偏歪。病侧不能作皱额、蹙眉、闭目、鼓气和噘嘴等动作。鼓腮和吹口哨时，因患侧口唇不能闭合而漏气。进食时，食物残渣常滞留于病侧的齿颊间隙内，并常有口水自该侧淌下。由于泪点随下睑外翻，使泪液不能按正常引流而外溢。它分为周围性和中枢性两种（见面神经麻痹的分型）。其中周围性面瘫发病率很高，而最常见者为面神经炎或贝尔麻痹。平常人们所常说的面瘫，在多数情况下是指面神经炎而言，此类情况比较容易治疗，绝大部分患者经过合理治疗，均可痊愈。因为面瘫可引起十分怪异的面容，所以常被人们称为“毁容病”。

挎篮状态和画圈步态形成原因

上肢因为阴经的强盛，曲肌的痉挛，阳经的虚弱，所以形成挎篮状态。下肢因为阳经的强盛，伸肌的痉挛，阴经的虚弱，所以形成画圈步态。肩关节没有僵硬，上肢前后可以活动。髋关节没有僵硬，所以带动下肢构成画圈步态。畸形的根本问题是关节的问题。上肢是肘关节、腕关节、手指关节的痉挛。下肢是膝关节、踝关节、足趾关节的痉挛。所以，控制硬瘫形成的关键是活动关节。

中风偏瘫康复的注意事项

一、一般知识

1. 在治疗期间，在补足电解质和维生素，尤其是要补足钾钠钙镁锌。

2. 软瘫期大补阳气，痉挛期熄风止痉养血柔筋，整体大补肝脾肾。

3. 要稳定血压、血糖，降低血脂，均应保持在正常范围内。

4. 0~3 级肌力时，只能在床上坐起、翻身、活动关节，不准下床强行锻炼。例如拄拐杖、搀扶、绳子拉腿、甩动上臂等活动，易造成足内翻、肩关节脱位或半脱位等。

5. 饮食上宜多食高营养食物，如鸡蛋、各种肉类及鱼虾等。

6. 多食水果，如香蕉、苹果、橘子、葡萄等。

7. 要保持大小便通畅，防止感冒和便秘、腹泻的发生。

8. 不要掉床和摔倒。

二、血压调整

血压标准：

正常血压：高压≤140mmHg，低压≤90mmHg。

临界高血压：高压 = 140 - 150mmHg，低压 = 91 - 94mmHg。

高血压：高压≥160mmHg，低压≥95mmHg。

单纯收缩期高血压：高压≥160mmHg，低压≤90mmHg。

老年人高血压：年龄 60 岁以上，高压≥160mmHg，低压≥95mmHg。

Ⅰ级高血压：高压 140 - 159mmHg，低压 90 - 99mmHg（高血压，无靶器官器质性改变者）

Ⅱ级高血压：高压 160 - 179mmHg，低压 100 - 109mmHg。（高血压伴有靶器官器质性改变者。如 X 线检查，左心室扩大，心电图可显示左室肥厚或者出现劳损现象，眼底 2 级改变，尿常规可见持续性蛋白“ + ”，红细胞“ + ”以上，一项或一项以上者即称之。）

Ⅲ级高血压：高压≥180mmHg，低压≥110mmHg。（高血压合并器质性以及功能性失代偿者。例如并发心绞痛、心肌梗死、心力衰竭、脑卒中、肾功能衰竭、眼底 3 级改变，夹层动脉瘤，或出现一过性脑供血不足等病证。）

急进型高血压的标准：病情发展急骤，低压常常持续在 130mmHg 以上。眼底可见到 4 级改变，有出血，渗出，或者见到视盘水肿。临床上急进型高血压与恶性高血压，没有严格区别，所以统称为急进性恶性高血压。

高血压危象的标准：急进性恶性高血压，又并发高血压脑病者。是指在高血压病程中，周围的小动脉发生了暂时性的强烈性痉挛，从而导致血压急剧升高而引起的一系列临床症状。临床上多以血压突然升高，但以收缩压升高为主，严重时舒张压也可升高。心率增快，异常兴奋，发热，汗出，口干，皮肤潮红或见到面色苍白，手足发抖等自主神经功能失调的表现。甚至病人可发生剧烈的头痛，头晕耳鸣，恶心呕吐，心悸气急，视力模糊，暂时失明，腹痛，尿频，尿量少或者排尿困难。严重时发生心绞痛，肺水肿，肾功能衰竭和高血压脑病等。发作短暂，易于恢复，但易复发。眼底可有出血、渗出以及视盘水肿。发作时尿中或见到红细胞和少量蛋白。血化验肌酐和尿素氮，游离肾上腺素，以及去甲肾上腺素均可增加。

高血压脑病的临床表现：高血压脑病是高血压病的基础上血压又发生突然急剧升高，出现短暂性脑功能障碍，无意识障碍者为“头痛”，有意识障碍者属于“中风”范畴。脑小动脉发生严重而持久的痉挛后，出现强制性或被动性扩张，导致脑循环急性障碍，引起脑水肿和颅内高压，表现出一系列症状。发病时血压突升，恶心呕吐，头痛烦躁，而后剧烈头痛，心动过缓，偶见到过速。脉有力但呼吸困难或呼吸减慢。表现出视力障碍，黑蒙现象。甚至抽搐，意识模糊，或昏迷。也可见到暂时性偏瘫，半身感觉障碍，失语等。血压升高时以收缩压和舒张压均升高，但以舒张压升高为主。脑脊液压力增高，蛋白含量增多，视盘水肿。发作历时时间不等，数分钟、数小时或数天。

三、处方举例

1. 高血压伴心力衰竭时用：特拉唑嗪，吲达帕胺，贝那普利，每日一次。

2. 高血压伴轻中度肾功能不全：贝那普利或培哚普利或西拉普利，每日一次。

3. 老年人高压高用：吲达帕胺，硝苯地平缓释片，每日一次。高脂血症、糖尿病禁用。

4. 糖尿病伴高血压用：贝那普利，特拉唑嗪，每日一次。

5. 冠心病、心肌梗死伴高血压用：美托洛尔（或康可），西拉普利（或贝那普利），每日一次。

6. 高血压伴稳定性心绞痛用：硝苯地平缓释片或非洛地平或氨洛地平，均每日一次。

7. 高血压伴高脂血症用：贝那普利，特拉唑嗪，每日一次。

8. 妊娠高血压用：甲基多巴，康可，每日一次。

9. 高血压伴脑动脉硬化：贝那普利（或西拉普利），非洛地平，每日一次。

10. 中年低压高用：硝苯地平缓释片，贝那普利，每日一次。

11. 高血压、左心室肥大、主动脉瓣关闭不全：替米沙坦（美卡素）40mg（半片）。美托洛尔 25mg、硝酸异山梨酯缓释片 20mg、拜阿司匹林 0.1，每日一次，早上服。

中医治病的原则

虚当补，实当攻，寒宜温，热宜清。

中西医治病的总纲

祛除病因，消除症状，调节平衡。

面瘫偏瘫的表现形式

眼不能睁开，眼不能闭合，眼怕光，眼流泪。人中沟向健侧歪斜。舌体向健侧歪斜。口向健侧歪斜。患侧口角下垂。患侧口角流口水。患侧腮内塞食。不能漱口，语言不利，不能吹口哨。

上肢软瘫，上肢硬瘫，手指不能背折，手指不能弯曲，腕关节上正常下软瘫，腕关节上硬瘫下软瘫，手指不能分开，手指不能并拢。上肢硬瘫不能抬过头顶，上肢不能伸直，上肢不能内旋，上肢不能外旋。腕关节不能背折，腕关节不能弯曲。腕关节不能内旋，腕关节不能外旋，挎篮状态。

下肢软瘫，下肢硬瘫，足趾不能背折，足趾不能弯曲，足趾不能分开，足趾不能并拢，踝关节上正常下软瘫，踝关节上硬瘫下软瘫，踝关节不能背折，踝关节不能弯曲，足内翻，足外翻。膝关节不能弯曲，足不能抬离地面，不能向前行走，画圈步态。

医患战胜疾病的信心

医务人员和患者要有共同的坚强信念，去战胜疾病，在战略上要藐视它，在战术上要重视它。战略上要认为一定能站起来，一定能够恢复成正常人。战术上采用多种多样的治疗方法和康复措施，要用比较的眼光看问题，只要你站起来第一次，你就能永远地站起来。只要你能走一步，你就能走一万步。会动一次，就永远的会动。肌力在短期内就可以恢复，但体力的恢复需要一个过程，所以不要着急，情绪要稳定，要坚持，要持久，要有战胜疾病的恒心，要学会看到希望，树立正确的心态。

偏瘫疗效评定标准

采用计分法。着眼于神志、语言和运动功能的恢复程度。

一、计分方法

1. 神志状态：神志清醒 4 分；神志恍惚（思睡，唤醒后能与人言）3 分；神志迷蒙（嗜睡，呼之答不确切）2 分；神昏 1 分；昏睡（神昏同时兼有脱证）0 分。

2. 语言表达：正常 4 分；一般表达，命名不能 3 分；说话成句而表达不全 2 分；只能说单词、词组 1 分；语言不能或基本不能 0 分。

3. 上肢肩关节：正常 4 分；上举全面肌力差 3 分；上举平肩或略过肩 2 分；上举不到肩 1 分；不能动或前后略摆动 0 分。

4. 上肢指关节：正常 4 分；手指分别动作，有效而肌力差 3 分；握拳、伸指 2 分；屈指、卧不成拳、不会伸 1 分；不会动 0 分。

5. 下肢髋关节：正常4分；抬高45°以上3分；抬高不足45°2分；稍动能平移1分；不能动0分。

6. 下肢趾关节：正常4分；伸屈自如，力弱3分：伸屈不全2分；略动1分；不会动0分。

7. 综合功能：生活能自理，自由交谈4分；独立生活，简单劳动儿有部分功能不全3分；可行走，部分自理，尚需人辅助2分；可站立，迈步，需人随时照料1分；卧床0分。

二、疗效评定（满分28分。如起点最高分定为10分，其疗效评定）

1. 恶化：病情加重积分减少或死亡者。
2. 无效：积分增加少于5分者。
3. 有效：积分增加在6~9分者。
4. 显效：积分增加在10~13分者。
5. 基本痊愈：积分增加在14分以上者。

瘫痪病因及分类

瘫痪病因

1. 单瘫：多见于大脑中动脉病变如脑出血、脑梗死、脑血管狭窄、脑外伤、脑肿瘤等影响皮质运动区。

2. 偏瘫：常见于大脑中动脉分支的豆纹动脉供应区出血或闭塞，脑肿瘤、脑脓肿、脱髓鞘病以及皮质下白质中的胶质瘤等影响内囊部位病变除偏瘫外还可有偏身感觉障碍和偏盲。

3. 交叉性瘫痪：多为脑干病变，常见于脑干血管病变、炎症、肿瘤、外伤等。

4. 截瘫：常见于脊髓感染、肿瘤、外伤、压迫、脱髓鞘改变等。

5. 周围神经性瘫痪：常见于肌萎缩性侧索硬化、单神经炎、多发性神经炎、感染、中毒。血管病变肿瘤及全身性疾病。

6. 肌肉病变和神经肌肉接头处病变导致的瘫痪：常见于重症肌无力，多发性肌炎进行性肌营养不良，周期性瘫痪等。

肢体瘫痪的类型

肢体肌力的减退或丧失称瘫痪。根据瘫痪的性质可分四大类，即上运动神经元性、下运动神经元性、神经肌肉传递障碍性和肌源性；按其程度可分完全性或不完全性；按瘫痪时的分布形式可分为偏瘫、单瘫、截瘫、四肢瘫和交叉性瘫等。

上运动神经元瘫痪指自大脑皮层至脊髓前角细胞或脑干运动核前的一段损害。上运动神经元瘫痪的特点为瘫痪肌肉肌张力增高，微反射亢进，浅反射消失，病理反射阳性，瘫痪肌肉挛缩。

下运动神经元性瘫痪指自脊髓前角细胞或脑干运动核至神经肌肉交接处的一段损害。下运动神经元病变时，其瘫痪的特点为肌张力降低，腱反射减弱或消失，肌肉萎缩，无病理反射。

新生儿运动并非由大脑皮质运动区控制，所以新生儿的运动皮质及锥体束当受损足以产生偏瘫时，出生后数月内肢体运动仍可相当完好，以后才出现中枢性偏瘫的表现。

单瘫：指单一肢体瘫痪，多见于运动区皮质的病变，偶可见于皮质下或仅影响支配单一肢体的运动神经病变。此型少见，有些单肢瘫若经仔细观察检查，能发现同侧的另一肢体也同时受累。

偏瘫：同侧上、下肢瘫。多为上运动神经元病变所致从皮质运动区以下至颈以上一侧锥体束损害均出现偏瘫。在延髓交叉以上一侧病变，对侧肢体出现偏瘫，高位颈髓病变，偏瘫位于同侧。通常上肢的情况重于下肢的情况，几乎所有病例均属于痉挛型。

截瘫：见于高位颈髓和脑干病变，也可见于双侧内囊及周围神经病变。

四肢瘫：运动障碍往往不对称地累及两侧肢体形成四肢瘫。一般来说，两侧上肢的情况重于下肢的情况。几乎所有的手足徐动型病儿均为四肢瘫，部分痉挛型也属四肢瘫。

交叉性瘫：病变侧下运动神经元性颅神经瘫，病变对侧上运动神经元性偏瘫，见于脑干病变。

双侧瘫：运动障碍不对称地累及两侧肢体可导致双侧瘫，但下肢的情况重于上肢情况。

根据障碍程度分类：①轻度，几乎没有行动受限；②中度，有中等程度的行动限制；③中度，有重度程度的行动限制；④极重度。完全不能行动。

重复偏瘫为四肢瘫的一种特殊类型，指一侧上，下肢障碍重于一侧上，下肢。

双重瘫：是四肢瘫的一种特殊类型，指双侧上肢障碍重于双下肢体的瘫痪，这种常见于手足徐动型脑瘫。

瘫六针透十二点十五的应用

穴位：肾上腺，肾脏，输尿管，膀胱。

方法：对准穴位瞬间加力点肾上腺，点穴力度是患者感觉难受，有酸胀稍带一点痛感，并把点穴力度控制在患者能够承受的范围内，继续用同样的力度点肾脏，输尿管，膀胱进行开穴。

时间：每个穴位点压八到十秒钟。

穴位：悬钟、承山、阳陵泉、足三里、伏兔、环跳。

方法：力度同上，用大拇指点悬钟穴，接着点承山，阳陵泉，足三里，伏兔，最后是环跳，这个穴位相当关健，他相当于下肢的总开关，在点环跳这个穴位时，要用手肘部来点，在患者感觉难受时开始计时三十到四十秒，在这个过程中，患者同时会感觉到有一股暖流，从环跳一直流到脚趾尖。如果患者有了这种感觉，此时已经说明患者的下肢经络完全打通，已经开始恢复正常的供血供氧。

时间：每个穴位点压八到十秒钟。

穴位：天宗，曲池，内关，外关，合谷。

方法：力度同上，用大拇指点天宗，曲池，内关，外关，合谷。天宗这个穴位相当于上肢的总开关，上肢的经络是否打通，他的感觉和下肢是一样的，在点天宗穴时，也会感觉有一股暖流从天宗穴一直流到手指尖，这说明上肢的穴位完全打通，也恢复了正常的供血供氧。

时间：每穴点压八到十秒钟。

穴位：百会，四神聪，太阳，上关，翳风，睛明，地仓。

方法：力度同上，以患者能承受为度。

时间：每穴点压八到十秒钟。

瘫六针三结合疗法

瘫六针

食一节（手阳明大肠经）　上合谷（手阳明大肠经）　新哑门（手太阴肺经）　人中（督脉）　劳宫（手厥阴心包经）　涌泉（足少阴肾经）

软瘫：艾灸上肢的阳穴，下肢的阴穴。

穴位注射：艾灸上肢的阳穴，下肢的阴穴。

中药热敷袋：荆芥30g，防风30g，麻黄30g，桂枝30g，松节30g，桑枝30g，伸筋草30g，川芎30g，当归30g，透骨草30g，红花30g，羌活30g，独活30g，制川乌30g，制草乌30g，猪牙皂30g，干姜30g，肉桂30g，芒硝30g，樟脑30g。

用法：上药打成粗粉，装入布袋内，酒醋各半烧开后浇在袋子上，使药津透，以不流水为度，敷患处，外加薄膜，以防蒸汽外透。外用关节宝加热，每次八小时以上，一袋中药用七日，每日一次。每次治疗前加热酒与热醋，七天为一疗程，间隔七日，再进行第二个疗程。

硬瘫：放血上肢阴侧的穴位，下肢阳侧的穴位，以及硬结处，放血后拔罐，拔罐后用中药热敷袋，方法同软瘫。

八字针法的治病依据

小针之要，易陈而难入，粗守形，上守神，神乎，神客在门，未睹其疾，恶知其原。刺之微，在速迟粗守关，上守机，机之动，不离其空，空中之机，清净而微，其来不可逢，其往不可追。知机之道者，不可挂以发，不知机道，叩之不发，知其往来，要与之期，粗之闇乎，妙哉工独有之。往者为逆，来者为顺，明知逆顺，正行无问。逆而夺之，恶得无虚，追而济之，恶得无实，迎之随之，以意和之，针道毕矣。

持针之道，坚者为宝，正指直刺，无针左右，神在秋毫，属意病者，审视血脉者，刺之无殆。方刺之时，必在悬阳，及于两卫，神属勿去，知病存亡。血脉者，在腧横居，视之独澄，切之独坚。

今夫五脏之有疾也，譬犹刺也，犹污也，犹结也，犹闭也。刺虽久，犹可拔也；污虽久，犹可雪也；结虽久，犹可解也；闭虽久，犹可决也。或言久疾之不可取者，非其说也。夫善用针者，取其疾也，犹拔刺也，犹雪污也，犹解结也，犹决闭也。疾虽久，犹可毕也。言不可治者，未得其术也。

其来不可逢者，气盛不可补也。其往不可追者，气虚不可泻也。不可补以发者，言气易失也。扣之不发者，言不知补泻之意也，血气已尽而气不下也。知其往来者，知气之逆顺盛虚也。要与之期者，知气之可取之时也。粗之暗者，冥冥不知气之微密也。妙哉：工独有之者，尽知针意也。往者为逆者，言气之虚而小，小者逆也。来者为顺者，言形气之平，平者顺也。明知逆顺，正行无问者，言知所取之处也。迎而夺之者，泻也；追而济之者，补也。所谓虚则实之者，气口虚而当补之也。满者泄之者，气口盛而当泻之也。宛陈则除之者，去血脉也。邪胜则虚之者，言诸经有盛者，皆泻其邪也。徐而疾则实者，言徐内而疾出也。疾而徐则虚者，言疾内而徐出也。言实与虚若有若无者，言实者有气，虚者无气也。察后与先若亡若存者，言气之虚实，补泻之先后也，察其气之已下与常存也。为虚与实若得若失者，言补者佖然若有得也，泻则怳然若有所失也。

夫气之在脉也，邪气在上者，言邪气之中人也高，故邪气在上也。浊气在中者，言水谷皆入于胃，其精气上注于肺，浊留于肠胃，言寒温不适，饮食不节，而病生于肠胃，故命曰浊气在中也。清气在下者，言清湿地气之中人也，必从足始，故曰清气在下也。针陷脉则邪气出者，取之上。针中脉则浊气出者，取之阳明合也。针太深则邪气反沉者，言浅浮之病，不欲深刺也，深则邪气从之人，故日反沉也。皮肉筋脉各有所处者，言经络各有所主也。取五脉者死，言病在中，气不足，但用针尽大泻其诸阴之脉也。取三阳之脉者，唯言尽泻三阳之气，令病人恇然不复也。夺阴者死，言取尺之五里五往者也。夺阳者狂，正言也。

皇帝曰：阴之与阳也，异名同类，上下相会，经络之相贯，如环无端。邪之中人，或中于阴，或中于阳，上下左右，无有恒常，其故何也？岐伯曰：诸阳之会，皆在于面。中人也方乘虚时，及新用力，若饮食汗出腠理开，而中于邪。中于面则下阳明，中于项则下太阳，中于颊则下少阳，其中于膺背两胁，亦中其经。

黄帝曰：其中于阴奈何？岐伯答曰：中于阴者，常从臂胻始，夫臂与胻，其阴皮薄，其肉淖泽，故俱受于风，独伤其阴。

黄帝曰：刺之有道乎？岐伯答曰：刺此者，必中气穴，无中肉节，中气穴则针染于巷，中肉节即皮肤痛。补泻反则病益笃。中筋则筋缓，邪气不出，与其真相搏，乱而不去，返还内著，用针不审，以顺为逆也。

黄帝曰：形气之逆顺奈何？岐伯曰：形气不足，病气有余，是邪胜也，急泻之。形气有余，病气不足，急补之。形气不足，病气不足，此阴阳气俱不足也，不可刺之，刺之则重不足，重不足则阴阳惧竭，血气皆尽，五脏空虚，筋骨髓枯，老者绝灭，壮者不复矣。形气有余，病气有余，此谓阴阳俱有余也，急泻其邪，调其虚实。故曰：有余者泻之，不足者补之，此之谓也。故曰：刺不知逆顺，真邪相搏。满而补之，则阴阳四溢，肠胃充郭；阴阳相错。虚而泻之，则经脉空虚，血气竭枯，皮肤薄著，毛腠夭膲，予以死期。故曰用针之要，在于知调阴与阳，调阴与阳，精气乃光，合形与气，使神内藏。故曰：上工平气，中工乱脉，下工绝气危生。故曰：下工不可不慎也。必审五脏变化之病，五脉之应，经络之实虚，皮之柔粗，而后取之也。

黄帝问于少师曰：余闻人之生也，有刚有柔，有弱有强，有短有长，有阴有阳，愿闻其方。少师答曰：阴中有阴，阳中有阳，审知阴阳，刺之有方，得病所始，刺之有理，谨度病端，与时相应，内含于五脏六腑，外合于筋骨皮肤。是故内有阴阳，外亦有阴阳。在内者，五脏为阴，六腑为阳；在外者，筋骨为阴，皮肤为阳。故曰病在阴之阴者，刺阴之荥输；病在阳之阳者，刺阳之合；病在阳之阴者，刺阴之经；病在明之阳者，刺络脉。故曰：病在阳者命曰风，病在阴者命曰痹，阴阳俱病命曰风痹。病有形而不痛者，阳之类也；无形而痛者，阴之类也。无形而痛者，其阳完而阴伤之也，急治其阴，无攻其阳；有形而不痛者，其阴完而阳伤也，急治其阳，无攻其阴。阴阳俱动，乍有形，乍无形，加以烦心，命曰阴胜其阳，此谓不表不里，其形不久。

凡刺之道，毕于终始，明知终始，五脏为纪，阴阳定矣。阴者主脏，阳者主腑，阳受气于四末，阴受气于五脏。故泻者迎之，补者随之，知迎知随，气可令和。和气之方，必通阴阳，五脏为阴，六腑为阳，传之后世，以血为盟，敬之者昌，慢之者亡，无道行私，必得夭殃。谨奉天道，请言终始，终始者，经脉为纪，持其脉口人迎，以知阴阳有余不足，平与不平，天道毕矣。所谓平人者不病，不病者，脉口人迎应四时也，上下相应而俱往来也，六经之脉不结动也，本末之寒温之相守司也，形肉血气必相称也，是谓平人。少气者，脉口人迎俱少而不称尺寸也。如是者，则阴阳俱不足，补阳则阴竭，泻阴则阳脱。如是者，可将以甘药，不可饮以至剂。如此者弗灸，不已者因而泻之，则五脏气坏矣。

凡刺之道，气调而止，补阴泻阳，音气益彰，耳目聪明，反此者血气不行。所谓气至而有效者，泻则益虚，虚者脉大如其故而不坚也，坚如其故者，适虽言故，病未去也。补则益实，实者脉大如其故而益坚也，夫如其故而不坚者，适虽言故，病未去也，故补则实，泻则虚。痛虽不随针，病必衰去。必先通十二经脉之所生病，而后可得传于终始矣。故阴阳不相移，虚实不相倾，取之其经。

阴盛而阳虚，先补其阳，后泻其阴而和之。阴虚而阳盛，先补其阴，后泻其阳而和之。三脉动于足大指之间，必审其实虚。虚而泻之，是谓重虚，重虚病益甚。凡刺此者，以指按之，脉动而实且疾者疾泻之，虚而徐者则补之，反此者病益甚。其动也，阳明在上，厥阴在中，少阴在下。膺腧中膺，背腧中背。肩膊虚者，取之上。重舌，刺舌柱以铍针也。手屈而不伸者，其病在筋，伸而不屈者，其病在骨，在骨守骨，在筋守筋。

补须一方实，深取之，稀按其痏，以及出其邪气；一方虚，浅刺之，以养其脉，疾按其痏，无使邪气得入。邪气来也紧而疾，谷气来也徐而和。脉实者深刺之，以泄其气；脉虚者，浅刺之，使精气无得出，以养其脉，独出其邪气。刺诸痛者，其脉皆实。

故曰：从腰以上者，手太阴阳明皆主之；从腰以下者，足太阴阳明皆主之。病在上者下取之，病在下者高取之，病在头者取之足，病在足者取之腘。病生于头者头重，生于手者臂重，生于足者足重，治病者先刺其病所从生者也。

病在上者阳也，病在下者阴也，痒者阳也，浅刺之。病先起阴者，先治其阴而后治其阳，病先起阳者，先治其阳而后治其阴。

偏枯身偏不用而痛，言不变，志不乱，病在分腠之间，巨针取之，益其不足，损其有余，乃可复也。痱之为病也，身无痛者，四肢不收，智乱不甚，其言微知，可治，甚则不能言，不可治也。病先起于阳、后入于阴者，先取其阳，后取其阴，浮而取之。

黄帝问于岐伯曰：周痹之在身也，上下移徙随脉，其上下左右相应，间不容空，愿问此痛，在血脉之中邪？将在分肉之间乎？何以致是？其痛之移也，间不及下针，其慉痛之时，不及定治，而痛已止矣，何道使然？愿闻其故。岐伯答曰：此众痹也，非周痹也。黄帝曰：愿闻众痹。岐伯对曰：此各在其处，更发更止，更居更起，以右应左，以左应右，非能周也，更发更休也。黄帝曰：善。刺之奈何？岐伯对曰：刺此者，痛虽已止，必刺其处，勿令复起。

故刺痹者，必先切循其下之六经，视其虚实，及大络之血结而不通，及虚而脉陷空者而调之，熨而通之，其瘛坚，转引而行之。黄帝曰：善，余已得其意矣，亦得其事也。九者，经巽之理，十二经脉阴阳之病也。

黄帝曰：愿闻奇邪而不在经者。岐伯曰：血络是也。黄帝曰：刺血络而仆者，何也？血出而射者，何也？血少黑而浊者，何也？血出清而半为汁者，何也？发针而肿者，何也？血出若，多若少而面色苍苍者，何也？发针而面色不变而烦悗者，何也？多出血而不动摇者，何也？愿闻其故。岐伯曰：脉气盛而血虚者，刺之则脱气，脱气则仆。血气俱盛而阴气多者，其血滑，刺之则射；阳气蓄积，久留而不泻者，其血黑以浊，故不能射。新饮而液渗于络，而未合和于血也，故血出而计别焉；其不新饮者，身中有水，久则为肿。阴气积于阳，其气因于络，故刺之血未出而气先行，故肿。阴阳之气，其新相得而未和合，因而泻之，则阴阳俱脱，表里相离，故脱色而苍苍然。刺之血出多，色不变而烦悗者，刺络而虚经。虚经之属于阴者阴脱，故烦悗。阴阳相得而合为痹者，此为内溢于经，外注于络，如是者，阴阳俱有余，虽多出血而弗能虚也。

用针者，必先察其经络之虚实，切而循之，按而弹之，视其应动者，乃后取之而下之。六经调者，谓之不病，虽病，谓之自已也。一经上实下虚而不通者，此必有横络盛加于大经，令之不通，视而泻之，此所谓解结也。

帝曰：愿闻其道。岐伯曰：凡刺之真，必先治神，五藏已定，九候已备，后乃存针；众脉不见，众凶弗闻，外内相得，无以形先，可玩往来，乃施于人。人有虚实，五虚勿近，五实勿远，至其当发，间不容瞚。手动若务，针耀而匀，静意视义，观适之变，是谓冥冥，莫知其形，见其乌乌，见其稷稷，从见其飞，不知其谁，伏如横弩，起如发机。

帝曰：何如而虚？何如而实？岐伯曰：刺虚者须其实，刺实者须其虚，经气已至，慎守勿失，深浅在志，远近若一，如临深渊，手如握虎，神无营于众物。

帝曰：余闻补泻，未得其意。岐伯曰：泻必用方，方者，以气方盛也，以月方满也，以日方温也，以身方定也，以息方吸而内针，乃复候其方吸而转针，乃复候其方呼而徐引针，故日泻必用方，其气乃得行焉。补必用员，员者行也，行者移也，刺必中其荣，复以吸排针也。故员与方，非针也。故养神者，必知形之肥瘦，荣卫血气之盛衰。血气者，人之神，不可不谨养。

余愿闻邪气之在经也，其病人何如？取之奈何？岐伯对曰：夫圣人之起度数，必应于天地，故天有宿度，地有经水，人有经脉。天地温和，则经水安静；天寒地冻，则经水凝泣；天暑地热，则经水沸溢，卒风暴起，则经水波涌而陇起。夫邪之入于脉也，寒则血凝泣，暑则气淖泽，虚邪因而入客，亦如经水之得风也，经之动脉，其至也亦时陇起，其行于脉中循循然，其至寸口中手也，时大时小，大则邪至，小则平，其行无常处，在阴与阳，不可为度，从而察之，三部九候，卒然逢之，早遏其路。吸则内针，无令气忤，静以久留，无令邪布，吸则转针，以得气为故，候呼引针，呼尽乃去，大气皆出，故命曰泻。

帝曰：不足者补之奈何？岐伯曰：必先扪而循之，切而散之，推而按之，弹而怒之，抓而下之，通而取之，外引其门，以闭其神。呼尽内针，静以久留，以气至为故，如待所贵，不知日暮，其气以至，适而自护，候吸引针，气不得出，各在其处，推阖其门，令神气存，大气留止，故命曰补。

帝曰：候气奈何？岐伯曰：夫邪去络入于经也，舍于血脉之中，其寒温未相得，如涌波之起也，时来时去，故不常在。故曰方其来也，必按而止之，止而取之，无逢其冲而泻之。真气者，经气也，经气太虚，故曰其来不可逢，此之谓也。故曰候邪不审，大气已过，泻之则真气脱，脱则不复，邪气复至，而病益蓄，故曰其往不可追，此之谓也。不可挂以发者，待邪之至时而发针泻矣，若先若后者，血气已尽，其病不可下，故曰知其可取如发机，不知其取如扣椎，故曰知机道者不可挂以发，不知机者扣之不发，此之谓也。

帝曰：补泻奈何？岐伯曰：此攻邪也，疾出以去盛血，而复其真气，此邪新客，溶溶未有定处也，推之则前，引之则止，逆而刺之，温血也。刺出其血，其病立已。

帝曰：善。然真邪以合，波陇不起，候之奈何？岐伯曰：审扪循三部九候之盛虚而调之，察其左右上下相失及相减者，审其病藏以期之。不知三部者，阴阳不别，天地不分。地以候地，天以候天，人以候人，调之中府，以定三部。故曰：刺不知三部九候病脉之处，虽有大过且至，工不能禁也。诛罚无过，命曰大惑，反乱大经，真不可复，用实为虚，以邪为真，用针无义，反为气贼，夺人正气，以从为逆，荣卫散乱，真气已失，邪独内著，绝人长命，予人夭殃，不知三部九候，故不能久长。因不知合之四时五行，因加相胜，释邪攻正，绝人长命。邪之新客来也，未有定处，推之则前，引之则止，逢而泻之，其病立已。

腰痛挟脊而痛至头几几然，目䀮䀮欲僵仆，刺足太阳郄中出血。腰痛上寒，刺足太阳阳明。上热，刺足厥阴，不可以俯仰，刺足少阳，中热而喘，刺足少阴，刺郄中出血。腰痛，上寒不可顾，刺足阳明。上热，刺足太阴，中热而喘，刺足少阴。大便难，刺足少阴。少腹满，刺足厥阴。如折不可以俯仰，不可举，刺足太阳。引脊内廉，刺足少阴。腰痛引少腹控眇，不可以仰，刺腰尻交者，两髁胂上，以月生死为痏数，发针立已，左取右，右取左。

黄帝问曰：愿闻刺要。岐伯对曰：病有浮沉，刺有浅深，各至其理，无过其道。过之则内伤，不及则生外壅，壅则邪从之。浅深不得，反为大贼，内动五脏，后生大病。故曰：病有在毫毛腠理者，有在皮肤者，有在肌肉者，有在脉者，有在筋者，有在骨者，有在髓者。是故刺毫毛腠理无伤皮，皮伤则内动肺，肺动则秋病温疟，淅淅然寒栗。刺皮无伤肉，肉伤则内动脾，脾动则七十二日四季之月，病腹胀烦不嗜食。刺肉无伤脉，脉伤则内动心，心动则夏病心痛。刺脉无伤筋，筋伤则内动肝，肝动则春病热而筋弛。刺筋无伤骨，骨伤则内动肾，肾动则冬病胀腰痛。刺骨无伤髓，髓伤则销铄胻酸，体解㑊然不去矣。

黄帝问曰：愿闻刺浅深之分。岐伯对曰：刺骨者无伤筋，刺筋者无伤肉，刺肉者无伤脉，刺脉者无伤皮；刺皮者无伤肉，刺肉者无伤筋，刺筋者无伤骨。

帝曰：余未知其所谓，愿闻其解。岐伯曰：刺骨无伤筋者，针至筋而去，不及骨也。刺筋无伤肉者，至肉而去，不及筋也。刺肉无伤脉者，至脉而去，不及肉也。刺脉无伤皮者，至皮而去，不及脉也。所谓刺皮无伤肉者，病在皮中，针入皮中，无伤肉也。刺肉无伤筋者，过肉中筋也。刺筋无伤骨者，过筋中骨也。此之谓反也。

黄帝问曰：愿闻禁数。岐伯对曰：脏有要害，不可不察，肝生于左，肺藏于右，心部于表，肾治于里，脾为之使，胃为之市。鬲肓之上，中有父母，七节之傍，中有小心。从之有福，逆之有咎。

无刺大醉，令人气乱，无刺大怒，令人气逆。无刺大劳人，无刺新饱人，无刺大饥人，无刺大渴人，无刺大惊人。

刺阴股中大脉，血出不止，死。刺客主人内陷中脉，为内漏为聋。刺膝髌出液为跛。刺臂太阴脉，出血多立死。刺足少阴脉，重虚出血，为舌难以言。刺膺中陷中肺，为喘逆仰息。刺肘中，内陷，气归之，为不屈伸。利阴股下三寸内陷，令人遗溺。刺腋下胁间内陷，令人咳。刺少腹中膀胱溺出，令人少腹满。刺腨肠内陷，为肿。刺匡上陷骨中脉，为漏为盲。刺关节中液出，不得屈伸。

黄帝问曰：愿闻虚实之要。岐伯对曰：气实形实，气虚形虚，此其常也，反此者病。谷盛气盛，谷虚气虚，此其常也，反此者病。脉实血实，脉虚血虚，此其常也，反此者病。

帝曰：如何而反？岐伯曰：气盛身寒，气虚身热，此谓反也，谷入多而气少，此谓反也。谷不入而气多，此谓反也。脉盛血少，此谓反也，脉小血多，此谓反也。

气盛身寒，得之伤寒。气虚身热，得之伤暑。谷入多而气少者，得之有所脱血，湿居下也。谷入少而气多者，邪在胃及与肺也。脉小血多者，饮中热也。脉大血少者，脉有风气，水浆不入，此之谓也。夫实者，气入也，虚者，气出也。气实者，热也。气虚者，寒也。入实者，左手开针空也。入虚者，左手闭外空也。

黄帝问曰：愿闻九针之解，虚实之道。岐伯对曰：刺虚则实之者，针下热也，气实乃热也。满而泄之者，针下寒也，气虚乃寒也。菀陈则除之者，出恶血也。邪盛则虚之者，出针勿按。徐而疾则实者，徐出针而疾按之。疾而徐则虚者，疾出针而徐技之。言实与虚者，寒温气多少也。若无若有者，疾不可知也。察后与先者，知病先后也。为虚与实者，工勿失其法。若得若失者，离其法也。虚实之要，九针最妙者，为其各有所宜也。补泻之时者，与气开阖相合也。九针之名，各不同形者，针穷其所当补泻也。

刺实须其虚者，留针阴气隆至，乃去针也；刺虚须其实者，阳气隆至，针下热，乃去针也。经气已至，慎守勿失者，勿变更也。深浅在志者，知病之内外也。近远如一者，深浅其候等也。如临深渊者，不敢堕也。手如握虎者，欲其壮也。神无营于众物者，静志观病人，无左右视也，义无邪下者，欲端以正也，必正其神者，欲瞻病人目制其神，令气易行也。

黄帝问曰：余闻风者百病之始也，以针治之奈何？岐伯对曰：风从外入，令人振寒，汗出头痛，身重恶寒，治在风府，调其阴阳，不足则补，有余则泻。大风颈项痛，刺风府，风府在上椎。大风汗出，灸譩譆，譩譆在背下侠脊傍三寸所，厌之令病者呼譩譆，譩譆应手。从风憎风，刺眉头。失枕在肩上横骨间，折使揄臂齐时正，灸脊中。络胁季胁引少腹而痛胀，刺譩譆。腰痛不可以转摇，急引阴卵，刺八髎与痛上，八髎在腰尻分间。鼠瘘寒热，还刺寒府，寒府在附膝外解营。取膝上外者使之拜，取足心者使之跪。

灸寒热之法，先灸项大椎，以年为壮数，次灸橛骨，以年为壮数，视背俞陷者灸之，举臂肩上陷者灸之，两季胁之间灸之，外踝上绝骨之端灸之，足小指次指间灸之，腨下陷脉灸之，外踝后灸之，缺盆骨上切之坚痛如筋者灸之，膺中陷骨间灸之，掌束骨下灸之，脐下关元三寸灸之，毛际动脉灸之，膝下三寸分间灸之，足阳明跗上动脉灸之，巅上一灸之，犬所啮之处灸之三壮，即以犬伤病法灸之，凡当灸二十九处。伤食灸之，不已者，必视其经之过于阳者，数刺其俞而药之。

帝曰：春取络脉分肉何也？岐伯曰：春者木始治，肝气始生，肝气急，其风疾，经脉常深，其气少，不能深入，故取络脉分肉间。帝曰：夏取盛经分腠何也？岐伯曰：夏者火始治，心气始长，脉瘦气弱，阳气留溢，热熏分腠，内至于经，故取盛经分腠，绝肤而病去者，邪居浅也。所谓盛经者，阳脉也。帝曰：秋取经俞何也？岐伯曰：秋者金始治，肺将收杀，金将胜火，阳气在合，阴气初胜，湿气及体，阴气未盛，未能深入，故取俞以泻阴邪，取合以虚阳邪，阳气始衰，故取于合。帝曰：冬取井荥何也？岐伯曰：冬者水始治，肾方闭，阳气衰少，阴气坚盛，巨阳伏沉，阳脉乃去，故取井以下阴逆，取荥以实阳气。故曰：冬取井荥，春不鼽衄，此之谓也。

黄帝问曰：余闻缪刺，未得其意，何谓缪刺？岐伯对曰：夫邪之客于形也，必先舍于皮毛，留而不去，入舍于孙脉，留而不去，入舍于络脉，留而不去，入舍于经脉，内连五藏，散于肠胃，阴阳俱感，五藏乃伤，此邪之从皮毛而入，极于五藏之次也，如此，则治其经焉。今邪客于皮毛，入舍于孙络，留而不去，闭塞不通，不得入于经，流溢于大络，而生奇病也。夫邪客大络者，左注右，右注左，上下左右与经相干，而布于四末，其气无常处，不入于经俞，命曰缪刺。

帝曰：愿闻缪刺，以左取右，以右取左，奈何？其与巨刺何以别之？岐伯曰：邪客于经，左盛则右病，右盛则左病，亦有移易者，左痛未已而右脉先病，如此者，必巨刺之，必中其经，非络脉也。故络病者，其痛与经脉缪处，故命曰缪刺。

凡刺之数，先视其经脉，切而循之，审其虚实而调之，不调者经刺之，有痛而经不病者髎刺之，因视其皮部有血络者尽取之，此髎刺之数也。

难曰：经言虚者补之，实者泻之，不实不虚，以经取之，何谓也？然：虚者补其母，实者泻其子，当先补之，然后泻之。不实不虚，以经取之者，是正经自生病，不中他邪也，当自取其经，故言以经取之。

难曰：经言能知迎随之气，可令调之，调气之方，必在阴阳，何谓也？然：所谓迎随者，知荣卫之流行，经脉之往来也。随其迎顺而取之，故曰迎随。调气之方，必在阴阳者，知其内外表里，随其阴阳而调之，故曰调气之方，必在阴阳。

难曰：诸井者，肌肉浅薄，气少不足使也，刺之奈何？然：诸井者，木也，荥者，火也。火者，木之子，当刺井者，以荥泻之，故经言补者不可以为泻，泻者不可以为补，此之谓也。

难曰：何谓补泻？当补之时，何所取气？当泻之时，何所置气？然：当补之时，从卫取气；当泻之时，从荣置气。其阳气不足，阴气有余，当先补其阳，而后泻其阴；阴气不足，阳气有余，当先补其阴，而后泻其阳。荣卫通行，此其要也。

难曰：经言上工治未病，中工治已病，何谓也？然：所谓治未病者，见肝之病，则知肝当传之于脾，故先实其脾气，无令得受肝之邪，故曰：治未病焉。中工已病者，见肝之病，不晓相传，但一心治肝，故曰治已病也。

难曰：针有补泻，何谓也？然：补泻之法，非必呼吸出内针也。知为针者，信其左，不知为针者，信其右，当刺之时，必先以左手压按所针荥俞之处，弹而努之，爪而下之，其气之来，如动脉之状，顺针而刺之，得气因推而内之，是谓补；动而伸之，是谓泻。不得气，乃与男外女内；不得气，是为十死不治也。

难曰：经言迎而夺之，安得无虚，随而济之，安得无实，虚之与实，若得若失；实之与虚，若有若无，何谓也？然：迎而夺之者，泻其子也；随而济之者，补其母也。假令心病，泻手心主俞，是谓迎而夺之者也；补手心主井，是谓随而济之者也。所谓实之与虚者，牢濡之意也，气来实牢者为得，濡虚者为失，故曰若得若失也。

难曰：经言无实实虚虚，损不足而益有余。是寸口脉耶？将病自有虚实耶？其损益奈何？然：是病，非谓寸口脉也，谓病自有虚实也。假令肝实而肺虚，肝者木也，肺者金也，金木当更相平，当知金平木。假令肺实而肝虚，微少气，用针不补其肝，而反重实其肺，故曰实实虚虚，损不足而益有余，此者中工之所害也。

夫用针刺者，先明其孔穴，补虚泻实，送坚付濡，以急随缓，荣卫常行，勿失其理。夫为针者，不离乎心，口如衔索，目欲内视，消息气血，不得妄行。

针皮毛腠理者，勿伤肌肉；针肌肉者，勿伤筋脉；针筋脉者，勿伤骨髓；针骨髓者，勿伤诸络。

针伤筋膜者，令人愕视失魂；伤血脉者，令人烦乱失神；

伤皮毛者，令人上气失魄；伤骨髓者，令人呻吟失志；伤肌肉者，令人四肢不收失智。此为五乱，因针所生。若更失度者，有死之忧也。所谓针能杀生人，不能起死人，谓愚人妄针必死，不能起生人也。

凡用锋针针者，除疾速也。先补五呼，刺入五分留十呼，刺入一寸留二十呼，随师而将息之。刺急者深内而久留之，刺缓者浅内而疾发针，刺大者微出其血，刺滑者疾发针浅内而久留之，刺涩者必得其脉，随其逆顺久留之，疾出之，压其穴勿出其血，诸小弱者，勿用大针，然气不足宜调以百药。余三针者，正中破痈坚瘤结息肉也，亦治人疾也。火针亦用锋针，以油火烧之，务在猛热，不热即于人有损也。隔日一报，三报之后，当脓水大出为佳。

凡孔穴在身，皆是脏腑荣卫血脉流通，表里往来各有所主，临时救难，必在审详。人有老少，体有长短，肤有肥瘦，皆须精思商量，准而折之，无得一概，致有差失。其尺寸之法，依古者八寸为尺，仍取病者，男左女右手中指上第一节为一寸。亦有长短不定者，即取手大拇指第一节横度为一寸，以意消息，巧拙在人。其言一夫者，以四指为一夫。又以肌肉文理节解缝会宛陷之中，及以手按之，病者快然。如此仔细安详用心者，乃能得之耳。

凡经云横三间寸者，则是三灸两间，一寸有三灸，灸有三分，三壮之处，即为一寸。黄帝曰：灸不三分，是谓徒冤。炷务大也，小弱炷乃小作之，以意商量。

凡点灸法，皆须平直，四体又无使倾侧，灸时孔穴不正，无益于事，徒破好肉耳。若坐点则坐灸之，卧点则卧灸之，立点则立灸之，反之亦不得其穴矣。

凡言壮数者，若丁壮遇病，病根深笃者，可倍多于方数，其人老小羸弱者，可复减半。依扁鹊灸法，有至五百壮千壮，皆临时消息之。《明堂本经》多云针入六分灸三壮，更无余论。曹氏灸法，有百壮者，有五十壮者。《小品》诸方亦皆有此。仍须准病轻重以行之，不可胶柱守株。

凡新生儿，七日以上，周年以还，不过七壮，炷如雀屎大。

凡灸当先阳后阴，言从头向左而渐下，次后从头向右而渐下，先上后下，皆以日正午以后，乃可下火灸之，时谓阴气未至，灸无不著，午前平旦谷气虚，令人癫眩，不可针灸也，慎之。其大法如此，卒急者，不可用此例。

灸之生熟法，腰以上为上部，腰以下为下部，外为阳部荣，内为阴部卫，故脏腑周流，名曰经络。是故丈夫四十已上气在腰，老妪四十已上气在乳。是以丈夫先衰于下，妇人先衰于上。灸之生熟，亦宜撙而节之，法当随病迁变。大法外气务生，内气务熟，其余随宜耳。

头者，身之元首，人神之所法，气口精明三百六十五络，皆上归于头，头者，诸阳之会也。故头病必宜审之，灸其穴不得乱，灸过多伤神，或使阳精玄熟，令阴魂再卒，是以灸头正得满百。脊背者，是体之横梁，五脏之所系着，太阳之会合，阴阳动发，冷热成疾，灸太过熟大害人也。臂脚手足者，人之枝干，其神系于五脏六腑，随血脉出，能远近采物，临深履薄，养于诸经，其地狭浅，故灸宜少。灸过多，即内神不得入，精神闭塞，否滞不仁，即臂不举，故四肢之灸，不宜太熟也。然腹脏之内，为性贪于五味，无厌成疾，风寒结痼，水谷不消，宜当熟之。

然大杼、脊中、肾俞、膀胱八窌，可至二百壮。心主手足太阴，可至六七十壮。三里、太溪、太冲、阴阳二陵泉、上下二廉，可至百壮。腹上下管、中管、太仓、关元，可至百壮。若病重者、皆当三报之，乃愈病耳。若治诸沈结寒冷病，莫若灸之宜熟。若治诸阴阳风者，身热脉大者，以锋针刺之，间日一报之。若治诸邪风鬼注，痛处少气，以毫针去之，随病轻重用之。表针内药，随时用之，消息将之，与天同心，百年永安，终无横病。此要略说之，非贤勿传，秘之。

凡微数之脉，慎不可灸，伤血脉燋筋骨。凡汗已后勿灸，此为大逆。脉浮热甚勿灸。

头面目咽，灸之最欲生少，手臂四肢，灸之欲须小熟，亦不宜多，胸背腹灸之，尤宜大熟，其腰脊欲须少生，大体皆须以意商量，临时迁改，应机千变万化，难以一准耳。其温病随所著而灸之，可百壮余，少至九十壮。大抒、胃管可五十壮，手心主、手足太阳可五十壮，三里、曲池、太冲可百壮，皆三报之，乃可愈耳。风劳沉重，九部尽病，乃毒气为疾者，不过五十壮，亦宜三报之。若攻脏脏成心腹疹者，亦宜百壮。若卒暴百病，鬼魅所著者，灸头面四肢宜多，灸腹背宜少，其多不过五十，其少不减三五七九壮。凡阴阳濡风口祸僻者，不过三十壮，三日一报，报如前，微者三报，重者九报，此风气濡微细入，故宜缓火温气推排渐抽以除耳；若卒暴催迫，则流行细入成痼疾，不可愈也，故宜缓火。凡诸虚疾，水谷沈结流漓者，当灸腹背宜多而不可过百壮。大凡人有卒暴得风，或中时气，凡百所苦，皆须急灸疗，慎勿忍之停滞也，若王相者，可得无佗，不尔渐久，后皆难愈，深宜知此一条。

凡人吴蜀地游官，体上常须三两处灸之，勿令疮暂差，则瘴疠温疟毒气，不能着人也，故吴蜀多行灸法。

有阿是之法，言人有病痛，即令捏其上，若里当其处，不问孔穴，即得便快成痛处，即云阿是，灸刺皆验，故曰阿是穴也。

《素问》亦云：刺骨无伤筋，刺筋无伤肉，刺肉无伤脉，刺脉无伤皮，刺皮无伤肉，刺肉无伤筋，刺筋无伤骨。刺中心一日死，中肝五日死，中肾六日死，中肺三日死，中脾十日死，中胆一日半死。刺跗上中大脉，血出不止死。刺头中脑户，入脑立死。

或曰：形气病气，何以别之？

经曰：形气不足，病气有余，是邪胜也，急泻之。形气有余，病气不足，急补之。形气不足，病气不足，此阴阳俱不足也，不可刺之，刺之则重不足，老者绝灭，壮者不复矣。形气有余，病气有余，此阴阳俱有余也，急泻其邪，调其虚实。故曰：有余者泻之。不足者补之。此之谓也。（夫形气者，气谓口鼻中喘息也，形谓皮肉筋骨血脉也。形胜者，为有余；消瘦者，为不足。故曰：形气也，乃人之身形中气血也，当补当泻，不在于此，只在病来潮作之时，病气精神增添者，是病气有余，乃邪气胜也，急当泻之。病来潮作之时，精神困穷，语言无力及懒语者，为病气不足，乃真气不足，急当补之。若病人形气不足，病来潮作之时，病气亦不足，此阴阳俱不足也，禁用针，宜补之以甘药，不已。脐下气海穴取之。）

经曰：刺诸热者，如以手探汤，刺寒清者，如人不欲行，阴有阳疾者，取之下陵、三里，正往无殆，气下乃止，不下复始也。疾高而内者，取之阴之陵泉；疾高而外者，取之阳之陵泉。经曰：病在上者，阳也；病在下者，阴也。痛者，阴也；以手按之不得者，阴也，深刺之。痒者，阳也，浅刺之。病先起阴者，先治其阴，而后治其阳。病先起阳者，先治其阳，后治其阴。（病在上者，下取之；在下者，上取之；病在头者，取之足；在腰者，取之腘。病生于头者，头重；生于手者，臂重；生于足者，足重。治病者，先刺其病所从生者也。）

经曰：病始手臂者，先取手阳明太阴而汗出，病始头首者，先取项太阳而汗出，病始足胫者，先取足阳明而汗出。足太阴可汗出，足阳明可汗出，故取阴而汗出甚者，止之于阳；取阳而汗出甚者，止之于阴。

或问：今医用针，动辄以袖覆手，暗行指法，谓其法之神秘，弗轻示人，唯恐有能盗取其法者，不知果何法耶？

曰：金针赋十四法，与夫青龙摆尾等法，可谓已尽之矣、舍此而他，求法之神秘，吾未之信也，况此等法，证之于经，则有悖于经，质之于理，则有违于理，彼以为神，我以为诡；彼以为秘，我以为妄，固可以愚弄世人，实所以见鄙识者，古人有善，唯恐不能及人，今彼吝啬至此，法虽神秘，殆必神亦不佑，针亦不灵也，奚足尚哉。

或曰：病有宜灸者，有不宜灸者，可得闻欤？

曰：大抵不可刺者，宜灸之，一则沉寒痼冷；二则无脉，知阳绝也；三则腹皮急而阳陷也。舍此三者，余皆不可灸，盖恐致逆也。

《针经》云：陷则灸之，天地间无他，惟阴与阳二气而已，阳在外在上，阴在内在下，今言陷下者，阳气下陷入阴血之中，是阴反居其上，而覆其阳，脉证俱见寒，在外者，则灸之（夫病有邪气陷下者，有正气陷下者，邪气陷下者，是经虚气少邪入，故曰感虚乃陷下也，故诸邪陷下在经者，宜灸之。正气陷下宜药升之，如补中益气之类）。

或曰：灸有补泻乎？

《经》曰：以火补者，无吹其火，须自灭也；以火泻者，疾吹其火，传其艾，须其火灭也。虞氏曰：灸法不问虚实寒热，悉令灸之，亦有补泻乎？曰：虚者灸之，使火气以助元气也；实者灸之，使实邪随火气而发散也；寒者灸之，使其气复温也；热者灸之，引郁热之气外发，火就燥之义也。

俞昌曰：十二经脉，前贤论之详矣，而络脉则未之及，亦缺典也。经有十二，络亦有十二，络者兜络之义，即十二经之外城也，复有胃之大络，脾之大络，及奇经之大络，则又外城之通界，皇华出入之总途也，故又曰络有十五焉。十二经生十二络，十二络生一百八十系络，系络生一百八十缠络，缠络生三万四千孙络。自内而生出者，愈多则愈小，稍大者在俞穴肌肉间，营气所主外廓，繇是出诸皮毛，方为小络，方为卫气所主。故外邪从卫而入，不遽入于营，亦以络脉缠绊之也，至络中邪盛，则入于营矣，故曰络盛则入于经，以营行经脉之中故也。然风寒六淫外邪，无形易入，络脉不能禁止，而盛则入于经矣，若营气自内所生诸病，为血，为气，为痰饮，为积聚，种种有形，势不能出于络外。故经盛入络，络盛返经，留连不已，是以有取于砭射，以决出其络中之邪。今医不用砭射，已不足与言至巧，而用药之际，不加引经透络，功效羁迟，安得称为良工耶。

然而吾人，同得天地之理以为理，同得天地之气以为气。则其元气流行于一身之间，无异于一元之气流行于天地间也。夫何喜怒哀乐心思嗜欲之汩于中，寒暑风雨温凉燥湿之侵于外，于是有疾在腠理者焉，有疾在血脉者焉，有疾在肠胃者焉。然而疾在肠胃，非药饵不能以济；在血脉，非针刺不能以及；在腠理，非熨焫不能以达，是针、灸、药者，医家之不可缺一者也。夫何诸家之术惟以药，而于针灸则并而弃之，斯何以保其元气，以收圣人寿民之仁心哉？

自今观之，如灸风而取诸风池、百会；灸劳而取诸膏肓、百劳；灸气而取诸气海；灸水而取诸水分；欲去腹中之病，则灸三里；欲治头目之疾，则灸合谷；欲愈腰腿，则取环跳、风市；欲拯手臂，则取肩髃、曲池。其它病以人殊，治以疾异。

所以得之心而应之手者，罔不昭然有经络在焉，而得之则为良医，失之则为粗工，凡以辨诸此也。至于首为诸阳之会，百脉之宗，人之受病固多，而吾之施灸宜别，若不察其机而多灸之，其能免夫头目旋眩、还视不明之咎乎？不审其地而并灸之，其能免夫气血滞绝、肌肉单薄之忌乎？是百脉之毗归于头，而头之不可多灸，尤按经取穴者之所当究心也。若夫灸之宜发，或发之有速而有迟，固虽系于人之强弱不同，而吾所以治之者，可不为之所耶？

抑愚又有说焉，按经者法也，而所以神明之者，心也。苏子有言：一人饮食起居，无异于常人，而愀然不乐，问其所苦，且不能自言，此庸医之所谓无足忧，而扁鹊、仓公之所望而惊焉者。彼惊之者何也？病无显情，而心有默识，诚非常人思虑所能测者。今之人徒曰：吾能按经，吾能取穴，而不于心焉求之，譬诸刻舟而求剑，胶柱而鼓瑟，其疗人之所不能疗者，吾见亦罕矣。

然则善灸者奈何？静养以虚此心，观变以运此心，旁求博采以旷此心，使吾心与造化相通，而于病之隐显，昭然无遁情焉。则由是而求孔穴之开阖，由是而察气候之疾徐，由是而明呼吸补泻之宜，由是而达迎随出入之机，由是而酌从卫取气，从荣置气之要，不将从手应心，得鱼兔而忘筌蹄也哉！此又岐黄之秘术，所谓百尺竿头进一步者。不识执事以为何如？

然灸亦有法矣，而独不详其数者，何也？盖人之肌肤，有厚薄，有深浅，而火不可以概施，则随时变化，而不泥于成数者，固圣人望人之心也。今以灸法言之，有手太阴之少商焉，灸不可过多，多则不免有肌肉单薄之忌，有足厥阴之章门焉，灸不可不及，不及则不免有气血壅滞之嫌。至于任之承浆也，督之脊中也，手之少冲，足之涌泉也，是皆犹之少商焉，而灸之过多，则致伤矣。脊背之膏肓也，腹中之中脘也，足之三里，手之曲池也，是皆犹之章门焉，而灸之愈多，则愈善矣。所谓灸法之数，此非其仿佛者耶？

答曰：用针之法，候气为先，须用左指，闭其穴门，心无内慕，如待贵人，伏如横弩，起若发机，若气不至，或虽至如慢，然后转针取之。转针之法，令患人吸气，先左转针，不至，左右一提也。更不至者，用男内女外之法，男即轻手按穴，谨守勿内，女即重手按穴，坚拒勿出，所以然者，持针居内是阴部，持针居外是阳部，浅深不同，左手按穴，是要分明，只以得气为度，如此而终不至者，不可治也。若针下气至，当察其邪正，分其虚实。《经》言邪气来者紧而疾，谷气来者徐而和，但濡虚者即是虚，但牢实者即是实。此其诀也。

答曰：补针之法，左手重切十字缝纹，右手持针于穴上，次令病人咳嗽一声，随咳进针，长呼气一口，刺入皮三分。针手经络者，效春夏停二十四息，针足经络者，效秋冬停三十六息。催气针沉，行九阳之数，捻九撅九，号曰天才。少停呼气二口，徐徐刺入肉三分，如前息数足，又觉针沉紧，以生数行之，号曰人才。少停呼气三口，徐徐又插至筋骨之间三分，又如前息数足，复觉针下沉涩，再以生数行之，号曰地才。再推进一豆，谓之按，为截，为随也。此为极处，静以久留，却须退针至人部，又待气沉紧时，转针头向病所，自觉针下热，虚羸痒麻，病势各散，针下微沉后，转针头向上，插进针一豆许，动而停之，吸之乃去，徐入徐出，其穴急扪之。岐伯曰：下针贵迟，太急伤血，出针贵缓，太急伤气。正谓针之不伤于荣卫也，是则进退往来，飞经走气，尽于斯矣。

问：泻针之要法。

凡泻针之法，左手重切十字纵纹三次，右手持针于穴上，次令病人咳嗽一声，随咳进针，插入三分，刺入天部，少停直入地部，提退一豆，得气沉紧，搓拈不动，如前息数尽，行六阴之数，捻六撅六，吸气三口回针，提出至人部，号曰地才。又待气至针沉，如前息数足，以成数行之，吸气二口回针，提出至天部，号曰人才。又待气至针沉，如前息数足，以成数行之，吸气回针，提出至皮间，号曰天才。退针一豆，谓之提，为担，为迎也。此为极处。静以久留，仍推进人部，待针沉紧气至，转针头向病所，自觉针下冷，寒热痛痒，病势各退，针下微松，提针一豆许，摇而停之；呼之乃去，疾入徐出，其穴不闭也。

问：补泻得宜。

答曰：大略补泻无逾三法。

一则诊其脉之动静。假令脉急者，深内而久留之；脉缓者，浅内而疾发针；脉大者，微出其气；脉滑者，疾发针而浅内之；脉涩者，必得其脉，随其逆顺久留之，必先按而循之，已发针疾按其穴，勿出其血；脉小者，饮之以药。

二则随其病之寒热。假令恶寒者，先令得阳气入阴之分，次乃转针退到阳分。令患人鼻吸口呼，谨按生成气息数足，阴气隆至，针下觉寒，其人自清凉矣。又有病道远者，必先使气直到病所，寒即进针少许，热即退针少许，然后却用生成息数治之。

三则随其诊之虚实。假令形有肥有瘦，身有痛有麻痒，病作有盛有衰，穴下有牢有濡，皆虚实之诊也。若在病所，用别法取之，转针向上气自上，转针向下气自下，转针向左气自左，转针向右气自右，徐推其针气自往，微引其针气自来，所谓推之则前，引之则止，徐往微来以除之，是皆欲攻其邪气而已矣。

大抵取穴之法，必有分寸，先审自意，次观肉分；或伸屈而得之，或平直而安定。在阳部筋骨之侧，陷下为真；在阴分郄腘之间，动脉相应。取五穴用一穴必端，取三经使一经而可正。头部与肩部详分，督脉与任脉易定。明标与本，论刺深刺浅之经；住痛移疼，取相交相贯之迳。

原夫补泻之法，非呼吸而在手指；速效之功，要交正而识本经。交经缪刺，左有病而右畔取；泻络远针，头有病而脚上针。巨刺与缪刺各异，微针与妙刺相通。观部分而知经络之虚实，视沉浮而辨脏腑之寒温。

且夫先令针耀，而虑针损；次藏口内，而欲针温。目无外视，手如握虎；心无内慕，如待贵人。左手重而多按，欲令气散；右手轻而徐入，不痛之因。空心恐怯，直立侧而多晕；背目沉掐，坐卧平而沉昏。

由是午前卯后，太阴生而疾温；离左酉南，月朔死而速冷。循扪弹怒，留吸母而坚长；爪下伸提，疾呼子而嘘短。动退空歇，迎夺右而泻凉；推纳进搓，随济左而补暖。

慎之！大患危疾，色脉不顺而莫针；寒热风阴，饥饱醉劳而切忌。望不补而晦不泻，弦不夺而朔不济。精其心而穷其法，无灸艾而坏其皮；正其理而求其原，免投针而失其位。避灸处而加四肢，四十有九；禁刺处而除六俞，二十有二。

百症俞穴，再三用心。囟会连于玉枕、头风疗以金针。悬颅颔厌之中，偏头痛止；强间、丰隆之际，头痛难禁。原夫面肿虚浮，须仗水沟、前顶；耳聋气闭，全凭听会、翳风。面上虫行有验，迎香可取；耳中蝉噪有声，听会堪攻。目眩兮，支正、飞扬；目黄兮，阳纲、胆俞。攀睛攻少泽肝俞之所，泪出刺临泣、头维之处。目中漠漠，即寻攒竹、三间；目觉𥆨𥆨，急取养老、天柱。观其雀目肝气，睛明、行间而细推；审他项强伤寒，温溜、期门而主之。廉泉、中冲，舌下肿痛堪取；天府、合谷，鼻中衄血宜追。耳门、丝竹空，蛀牙疼于顷刻；颊车、地仓穴，正口㖞于片时。喉痛兮，液门、鱼际去疗，转筋兮，金门、丘墟来医。阳谷、侠溪，颔肿口噤并治；少商、曲泽，血虚口渴同施。通天去鼻内无闻之苦，复溜袪舌干口燥之悲。哑门、关冲，舌缓不语而要紧；天鼎、间使，失音嗫嚅而休迟。太冲泻唇㖞以速愈，承浆泻牙痛而即移。

脊强兮水道、筋缩，目眴兮颧髎、大迎，痓病非颅息而不愈，脐风须然谷而易醒。委阳、天池，腋肿针而速散；后溪、环跳，腿疼刺而即轻。

夫医乃人之司命，非志士而莫为；针乃理之渊微，须至人之指教。先究其病源，后攻其穴道，随手见功，应针取效。方知玄里之玄，始达妙中之妙。此篇不尽，略举其要。

圣人于是察麻与痛，分实与虚。实则自外而入也，虚则自内而出欤！

故济母而神其不足，夺子而平其有余。

凡欲行针须审穴，要明补泻随迎诀，胸背左右不相同，呼吸阴阳男女别。

气刺两乳求太渊，未应之时泻列缺。列缺头痛及偏正，重泻太渊无不应。耳聋气痞听会针，迎香穴泻功如神。谁知天突治喉风，虚喘须寻三里中。手连肩脊痛难忍，合谷针时要太冲。曲池两手不如意，合谷下针宜仔细。心疼手颤少海间，若要根除觅阴市。但患伤寒两耳聋，金门、听会疾如风。五般肘痛寻尺泽，太渊针后却收功。

人中治癫功最高，十三鬼穴不须饶。水肿水分兼气海，皮内随针气自消。冷嗽先宜补合谷，却须针泻三阴交。牙痛腰痛并咽痹，二间阳溪疾怎逃。更有三间、肾俞妙，善除肩背浮风劳。若针肩井须三里，不刺之时气未调。最是阳陵泉一穴，膝间疼痛用针烧。委中腰痛脚挛急，取得其经血自调。脚痛膝肿针三里，悬钟、二陵、三阴交，更向太冲须引气，指头麻木自轻飘。

转筋目眩针鱼腹，承山、昆仑立便消。肚疼须是公孙妙，内关相应必然瘳。冷风冷痹疾难愈，环跳腰间针与烧。风府、风池寻得到，伤寒百病一时消。阳明二曰寻风府，呕吐还须上脘疗。

妇人心痛心俞穴，男子痃癖三里高。小便不禁关元好，大便闭涩大敦烧。髋骨腿疼三里泻，复溜气滞便离腰。

小儿脱肛患多时，先灸百会次鸠尾，久患伤寒肩背痛，但针中渚得其宜。肩上痛连脐不休，手中三里便须求。下针麻重即须泻，得气之时不用留。腰连胯痛急必大，便于三里攻其隘。下针一泻三补之，气上攻噎只管在。噎不住时气海灸，定泻一时立便瘥。

补自卯南转针高，泻从卯北莫辞劳。逼针泻气令须吸，若补随呼气自调。左右捻针寻子午，抽针行气自迢迢。用针补泻分明说，更用搜穷本与标。咽喉最急先百会，太冲照海及阴交。学者潜心宜熟读，席弘治病名最高。

《医原》："阳不能自立，必得阴而后立，故阳以阴为基，而阴以阳为母；阴不能自见，必得阳而后见，故阴以阳为统，而阳为阴之父。根阴、根阳，天人一理也。以定位言，则阳在上，阴在下，而对待之体立；以气化言，则阴上升，阳下降，而流行之用宏。若是阴阳互根，本是一气，特因升降而为二耳。"

《素灵微蕴》："阴阳互根，五脏阴也，而阳神藏焉，非五脏之藏，则阳神飞矣；六腑阳也，而阴精化焉，非六腑之化，则阴精竭矣，盖阴以吸阳，故神不上脱；阳以煦阴，故精不下流……阴在内，阳之守也；阳在外，阴之卫也。阴能守则阳秘于内，阳能卫则阴固于外。阳如珠玉，阴如蚌璞，含珠如蚌，完玉似璞，而昧者不知，弃珠玉而珍蚌璞，是之谓倒置之民矣。"

《医源》："天地之道，阴阳而已，阴阳之理，升降而已矣……一身之内，非阳伤则阴损，阳伤者不长，阴损者不降，不降不升，而生生之机息矣……故吾人业医，必先参天地之阴阳升降，了然于心目间，而后以药性之阴阳，治人身之阴阳，药性之升降，调人身之升降，则人身之阴阳升降，自合于天地之阴阳升降矣。"

《寓意草》："夫人身之阴阳，相抱而不脱，是以百年有常，故阳欲上脱，阴下吸之，不能脱也；阴欲下脱，阳上吸之，不能脱也。但治新久，药贵引用。新病者，阴阳相乖，补偏救弊，宜用其偏。久病者。用七分阳药三分阴药而夜服，从阴以引其阳。下脱者，用七分阴药三分阳药而昼服，从阳以引其阴。"

《冯氏锦囊秘录》："经脉者，行气血，通阴阳，以荣于身者也。络脉者，本经之旁支而别出，以联络于十二经者也。本经之脉，由络脉而交他经，他经之脉亦由是焉。人身之气，经盛则注于络，络盛则注于经。得注周流，无有停息，昼夜流行，与天同度，终而复始。”

《奇经八脉考》：“凡人一身，有经脉、络脉。直行曰经，旁支曰络。经凡十二，手之三阴三阳、足之三阴三阳是也。络凡十五，乃十二经各有别络，而脾又有一大络，并任、督二络，为十五也……阴脉营于五脏，阳脉营于六腑，阴阳相贯，如环无端，莫知其纪，终而复始。其流溢之气，入于奇经，转相灌溉，内温脏腑，外濡腠理。故凡八脉，不拘制于十二正经，无表里配合，故谓之奇。”

《灵枢·逆顺肥瘦》篇所说：“手之三阴从脏走手，手之三阳从手走头，足之三阳从头走足，足之三阴从足走腹。”

十二经筋：十二经筋，是十二经脉之气结、聚、散、结于筋骨肉关节的体系。其主要作用是联结筋肉、骨骼，保持人体正常的运动功能。它们的分布特点是：联属于十二经脉，行于体表，不入内脏。十二经筋的循行走向，都是从四肢末端走向头身。如足三阳经筋起于足趾，行股外上行结于頄（面部）；足三阴经筋起于足趾，循股内上行结于阴器（腹部）；手三阳经筋起于手指，循臑外上行结于角（头部）；手三阴经筋起于手指，循臑内上行结于贲（胸部）。它们相互之间的联系，除如上述手足三阳三阴经筋在头、面、胸、腹部分组结合以外，各经循行于踝、腘、膝、股、髀、臀、腕、肘、腋、肩、颈等关节或筋肉丰盛处，并与邻近的它经相联结，尤其是足厥阴经筋，除结于阴器外，并能总络诸筋。从经筋受经气的灌注，布于体表，而有多种联结的情况来看，可以明确其主要作用是在于联缀百骸，维络周身的皮肉筋骨，与肌肉系统的关系是相当密切的。正如《素问·痿问》所说：“宗筋主束骨而利机关也。”这也说明了经筋能约束骨骼，利于关节的屈伸活动。

十二皮部：十二皮部，是十二经脉机能活动反映于体表的部位，也是络脉之气散布的所在。如《素问·皮部论》中说：“凡十二经络脉者，皮之部也。”

十二皮部的分布区域，是以十二经脉在体表的分布范围为依据的。如《素问·皮部论》中说：“欲知皮部，以经脉为纪”。由于皮部居于人体的最外层，是机体的卫外屏障。当机体卫外功能失常时，病邪可通过皮部深入络脉、经脉以至脏腑。正如《素问·皮部论》所说：“邪客于皮则腠理开，开则邪入客于络脉，络脉满则注入经脉，经脉满则入舍于府藏也。”这是外邪由表入里的途径。反之，当机体内脏有病时，亦可通过经脉、络脉而反应于皮部。由此可见，皮部与内脏也是密切相关的。

阿是穴：又叫“压痛点”“天应点”，古代叫作“以痛为腧”。它即无具体名称，又无固定的位置，而是以压痛点或其他反应点作为腧穴的。

现代的体壁内脏相关论，也同样认为：脏器与肌肉在胚胎第四周就通过神经联系起来，从此就有着不可分割的密切关系。来自身体内外的刺激，首先在丘脑的下部产生不同的反应，通过自主神经可以引起脏器、肌肉的应激反应。脏器与肌肉相互之间的反应，脏器所发生的应激在肌肉上也将反映出来。从而形成脏器和肌肉之间的恶性循环。如果人体内脏器官出现原因不明的不适感时，就会在相应的体壁上产生一定的征象。因人体在胚胎时期，能够使体壁运动的横纹肌与能使体内脏器运动的平滑肌均来自中胚层，在其外部的外胚层为支配它们的神经组织。随着胚胎发展到了 3 个月以后，脊髓神经的后支和前支可随着肌肉分开与延伸。同时，自主神经也同样延伸。从而形成节前纤维和节后纤维。从此，神经与肌肉，肌肉（横纹肌）和肌肉（平滑肌）自胚胎期已经确立了不可分割的关系。其间，各种感受器的相互作用与调节相统一。脏器与肌肉之间的应激反应在丘脑下部相互反应。因此，体壁与内脏之间永远保持着相互的联系。所以，外来因素作用在体表起着保护内脏的作用，内脏疾病又能表现在体表，通过体表的治疗完全治愈或缓解内脏的病变。

各种后遗症的具体治疗

第一阶段

【基本概念】

首先要把全身的经络深入化、扩大化，看成是一个一环套一环的网状经络系统。好像一张蜘蛛网，好像一个筛子一样。刺东北，反映到西南。刺东南，反映到西北。以此理论去寻找病灶的对应点。先来一个全身的整体调节，要使人体的上下贯通，前后贯通，左右贯通，以使全身的气血流通。偏瘫患者一身尽重，难以活动，阳气内行于里，不营于表也。寒盛于外，热盛于内，内外阳气不能交通。中药可用大黄泄热清里，桂枝通阳和表。泻内阳，补外阳，邪热祛，阳气复。故调整阴阳，要调整内外之阳，左右之阳，上下之阳，前后之阳，阴经阳经之阳，阴阳调平方可而愈。

第一：先服柴胡加龙骨牡蛎汤：柴胡 20g，龙骨 30g，黄芩 15g，生姜 15g，生铁落 15g，桂枝 20g，茯苓 15g，半夏 15g，大黄 10g，牡蛎 30g，大枣 15g，水煎服，内外调整。

第二：督脉灸：让患者俯卧，在背部督脉上，从大椎至尾骨涂一层红花油，宽 10cm。上方盖新毛巾一条，毛巾上摊一层 1.5kg，蒸热的生姜泥。生姜泥的宽度为 6cm，厚 2cm。在姜泥中间，沿督脉线再摊一层艾绒，宽度为 3cm 厚 1cm，从艾绒的两端和中间三处点燃，大约 40 分钟烧完。可将毛巾连同姜泥，艾灰一起提离皮肤。每日一次，连灸 3 ~ 5 次。使上下前后阳气贯通。

第三：用炮附子 30g，肉桂 30g，干姜 60g，吴茱萸 30g，丁香 30g，共为细末，生蜂蜜调成硬膏。做成姜泥药餅，厚 0. 4cm 直径 3 ~ 4cm。置于穴位上，放艾柱灸，艾柱用艾绒制成。隔日一次，灸 3 ~ 7 次，每次每穴 10 ~ 15 分钟，以局部出汗为度。穴位：肾俞、命门、百会、中脘、神阙、关元、足三里、三阴交。

第四：补百会，泻涌泉。补命门，泻关元。补患侧合谷，泻健侧合谷。

第五：泻健侧的阳穴。上肢肩髃、曲池、合谷。下肢环跳、风市、足三里。

第六：刺患侧，该补的补，该泻的泻。

八字针法的适应证：偏瘫、脑瘫、截瘫、疼痛、无力、麻木、帕金森七个方面。

肌力——肌力是肌肉的收缩力，共分为 6 级。

肌张力——是一种大脑毫无意识的肢体痉挛状态。

体力——是人体的支撑力。

软瘫——是肢体 0 级肌力或 1、2、3 级的肌力，功能不全，但无痉挛现象的一种状态。

硬瘫——是肢体关节僵硬，失去屈伸功能的一种痉挛状态。

畸形——是肢体关节僵硬或硬直，不能屈伸的一种病态。

残废——是肢体关节变形、扭曲、失去功能不可逆的一种病态。

八字针法临床时：凡疼痛处、筋结点、痉挛处、僵硬处、结节处、肿块处全用泻法，对应点用补法。

治疗下垂、软瘫、无力、大便失禁、小便失禁、加隔姜泥灸免疫穴。

免疫穴隔姜泥灸可治疗易感、免疫力低下、美容、痛经、阳痿、减肥、宫寒不孕、卵巢囊肿、下肢浮肿、乳腺增生、过敏性结肠炎、子宫肌瘤、腰肌劳损、腰椎滑脱、上寒下热、上热下寒等病。

生命体征稳定之后，到没有形成硬瘫之前的软瘫阶段，大约三个月以内软瘫的治疗，采用八字针法的三三九针法。今天治上肢，明天治下肢，上下肢交替治疗，隔日一次。上肢健侧和患侧同时治疗，下肢健侧和患侧同时治疗。上肢治疗 9 次，其中健侧针 6 次。患侧针 6 次，灸 9 次。下肢治疗 9 次，其中健侧针 6 次。患侧针 6 次，灸 9 次。上下肢共治疗 18 天。

三个月以内的面瘫及整个上肢软瘫、下肢软瘫的治疗即三三九针法。

面瘫前三次刺健侧的鱼腰、太阳、下关、四白、牵正、颊车、地仓、印堂、人中、承浆。均用泻法。采用斜刺皮下定向法，针尖朝着面部正中线的方向。合谷、足三里直刺用泻法。中三次健侧与患侧均刺，健侧的以上穴位用泻法，患侧的以上穴位用补法。后三次只刺患侧，患侧的以上穴位用补法。

上肢下肢前三次刺健侧的阳穴，用泻法。中三次健侧与患侧均刺，健侧用泻法，患侧该补的补，该泻的泻。后三次只刺患侧，该补的补，该泻的泻。隔日一次，上下肢交替。

【治疗原则】

前3次：刺健侧，灸患侧。

【操作方法】

刺健侧的阳穴用泻法，患侧的阳穴用灸法。每穴每次十分钟，隔姜泥艾柱或艾条灸，以局部皮肤出汗为度。灸后肢体的阴阳两侧均涂按摩油。根据症状加八字针法的特定穴位，即十二神针、观形施针穴、病灶对应穴、皮下定向穴。

【穴位位置】

肩髃（手阳明大肠经）：在肩部，三角肌上，臂外展，或向前平伸时，当肩峰前下方凹陷处。

曲池（手阳明大肠经）：肘横纹外侧端，屈肘，当尺泽与肱骨外上髁连线中点。

合谷（手阳明大肠经）：手背第1、2掌骨间，当第2掌骨桡侧的中点处。

环跳（足少阳胆经）：在臀外下部，当股骨大转子最凸点与骶管裂孔连线的外1/3与中1/3交点处。

风市（足少阳胆经）：在大腿外侧部的中线上，当腘横纹上七寸，或直立垂手时，中指尖处。

足三里（足阳明胃经）：在小腿外侧，犊鼻下3寸，犊鼻与解溪连线上。

【治疗原则】

中3次：左右均刺。

【操作方法】

上肢刺健侧的阳穴用泻法，患侧上肢阴侧不针，阳侧的穴位针刺用补法。患侧上肢阳穴针后加灸。下肢刺健侧的阳穴用泻法，患侧下肢阴阳两侧均刺用补法。三阴交、太冲、膝外用泻法。患侧血海、委中、足心、解溪针后加灸。均为隔姜泥灸，用艾柱或艾条，每穴每次十分钟，以局部皮肤出汗为度，灸后患肢阴阳两侧均涂按摩油。根据症状加八字针法的特定穴位，即十二神针、观形施针穴、病灶对应穴、皮下定向穴。

【穴位位置】

肩髃（手阳明大肠经）：在肩部，三角肌上，臂外展，或向前平伸时，当肩峰前下方凹陷处。

曲池（手阳明大肠经）：肘横纹外侧端，屈肘，当尺泽与肱骨外上髁连线中点。

合谷（手阳明大肠经）：手背第 1、2 掌骨间，当第 2 掌骨桡侧的中点处。

外关（手少阳三焦经）：在前臂后区，当阳池与肘尖的连线上，腕背侧远端横纹上 2 寸，尺骨与桡骨间隙中点。

环跳（足少阳胆经）：在臀外下部，当股骨大转子最凸点与骶管裂孔连线的外 1/3 与中 1/3 交点处。

风市（足少阳胆经）：在大腿外侧部的中线上，当腘横纹上七寸，或直立垂手时，中指尖处。

膝眼（经外奇穴 · 下肢）：在髌韧带两侧凹陷处；内侧的称内膝眼，外侧的称外膝眼。

承山（足太阳膀胱经）：在小腿后面正中，委中穴与昆仑穴之间，当伸直小腿或足跟上提时腓肠肌肌腹下出现尖角凹陷处。

三阴交（足太阴脾经）：在小腿内侧，内踝尖上 3 寸，胫骨内侧缘后际。

太冲（足厥阴肝经）：位于足背侧，第一、二跖骨结合部之前凹陷处。

膝外：位于膝关节腘窝横纹外侧尽头处。

血海（足太阴脾经）：屈膝，在大腿内侧，髌底内侧端上 2 寸，当股四头肌内侧头的隆起处。

委中（足太阳膀胱经）：位于膝后区，腘横纹的中点。

足心：位于足弯曲时的足心凹陷处。

解溪（足阳明胃经）：足背踝关节横纹中央凹陷处，当拇长伸肌腱与趾长伸肌腱之间。

【治疗原则】

后 3 次：只刺患侧。

【操作方法】

患侧上肢阴侧不针，阳侧的穴位针刺用补法。患侧上肢阳穴针后加灸。下肢刺健侧的阳穴用泻法，患侧下肢阴阳两侧均刺用补法。三阴交、太冲、膝外用泻法。患侧血海、委中、足心、解溪针后加灸。均为隔姜泥灸，用艾柱或艾条，每穴每次十分钟，以局部皮肤出汗为度，灸后患肢阴阳两侧均涂按摩油。根据症状加八字针法的特定穴位，即十二神针、观形施针穴、病灶对应穴。

上肢的阳穴为：肩髃、曲池、合谷、外关、伸指、手指阳八邪、肩肘关节下方阳侧的皮下定向穴。

下肢的阳穴为：环跳、风市、外膝眼、承山、足三里、解溪、委中、膝外、足趾阳八邪以及髋关节、膝关节下方阳侧的皮下定向穴。

【穴位位置】

肩髃（手阳明大肠经）：在肩部，三角肌上，臂外展，或向前平伸时，当肩峰前下方凹陷处。

曲池（手阳明大肠经）：肘横纹外侧端，屈肘，当尺泽与肱骨外上髁连线中点。

合谷（手阳明大肠经）：手背第 1、2 掌骨间，当第 2 掌骨桡侧的中点处。

外关（手少阳三焦经）：在前臂后区，当阳池与肘尖的连线上，腕背侧远端横纹上 2 寸，尺骨与桡骨间隙中点。

环跳（足少阳胆经）：在臀外下部，当股骨大转子最凸点与骶管裂孔连线的外 1/3 与中 1/3 交点处。

风市（足少阳胆经）：在大腿外侧部的中线上，当腘横纹上七寸，或直立垂手时，中指尖处。

膝眼（经外奇穴 · 下肢）：在髌韧带两侧凹陷处；内侧的称内膝眼，外侧的称外膝眼。

承山（足太阳膀胱经）：在小腿后面正中，委中穴与昆仑穴之间，当伸直小腿或足跟上提时腓肠肌肌腹下出现尖角凹陷处。

三阴交（足太阴脾经）：在小腿内侧，内踝尖上 3 寸，胫骨内侧缘后际。

太冲（足厥阴肝经）：位于足背侧，第一、二跖骨结合部之前凹陷处。

膝外：位于膝关节腘窝横纹外侧尽头处。

血海（足太阴脾经）：屈膝，在大腿内侧，髌底内侧端上 2 寸，当股四头肌内侧头的隆起处。

委中（足太阳膀胱经）：位于膝后区，腘横纹的中点。

足心：位于足弯曲时的足心凹陷处。

足三里（足阳明胃经）：在小腿外侧，犊鼻下 3 寸，犊鼻与解溪连线上。

解溪（足阳明胃经）：足背踝关节横纹中央凹陷处，当拇长伸肌腱与趾长伸肌腱之间。

伸指：位于合谷穴前一寸处凹陷中。

手指阳八邪（经外奇穴 · 上肢）：在手指背侧，微握拳，第一到五指间，指蹼缘后方赤白肉际处，左右共八个穴位。

足趾阳八邪（经外奇穴 · 下肢）：在足趾背侧，微弯曲，第一到五趾间，趾蹼缘后方赤白肉际处，左右共八个穴位。

皮下定向穴：以痛为腧，凡按压时有酸、麻、胀、痛、重等感觉及皮肤变化处。或关节下方阴阳两侧任取一点，斜刺进针呈向心性，针尖朝向上方关节的方向所取的穴位。

第二阶段

【基本概念】

即三个月以后的软瘫及硬瘫的具体治疗。只刺患侧。针3次效果不明显时，加泻健侧的阳穴3次。三个月以后面瘫及整个肢体的治疗即只刺患侧、效果不明显时加泻健侧的阳穴1~3次。

面瘫只刺患侧，患侧的以下穴位用补法。鱼腰、太阳、下关、四白、牵正、颊车、地仓、印堂、人中、承浆。均采用斜刺皮下定向法，针尖朝着面部正中线的方向。合谷、足三里直刺用补法。效果不明显泻健侧的合谷、足三里1~3次。

上肢下肢只刺患侧，该补的补，该泻的泻。隔日一次，上下肢交替。效果不明显时，泻健侧的阳穴。上肢健侧的阳穴为：肩髃、曲池、合谷。下肢健侧的阳穴为：环跳、风市、足三里。

上肢软瘫阴阳双补，上肢硬瘫泻阴补阳，手下垂阴阳双补。

下肢软瘫阴阳双补，下肢硬瘫泻阳补阴，足内翻泻阴补阳，足外翻泻阳补阴，足下垂阴阳双补。

肢体无力阴阳双补，帕金森病阴阳双补，肢体麻木阴阳双补。

针法如下：

上肢软瘫（0级肌力，弛缓性瘫痪）

【治疗原则】

阴阳双补。

【操作方法】

刺患侧的肩髃、曲池、合谷、伸指、手心、外关、手指阳八邪，以及肩关节、肘关节下方阴阳两侧的皮下定向穴，用补法，隔日一次，针3~5次。效果不明显时，加刺健侧上肢的肩髃、曲池、合谷，用泻法，隔日一次，连用三次。针后患侧的肩髃、曲池、合谷，隔姜灸，隔日一次，每次每穴10分钟左右，以皮肤出汗为度，7次为一疗程。灸后整个患侧肢体涂按摩液以促进循环。以下穴位可以选用：上廉、手三里、肩髃、臑会。根据症状加八字针法的特定穴位，即十二神针、观形施针穴、病灶对应穴、皮下定向穴。

【穴位位置】

肩髃（手阳明大肠经）：在肩部，三角肌上，臂外展，或向前平伸时，

当肩峰前下方凹陷处。

曲池（手阳明大肠经）：肘横纹外侧端，屈肘，当尺泽与肱骨外上髁连线中点。

合谷（手阳明大肠经）：手背第1、2掌骨间，当第2掌骨桡侧的中点处。

伸指：位于合谷穴前一寸处凹陷中。

手心：位于手掌弯曲时的掌心凹陷处。

外关（手少阳三焦经）：在前臂后区，当阳池与肘尖的连线上，腕背侧远端横纹上2寸，尺骨与桡骨间隙中点。

手指阳八邪（经外奇穴·上肢）：在手指背侧，微握拳，第一到五指间，指蹼缘后方赤白肉际处，左右共八个穴位。

皮下定向穴：以痛为腧，凡按压时有酸、麻、胀、痛、重等感觉及皮肤变化处。或关节下方阴阳两侧任取一点，斜刺进针呈向心性，针尖朝向上方关节的方向所取的穴位。

上廉（手阳明大肠经）：在前臂背面桡侧，当阳溪与曲池连线上，肘横纹下3寸。

手三里（手阳明大肠经）：在前臂背面桡侧，在阳溪与曲池穴连线上，肘横纹下2寸处。

臑会（手少阳三焦经）：在臂外侧，当肘尖与肩髎穴的连线上，肩髎穴下3寸，三角肌的后缘。

上肢硬瘫（上肢挎篮状，痉挛性瘫痪）

【治疗原则】

泻阴补阳。

【操作方法】

刺肩髃、曲池、合谷、手指阳八邪、外关，以及肩关节、肘关节、腕关节下方阳侧的皮下定向穴，用补法。阴侧的尺泽、内关、手心，以及肩关节、肘关节、腕关节下方的皮下定向穴，用泻法。隔日一次，针3～5次。针后艾灸肩髃、曲池、合谷，隔姜灸，每日一次，每次10分钟，皮下出汗为度，7日为一疗程。灸后涂按摩液以促进循环。针刺三次，效果不明显时，加刺健侧的阳穴，用泻法，加刺1～3次。以下穴位可以选用：上廉、手三里、肩髃、臑会。根据症状加八字针法的特定穴位，即十二神针、观形施针穴、病灶对应穴、皮下定向穴。

【穴位位置】

肩髃（手阳明大肠经）：在肩部，三角肌上，臂外展，或向前平伸时，

当肩峰前下方凹陷处。

曲池（手阳明大肠经）：肘横纹外侧端，屈肘，当尺泽与肱骨外上髁连线中点。

合谷（手阳明大肠经）：手背第 1、2 掌骨间，当第 2 掌骨桡侧的中点处。

手指阳八邪（经外奇穴・上肢）：在手指背侧，微握拳，第一到五指间，指蹼缘后方赤白肉际处，左右共八个穴位。

外关（手少阳三焦经）：在前臂后区，当阳池与肘尖的连线上，腕背侧远端横纹上 2 寸，尺骨与桡骨间隙中点。

皮下定向穴：以痛为腧，凡按压时有酸、麻、胀、痛、重等感觉及皮肤变化处。或关节下方阴阳两侧任取一点，斜刺进针呈向心性，针尖朝向上方关节的方向所取的穴位。

尺泽（手太阴肺经）：位于肘横纹中，肱二头肌腱桡侧凹陷处。

内关（手厥阴心包经）：在前臂掌侧，当曲泽与大陵的连线上，腕横纹上 2 寸，掌长肌腱与桡侧腕屈肌腱之间。

手心：位于手掌弯曲时的掌心凹陷处。

上廉（手阳明大肠经）：在前臂背面桡侧，当阳溪与曲池连线上，肘横纹下 3 寸。

手三里（手阳明大肠经）：在前臂背面桡侧，在阳溪与曲池穴连线上，肘横纹下 2 寸处。

臑会（手少阳三焦经）：在臂外侧，当肘尖与肩髎穴的连线上，肩髎穴下 3 寸，三角肌的后缘。

下肢软瘫（0 级肌力，弛缓性瘫痪）

【治疗原则】

阴阳双补。

【操作方法】

刺环跳、外膝眼、膝外、承山、委中、解溪、足趾阳八邪穴、膝内、血海、三阴交、抬足、足心，以及髋关节、膝关节、踝关节下方阴阳两侧的皮下定向穴，用补法。隔日一次，针 3 ~ 5 次。针后灸环跳、承山、委中、解溪，隔姜灸，每日一次，每次 10 分钟，皮下出汗为度，7 日为一疗程。灸后涂按摩液以促进循环。针刺三次，效果不明显时，加刺健侧的阳穴，用泻法，加刺 1 ~ 3 次。以下穴位可以选用：巨髎、中渎、风市、阳陵泉、丘墟、悬钟、光明、外丘、阳交、腰阳关。根据症状加八字针法的特定穴位，即十二神针、观形施针穴、病灶对应穴、皮下定向穴。

【穴位位置】

环跳（足少阳胆经）：在臀外下部，当股骨大转子最凸点与骶管裂孔连线的外 1/3 与中 1/3 交点处。

膝眼（经外奇穴・下肢）：在髌韧带两侧凹陷处；内侧的称内膝眼，外侧的称外膝眼。

膝外：位于膝关节腘窝横纹外侧尽头处。

承山（足太阳膀胱经）：在小腿后面正中，委中穴与昆仑穴之间，当伸直小腿或足跟上提时腓肠肌肌腹下出现尖角凹陷处。

委中（足太阳膀胱经）：位于膝后区，腘横纹的中点。

解溪（足阳明胃经）：足背踝关节横纹中央凹陷处，当拇长伸肌腱与趾长伸肌腱之间。

足趾阳八邪（经外奇穴・下肢）：在足趾背侧，微弯曲，第一到五趾间，趾蹼缘后方赤白肉际处，左右共八个穴位。

膝内：位于膝关节腘窝横纹内侧尽头处。

血海（足太阴脾经）：屈膝，在大腿内侧，髌底内侧端上 2 寸，当股四头肌内侧头的隆起处。

三阴交（足太阴脾经）：在小腿内侧，内踝尖上 3 寸，胫骨内侧缘后际。

抬足：此穴位于足掌内侧缘凹陷处，足内侧上 0.5 寸。

足心：位于足弯曲时的足心凹陷处。

皮下定向穴：以痛为腧，凡按压时有酸、麻、胀、痛、重等感觉及皮肤变化处。或关节下方阴阳两侧任取一点，斜刺进针呈向心性，针尖朝向上方关节的方向所取的穴位。

巨髎（足阳明胃经）：在面部，瞳孔直下，平鼻翼下缘处，当鼻唇沟外侧。

中渎（足少阳胆经）：位于在大腿外侧，当风市下 2 寸，或横纹上 5 寸，股外侧肌与股二头肌之间。

风市（足少阳胆经）：在大腿外侧部的中线上，当腘横纹上七寸，或直立垂手时，中指尖处。

阳陵泉（足少阳胆经）：在小腿外侧，当腓骨头前下方凹陷处。

丘墟（足少阳胆经）：在足背，外踝前下方，当趾长伸肌腱的外侧，距跟关节间凹陷处。

悬钟（足少阳胆经）：在小腿外侧，当外踝尖上 3 寸，腓骨前缘。

光明（足少阳胆经）：在小腿外侧，当外踝尖上 5 寸，腓骨前缘。

外丘（足少阳胆经）：在小腿外侧，当外踝尖上 7 寸，腓骨前缘，平阳交穴。

阳交（足少阳胆经）：在小腿外侧，当外踝尖上7寸，腓骨后缘。

腰阳关（督脉）：在腰部，当后正中线上，第4腰椎棘突下凹陷中。

下肢硬瘫（下肢划圈步态，痉挛性瘫痪）

【治疗原则】

膝盖以上阴阳双补，膝盖以下泻阳补阴。

【操作方法】

刺环跳和髋关节下方阴阳两侧的皮下定向穴，用补法。外膝眼、膝外、足三里，以及膝关节下方阳侧的皮下定向穴，用泻法。膝内、委中、承山、三阴交、抬足、足心、解溪、足趾阳八邪穴，以及膝关节下方阴侧的皮下定向穴，用补法。隔日一次，针3~5次。针后灸环跳、血海、委中、解溪，隔姜灸，每日一次，每次10分钟，皮下出汗为度，7日为一疗程。灸后涂按摩液以促进循环。针刺三次，效果不明显时，加刺健侧的阳穴，用泻法，加刺1~3次。以下穴位可以选用：巨髎、中渎、风市、阳陵泉、丘墟、悬钟、光明、外丘、阳交、腰阳关。根据症状加八字针法的特定穴位，即十二神针、观形施针穴、病灶对应穴、皮下定向穴。

【穴位位置】

环跳（足少阳胆经）：在臀外下部，当股骨大转子最凸点与骶管裂孔连线的外1/3与中1/3交点处。

皮下定向穴：以痛为腧，凡按压时有酸、麻、胀、痛、重等感觉及皮肤变化处。或关节下方阴阳两侧任取一点，斜刺进针呈向心性，针尖朝向上方关节的方向所取的穴位。

膝眼（经外奇穴·下肢）：在髌韧带两侧凹陷处；内侧的称内膝眼，外侧的称外膝眼。

膝外：位于膝关节腘窝横纹外侧尽头处。

足三里（足阳明胃经）：在小腿外侧，犊鼻下3寸，犊鼻与解溪连线上。

膝内：位于膝关节腘窝横纹内侧尽头处。

委中（足太阳膀胱经）：位于膝后区，腘横纹的中点。

承山（足太阳膀胱经）：在小腿后面正中，委中穴与昆仑穴之间，当伸直小腿或足跟上提时腓肠肌肌腹下出现尖角凹陷处。

三阴交（足太阴脾经）：在小腿内侧，内踝尖上3寸，胫骨内侧缘后际。

抬足：此穴位于足掌内侧缘凹陷处，足内侧上0.5寸。

足心：位于足弯曲时的足心凹陷处。

解溪（足阳明胃经）：足背踝关节横纹中央凹陷处，当拇长伸肌腱与趾长伸肌腱之间。

足趾阳八邪（经外奇穴·下肢）：在足趾背侧，微弯曲，第一到五趾间，趾蹼缘后方赤白肉际处，左右共八个穴位。

血海（足太阴脾经）：屈膝，在大腿内侧，髌底内侧端上 2 寸，当股四头肌内侧头的隆起处。

巨髎（足阳明胃经）：在面部，瞳孔直下，平鼻翼下缘处，当鼻唇沟外侧。

中渎（足少阳胆经）：位于在大腿外侧，当风市下 2 寸，或横纹上 5 寸，股外侧肌与股二头肌之间。

风市（足少阳胆经）：在大腿外侧部的中线上，当腘横纹上七寸，或直立垂手时，中指尖处。

阳陵泉（足少阳胆经）：在小腿外侧，当腓骨头前下方凹陷处。

丘墟（足少阳胆经）：在足背，外踝前下方，当趾长伸肌腱的外侧，距跟关节间凹陷处。

悬钟（足少阳胆经）：在小腿外侧，当外踝尖上 3 寸，腓骨前缘。

光明（足少阳胆经）：在小腿外侧，当外踝尖上 5 寸，腓骨前缘。

外丘（足少阳胆经）：在小腿外侧，当外踝尖上 7 寸，腓骨前缘，平阳交穴。

阳交（足少阳胆经）：在小腿外侧，当外踝尖上 7 寸，腓骨后缘。

腰阳关（督脉）：在腰部，当后正中线上，第 4 腰椎棘突下凹陷中。

足内翻

【治疗原则】

膝盖以上阴阳双补，膝盖以下泻阴补阳。

【操作方法】

刺环跳、血海及膝盖以上阴阳两侧的皮下定向穴，用补法。膝内、内膝眼、三阴交、抬足、足心及膝下阴侧的皮下定向穴，用泻法。膝外、外膝眼、解溪、委中、承山、足三里、足趾阳八邪穴及膝下阳侧的皮下定向穴，用补法。隔日一次，针 3 ~ 5 次。针后灸环跳、膝外、委中、解溪、足三里，隔姜灸，每日一次，每次 10 分钟，皮下出汗为度，7 日为一疗程。灸后涂按摩液以促进循环。针刺三次，效果不明显时，加刺健侧的阳穴，用泻法，加刺1 ~ 3 次。根据症状加八字针法的特定穴位，即十二神针、观形施针穴、病灶对应穴、皮下定向穴。

【穴位位置】

环跳（足少阳胆经）：在臀外下部，当股骨大转子最凸点与骶管裂孔连线的外 1/3 与中 1/3 交点处。

血海（足太阴脾经）：屈膝，在大腿内侧，髌底内侧端上 2 寸，当股四头肌内侧头的隆起处。

皮下定向穴：以痛为腧，凡按压时有酸、麻、胀、痛、重等感觉及皮肤变化处。或关节下方阴阳两侧任取一点，斜刺进针呈向心性，针尖朝向上方关节的方向所取的穴位。

膝内：位于膝关节腘窝横纹内侧尽头处。

膝眼（经外奇穴·下肢）：在髌韧带两侧凹陷处；内侧的称内膝眼，外侧的称外膝眼。

三阴交（足太阴脾经）：在小腿内侧，内踝尖上 3 寸，胫骨内侧缘后际。

抬足：此穴位于足掌内侧缘凹陷处，足内侧上 0.5 寸。

足心：位于足弯曲时的足心凹陷处。

膝外：位于膝关节腘窝横纹外侧尽头处。

解溪（足阳明胃经）：足背踝关节横纹中央凹陷处，当拇长伸肌腱与趾长伸肌腱之间。

委中（足太阳膀胱经）：位于膝后区，腘横纹的中点。

承山（足太阳膀胱经）：在小腿后面正中，委中穴与昆仑穴之间，当伸直小腿或足跟上提时腓肠肌肌腹下出现尖角凹陷处。

足三里（足阳明胃经）：在小腿外侧，犊鼻下 3 寸，犊鼻与解溪连线上。

足趾阳八邪（经外奇穴·下肢）：在足趾背侧，微弯曲，第一到五趾间，趾蹼缘后方赤白肉际处，左右共八个穴位。

足外翻

【治疗原则】

膝盖以上阴阳双补，膝盖以下泻阳补阴。

【操作方法】

刺环跳、血海及膝盖以上阴阳两侧的皮下定向穴，用补法。膝外、外膝眼、足三里及膝盖以下阳侧的皮下定向穴，用泻法。膝内、内膝眼、三阴交、委中、承山、解溪、抬足、足心、足趾阳八邪穴及膝盖以下阴侧的皮下定向穴，用补法。隔日一次，针 3 ~5 次。针后灸血海、三阴交、委中、解溪，隔姜灸，每日一次，每次 10 分钟，皮下出汗为度，7 日为一疗程。灸后涂按摩液以促进循环。针刺三次，效果不明显时，加刺健侧的阳穴，用泻法，加刺 1 ~3 次。根据症状加八字针法的特定穴位，即十二神针、观形施针穴、病灶对应穴、皮下定向穴。

【穴位位置】

环跳（足少阳胆经）：在臀外下部，当股骨大转子最凸点与骶管裂孔连线的外1/3与中1/3交点处。

血海（足太阴脾经）：屈膝，在大腿内侧，髌底内侧端上2寸，当股四头肌内侧头的隆起处。

皮下定向穴：以痛为腧，凡按压时有酸、麻、胀、痛、重等感觉及皮肤变化处。或关节下方阴阳两侧任取一点，斜刺进针呈向心性，针尖朝向上方关节的方向所取的穴位。

膝外：位于膝关节腘窝横纹外侧尽头处。

膝眼（经外奇穴·下肢）：在髌韧带两侧凹陷处；内侧的称内膝眼，外侧的称外膝眼。

足三里（足阳明胃经）：在小腿外侧，犊鼻下3寸，犊鼻与解溪连线上。

膝内：位于膝关节腘窝横纹内侧尽头处。

三阴交（足太阴脾经）：在小腿内侧，内踝尖上3寸，胫骨内侧缘后际。

委中（足太阳膀胱经）：位于膝后区，腘横纹的中点。

承山（足太阳膀胱经）：在小腿后面正中，委中穴与昆仑穴之间，当伸直小腿或足跟上提时腓肠肌肌腹下出现尖角凹陷处。

解溪（足阳明胃经）：足背踝关节横纹中央凹陷处，当拇长伸肌腱与趾长伸肌腱之间。

抬足：此穴位于足掌内侧缘凹陷处，足内侧上0.5寸。

足心：位于足弯曲时的足心凹陷处。

足趾阳八邪（经外奇穴·下肢）：在足趾背侧，微弯曲，第一到五趾间，趾蹼缘后方赤白肉际处，左右共八个穴位。

手下垂

【治疗原则】

阴阳双补。

【操作方法】

上肢刺曲池、合谷、内关、外关、手心、手指阳八邪穴，以及肘关节下方阴阳两侧的皮下定向穴，用补法。尺泽用泻法。隔日一次，针3~5次。针后灸合谷、手心、内关、外关，隔姜灸，每日一次，每次10分钟，皮下出汗为度，7日为一疗程。灸后涂按摩液以促进循环。针刺三次，效果不明显时，加刺健侧的阳穴，用泻法，加刺1~3次。以下穴位可以选用：上廉、手三里、肩髃、臑会。根据症状加八字针法的特定穴位，即十二神针、观形施针穴、病灶对应穴、皮下定向穴。

【穴位位置】

曲池（手阳明大肠经）：肘横纹外侧端，屈肘，当尺泽与肱骨外上髁连线中点。

合谷（手阳明大肠经）：手背第1、2掌骨间，当第2掌骨桡侧的中点处。

内关（手厥阴心包经）：在前臂掌侧，当曲泽与大陵的连线上，腕横纹上2寸，掌长肌腱与桡侧腕屈肌腱之间。

外关（手少阳三焦经）：在前臂后区，当阳池与肘尖的连线上，腕背侧远端横纹上2寸，尺骨与桡骨间隙中点。

手心：位于手掌弯曲时的掌心凹陷处。

手指阳八邪（经外奇穴·上肢）：在手指背侧，微握拳，第一到五指间，指蹼缘后方赤白肉际处，左右共八个穴位。

皮下定向穴：以痛为腧，凡按压时有酸、麻、胀、痛、重等感觉及皮肤变化处。或关节下方阴阳两侧任取一点，斜刺进针呈向心性，针尖朝向上方关节的方向所取的穴位。

尺泽（手太阴肺经）：位于肘横纹中，肱二头肌腱桡侧凹陷处。

上廉（手阳明大肠经）：在前臂背面桡侧，当阳溪与曲池连线上，肘横纹下3寸。

手三里（手阳明大肠经）：在前臂背面桡侧，在阳溪与曲池穴连线上，肘横纹下2寸处。

肩髃（手阳明大肠经）：在肩部，三角肌上，臂外展，或向前平伸时，当肩峰前下方凹陷处。

臑会（手少阳三焦经）：在臂外侧，当肘尖与肩髎穴的连线上，肩髎穴下3寸，三角肌的后缘。

足下垂

【治疗原则】

阴阳双补。

【操作方法】

下肢刺外膝眼、膝外、足三里、足趾阳八邪穴、解溪、膝内、三阴交、抬足、足心、承山、委中，以及膝关节、阴阳两侧的皮下定向穴，用补法。隔日一次，针3～5次。针后灸解溪、委中、足心，隔姜灸，每日一次，每次10分钟，皮下出汗为度，7日为一疗程。灸后涂按摩液以促进循环。针刺三次，效果不明显时，加刺健侧的阳穴，用泻法，加刺1～3次。以下穴位可以选用：巨髎、中渎、风市、阳陵泉、丘墟、悬钟、光明、外丘、阳交、腰阳关。太冲用泻法。根据症状加八字针法的特定穴位，即十二神针、观形施针穴、病灶对应穴、皮下定向穴。

【穴位位置】

膝眼（经外奇穴·下肢）：在髌韧带两侧凹陷处；内侧的称内膝眼，外侧的称外膝眼。

膝外：位于膝关节腘窝横纹外侧尽头处。

足三里（足阳明胃经）：在小腿外侧，犊鼻下3寸，犊鼻与解溪连线上。

足趾阳八邪（经外奇穴·下肢）：在足趾背侧，微弯曲，第一到五趾间，趾蹼缘后方赤白肉际处，左右共八个穴位。

解溪（足阳明胃经）：足背踝关节横纹中央凹陷处，当拇长伸肌腱与趾长伸肌腱之间。

膝内：位于膝关节腘窝横纹内侧尽头处。

三阴交（足太阴脾经）：在小腿内侧，内踝尖上3寸，胫骨内侧缘后际。

抬足：此穴位于足掌内侧缘凹陷处，足内侧上0.5寸。

足心：位于足弯曲时的足心凹陷处。

承山（足太阳膀胱经）：在小腿后面正中，委中穴与昆仑穴之间，当伸直小腿或足跟上提时腓肠肌肌腹下出现尖角凹陷处。

委中（足太阳膀胱经）：位于膝后区，腘横纹的中点。

皮下定向穴：以痛为腧，凡按压时有酸、麻、胀、痛、重等感觉及皮肤变化处。或关节下方阴阳两侧任取一点，斜刺进针呈向心性，针尖朝向上方关节的方向所取的穴位。

巨髎（足阳明胃经）：在面部，瞳孔直下，平鼻翼下缘处，当鼻唇沟外侧。

中渎（足少阳胆经）：位于在大腿外侧，当风市下2寸，或横纹上5寸，股外侧肌与股二头肌之间。

风市（足少阳胆经）：在大腿外侧部的中线上，当腘横纹上七寸，或直立垂手时，中指尖处。

阳陵泉（足少阳胆经）：在小腿外侧，当腓骨头前下方凹陷处。

丘墟（足少阳胆经）：在足背，外踝前下方，当趾长伸肌腱的外侧，距跟关节间凹陷处。

悬钟（足少阳胆经）：在小腿外侧，当外踝尖上3寸，腓骨前缘。

光明（足少阳胆经）：在小腿外侧，当外踝尖上5寸，腓骨前缘。

外丘（足少阳胆经）：在小腿外侧，当外踝尖上7寸，腓骨前缘，平阳交穴。

阳交（足少阳胆经）：在小腿外侧，当外踝尖上7寸，腓骨后缘。

腰阳关（督脉）：在腰部，当后正中线上，第4腰椎棘突下凹陷中。

上肢麻木

【治疗原则】

阴阳双补。

【操作方法】

上肢刺肩髃、曲池、合谷、内关、外关、手心、手指阳八邪穴，以及肩、肘关节下方阴阳两侧的皮下定向穴，用补法。尺泽用泻法。隔日一次，针3～5次。针后灸合谷、手心、内关、外关，隔姜灸，每日一次，每次10分钟，皮下出汗为度，7日为一疗程。灸后涂按摩液以促进循环。针刺三次，效果不明显时，加刺健侧的阳穴，用泻法，加刺1～3次。根据症状加八字针法的特定穴位，即十二神针、观形施针穴、病灶对应穴、皮下定向穴。

【穴位位置】

肩髃（手阳明大肠经）：在肩部，三角肌上，臂外展，或向前平伸时，当肩峰前下方凹陷处。

曲池（手阳明大肠经）：肘横纹外侧端，屈肘，当尺泽与肱骨外上髁连线中点。

合谷（手阳明大肠经）：手背第1、2掌骨间，当第2掌骨桡侧的中点处。

内关（手厥阴心包经）：在前臂掌侧，当曲泽与大陵的连线上，腕横纹上2寸，掌长肌腱与桡侧腕屈肌腱之间。

外关（手少阳三焦经）：在前臂后区，当阳池与肘尖的连线上，腕背侧远端横纹上2寸，尺骨与桡骨间隙中点。

手心：位于手掌弯曲时的掌心凹陷处。

手指阳八邪（经外奇穴·上肢）：在手指背侧，微握拳，第一到五指间，指蹼缘后方赤白肉际处，左右共八个穴位。

皮下定向穴：以痛为腧，凡按压时有酸、麻、胀、痛、重等感觉及皮肤变化处。或关节下方阴阳两侧任取一点，斜刺进针呈向心性，针尖朝向上方关节的方向所取的穴位。

尺泽（手太阴肺经）：位于肘横纹中，肱二头肌腱桡侧凹陷处。

下肢麻木

【治疗原则】

阴阳双补。

【操作方法】

下肢刺环跳、外膝眼、膝外、足三里、足趾阳八邪穴、太冲、解溪、血海、膝内、三阴交、抬足、足心、承山、委中以及髋关节、膝关节、踝关节下方阴阳两侧的皮下定向穴，用补法。隔日一次，针3～5次。针后灸解溪、环跳、委中、足心，隔姜灸，每日一次，每次10分钟，皮下出汗为度，7日为一疗程。灸后涂按摩液以促进循环。针刺三次，效果不明显时，加刺健侧的阳穴，用泻法，加刺1～3次。根据症状加八字针法的特定穴位，即十二神针、观形施针穴、病灶对应穴、皮下定向穴。

【穴位位置】

环跳（足少阳胆经）：在臀外下部，当股骨大转子最凸点与骶管裂孔连线的外1/3与中1/3交点处。

膝眼（经外奇穴·下肢）：在髌韧带两侧凹陷处；内侧的称内膝眼，外侧的称外膝眼。

膝外：位于膝关节腘窝横纹外侧尽头处。

足三里（足阳明胃经）：在小腿外侧，犊鼻下3寸，犊鼻与解溪连线上。

足趾阳八邪（经外奇穴·下肢）：在足趾背侧，微弯曲，第一到五趾间，趾蹼缘后方赤白肉际处，左右共八个穴位。

太冲（足厥阴肝经）：位于足背侧，第一、二跖骨结合部之前凹陷处。

解溪（足阳明胃经）：足背踝关节横纹中央凹陷处，当拇长伸肌腱与趾长伸肌腱之间。

血海（足太阴脾经）：屈膝，在大腿内侧，髌底内侧端上2寸，当股四头肌内侧头的隆起处。

膝内：位于膝关节腘窝横纹内侧尽头处。

三阴交（足太阴脾经）：在小腿内侧，内踝尖上3寸，胫骨内侧缘后际。

抬足：此穴位于足掌内侧缘凹陷处，足内侧上0.5寸。

足心：位于足弯曲时的足心凹陷处。

承山（足太阳膀胱经）：在小腿后面正中，委中穴与昆仑穴之间，当伸直小腿或足跟上提时腓肠肌肌腹下出现尖角凹陷处。

委中（足太阳膀胱经）：位于膝后区，腘横纹的中点。

皮下定向穴：以痛为腧，凡按压时有酸、麻、胀、痛、重等感觉及皮肤变化处。或关节下方阴阳两侧任取一点，斜刺进针呈向心性，针尖朝向上方关节的方向所取的穴位。

风市（足少阳胆经）：在大腿外侧部的中线上，当腘横纹上七寸，或直立垂手时，中指尖处。

上肢疼痛

【治疗原则】

以痛为腧，泻之以通。

【操作方法】

刺疼痛局部，向心性皮下定向法，用泻法。上肢刺肩髃、曲池、外关，用泻法。内关用补法。隔日一次，针3～5次。整个肢体针后涂按摩油：生川乌30g，生草乌30g，生南星30g，生半夏30g，川椒30g，细辛30g，透骨草30g，冰片30g，加95%的酒精500ml，密封浸泡两周，过滤后加蓖麻油100ml，外涂疼痛处。每日早晚各一次，7日为一疗程。针刺三次，效果不明显时，加刺健侧的阳穴，用泻法，加刺1～3次。根据症状加八字针法的特定穴位，即十二神针、观形施针穴、病灶对应穴、皮下定向穴。

【穴位位置】

肩髃（手阳明大肠经）：在肩部，三角肌上，臂外展，或向前平伸时，当肩峰前下方凹陷处。

曲池（手阳明大肠经）：肘横纹外侧端，屈肘，当尺泽与肱骨外上髁连线中点。

合谷（手阳明大肠经）：手背第1、2掌骨间，当第2掌骨桡侧的中点处。

内关（手厥阴心包经）：在前臂掌侧，当曲泽与大陵的连线上，腕横纹上2寸，掌长肌腱与桡侧腕屈肌腱之间。

外关（手少阳三焦经）：在前臂后区，当阳池与肘尖的连线上，腕背侧远端横纹上2寸，尺骨与桡骨间隙中点。

皮下定向穴：以痛为腧，凡按压时有酸、麻、胀、痛、重等感觉及皮肤变化处。或关节下方阴阳两侧任取一点，斜刺进针呈向心性，针尖朝向上方关节的方向所取的穴位。

下肢疼痛

【治疗原则】

以痛为腧，泻之以通。

【操作方法】

刺疼痛局部，向心性皮下定向法，用泻法。下肢刺环跳、内膝眼、外膝眼、膝内、膝外，用泻法。隔日一次，针3～5次。整个肢体针后涂按摩油：生川乌30g，生草乌30g，生南星30g，生半夏30g，川椒30g，细辛30g，透骨草30g，冰片30g，加95%的酒精500ml，密封浸泡两周，过滤后加蓖麻油

100ml，外涂疼痛处。每日早晚各一次，7 日为一疗程。针刺三次，效果不明显时，加刺健侧的阳穴，用泻法，加刺 1～3 次。根据症状加八字针法的特定穴位，即十二神针、观形施针穴、病灶对应穴、皮下定向穴。

【穴位位置】

皮下定向穴：以痛为腧，凡按压时有酸、麻、胀、痛、重等感觉及皮肤变化处。或关节下方阴阳两侧任取一点，斜刺进针呈向心性，针尖朝向上方关节的方向所取的穴位。

环跳（足少阳胆经）：在臀外下部，当股骨大转子最凸点与骶管裂孔连线的外 1/3 与中 1/3 交点处。

膝眼（经外奇穴・下肢）：在髌韧带两侧凹陷处；内侧的称内膝眼，外侧的称外膝眼。

膝内：位于膝关节腘窝横纹内侧尽头处。

膝外：位于膝关节腘窝横纹外侧尽头处。

风市（足少阳胆经）：在大腿外侧部的中线上，当腘横纹上七寸，或直立垂手时，中指尖处。

承山（足太阳膀胱经）：在小腿后面正中，委中穴与昆仑穴之间，当伸直小腿或足跟上提时腓肠肌肌腹下出现尖角凹陷处。

上肢无力

【治疗原则】

阴阳双补。

【操作方法】

上肢刺肩髃、曲池、合谷、内关、外关、手心、手指阳八邪穴，以及肩、肘关节下方阴阳两侧的皮下定向穴，用补法。尺泽用泻法。隔日一次，针3～5 次。针后灸合谷、手心、内关、外关，隔姜灸，每日一次，每次 10 分钟，皮下出汗为度，7 日为一疗程。灸后涂按摩液以促进循环。针刺三次，效果不明显时，加刺健侧的阳穴，用泻法，加刺 1～3 次。根据症状加八字针法的特定穴位，即十二神针、观形施针穴、病灶对应穴、皮下定向穴。

【穴位位置】

肩髃（手阳明大肠经）：在肩部，三角肌上，臂外展，或向前平伸时，当肩峰前下方凹陷处。

曲池（手阳明大肠经）：肘横纹外侧端，屈肘，当尺泽与肱骨外上髁连线中点。

合谷（手阳明大肠经）：手背第 1、2 掌骨间，当第 2 掌骨桡侧的中点处。

内关（手厥阴心包经）：在前臂掌侧，当曲泽与大陵的连线上，腕横纹上2寸，掌长肌腱与桡侧腕屈肌腱之间。

外关（手少阳三焦经）：在前臂后区，当阳池与肘尖的连线上，腕背侧远端横纹上2寸，尺骨与桡骨间隙中点。

手心：位于手掌弯曲时的掌心凹陷处。

手指阳八邪（经外奇穴·上肢）：在手指背侧，微握拳，第一到五指间，指蹼缘后方赤白肉际处，左右共八个穴位。

皮下定向穴：以痛为腧，凡按压时有酸、麻、胀、痛、重等感觉及皮肤变化处。或关节下方阴阳两侧任取一点，斜刺进针呈向心性，针尖朝向上方关节的方向所取的穴位。

尺泽（手太阴肺经）：位于肘横纹中，肱二头肌腱桡侧凹陷处。

下肢无力

【治疗原则】

阴阳双补。

【操作方法】

下肢刺环跳、外膝眼、膝外、足三里、足趾阳八邪穴、解溪、血海、膝内、三阴交、抬足、足心、承山、委中，以及髋关节、膝关节下方阴阳两侧的皮下定向穴，用补法。隔日一次，针3～5次。针后灸解溪、环跳、委中、足心，隔姜灸，每日一次，每次10分钟，皮下出汗为度，7日为一疗程。灸后涂按摩液以促进循环。针刺三次，效果不明显时，加刺健侧的阳穴，用泻法，加刺1～3次。根据症状加八字针法的特定穴位，即十二神针、观形施针穴、病灶对应穴、皮下定向穴。

【穴位位置】

环跳（足少阳胆经）：在臀外下部，当股骨大转子最凸点与骶管裂孔连线的外1/3与中1/3交点处。

膝眼（经外奇穴·下肢）：在髌韧带两侧凹陷处；内侧的称内膝眼，外侧的称外膝眼。

膝外：位于膝关节腘窝横纹外侧尽头处。

足三里（足阳明胃经）：在小腿外侧，犊鼻下3寸，犊鼻与解溪连线上。

足趾阳八邪（经外奇穴·下肢）：在足趾背侧，微弯曲，第一到五趾间，趾蹼缘后方赤白肉际处，左右共八个穴位。

解溪（足阳明胃经）：足背踝关节横纹中央凹陷处，当拇长伸肌腱与趾长伸肌腱之间。

血海（足太阴脾经）：屈膝，在大腿内侧，髌底内侧端上2寸，当股四头肌内侧头的隆起处。

膝内：位于膝关节腘窝横纹内侧尽头处。

三阴交（足太阴脾经）：在小腿内侧，内踝尖上 3 寸，胫骨内侧缘后际。

抬足：此穴位于足掌内侧缘凹陷处，足内侧上 0.5 寸。

足心：位于足弯曲时的足心凹陷处。

承山（足太阳膀胱经）：在小腿后面正中，委中穴与昆仑穴之间，当伸直小腿或足跟上提时腓肠肌肌腹下出现尖角凹陷处。

委中（足太阳膀胱经）：位于膝后区，腘横纹的中点。

皮下定向穴：以痛为腧，凡按压时有酸、麻、胀、痛、重等感觉及皮肤变化处。或关节下方阴阳两侧任取一点，斜刺进针呈向心性，针尖朝向上方关节的方向所取的穴位。

风市（足少阳胆经）：在大腿外侧部的中线上，当腘横纹上七寸，或直立垂手时，中指尖处。

大便失禁

【治疗原则】

温阳固肾，健脾止泻。

【操作方法】

刺中脘、天枢、关元、足三里、三阴交，用补法。隔日一次，针 3～5 次。针后灸中脘、天枢、关元、神阙、足三里、三阴交、大肠俞，隔姜灸，每日一次，每次每穴 10 分钟，以汗出为度，7 日为一疗程。根据症状加八字针法的特定穴位，即十二神针、观形施针穴、病灶对应穴、皮下定向穴。

【穴位位置】

中脘（任脉）：在上腹部，前正中线上，脐上 4 寸处。

天枢（足阳明胃经）：位于腹部，横平脐中，前正中线旁开 2 寸。

关元（任脉）：在下腹部，前正中线上，当脐下 3 寸。

足三里（足阳明胃经）：在小腿外侧，犊鼻下 3 寸，犊鼻与解溪连线上。

三阴交（足太阴脾经）：在小腿内侧，内踝尖上 3 寸，胫骨内侧缘后际。

神阙（任脉）：人体的腹中部，脐中央。

大肠俞（足太阳膀胱经）：在腰部，当第 4 腰椎棘突下，旁开 1.5 寸。

小便失禁

【治疗原则】

温肾益气，壮阳固涩。

【操作方法】

刺关元、中极、三阴交，用补法。隔日一次，针 3～5 次。针后灸关元、中级、三阴交、神阙、命门，隔姜灸，每日一次，每次每穴 10 分钟，以汗出为度，7 日为一疗程。根据症状加八字针法的特定穴位，即十二神针、观形施针穴、病灶对应穴、皮下定向穴。口服补中益气丸，金匮肾气丸。公猪膀胱装入芡实 60g，金樱子 60g，桑螵蛸 60g，益智仁 60g，煮熟吃肉喝汤。

【穴位位置】

关元（任脉）：在下腹部，前正中线上，当脐下 3 寸。

中极（任脉）：在下腹部，前正中线上，当脐下 4 寸。

三阴交（足太阴脾经）：在小腿内侧，内踝尖上 3 寸，胫骨内侧缘后际。

神阙（任脉）：人体的腹中部，脐中央。

命门（督脉）：在腰部，当后正中线上，第二腰椎棘突下凹陷中。

口眼歪斜（面神经炎）

【概述】

面神经麻痹又叫作面神经炎、周围性面瘫、特发性面神经麻痹。是一种多因病毒感染或局部受风寒侵袭所引起的面部神经急性非化脓性的面神经炎症。由于局部神经营养血管收缩，缺血而形成水肿，脱髓鞘改变，甚至发生轴突变性而引起一系列的临床症状。临床多以发病突然，有面部凉风或单纯疱疹病史。有些患者有耳痛，颜面不适的先兆。大多数病人多因说话不便或无意中被他人发现。患病后患侧侧鼻唇沟变为平坦状，额纹消失，口角低，鼓气时有漏气现象，齿颊间有食物存积。眼轮匝肌反射，角膜反射，口轮匝肌反射等均减退，恢复期可遗留面肌痉挛。嚼食物时，病侧常可出现流泪的鳄鱼泪现象。茎乳突孔以上神经受害时可见到舌前 2/3 味觉障碍。镫骨神经受害则有听觉障碍。膝状神经节受害则有乳突部疼痛，外耳道以及耳郭出现感觉障碍，甚至有疱疹样损害。膝状神经节以上受害则可见泪液，唾液减少现象作为诊断依据。类似于中医的“吊线风”“歪嘴风”“面瘫”“口㖞”等病范畴。

中医认为本病的发生主要是由于机体的正气不足。络脉空虚，卫外不固，风邪乘虚袭入，以至于气血运行不畅，经脉受阻，痰瘀水形成，络脉失养，弛缓而不收，被健侧牵拉而形成口眼歪斜。所以，临床上多采用祛风散寒，利水通络，清热解毒，化痰开窍，益气养血，湿通血脉，改善微循环的治疗原则。

周围性面瘫发病率很高，而最常见者为面神经炎或贝尔麻痹。平常人们所常说的面瘫，在多数情况下是指面神经炎，此类情况比较容易治疗，绝大部分患者经过合理治疗，均可痊愈。因为面瘫可引起十分怪异的面容，所以常被人们称为“毁容病”。

面神经麻痹是指茎乳突孔内急性非化脓性炎症引起的周围性面瘫。颅内炎症、肿瘤、血管病变、外伤等多种原因病变累及面神经所致的继发性面神经麻痹与前者不同。面神经麻痹表现以一侧面部表情肌突然瘫痪，同侧前额皱纹消失，眼裂扩大，鼻唇沟变浅，面部被牵向健侧为主要特征。

本病任何年龄均可发病，以 20 ~ 40 岁最多见，男性多于女性，多一侧发病，双侧同时发病者较少见。发病率高达 42.5/10 万/年，预后多良好。一般起病迅速，在几小时至 1 ~ 2 天，面肌麻痹达高峰，持续 1 ~ 2 周开始恢复，3 个月不能完全恢复者，则会留后遗症。

【病因】

1. 感染：约 42.5% 感染性病变多是由潜伏在面神经感觉神经节内休眠状态的带状疱疹（VZV）被激活引起。另外脑膜炎、腮腺炎、流行性感冒、猩红热、疟疾、多发性颅神经炎、局部感染等均可引起。耳源性疾病如中耳炎、迷路炎、乳突炎、颞骨化脓性炎症。

2. 特发性（常称 Bell 麻痹，贝尔麻痹）：约 30.3%，Bell 麻痹的因为疲劳及面部、耳后受凉、受风引起。

3. 肿瘤：约 5.5%，肿瘤本身及外科切除肿瘤均可以引起。肿瘤包括：基底动脉瘤、颅底肿瘤、听神经瘤、腮腺瘤、原发性胆脂瘤及颈静脉球肿瘤。

4. 神经源性：约 13.5%，由于脑血管病，颅内、非创伤性神经源性引起。

5. 创伤性：约 8.2%，颅底骨折、颞骨骨折、面部外伤、外科手术及以及面神经分布区神经毒性药物的注射如酒精、青霉素及肉毒素等药物是面瘫在创伤性原因中最常见的。

6. 中毒：如酒精中毒。长期接触有毒物。

7. 代谢障碍：如糖尿病、维生素缺乏。

8. 血管机能不全。

9. 先天性面神经核发育不全。

【鉴别】

1. 中枢型：为核上组织（包括皮质、皮质脑干纤维、内囊、脑桥等）受损时引起，出现病灶对侧颜面下部肌肉麻痹。从上到下表现为鼻唇沟变浅，露齿时口角下垂（或称口角歪向病灶侧，即瘫痪面肌对侧），不能吹口哨和鼓腮等。多见于脑血管病变、脑肿瘤和脑炎等。

2. 周围型：为面神经核或面神经受损时引起，出现病灶同侧全部面肌瘫痪，从上到下表现为不能皱额、皱眉、闭目、角膜反射消失，鼻唇沟变浅，不能露齿、鼓腮、吹口哨，口角下垂（或称口角歪向病灶对侧，即瘫痪面肌对侧）。多见于受寒、耳部或脑膜感染、神经纤维瘤引起的周围型面神经麻痹。此外还可出现舌前2/3味觉障碍，说话不清晰等。

中枢性面瘫为病侧力大，向病侧歪斜；周围性面瘫健侧力大，向健侧歪斜。中枢性面瘫鼻唇沟与口部歪斜，眼部正常。周围性面瘫鼻唇沟、口部、眼部、额部全歪斜，角膜反射消失，面肌全部瘫痪。

【临床表现】

1. 多数面神经麻痹病人往往于清晨洗脸、漱口时突然发现一侧面颊动作不灵、嘴巴歪斜。

2. 病侧不能作皱额、蹙眉、闭目、鼓气和噘嘴等动作。鼓腮和吹口哨时，因患侧口唇不能闭合而漏气。

3. 病侧面部表情肌完全瘫痪者，前额皱纹消失、眼裂扩大、鼻唇沟平坦、口角下垂，露齿时口角向健侧偏歪。

4. 面神经麻痹病人进食时，食物残渣常滞留于病侧的齿颊间隙内，并常有口水自该侧淌下。由于泪点随下睑内翻，使泪液不能按正常引流而外溢。

【常规检查】

静止检查

1. 茎乳突：检查茎乳突是否疼痛或一侧颞部、面部是否疼痛。

2. 额部：检查额部皮肤皱纹是否相同、变浅或消失，眉目外侧是否对称、下垂。

3. 眼：检查眼裂的大小，两侧是否对称、变小或变大，上眼睑是否下垂，下眼睑是否外翻，眼睑是否抽搐、肿胀，眼结膜是否充血溃疡，是否有流泪、干涩、酸、胀的症状。

4. 耳：检查是否有耳鸣、耳闷、听力下降。

5. 面颊：检查鼻唇沟是否变浅、消失或加深。面颊部是否对称、平坦、增厚或抽搐。面部是否感觉发紧、僵硬、麻木或萎缩。

6. 口：检查口角是否对称、下垂、上提或抽搐；口唇是否肿胀，人中是否偏斜。

7. 舌：检查味觉是否受累。

运动检查

1. 抬眉运动：检查额枕肌额腹的运动功能。重度患者额部平坦，皱纹一般消失或明显变浅，眉目外侧明显下垂。

2. 皱眉：检查皱眉肌是否能运动，两侧眉运动幅度是否一致。

3. 闭眼：闭眼时应注意患侧的口角有无提口角运动，患侧能否闭严，及闭合的程度。

4. 耸鼻：观察压鼻肌是否有皱纹，两侧上唇运动幅度是否相同。

5. 示齿：注意观察两侧口角运动幅度，口裂是否变形，上下牙齿暴露的数目及高度。

6. 努嘴：注意观察口角两侧至人中的距离是否相同，努嘴的形状是否对称。

7. 鼓腮：主要检查口轮匝肌的运动功能。

【西医治疗】

1. 泼尼松 30~60mg，早晨一次顿服，用 7 日，然后减量服 3 周。可治疗乳突处及耳内剧痛。

2. 地塞米松 5~10mg，静脉滴注，用 7~10 日后改为口服，急性期用激素可减轻神经组织水肿，促进面神经功能的恢复。

3. 伴有带状疱疹者可用阿昔洛韦治疗后再用泼尼松每日 40~80mg 口服。

4. 维生素 B_1 针 100mg，维生素 B_{12} 针 500ug，肌注，每日一次。可促进受损面神经髓鞘的恢复。连用 20~30 日。

5. 阿司匹林 0.5~1.0g，口服 3 次/日，急性期服用 5 日。

6. 也可用扩张血管药地巴唑 10mg，Tid po。

7. 用激素眼膏和消炎眼药水点眼保护。避免角膜损害或感染。

8 甲钴胺 1.0mg，每日一次，避光静滴，连用 2 周。

9. 配合理疗、针灸、中药内服外用。

10. 烟酸肌醇，小活络丸，华佗再造丸，补中益气丸，十全大补丸。

【中医治疗】

1. 风寒型：突然口眼歪斜，眼睑闭合不全，多有面部受凉史，伴见发热头痛等，舌苔薄白，脉浮紧或浮缓。

治则：祛风散寒，和营通络。

方药：葛根汤合牵正散加减。葛根 30g，麻黄 9g，桂枝 12g，白芍 15g，制白附子 20g，僵蚕 20g，全虫 10g，防风 12g，甘草 6g。水煎服，日一剂。

加减：表虚自汗去麻黄加生黄芪 15g；头痛加白芷 12g，羌活 12g，川芎 12g；头身困重国，胸闷苔腻加胆南星 12g，姜半夏 12g。

2. 风热型：突然口眼歪斜，眼睑闭合不全，伴见发热头痛，或伴有带状疱疹，舌红苔薄黄，脉浮数。

治则：疏风清热，活血通络。

方药：柴葛解肌汤合牵正散加减。柴胡 12g，葛根 30g，生石膏 30g，黄芩 12g，白芷 12g，白芍 12g，桔梗 12g，薄荷 12g，制白附子 20g，僵蚕 20g，全虫 10g，甘草 6g。水煎服，日一剂。

加减：发热重加桑叶 30g，蝉蜕 30g，金银花 30g，连翘 30g；头晕目赤加夏枯草15g，菊花15g；咽痛加元参30g，马勃12g；痰多咳嗽加川贝母12g，全瓜蒌15g。

3. 风痰型：口眼歪斜，眼睑闭合不全，面部抽搐，患侧颜面麻木作胀，胸闷脘痞，舌体胖大，苔白腻，脉弦滑。

治则：祛风化痰，通络止痉。

方药：牵正散合玉真散加味。制白附子20g，僵蚕20g，全虫10g，胆南星12g，防风12g，白芷12g，天麻12g，羌活12g，白芥子12g，甘草6g。水煎服，日一剂。

加减：面肌抽搐加蜈蚣2条，乌梢蛇20条；舌淡苔白腻加薏苡仁30g，苍术20g，姜半夏20g；病久者加桃仁12g，红花12g，赤芍12g。

4. 瘀血型：口眼歪斜，日久不愈，面肌板硬，时有抽搐或疼痛，舌紫暗有瘀点，脉涩迟。

治则：活血祛瘀，通络止痉。

方药：通窍活血汤合牵正散加减。赤芍15g，炒川芎15g，炒桃仁12g，红花12g，葱种叶30g，全虫10g，僵蚕20g，丹参30g，制白附子20g，甘草6g。水煎服，日一剂。

加减：日久顽痰加白芥子12g，胆南星12g；日久不愈加水蛭20g，穿山甲3g，鬼箭羽30g；肌肤粗糙，眉毛脱落加当归15g，蒸何首乌30g。

5. 气血亏虚型：口眼歪斜，面肌萎缩或不胜风寒，或肌肉松弛，功能久而不能恢复，舌淡脉无力。

治则：补气养血，活血通络。

方药：当归补血汤合牵正散加味。黄芪60g，当归12g，制白附子20g，僵蚕20g，全虫10g，炒川芎15g，鸡血藤60g，党参30g，白术12g，地龙30g，赤芍15g，甘草6g。水煎服，日一剂。

加减：自汗恶风加防风12g，煅牡蛎30g；畏寒肢冷加炮附子6g，肉桂6g；舌尖淡白加枸杞子15g，怀牛膝30g，地骨皮12g。

【特色治疗】

1. 黄芪30g，地龙10g，当归15g，炒川芎30g，桃仁10g，红花10g，制白附子30g，僵蚕10g，全蝎10g，大活10g，赤芍30g，钩藤10g，丹参30g，葛根30g，甘草9g，大艽15g，蝉蜕30g。每日一剂，水煎服。

2. 制白附子9g，僵蚕9g，全虫9g，胆南星12g，石菖蒲12g，远志12g，郁金15g，甘草9g，共为细末，每次10g，开水冲服。20日为一疗程。

3. 当归10g，炒川芎15g，全虫12g，僵蚕12g，地龙10g，土元15g，制白附子30g，丹参15g，天麻12g，黄芪20g，制川乌6g。每日一剂，水煎服。口眼瞤动加天麻10g，钩藤30g，石决明30g。

4. 防风15g，全蝎6g，僵蚕10g，制白附子6g，蜈蚣一条，当归12g，炒川芎10g，党参20g，黄芪20g，香附子20g，天竺黄8g，制南星5g，丹参30g，赤芍20g，木香6g，怀牛夕30g，知母30g。每日一剂，水煎服，口角流涎加僵蚕30g。

5. 胆南星6g，草乌6g，白及6g，半夏6g，僵蚕7个，共为细末，用生姜汁调成膏状，向左歪敷右侧，向右歪敷左侧，抉正后洗去，干后再换。

6. 新鲜活鳝鱼一条，肉桂10g，胡椒10粒，冰片1g。上药共捣碎，加入少量白酒调为糊状，先取针灸针速刺患侧颊车、下关穴，然后外敷此药，外用纱布固定，两天换药一次。

7. 不换金丹外敷：荆芥穗、白僵蚕（炒）、天麻、甘草（炙）各30g，羌活（去芦）、川芎、白附子（生用）、川乌头（生用）、细辛（去叶）、蝎梢（去毒，炒）、藿香叶各15g，薄荷90g，防风30g。用法：如口歪向左，即于右腮上涂之便正。

8. 正颜摩方：荆芥穗、乌梢蛇、白花蛇、全蝎、僵蚕、白附子、蜈蚣、生马钱子、冰片、胆南星、樟脑、麝香、防风、白芷各适量。用法：取药膏适量，每日3次涂于面部，少许按摩即可。

9. 维生素B_1针100mg，维生素B_{12}针1mg，地仓，颊车穴注射，每穴注入1~2ml，3日一次，直至痊愈为止。

10. 肌注：维生素B_1注射液100mg，配维生素B_{12}注射液1mg，肌肉注射，每日一次，连用3周。

11. 静滴：20%甘露醇注射液125ml。5% GS注射液250ml，阿昔洛韦注射液0.5。5% GS250ml，黄芪注射液40ml，复方丹参20ml，门冬注射液10ml。0.9%生理盐水250ml，地塞米松注射液5mg，头孢曲松注射液2.0。5% GS250ml，胞二磷注射液1.0，维生素C注射液2.0，门冬注射液10ml。上药静脉点滴，每日一次，连用2周。

12. 口服：甲钴胺（弥可宝）1mg，维生素E胶丸0.2，谷维素20mg，维生素B_1片20mg，每日3次口服。肠溶阿司匹林100mg，每日一次口服，以上药物，连用3周。

13. 泼尼松冲击疗法：泼尼松、钙片、地巴唑、阿司匹林、烟酸肌醇。

烟酸肌醇：能缓和、持久地舒张外周血管，改善脂质代谢异常，溶解纤维蛋白，溶解血栓和抗凝。对高脂蛋白血症的适应证同烟酸，可作为辅助治疗。并可用于冠心病及各种末梢血管痉挛性疾病（如闭塞性动脉硬化症、肢端动脉痉挛症、偏头痛等）的辅助治疗。用法：每次0.2~0.6g，每日3次，连续服1~3个月。

阿司匹林片：治感冒、发热、头痛、牙痛、关节痛、风湿病，还能抑制血小板聚集，用于预防和治疗缺血性心脏病、心绞痛、心肺梗死、脑血栓形成，应用于血管形成术及旁路移植术也有效。成人用量：①解热、镇痛，一次0.3～0.6g，一日3次，必要时每4小时1次。②抗风湿，一日3～5g（急性风湿热可用到7～8g），分4次口服。③抑制血小板聚集，尚无明确用量，多数主张应用小剂量，如50～150mg，每24小时1次。④治疗胆道蛔虫病，一次1g，一日2～3次，连用2～3日；阵发性绞疼停止24小时后停用，然后进行驱虫治疗。

地巴唑：对血管平滑肌有直接松弛作用，使血压略有下降。对胃肠平滑肌有解痉作用，对中枢神经系统有轻度兴奋作用。有舒张血管、降低血压及解除平滑肌痉挛和兴奋脊髓作用。用于高血压、心绞痛、妊娠毒血症、胃肠道痉挛、脊髓灰质炎后遗症及外周性面神经麻痹等。用量用法：高血压、胃肠痉挛者口服，1次10～20mg，每日3次；或皮注10～20mg。对神经疾患，每次服5～10mg，1日3次。对脑血管痉挛，1次静注10～20mg。极量口服1日150mg。规格：片剂每片10mg，20mg。注射液每支10mg（1ml）。

治疗方案一：①晨起顿服泼尼松40mg，每日1次，逐渐减量停药，共4周，②维生素B_1注射液100mg，维生素B_{12}注射液0.5mg，每日1次，肌肉注射，连用2周后改为维生素B_1片10mg，赛立泰（腺苷钴胺片，为维生素类药。是氰钴型维生素B_{12}的同类物）0.5mg，每日3次口服，直至病愈，③对并发疱疹患者，给予阿昔洛韦片0.4g，每日3次口服，连用7～10d；④所有患者均在治疗初期给予红外线照射或病侧耳后茎乳孔周围局部热敷。⑤中成药灯盏花素片1片，每日3次口服，10d为1疗程，可连用4个疗程。

治疗方案二：①激素治疗：泼尼松（20～30mg）或地塞米松（1.5～3.0mg）1次/d，口服，连续7～10天。②改善微循环，减轻水肿：低分子右旋糖酐250～500ml，静滴1次/d，连续7～10天。烟酸、复方丹参片。③神经营养代谢药物：维生素B_1、B_{12}，胞磷胆碱，辅酶Q10等。④理疗：2周后行物理疗法，在茎乳孔附近可行热敷或红外线照射。⑤针刺疗法。⑥局部按摩。⑦注意保护角膜，戴眼罩，预防性滴氯霉素眼药水或睡前涂红霉素眼药膏。

针灸治疗方案三：治宜祛风通络，疏调经筋。主穴选攒竹、鱼腰、阳白、四白、颧髎、颊车、地仓、合谷、昆仑。配穴选风寒证加风池，风热证加曲池，恢复期加足三里，人中沟歪斜加水沟，鼻唇沟变浅加迎香。也可适当加用艾灸以上穴位加强祛风散寒的作用。

注意：面部穴位手法不宜太重，针刺不宜过深，取穴不宜过多，肢体远端的腧穴行泻法且手法宜重，在恢复期，肢体远端的足三里用补法。

14. 面神经麻痹痊愈后，不胜寒风，遇寒面部木强，可内服参芪四物汤、牵正散、当归补血汤、玉屏风散。以上四方合而用之，加鸡血藤、白芷、羌活。

15. 蓖麻子仁 10 粒，捣如泥，敷患侧的下关穴，8 小时后去掉，1 次/日，连用至愈。或用活黄鳝热血滴在白布上，敷患侧，左歪敷右，右歪敷左，每日 1 次治愈。

【面瘫三期治疗】

第一周内服中药方：制白附子 15g，僵蚕 15g，全虫 6g，板蓝根 30g，大青叶 30g，蒲公英 30g，金银花 30g，地丁 30g，连翘 20g，泽泻 20g，羌活 10g，鸡血藤 30g，蜈蚣 1 条，生甘草 10g。水煎服，每日一剂，连服 7 日。

第二周中药内服方：制白附子 20g，僵蚕 20g，全虫 10g，法半夏 15g，茯苓 20g，胆南星 15g，石菖蒲 30g，醋制郁金 30g，远志 12g，羌活 10g，防风 10g，蜈蚣 1 条，鸡血藤 60g，炒甘草 10g。水煎服，每日一剂，连服 7 日。

第三周中药内服方：制白附子 30g，僵蚕 30g，全虫 10g，羌活 10g，防风 10g，蜈蚣 1 条，鸡血藤 120g，党参 30g，黄芪 30g，熟地 20g，当归 10g，炒川芎 15g，白芍 30g，丹参 30g，葛根 30g，陈皮 10g，炙甘草 10g。水煎服，每日一剂，连服 7 日。

【面瘫外敷药膏的配制】

外敷方 1：天麻、生南星、地风、僵蚕、白及各 8g，巴豆仁 5 粒，生姜 300g，共捣如泥状，纱布包裹敷患侧，8 小时后去掉，切勿入眼入口。每日一次，2 次即可。

外敷方 2：蓖麻子仁 10 粒，捣如泥，敷患侧的下关穴，8 小时后去掉，1 次/日，连用治愈。或用活黄鳝热血滴在白布上，敷患侧，左歪敷右，右歪敷左，每日 1 次治愈。

外敷方 3：蓖麻仁 30g，松香 60g 分别研为细末，取净水 1000ml 煮沸后，倒入蓖麻仁，煮 5 分钟后，再入松香，用小火煮 3 分钟，倒入备用的 1000ml 冷水盆中，捻收成膏备用，同时将膏药用热水烫软，摊开，贴敷患处的下关穴处，右歪贴左，左歪贴右，用胶布固定，每贴 7 ~ 10 日（另外再用马钱子 30g，血竭 30g 共为细末，当用上膏药敷贴时，取此药末适量撒在膏药上即可）。耳痛时可用利多卡因 1ml、地塞米松 2mg、v - b12 500vg。耳周穴位注射，三日一次，用 1 ~ 3 次。

【面瘫的放血疗法】

1. 刺血疗法：主穴取为口腔内黏膜刺区，共三个。后区：患侧大臼齿对侧；中区：患侧小臼齿对侧；前区：患侧上下犬齿对侧。治法：每次可选定一个刺区。上部病变较重者取后区，中部病变较重者取中区，下部病变较重者取前区。如病程短者，可探寻得口腔黏膜的麻痹区或硬结处。治疗时，先令患者用温盐水漱口，清洁口腔，再以消毒之铍针（如无铍针可用手术刀代替）在选好之刺区，对口腔黏膜划割，作斜切口，长1.0～1.5厘米，深0.1～0.3厘米（小儿酌减）。然后用拇指与食、中指按摩挤压，并以压舌板向下刮血，体壮多出，体弱少出，直至血色鲜红为止。术后以5%盐水棉块蘸少许白糖敷贴刺血处。上法每日或隔日施行1次。注意：操作时应严格消毒，有出血倾向者及孕妇禁用本法。

2. 三棱针疗法：三棱针是用于刺破出血的医针，多用不锈钢制成，针柄呈圆柱状，针身至针尖呈三角锥形，刃尖锋利，分大、中、小三型，临床可根据不同病症及病人形体强弱，适当选择用针型号。用三棱针刺破浮络、孙络，可促进局部气血运行，有疏经通络、活血化瘀、开窍清热、消肿止痛的功效。

治疗方法：有点刺法、散刺法和挑刺法三种。

①点刺法。用针迅速刺入体表，随即将针退出的一种方法。多用于指、趾末端穴位。针刺前，先将三棱针和针刺部位严格消毒，并在针刺部位上左右推按，使局部充血。然后右手持针，拇食二指挟持针柄，中指紧贴针体下端，裸露针尖，对准所刺部位迅速刺入1～2分深，随即将针迅速退出，令其自然出血，或轻轻挤压针孔周围以利出血，最后用消毒棉球按压针孔。

②散刺法。即在病灶周围进行多点点刺的一种方法。根据病变部位的大小，可刺10～20针，由病变部位的外缘环形向中心点刺。针刺深度根据局部肌肉厚薄、血管深浅而定。本法还可与拔罐疗法配合，一般在本法应用后，再局部拔罐，以加大出血量。

③挑刺法。用三棱针刺入治疗部位皮肤，再将其筋膜纤维挑断的方法。针挑前先用左手按压施术部位的两侧，使其皮肤固定，右手持针，将腧穴或反应点的表皮挑破，深入皮肉，将针身倾斜并轻轻地提高，挑断部分纤维组织，然后局部消毒，覆盖敷料。

三棱针治疗取穴与毫针治疗取穴有相同处，也有不同处。相同处是根据中医的脏腑、经络、气血理论辨证施治，也要遵循腧穴的近治作用、远治作用、特殊作用来选穴、配穴。不同处是三棱针以放血为主，进针的部位不一定在十四经穴上，有的是离穴不离经。主要是选取穴位处或穴位附近瘀阻明显的血络。有时选取的穴位从经络循行方面来看，与病变部位并无直接关联，但在实际经验方面却是行之有效的。

适应证：主要适用于各种实证、热证和痛证。其中，点刺法多用于高热、惊厥、中风昏迷、中暑、喉蛾、急性腰扭伤；散刺法多用于丹毒、痈疮、外伤性瘀血疼痛；挑刺法常用于目赤肿痛、丹毒、痔疮等。

注意事项：①局部皮肤和针具要严格消毒，以免感染。②熟悉解剖部位，切勿刺伤深部大动脉。③一般下肢静脉曲张者，应选取边缘较小的静脉，注意控制出血。对于重度下肢静脉曲张者，不宜使用。④点刺、散刺时，针刺宜浅，手法轻快，出血不宜过多。⑤施术中要密切观察病人反应，以便及时处理。如出现血肿，可用手指挤压出血，或用火罐拔出，仍不消退，可用热敷以促其吸收。如误伤动脉出血，用棉球按压止血，或配合其他止血方法。⑥虚证、产后及有自发出血倾向或损伤后出血不止的患者，不宜使用。

【面瘫的拔罐疗法】

1. 针罐：主穴分2组。一组皮下定向穴；二组为地仓、颊车、太阳。配穴：睛明、承浆、听会、大迎、丝竹空、四白。皮下定向穴位置：颧髎穴下后方1寸许。治法：主穴每次用1组，交替轮用。配穴为透针所到之止穴，据主穴需要而定。第一组皮下定向穴，以28或30号毫针进3针，分别自皮下透向睛明、地仓、颊车，施捻转手法，平补平泻，运针1~2分钟后，出针，然后在针处拔火罐10~15分钟。第二组，在患侧地仓进2针，沿皮透刺至承浆；再从颊车进针2支沿皮透刺到听会和大迎穴；太阳进针2支，沿皮透刺至丝竹空和四白穴，留针20分钟。上述2组均为隔日1次，15次为一疗程。平时嘱患者自行按摩患部。

2. 闪火拔罐法：用镊子夹95%酒精棉球，点燃后，在罐内绕1~3圈再抽出，并迅速将罐子扣在应拔的部位上（须注意点燃的酒精棉球，切勿将罐口烧热，以免烫伤皮肤）。将罐拔住后，又立即取下，再迅速拔住，如此反复多次地拔上起下，起下再拔，直至皮肤潮红为度。

主治功能：面神经麻痹，具有通经活络，行气活血，消肿止痛，祛风散寒等作用。

拔罐穴位：四白、地仓、颊车、下关、牵正、乳突孔、皮下定向穴。每日拔罐一次，连用二周。

【面瘫的针灸补泻疗法】

1. 患侧用温针法：主穴取下关。配穴取颊车、地仓、颧髎、太阳、四白、迎香、阳白、水沟、承浆、牵正。

治法：主穴必取，酌加配穴3~4穴，交替轮用。下关穴取患侧，以28号毫针深刺得气后，针柄上置1寸长之艾条段，距皮肤约1寸左右，点燃灸灼，以病人感温热为度，待艾段燃尽出针。备用穴采用针刺或透刺之法。下关穴温针，也可用95%酒精中浸过之棉球，燃着后烧针，热度以病人能耐受为度。第一疗程每日一次，共针10次，停针3~5天，继续下一疗程，改为隔日1次。

2. 患侧针刺时，针尖朝向眼部、鼻部、口部的方向，用补法。健侧针刺时，针尖朝向眼部、鼻部、口部的方向，用泻法。合谷穴患侧用补法，健侧用泻法。

3. 患侧针后加灸法：

以下穴位可以选用：二间、迎香、四白、巨髎、大迎、冲阳、内庭、行间、太冲、口禾髎、颧髎、翳风。

【面瘫口中异物感的特效药物】

卡马西平片：

1. 成人常用量口服：①抗惊厥，开始一次0.1g，一日2~3次；第二日后每日增加0.1g，直到出现疗效为止；维持量根据调整至最低的有效量，分次服用；要注意个体化，最高量每日不超过1.2g。②抗躁狂或抗精神病，开始时每日0.2~0.4g，以后每周逐渐增加至最大量每日1.6g。一般分3~4次服用。通常成年人的限量，12~15岁，每日不超过1g，15岁以上一般每日不超过1.2g，少数有用至1.6g者，作止痛用时每日不超过1.2g。

2. 小儿常用量口服：抗惊厥，6岁以前开始每日按体重5mg/kg，每隔5~7日增加一次用量，达每日10mg/kg，必要时可增至20mg/kg，维持量调整到维持血药浓度8~12μg/ml，一般为每日按体重10~20mg/kg，约0.25~0.35g，通常每日不超过0.4g；6~12岁儿童，第一日0.1g，服2次，每隔周增加每日0.1g直至出现疗效；维持量调整到最小有效量，一般为0.4~0.8g，不超过每日1g，分3~4次服用。

【八字针法】

印堂从上向下斜刺，朝着鼻尖方向用补法。人中向下朝着中线方向用补法。承浆针尖向上朝着鼻尖方向用补法。眼睁不开，针尖从鱼腰向上透阳白用补法。眼不能闭合针尖从阳白向下透鱼腰用泻法。太阳、下关、牵正、颊车、地仓、合谷。健侧用泻法，患侧用补法。

【治疗顺序】

1. 先腮内放血 2. 左右针刺 3. 贴膏药加暖贴 4. 中药 5. 西药 6. 肌注 7. 输液。

【护理保健】

1. 眼睛护理：①晚上睡觉前可用抗生素眼膏如红霉素眼膏等涂眼，使暴露的角膜有眼膏与空气隔离，避免干燥和污染。也可使用专用眼罩，以减少角膜表面的水分蒸发，同时预防感染。②经常给患侧眼睛局部滴用抗生素眼药水，如3%角膜宁或润舒等，以保持角膜表面的湿润并预防感染。③眼部症状严重时，应去医院接受手术治疗，如睑缘缝合术等，待面瘫治愈后，再行拆线。

2. 自我按摩：

①枕额肌额腹：患者或他人用拇指或食指指腹沿着枕额肌额腹的方向从

眉弓向头顶及从头顶向眉弓方向轻轻地按摩。按摩时可以轻轻地从眉弓处向头顶发际处推拉，或缓慢地揉搓。

②眼轮匝肌：大部分患者表现为闭眼功能障碍及流泪。主要原因是眼轮匝肌不能有效地收缩，将眼轮匝肌从凸出的眼球上方拉下闭合。先让患者闭眼后，再用指腹沿着上下眼睑或眶下缘间的凹陷处按摩。在上、下眼睑上从内向外，再从外向内轻轻地推拉，有助于上眼睑功能恢复。这种方法亦有助于闭眼。一般周围性面瘫主要表现为上眼睑闭合障碍。重度病变型面瘫，可以出现下眼睑上提障碍。个别患者出现下眼睑轻度外翻，主要由于面瘫后下眼睑松弛所致。亦可采用上述手指推拉的方法治疗。嘱患者闭眼，用拇指及食指的指腹，分别沿着下眼睑皮肤从内向外，再从外向内轻轻地推拉。个别的患者在面部表情肌大部分恢复后，遗留上眼睑闭合不全，采用此方法按摩治疗，可避免或减轻恢复后的眼睑挛缩。

③提上唇肌：提上唇肌又称上唇方肌，起源于眶下孔上方、眶下缘的上颌部，此处位于眼轮匝肌的深部。提上唇肌的一部分肌纤维向下进入上唇外侧皮肤，其他纤维与口轮匝肌纤维交织。因此，按摩时应在患侧的上口轮匝肌向鼻翼旁及颧部按摩，然后沿着鼻唇沟或口角上向颧部按摩。用拇指或食指和中指指腹按揉颧部或沿着肌肉方向推拉按摩治疗。

④颧肌：颧肌分为颧大、小肌，起于颧骨止于口角。主要上提及向外拉口角，可沿着肌纤维，由口角旁向颧骨方向推拉或按揉。

⑤口轮匝肌：上口轮匝肌：用食指及拇指的指腹，沿着患侧口角向人中沟方向，然后沿着人中沟向口角方向按摩。下口轮匝肌：用食指及拇指指腹，沿着患侧口角向中心方向，然后再向患侧口角方向按摩。

⑥下唇方肌：用拇指指腹从口角下方向内侧及向下轻轻按摩、推拉，有助于下唇方肌、颏肌、三角肌功能的恢复。

3. 表情肌康复训练：患侧面部表情肌出现运动后，进行有效的表情肌康复训练可明显地提高疗效。面瘫时主要累及的表情肌为枕额肌额腹、眼轮匝肌、提上唇肌、颧肌、提口角肌、口轮匝肌和下唇方肌。进行这些主要肌肉的功能训练，可促进整个面部表情肌运动功能恢复正常。在训练时应根据患者的不同症状选择下述的治疗方法，每日训练 2～3 次，每个动作训练 10～20 次。具体训练方法如下：

①抬眉训练：抬眉动作的完成主要依靠枕额肌额腹的运动。在失用型、轻、中度病变型面瘫中，枕额肌额腹的运动功能最容易恢复。可嘱患者上提健侧与患侧的眉目，有助于抬眉运动功能的恢复。

②闭眼训练：闭眼的功能主要依靠眼轮匝肌的运动收缩完成。训练闭眼时，嘱患者开始时轻轻地闭眼，两眼同时闭合 10～20 次，如不能完全闭合眼

睑，露白时可用食指的指腹沿着眶下缘轻轻地按摩一下，然后再用力闭眼10次，有助于眼睑闭合功能的恢复。

③耸鼻训练：耸鼻运动主要靠提上唇肌及压鼻肌的运动收缩来完成。耸鼻训练可促进压鼻肌、提上唇肌的运动功能恢复。有少数患者不会耸鼻运动，在训练时应注意往鼻子方向用力。

④示齿训练：示齿动作主要靠颧大、小肌、提口角肌及笑肌的收缩来完成。而这四块肌肉的运动功能障碍是引起口角歪斜的主要原因。嘱患者口角向两侧同时运动，避免只向一侧用力练成一种习惯性的口角偏斜运动。

⑤努嘴训练：努嘴主要靠口轮匝肌收缩来完成。进行努嘴训练时，用力收缩口唇并向前努嘴，努嘴时要用力。口轮匝肌恢复后，患者能够鼓腮，刷牙漏水或进食流口水的症状随之消失。训练努嘴时同时训练了提上唇肌、下唇方肌及颏肌的运动功能。

⑥鼓腮训练：鼓腮训练有助于口轮匝肌及颊肌运动功能的恢复。鼓腮漏气时，用手上下捏住患侧口轮匝肌进行鼓腮训练。患者能够进行鼓腮运动，说明口轮匝肌及颊肌的运动功能可恢复正常，刷牙漏水、流口水及食滞症状消失。此方法有助于防治上唇方肌挛缩。上述每个动作的训练是针对不同肌群的运动障碍设计的，因此在观察患者面部表情肌的运动障碍时，应针对受累的肌群进行训练，如果不能有效的判断受累肌群时，可按上述程序进行运动功能训练，也能获得良好的康复效果。

4. 护理措施：

①一般护理：在急性期应当适当休息，注意面部的持续保暖。外出时可戴口罩，睡眠时勿靠近窗边，以免再受风寒。注意不能用冷水洗脸，避免直吹冷风，注意天气变化，及时添加衣物防止感冒。

②局部护理：急性期患侧面部用湿热毛巾外敷，水温50~60度，每日3~4次，每次15~20分钟，并于早晚自行按摩患侧，按摩用力应轻柔、适度、持续、稳重、部位准确。患者可对镜进行自我表情动作训练：进行皱眉、闭眼、吹口哨、示齿等运动，每日2~3次，每次3~10分钟。

③营养支持：饮食应营养丰富，选择易消化的食物、禁烟戒酒，忌食刺激性食物。

④药物应用：遵医嘱服用药物，如服用泼尼松者要严格按医嘱执行，不得随意增减药量，并注意观察有无胃肠道等副作用。避免在此期行创伤性大、刺激性强的治疗，易减轻对患侧肌及神经的损害。出现咽部感染时应遵医嘱口服抗生素治疗。

⑤眼部护理：由于眼睑闭合不全或不能闭合，瞬目动作及角膜反射消失，角膜长期外露，易导致眼内感染，损害角膜，因此减少用眼动作。在睡觉或

外出时应佩戴眼罩或有色眼镜，并用抗生素滴眼，眼膏涂眼，以保护角膜及预防眼部感染。

⑥口腔护理：进食后要及时漱口清除患侧颊齿间的食物残渣。

⑦心理护理：患者多为突然起病，难免会产生紧张、焦虑、恐惧、烦躁的心情，有的担心面容改变而羞于见人及治疗效果不好而留下后遗症，要根据患者的心理特征，耐心做好解释和安慰疏导工作，缓解其紧张情绪，使患者情绪稳定，身心处于最佳状态接受治疗及护理，以提高治疗效果。

5. 预防：

①多食新鲜蔬菜、粗粮、黄豆制品、大枣、瘦肉等。

②平时面瘫患者需要减少光源刺激，如电脑、电视、紫外线等。

③需要多做功能性锻炼，如：抬眉、鼓气、双眼紧闭、张大嘴等。

④每天需要坚持穴位按摩。

⑤睡觉之前用热水泡脚，有条件的话，做些足底按摩。

⑥适当运动，加强身体锻炼，常听轻快音乐，心情平和愉快，保证充足睡眠。

⑦面瘫患者在服药期间，忌辛辣刺激食物。如白酒、大蒜、海鲜、浓茶、麻辣火锅等。

⑧用毛巾热敷脸，每晚 3～4 次，勿用冷水洗脸，遇到寒冷天气时，需要注意头部保暖。

⑨初期使用由麝香、天麻等组成的面瘫纠正散，恢复很快。

【穴位位置】

皮下定向穴：面部阿是穴或常规穴位，呈 30°角斜刺进针，健侧用泻法，患侧用补法。

睛明（足太阳膀胱经）：在面部，目内眦角稍上方凹陷处。

承浆（任脉）：位于面部，颏唇沟的正中凹陷处，在口轮匝肌和颏唇沟之间。

听会（足少阳胆经）：在面部，当耳屏间切迹的前方，下颌骨髁突的后缘，张口有凹陷处。

大迎（足阳明胃经）：在面部，下颌角前方，咬肌附着部的前缘凹陷中，面动脉搏动处。

迎香（手阳明大肠经）：在鼻翼外缘中点旁，当鼻唇沟中。

攒竹（足太阳膀胱经）：在面部，眉头凹陷中，额切际处。

丝竹空（手少阳三焦经）：在面部，面部眉梢后凹陷处。

太阳（经外奇穴·头颈）：在耳郭前面，前额两侧，外眼角延长线的上方。

阳白（足少阳胆经）：在前额部，瞳孔直上，眉上1寸。

四白（足阳明胃经）：在面部瞳孔直下，当眶下孔凹陷处。

下关（足阳明胃经）：在面部，在颧骨下缘中央与下颌切迹之间的凹陷中。

颊车（足阳明胃经）：在面颊部，下颌角前上方，耳下大约一横指处，咀嚼时肌肉隆起时出现的凹陷处。

地仓（足阳明胃经）：在面部，口角外侧，旁开0.4寸，上直对瞳孔。

水沟（督脉）：位于人中沟正中线上1/3与2/3交界处。

牵正（经外奇穴）：在面颊部，耳垂前方0.5寸，与耳中点相平处。

鱼腰（经外奇穴·头颈）：在额部，瞳孔直上，眉毛中，仰卧或正坐仰靠取之。

合谷（手阳明大肠经）：手背第1、2掌骨间，当第2掌骨桡侧的中点处。

昆仑（足太阳膀胱经）：在足部外踝后方，当外踝尖与跟腱之间的凹陷处。

风池（足少阳胆经）：在项部，当枕骨之下，与风府相平，胸锁乳突肌与斜方肌上端之间的凹陷处。

曲池（手阳明大肠经）：肘横纹外侧端，屈肘，当尺泽与肱骨外上髁连线中点。

足三里（足阳明胃经）：在小腿外侧，犊鼻下3寸，犊鼻与解溪连线上。

太冲（足厥阴肝经）：位于足背侧，第一、二跖骨结合部之前凹陷处。

冲阳（足阳明胃经）：在足背最高处，当拇长伸肌腱与趾长伸肌腱之间，足背动脉搏动处。

内庭（足阳明胃经）：足背第2、第3趾间，趾蹼缘后方赤白肉际处。

二间（手阳明大肠经）：微握拳，在手食指本节（第2掌指关节）前，桡侧凹陷处。

行间（足厥阴肝经）：在足背侧，当第1、2趾间，趾蹼缘的后方赤白肉际处。

口禾髎（手阳明大肠经）：在鼻孔外缘直下，水沟穴旁开0.5寸处。

颧髎（手太阳小肠经）：位于目外眦直下，颧骨凹陷处。

巨髎（足阳明胃经）：在面部，瞳孔直下，平鼻翼下缘处，当鼻唇沟外侧。

翳风（手少阳三焦经）：在耳垂后，当乳突与下颌骨之间凹陷处。

口舌歪斜

【治疗原则】

泻健侧，补患侧。

【操作方法】

刺患侧的下关、迎香、人中、颊车、地仓、牵正，用补法。合谷健侧用泻法，患侧用补法。隔日一次，针 3 ~ 5 次。针后灸患侧的下关、牵正、颊车、地仓、合谷，隔姜灸，每日一次，每次每穴 10 分钟，以汗出为度，7 日为一疗程。

以下穴位可以选用：二间、迎香、四白、巨髎、大迎、冲阳、内庭、行间、太冲、口禾髎、颧髎、翳风。血压一定控制在正常范围内，如果出现语言不利，有梗死的可能。根据症状加八字针法的特定穴位，即十二神针、观形施针穴、病灶对应穴、皮下定向穴。

外敷中药：天麻、马钱子、制草乌、生南星、地风、僵蚕、蓖麻籽仁、白及各 8g，巴豆仁 5 粒，猪牙皂 30g，干姜 300g，黄鳝血 300ml，共捣如泥，晒干备用。用时取生姜汁、蜂蜜各等份，调成硬膏，纱布包裹敷患侧，8 小时后去掉，切勿入眼入口。每日一次，两次即可。同时用三棱针患侧腮内放血，放血后凉开水漱口，三日一次，一般两次即可。

【治疗顺序】

①甲钴胺、小活络丸、烟酸肌醇。②刺患侧下关、牵正、颊车、地仓、合谷用补法。效果不明显时，泻健侧以上穴位。③灸患侧合谷。④口服口眼歪斜中药加石菖蒲、郁金、远志。⑤外贴膏药加暖贴。

【穴位位置】

下关（足阳明胃经）：在面部，在颧骨下缘中央与下颌切迹之间的凹陷中。

迎香（手阳明大肠经）：在鼻翼外缘中点旁，当鼻唇沟中。

人中（督脉）：位于上嘴唇沟的上三分之一与下三分之二交界处，为急救昏厥要穴。

颊车（足阳明胃经）：在面颊部，下颌角前上方，耳下大约一横指处，咀嚼时肌肉隆起时出现的凹陷处。

地仓（足阳明胃经）：在面部，口角外侧，旁开 0.4 寸，上直对瞳孔。

牵正（经外奇穴）：在面颊部，耳垂前方 0.5 寸，与耳中点相平处。

合谷（手阳明大肠经）：手背第 1、2 掌骨间，当第 2 掌骨桡侧的中点处。

二间（手阳明大肠经）：微握拳，在手食指本节（第 2 掌指关节）前，桡侧凹陷处。

四白（足阳明胃经）：在面部瞳孔直下，当眶下孔凹陷处。

巨髎（足阳明胃经）：在面部，瞳孔直下，平鼻翼下缘处，当鼻唇沟外侧。

大迎（足阳明胃经）：在面部，下颌角前方，咬肌附着部的前缘凹陷中，面动脉搏动处。

冲阳（足阳明胃经）：在足背最高处，当拇长伸肌腱与趾长伸肌腱之间，足背动脉搏动处。

内庭（足阳明胃经）：足背第2、第3趾间，趾蹼缘后方赤白肉际处。

行间（足厥阴肝经）：在足背侧，当第1、2趾间，趾蹼缘的后方赤白肉际处。

太冲（足厥阴肝经）：位于足背侧，第一、二跖骨结合部之前凹陷处。

口禾髎（手阳明大肠经）：在鼻孔外缘直下，水沟穴旁开0.5寸处。

颧髎（手太阳小肠经）：位于目外眦直下，颧骨凹陷处。

翳风（手少阳三焦经）：在耳垂后，当乳突与下颌骨之间凹陷处。

语言不利、吞咽困难、饮食发呛

舌与许多脏腑之间通过经络和经筋的循行直接或间接地联系起来的。如《灵枢·经脉》指出："手少阴之别……系舌本"；"脾足太阴之脉，上膈挟咽，连舌本，散舌下"；"厥阴者，肝脉也，……而脉络于舌本也"；"足少阴之脉，循喉咙，挟舌本。"《灵枢·营卫生会》指出："上焦出于胃口，……上至舌。"而《灵枢·经筋》中也指出"足太阳之筋，其支者别入，结乎舌本；""手少阳之筋，……其支者当曲颊入系舌本。"可见心、肝、脾、肾、胃、膀胱、三焦诸脏腑的经别、经筋与舌本身都有直接联系，其中，由于心主舌，心气直通与舌，故与心的联系更为密切。此外，因"手太阴肺经"起于中焦，络于脾胃；足少阳胆经络于肝脏；手太阳小肠经与心相表里；手阳明大肠经又络连于肺，故肺、胆小肠、大肠等脏腑的经气亦可间接联系于舌。所以，杨云峰在《临症验舌法》中指出查诸脏腑图，脾肺肝肾，无不系根于心；核诸经络，考手足阴阳，无脉不通于舌。

【治疗原则】

化痰开窍，通经益肾。

【操作方法】

刺舌下三针，舌根部及两侧凹陷处，针尖朝向舌根。舌红苔厚腻时用泻法。舌淡苔薄白润时用补法。三日一次，7次为一疗程。针刺新哑门、上合谷（健侧用泻法，患侧用补法）。用木板夹住舌头向外猛拉立即松开，三日一次。饮食发呛时可反复按压天突穴。舌下静脉放血（放的是紫黑血，见鲜血时停止）。三日一次。刺双合谷。健侧用泻法，患侧用补法。

以下特定穴位可以选用（健侧用泻法，患侧用补法）：合谷、手三里、天鼎、扶突、人迎、孔最、鱼际、少海、灵道、通里、阴郄、神门、天窗、中冲、耳和髎、曲鬓、哑门、风府、脑户、百会、承浆。配合服中药，加制白附子30g，僵蚕30g，全虫10g，石菖蒲30g，醋郁金30g，远志12g。按摩天突穴。口张不开：面部健侧用泻法，患侧用补法。两个合谷用泻法。根据症状加八字针法的特定穴位，即十二神针、观形施针穴、病灶对应穴、皮下定向穴。

【穴位位置】

新哑门（手太阴肺经）：大鱼际上1/3凹陷处。

上合谷（手阳明大肠经）：合谷穴上0.5cm处骨缝间。

天突（任脉）：在颈部，当前正中线上，胸骨上窝中央。

合谷（手阳明大肠经）：手背第1、2掌骨间，当第2掌骨桡侧的中点处。

手三里（手阳明大肠经）：在前臂背面桡侧，在阳溪与曲池穴连线上，肘横纹下2寸处。

天鼎（手阳明大肠经）：在颈侧面，扶突穴直下1寸，当胸锁乳突肌后缘处。

扶突（手阳明大肠经）：在颈外侧部，结喉旁，当胸锁乳突肌前、后缘之间。

人迎（足阳明胃经）：在颈部，结喉旁开1.5寸，胸锁乳突肌的前缘，颈总动脉搏动处。

孔最（手太阴肺经）：在前臂掌面桡侧，当尺泽与太渊连线上，腕横纹上7寸。

鱼际（手太阴肺经）：在手拇指本节（第1掌指关节）后凹陷处，约当第1掌骨中点桡侧，赤白肉际处。

少海（手少阴心经）：位于肘前区，横平肘横纹，肱骨内上髁前缘。

灵道（手太阴心经）：在腕横纹上1.5寸，尺侧腕屈肌腱的桡侧缘。

通里（手少阴心经）：在前臂掌侧，当尺侧腕屈肌腱的桡侧缘，腕横纹上1寸。

阴郄（手少阴心经）：在前臂掌侧，当尺侧腕屈肌腱的桡侧缘，腕横纹上0.5寸。

神门（手少阴心经）：位于腕部，腕掌侧横纹尺侧端，尺侧腕屈肌腱的桡侧凹陷处。

天窗（手太阳小肠经）：位于人体的颈外侧部，胸锁乳突肌的后缘，扶突穴后，与喉结相平。

中冲（手厥阴心包经）：在手中指末节尖端中央1寸处。

耳和髎（手少阳三焦经）：在头侧部，当鬓发后缘，平耳根之前方，颞浅动脉后缘。

曲鬓（足少阳胆经）：位于耳前鬓角发际后缘的垂线与角孙穴水平线交点处。

哑门（督脉）：在项部，当后发际正中直上0.5寸，第1颈椎下。

风府（督脉）：在项部，当后发际正中直上1寸，枕外隆凸直下，两侧斜方肌之间凹陷处。

脑户（督脉）：位于人体的头部，后发际正中直上2.5寸，风府穴上1.5寸，枕外隆凸的上缘凹陷处。

百会（督脉）：头顶正中线与两耳尖连线的交叉处。

承浆（任脉）：位于面部，颏唇沟的正中凹陷处，在口轮匝肌和颏唇沟之间。

足不能抬离地面

【治疗原则】

阴阳双补，泻阴补阳。

【操作方法】

下肢刺环跳、外膝眼、膝外、足三里、足趾阳八邪、太冲、解溪、血海、膝内、三阴交、抬足、足心、承山、委中，以及髋关节、膝关节、踝关节下方阴阳两侧的皮下定向穴，用补法。隔日一次，针3~5次。针后灸解溪、环跳、委中、足心，隔姜灸，每日一次，每次10分钟，皮下出汗为度，7日为一疗程。灸后涂按摩液以促进循环。针刺三次，效果不明显时，加刺健侧的阳穴，用泻法，加刺1~3次。太冲用泻法。关节下方有病：针刺局部时，加刺关节上方1~2个穴位。根据症状加八字针法的特定穴位，即十二神针、观形施针穴、病灶对应穴、皮下定向穴。

【穴位位置】

环跳（足少阳胆经）：在臀外下部，当股骨大转子最凸点与骶管裂孔连线的外1/3与中1/3交点处。

膝眼（经外奇穴·下肢）：在髌韧带两侧凹陷处；内侧的称内膝眼，外侧的称外膝眼。

膝外：位于膝关节腘窝横纹外侧尽头处。

足三里（足阳明胃经）：在小腿外侧，犊鼻下3寸，犊鼻与解溪连线上。

足趾阳八邪（经外奇穴·下肢）：在足趾背侧，微弯曲，第一到五趾间，趾蹼缘后方赤白肉际处，左右共八个穴位。

太冲（足厥阴肝经）：位于足背侧，第一、二跖骨结合部之前凹陷处。

血海（足太阴脾经）：屈膝，在大腿内侧，髌底内侧端上 2 寸，当股四头肌内侧头的隆起处。

膝内：位于膝关节腘窝横纹内侧尽头处。

三阴交（足太阴脾经）：在小腿内侧，内踝尖上 3 寸，胫骨内侧缘后际。

抬足：此穴位于足掌内侧缘凹陷处，足内侧上 0.5 寸。

足心：位于足弯曲时的足心凹陷处。

承山（足太阳膀胱经）：在小腿后面正中，委中穴与昆仑穴之间，当伸直小腿或足跟上提时腓肠肌肌腹下出现尖角凹陷处。

委中（足太阳膀胱经）：位于膝后区，腘横纹的中点。

解溪（足阳明胃经）：足背踝关节横纹中央凹陷处，当拇长伸肌腱与趾长伸肌腱之间。

皮下定向穴：以痛为腧，凡按压时有酸、麻、胀、痛、重等感觉及皮肤变化处。或关节下方阴阳两侧任取一点，斜刺进针呈向心性，针尖朝向上方关节的方向所取的穴位。

风市（足少阳胆经）：在大腿外侧部的中线上，当腘横纹上七寸，或直立垂手时，中指尖处。

肩肘关节硬瘫腕关节下软瘫

【治疗原则】

腕关节以上泻阴补阳，腕关节以下阴阳双补。

【操作方法】

肩髃、曲池以及肩关节、肘关节下方阳侧的皮下定向穴用补法，尺泽以及肩关节、肘关节下方阴侧的皮下定向穴用泻法。内关、外关、伸指、合谷、手心以及手指阳八邪穴，指指关节阴阳两侧皮下定向穴均用补法。补后加灸。针刺三次，效果不明显时，加刺健侧的阳穴，用泻法，加刺 1～3 次。灸后涂按摩油。如果效果不佳，泻健侧的阳穴。或配病灶对应穴。补后加灸手心、外关、合谷。根据症状加八字针法的特定穴位，即十二神针、观形施针穴、病灶对应穴、皮下定向穴。

【穴位位置】

肩髃（手阳明大肠经）：在肩部，三角肌上，臂外展，或向前平伸时，当肩峰前下方凹陷处。

曲池（手阳明大肠经）：肘横纹外侧端，屈肘，当尺泽与肱骨外上髁连线中点。

皮下定向穴：以痛为腧，凡按压时有酸、麻、胀、痛、重等感觉及皮肤变化处。或关节下方阴阳两侧任取一点，斜刺进针呈向心性，针尖朝向上方关节的方向所取的穴位。

尺泽（手太阴肺经）：位于肘横纹中，肱二头肌腱桡侧凹陷处。

内关（手厥阴心包经）：在前臂掌侧，当曲泽与大陵的连线上，腕横纹上 2 寸，掌长肌腱与桡侧腕屈肌腱之间。

外关（手少阳三焦经）：在前臂后区，当阳池与肘尖的连线上，腕背侧远端横纹上 2 寸，尺骨与桡骨间隙中点。

伸指：位于合谷穴前一寸处凹陷中。

合谷（手阳明大肠经）：手背第 1、2 掌骨间，当第 2 掌骨桡侧的中点处。

手心：位于手掌弯曲时的掌心凹陷处。

手指阳八邪（经外奇穴 · 上肢）：在手指背侧，微握拳，第一到五指间，指蹼缘后方赤白肉际处，左右共八个穴位。

膝关节硬瘫踝关节下软瘫

【治疗原则】

踝关节以上补阴泻阳，踝关节以下阴阳双补。

【操作方法】

膝内、内膝眼、膝下内侧、皮下定向穴、三阴交用补法。膝外、外膝眼、足三里、膝下外侧、皮下定向穴用泻法。委中、承山、解溪用补法。足趾阳八邪、足心、抬足用补法。太冲用泻法。隔日一次，针 3 ~ 5 次。灸三阴交、足心、解溪、委中。灸后涂按摩油。效果不明显时，泻健侧的阳穴或取病灶对应穴。根据症状加八字针法的特定穴位，即十二神针、观形施针穴、病灶对应穴、皮下定向穴。

【穴位位置】

环跳（足少阳胆经）：在臀外下部，当股骨大转子最凸点与骶管裂孔连线的外 1/3 与中 1/3 交点处。

风市（足少阳胆经）：在大腿外侧部的中线上，当腘横纹上七寸，或直立垂手时，中指尖处。

承山（足太阳膀胱经）：在小腿后面正中，委中穴与昆仑穴之间，当伸直小腿或足跟上提时腓肠肌肌腹下出现尖角凹陷处。

膝眼（经外奇穴 · 下肢）：在髌韧带两侧凹陷处；内侧的称内膝眼，外侧的称外膝眼。

下肢软瘫足内翻

【治疗原则】

踝关节以上阴阳双补，踝关节以下泻阴补阳。

【操作方法】

膝盖以上的环跳、风市、血海以及髋关节下方阴阳两侧的皮下定向穴用补法。

膝盖以下阳侧的皮下定向穴以及膝外、外膝眼、足三里、承山、解溪、足趾阳八邪用补法。阴侧的皮下定向穴以及膝内、三阴交、抬足、足心补泻交替。五次后，膝盖以下阴侧和阳侧的穴位补泻交替使用。均为隔日针刺。以纠正肌力和足内翻及阴阳的平衡。针刺三次，效果不明显时，加刺健侧的阳穴环跳、外膝眼、风市、承山，用泻法，加刺 1～3 次。环跳、髋关节膝关节下方阴阳两侧的皮下定向穴、风市、外膝眼、膝外、足三里、血海、内膝眼、膝内、委中、承山、解溪、足趾阳八邪用补法。太冲、三阴交、抬足、足心用泻法。针后灸环跳、委中、解溪、足三里，灸后涂按摩油。效果不明显时配病灶对应穴。或泻健侧的阳穴。根据症状加八字针法的特定穴位，即十二神针、观形施针穴、病灶对应穴、皮下定向穴。

【穴位位置】

环跳（足少阳胆经）：在臀外下部，当股骨大转子最凸点与骶管裂孔连线的外 1/3 与中 1/3 交点处。

风市（足少阳胆经）：在大腿外侧部的中线上，当腘横纹上七寸，或直立垂手时，中指尖处。

血海（足太阴脾经）：屈膝，在大腿内侧，髌底内侧端上 2 寸，当股四头肌内侧头的隆起处。

皮下定向穴：以痛为腧，凡按压时有酸、麻、胀、痛、重等感觉及皮肤变化处。或关节下方阴阳两侧任取一点，斜刺进针呈向心性，针尖朝向上方关节的方向所取的穴位。

膝外：位于膝关节腘窝横纹外侧尽头处。

膝眼（经外奇穴·下肢）：在髌韧带两侧凹陷处；内侧的称内膝眼，外侧的称外膝眼。

足三里（足阳明胃经）：在小腿外侧，犊鼻下 3 寸，犊鼻与解溪连线上。

承山（足太阳膀胱经）：在小腿后面正中，委中穴与昆仑穴之间，当伸直小腿或足跟上提时腓肠肌肌腹下出现尖角凹陷处。

解溪（足阳明胃经）：足背踝关节横纹中央凹陷处，当拇长伸肌腱与趾长伸肌腱之间。

足趾阳八邪（经外奇穴·下肢）：在足趾背侧，微弯曲，第一到五趾间，趾蹼缘后方赤白肉际处，左右共八个穴位。

膝内：位于膝关节腘窝横纹内侧尽头处。

三阴交（足太阴脾经）：在小腿内侧，内踝尖上3寸，胫骨内侧缘后际。

抬足：此穴位于足掌内侧缘凹陷处，足内侧上0.5寸。

足心：位于足弯曲时的足心凹陷处。

面肌痉挛

【治疗原则】

泻健侧补患侧。

【操作方法】

太阳、四白、下关、牵正、颊车、地仓、合谷。健侧用泻法，患侧用补法。针尖朝向眼、鼻、口的方向斜刺进针，用皮下定向法。舌下静脉放血。患侧痉挛点点刺放血后拔罐。均为三日一次，一般3~5次即可。也可配合使用肉毒素注射液患侧痉挛点皮球样点状皮内注射，一周一次，一般3~5次即可。用肉毒素时应备用盐酸肾上腺素注射液，地塞米松注射液以防过敏。局部痉挛点交叉进针用补法，皮下定向法。也可用泻血笔痉挛点上点刺放血、拔罐。根据症状加八字针法的特定穴位，即十二神针、观形施针穴、病灶对应穴、皮下定向穴。

【穴位位置】

太阳（经外奇穴·头颈）：在耳郭前面，前额两侧，外眼角延长线的上方。

四白（足阳明胃经）：在面部瞳孔直下，当眶下孔凹陷处。

下关（足阳明胃经）：在面部，在颧骨下缘中央与下颌切迹之间的凹陷中。

牵正（经外奇穴）：在面颊部，耳垂前方0.5寸，与耳中点相平处。

颊车（足阳明胃经）：在面颊部，下颌角前上方，耳下大约一横指处，咀嚼时肌肉隆起时出现的凹陷处。

地仓（足阳明胃经）：在面部，口角外侧，旁开0.4寸，上直对瞳孔。

合谷（手阳明大肠经）：手背第1、2掌骨间，当第2掌骨桡侧的中点处。

手足肿胀

【治疗原则】

益气通络，活血化瘀。

【操作方法】

外膝眼、膝外、承山、解溪、风市用补法。阴陵泉、三阴交用泻法。五加皮200g，食醋5斤加水煎煮后先熏后洗，每日2次，共用6次；红花油涂擦或云南白药喷洒局部；口服济生肾气丸；鸭子肉加冬瓜皮100g，泽兰100g水煎煮后喝汤吃肉；手足的阳八邪穴放血疗法，每周一次，共用三次；尽量少站立，坐位或卧位时手足要垫高一点，以促进循环。以上方法酌情选用。效果不明显时，配病灶对应穴。灸委中、承山、足三里。根据症状加八字针法的特定穴位，即十二神针、观形施针穴、病灶对应穴、皮下定向穴。

【穴位位置】

膝眼（经外奇穴·下肢）：在髌韧带两侧凹陷处；内侧的称内膝眼，外侧的称外膝眼。

膝外：位于膝关节腘窝横纹外侧尽头处。

承山（足太阳膀胱经）：在小腿后面正中，委中穴与昆仑穴之间，当伸直小腿或足跟上提时腓肠肌肌腹下出现尖角凹陷处。

解溪（足阳明胃经）：足背踝关节横纹中央凹陷处，当拇长伸肌腱与趾长伸肌腱之间。

风市（足少阳胆经）：在大腿外侧部的中线上，当腘横纹上七寸，或直立垂手时，中指尖处。

阴陵泉（足太阴脾经）：在小腿内侧，胫骨内侧下缘与胫骨内侧缘之间的凹陷中。

三阴交（足太阴脾经）：在小腿内侧，内踝尖上3寸，胫骨内侧缘后际。

手指阳八邪（经外奇穴·上肢）：在手指背侧，微握拳，第一到五指间，指蹼缘后方赤白肉际处，左右共八个穴位。

足趾阳八邪（经外奇穴·下肢）：在足趾背侧，微弯曲，第一到五趾间，趾蹼缘后方赤白肉际处，左右共八个穴位。

行走不平衡

【治疗原则】

阴阳双补，补泻交替。

【操作方法】

又叫走路不稳。曲泽直刺1~2寸。委中放血或直刺1~3寸。环跳直刺1~3寸。太冲直刺0.5~1寸。百会针尖向前正中线平刺，用补法。后四神聪针尖向后正中线平刺，用补法。下关（双）平刺针尖朝向迎香的方向，用补法。命门艾灸，每日一次，每次20分钟。关元艾灸，每日一次，每次20分钟。中脘直刺1~2寸。足三里直刺1~3寸。抬足直刺1~3寸。肩髃、膝内、膝外直刺用补法。皮下定向穴可在大椎穴下边以及肩关节、肘关节、腕关节、髋关节、膝关节、踝关节下方 3～6cm 处取穴，针尖朝向关节部位，斜刺 1～1.5 寸，阴阳双侧取穴，按阴阳补泻手法操作，以达到平衡。泻健侧，补患侧。灸百会、命门、关元、足心。根据症状加八字针法的特定穴位，即十二神针、观形施针穴、病灶对应穴、皮下定向穴。

【穴位位置】

曲泽（手厥阴心包经）：在肘横纹中，当肱二头肌腱的尺侧缘。

委中（足太阳膀胱经）：位于膝后区，腘横纹的中点。

环跳（足少阳胆经）：在臀外下部，当股骨大转子最凸点与骶管裂孔连线的外 1/3 与中 1/3 交点处。

太冲（足厥阴肝经）：位于足背侧，第一、二跖骨结合部之前凹陷处。

百会（督脉）：头顶正中线与两耳尖连线的交叉处。

四神聪（经外奇穴·头颈）：在百会前、后、左、右各开 1 寸处。

下关（足阳明胃经）：在面部，在颧骨下缘中央与下颌切迹之间的凹陷中。

命门（督脉）：在腰部，当后正中线上，第二腰椎棘突下凹陷中。

关元（任脉）：在下腹部，前正中线上，当脐下 3 寸。

中脘（任脉）：在上腹部，前正中线上，脐上 4 寸处。

足三里（足阳明胃经）：在小腿外侧，犊鼻下 3 寸，犊鼻与解溪连线上。

抬足：位于足掌内侧缘凹陷处，足内侧上 0.5 寸。

肩髃（手阳明大肠经）：在肩部，三角肌上，臂外展，或向前平伸时，当肩峰前下方凹陷处。

膝内：位于膝关节腘窝横纹内侧尽头处。

膝外：位于膝关节腘窝横纹外侧尽头处。

皮下定向穴：每个关节下方阴阳两侧任取一点，斜刺进针呈向心性，针尖朝向上方关节的方向所取的穴位。

眼睑不能闭合

【治疗原则】

健侧用泻法，患侧用补法。

【操作方法】

阳白、丝竹空、瞳子髎、太阳、睛明、四白、承泣、印堂全部采用皮下定向手法，针尖朝向患处眼部，斜刺用补法。以上穴位健侧用泻法。手心直刺 0.5～1 寸，健侧用泻法，患侧用补法，使针感达到上肢肩部。患侧针尖从阳白到鱼腰用泻法。健侧针尖从阳白到鱼腰用补法。太阳双侧，针尖朝向中线方向，健侧用泻法，患侧用补法。印堂针尖朝鼻尖方向用补法。合谷健侧用泻法，患侧用补法。灸患侧合谷。根据症状加八字针法的特定穴位，即观形施针穴、病灶对应穴、皮下定向穴。

【穴位位置】

阳白（足少阳胆经）：在前额部，瞳孔直上，眉上 1 寸。

丝竹空（手少阳三焦经）：在面部，面部眉梢后凹陷处。

瞳子髎（足少阳胆经）：位于面部，目外眦外侧 0.5 寸凹陷中。

太阳（经外奇穴·头颈）：在耳郭前面，前额两侧，外眼角延长线的上方。

睛明（足太阳膀胱经）：在面部，目内眦角稍上方凹陷处。

四白（足阳明胃经）：在面部瞳孔直下，当眶下孔凹陷处。

承泣（足阳明胃经）：在面部瞳孔直下，当眼球与眶下缘之间。定位此穴时通常采用正坐或仰靠、仰卧的姿势。

印堂（经外奇穴·头颈）：在额部，当两眉头的中间。

手心：位于手掌弯曲时的掌心凹陷处。

喜哭笑

【治疗原则】

补阴泻阳。

【操作方法】

又叫强哭强笑。内关（双侧），直刺 1 ~ 2 寸，用补法。神门（双侧），采用皮下定向法，用补法。厥阴俞（双侧），朝着脊柱方向斜刺，用泻法。手指端点刺出血为度。足趾端用灸法。手心（双侧），直刺 1 寸用泻法。足心（双侧），直刺 0.5 ~ 1 寸用补法。

【穴位位置】

内关（手厥阴心包经）：在前臂掌侧，当曲泽与大陵的连线上，腕横纹上 2 寸，掌长肌腱与桡侧腕屈肌腱之间。

神门（手少阴心经）：位于腕部，腕掌侧横纹尺侧端，尺侧腕屈肌腱的桡侧凹陷处。

厥阴俞（足太阳膀胱经）：在背部，当第 4 胸椎棘突下旁开 1.5 寸处。

手心：位于手掌弯曲时的掌心凹陷处。

足心：位于足弯曲时的足心凹陷处。

饮食呛咳

【治疗原则】

补阴泻阳。

【操作方法】

风池（双侧），自上向下斜刺，一泻一补。舌下根部以及两侧凹陷中向舌根斜刺，舌淡苔薄用补法，舌红苔厚用泻法。百会自后向前斜刺，一补一泻。内关健侧用泻法，患侧用补法。上廉泉从前方向咽喉部位斜刺。足三里直刺1.5～3寸。太溪直刺。膻中从下往上斜刺。内关直刺1.5～2寸。风府向下斜刺。风府上下各一寸处均针尖朝向皮下斜刺。根据症状加八字针法的特定穴位，即十二神针、观形施针穴、病灶对应穴、皮下定向穴。

【穴位位置】

风池（足少阳胆经）：在项部，当枕骨之下，与风府相平，胸锁乳突肌与斜方肌上端之间的凹陷处。

廉泉（任脉）：结喉上方，当舌骨的上缘凹陷处。

百会（督脉）：头顶正中线与两耳尖连线的交叉处。

足三里（足阳明胃经）：在小腿外侧，犊鼻下3寸，犊鼻与解溪连线上。

太溪（足少阴肾经）：在足踝区，内踝尖与跟腱之间的凹陷处。

膻中（任脉）：前正中线，平第4肋间，两乳头连线的中点。

内关（手厥阴心包经）：在前臂掌侧，当曲泽与大陵的连线上，腕横纹上2寸，掌长肌腱与桡侧腕屈肌腱之间。

风府（督脉）：在项部，当后发际正中直上1寸，枕外隆凸直下，两侧斜方肌之间凹陷处。

流涎

【治疗原则】

补阳泻阴。

【操作方法】

又叫流口水。承浆针尖自下向上斜刺，朝着鼻尖方向，皮下定向法。金津玉液点刺放血少许。颊车针尖向口方向斜刺。牵正针尖向口方向斜刺。地仓向口方向斜刺。手心（患侧）直刺0.5～1寸。以上穴位均采用皮下定向法。牵正透颊车，补患侧泻健侧。地仓直刺，补患侧泻健侧。配合谷，患侧用补法，健侧用泻法。艾灸患侧合谷穴，隔姜泥灸，10～15分钟，以局部出汗为度。隔日一次，3～5次即可。根据症状加八字针法的特定穴位，即十二神针、观形施针穴、病灶对应穴、皮下定向穴。

【穴位位置】

承浆（任脉）：位于面部，颏唇沟的正中凹陷处，在口轮匝肌和颏唇沟之间。

金津（经外奇穴）：位于口腔内，当舌下系带左侧的静脉上。

玉液（经外奇穴）：位于口腔内，当舌下系带右侧的静脉上。

颊车（足阳明胃经）：在面颊部，下颌角前上方，耳下大约一横指处，咀嚼时肌肉隆起时出现的凹陷处。

牵正（经外奇穴）：在面颊部，耳垂前方0.5寸，与耳中点相平处。

地仓（足阳明胃经）：在面部，口角外侧，旁开0.4寸，上直对瞳孔。

手心：位于手掌弯曲时的掌心凹陷处。

吞咽困难

【治疗原则】

补阴泻阳。

【操作方法】

又叫假性延髓性麻痹。廉泉针尖自前方向下方向斜刺。风池自上向下方食管部位斜刺。丰隆直刺1~3寸，用泻法。胸骨柄处针尖向食管下段斜刺。背部5~6胸椎中心线针尖向下方斜刺，均采用皮下定向手法。太冲直刺用泻法。足三里（双），直刺用补法。根据症状加八字针法的特定穴位，即十二神针、观形施针穴、病灶对应穴、皮下定向穴。

【穴位位置】

廉泉（任脉）：结喉上方，当舌骨的上缘凹陷处。

风池（足少阳胆经）：在项部，当枕骨之下，与风府相平，胸锁乳突肌与斜方肌上端之间的凹陷处。

丰隆（足阳明胃经）：在小腿前外侧，当外踝尖上8寸，条口外，距胫骨前缘二横指。

太冲（足厥阴肝经）：位于足背侧，第一、二跖骨结合部之前凹陷处。

足三里（足阳明胃经）：在小腿外侧，犊鼻下3寸，犊鼻与解溪连线上。

手心：位于手掌弯曲时的掌心凹陷处。

肩不能上举

【治疗原则】

活血通络，补阳泻阴。

【操作方法】

臂臑针尖向上斜刺。肩髃直刺1~3寸用补法。肩贞针尖向上斜刺。曲池针尖向上斜刺。手心直刺1寸用泻法。伸指直刺1～3用补法。合谷直刺1～3寸用补法。均为患侧。条口直刺1～3寸用泻法。在距肩关节3～6cm处阳侧针尖向上进针用补法，阴侧针尖向上进针用泻法。条口为健侧。根据症状加八字针法的特定穴位，即十二神针、观形施针穴、病灶对应穴、皮下定向穴。

【穴位位置】

臂臑（手阳明大肠经）：在臂外侧，三角肌止点处，当曲池与肩髃连线上，曲池上7寸。

肩髃（手阳明大肠经）：在肩部，三角肌上，臂外展，或向前平伸时，当肩峰前下方凹陷处。

肩贞（手太阳小肠经）：在肩关节后下方，臂内收时，腋后纹头上1寸。

曲池（手阳明大肠经）：肘横纹外侧端，屈肘，当尺泽与肱骨外上髁连线中点。

手心：位于手掌弯曲时的掌心凹陷处。

伸指：位于合谷穴前一寸处凹陷中。

合谷（手阳明大肠经）：手背第1、2掌骨间，当第2掌骨桡侧的中点处。

条口（足阳明胃经）：在小腿前外侧，当犊鼻下8寸，距胫骨前缘一横指（中指），犊鼻与解溪连线上。

皮下定向穴：每个关节下方阴阳两侧任取一点，斜刺进针呈向心性，针尖朝向上方关节的方向所取的穴位。

肩不能内收

【治疗原则】

活血通络，补阳泻阴。

【操作方法】

肩髃直刺1～3寸用补法。合谷直刺1～2寸用泻法。手心直刺用补法。伸指直刺1～3寸。外关直刺1～2寸。均用补法。在距肩关节3～6cm处取穴，针尖向肩关节部位进针，阳侧用泻法，阴侧用补法。肩髃、合谷、手心均为患侧。健侧的条口用泻法。根据症状加八字针法的特定穴位，即十二神针、观形施针穴、病灶对应穴、皮下定向穴。

【穴位位置】

肩髃（手阳明大肠经）：在肩部，三角肌上，臂外展，或向前平伸时，当肩峰前下方凹陷处。

合谷（手阳明大肠经）：手背第1、2掌骨间，当第2掌骨桡侧的中点处。

手心：位于手掌弯曲时的掌心凹陷处。

伸指：位于合谷穴前一寸处凹陷中。

皮下定向穴：每个关节下方阴阳两侧任取一点，斜刺进针呈向心性，针尖朝向上方关节的方向所取的穴位。

肩不能外展

【治疗原则】

活血通络，补阳泻阴。

【操作方法】

患侧的肩髃直刺1~3寸用补法。外关直刺1~2寸用补法。内关直刺用泻法。手心直刺用泻法。伸指直刺1~3寸用补法。合谷直刺1~2寸用补法。在距肩关节3~6cm处取穴，针尖朝向肩关节部位进针，阳侧用补法，阴侧用泻法。肩髃、外关、内关、手心、伸指、合谷均为患侧，加泻健侧的条口。根据症状加八字针法的特定穴位，即十二神针、观形施针穴、病灶对应穴、皮下定向穴。

【穴位位置】

肩髃（手阳明大肠经）：在肩部，三角肌上，臂外展，或向前平伸时，当肩峰前下方凹陷处。

外关（手少阳三焦经）：在前臂后区，当阳池与肘尖的连线上，腕背侧远端横纹上2寸，尺骨与桡骨间隙中点。

内关（手厥阴心包经）：在前臂掌侧，当曲泽与大陵的连线上，腕横纹上2寸，掌长肌腱与桡侧腕屈肌腱之间。

合谷（手阳明大肠经）：手背第1、2掌骨间，当第2掌骨桡侧的中点处。

手心：位于手掌弯曲时的掌心凹陷处。

伸指：位于合谷穴前一寸处凹陷中。

皮下定向穴：每个关节下方阴阳两侧任取一点，斜刺进针呈向心性，针尖朝向上方关节的方向所取的穴位。

肘屈伸不利

【治疗原则】

活血通络，泻阴补阳。

【操作方法】

曲泽针尖朝向肘关节斜刺。尺泽针尖朝向肘关节斜刺。合谷直刺用补法。伸指直刺1~3寸用补法。手心直刺用补法。在距肘关节的下方3~6cm处取穴，阴阳两侧均用补法。曲泽、尺泽、合谷、伸指、手心均为患侧。上肢肩、肘关节下方阴侧的两个皮下定向穴用泻法。配合病灶对应穴。根据症状加八字针法的特定穴位，即十二神针、观形施针穴、病灶对应穴、皮下定向穴。

【穴位位置】

曲泽（手厥阴心包经）：在肘横纹中，当肱二头肌腱的尺侧缘。

尺泽（手太阴肺经）：位于肘横纹中，肱二头肌腱桡侧凹陷处。

合谷（手阳明大肠经）：手背第1、2掌骨间，当第2掌骨桡侧的中点处。

手心：位于手掌弯曲时的掌心凹陷处。

伸指：位于合谷穴前一寸处凹陷中。

皮下定向穴：每个关节下方阴阳两侧任取一点，斜刺进针呈向心性，针尖朝向上方关节的方向所取的穴位。

肘关节不能外展

【治疗原则】

活血通络，泻阴补阳。

【操作方法】

手三里针尖朝向肘关节方向斜刺。曲池直刺1～2寸用补法。合谷直刺1～3寸用补法。伸指直刺1～3寸用补法。距肘关节以下方向进针斜刺，阴侧用泻法，阳侧用补法。用中药热敷，处理肘关节。尺泽、内关、手心用泻法。灸患侧的曲池、合谷。配合病灶对应穴。根据症状加八字针法的特定穴位，即十二神针、观形施针穴、病灶对应穴、皮下定向穴。

【穴位位置】

手三里（手阳明大肠经）：在前臂背面桡侧，在阳溪与曲池穴连线上，肘横纹下2寸处。

曲池（手阳明大肠经）：肘横纹外侧端，屈肘，当尺泽与肱骨外上髁连线中点。

合谷（手阳明大肠经）：手背第1、2掌骨间，当第2掌骨桡侧的中点处。

伸指：位于合谷穴前一寸处凹陷中。

皮下定向穴：每个关节下方阴阳两侧任取一点，斜刺进针呈向心性，针尖朝向上方关节的方向所取的穴位。

肘关节不能屈曲

【治疗原则】

活血通络，泻阳补阴。

【操作方法】

患侧手三里直刺用泻法。曲池直刺用泻法。尺泽直刺用泻法。合谷直刺1~2寸用泻法。外关直刺1~2寸用泻法。伸指直刺1~3寸用补法。距肘关节下3~6cm处取穴，针尖朝向肘关节方向进针，阴侧用补法，阳侧用泻法。配合病灶对应穴。根据症状加八字针法的特定穴位，即十二神针、观形施针穴、病灶对应穴、皮下定向穴。

【穴位位置】

手三里（手阳明大肠经）：在前臂背面桡侧，在阳溪与曲池穴连线上，肘横纹下2寸处。

曲池（手阳明大肠经）：肘横纹外侧端，屈肘，当尺泽与肱骨外上髁连线中点。

尺泽（手太阴肺经）：位于肘横纹中，肱二头肌腱桡侧凹陷处。

合谷（手阳明大肠经）：手背第1、2掌骨间，当第2掌骨桡侧的中点处。

外关（手少阳三焦经）：在前臂后区，当阳池与肘尖的连线上，腕背侧远端横纹上2寸，尺骨与桡骨间隙中点。

伸指：位于合谷穴前一寸处凹陷中。

皮下定向穴：每个关节下方阴阳两侧任取一点，斜刺进针呈向心性，针尖朝向上方关节的方向所取的穴位。

腕关节不能屈曲

【治疗原则】

活血通络，泻阳补阴。

【操作方法】

间使直刺用补法。内关直刺1~1.5寸用补法。灵道直刺用补法。神门针尖朝向腕关节处斜刺用补法。合谷直刺1~2寸用泻法。伸指直刺1~3寸用泻法。距腕关节3cm处取穴，针尖朝向腕关节的方向进针，阳侧用泻法，阴侧用补法。配合病灶对应穴。根据症状加八字针法的特定穴位，即十二神针、观形施针穴、病灶对应穴、皮下定向穴。

【穴位位置】

间使（手厥阴心包经）：在前臂掌侧，当曲泽与大陵的连线上，腕横纹上3寸，掌长肌腱与桡侧腕屈肌腱之间。

内关（手厥阴心包经）：在前臂掌侧，当曲泽与大陵的连线上，腕横纹上2寸，掌长肌腱与桡侧腕屈肌腱之间。

灵道（手太阴心经）：在腕横纹上1.5寸，尺侧腕屈肌腱的桡侧缘。

神门（手少阴心经）：位于腕部，腕掌侧横纹尺侧端，尺侧腕屈肌腱的桡侧凹陷处。

合谷（手阳明大肠经）：手背第1、2掌骨间，当第2掌骨桡侧的中点处。

伸指：位于合谷穴前一寸处凹陷中。

腕关节不能伸直

【治疗原则】

活血通络，泻阴补阳。

【操作方法】

外关直刺1寸用补法。支沟直刺1寸用补法。合谷直刺1~2寸用补法。内关直刺1~2寸用泻法。伸指直刺1~3寸用补法。距腕关节下3cm处取穴，针尖朝向腕关节方向进针，阳侧用补法，阴侧用泻法。配合病灶对应穴，该补的补，该泻的泻。根据症状加八字针法的特定穴位，即十二神针、观形施针穴、病灶对应穴、皮下定向穴。

【穴位位置】

外关（手少阳三焦经）：在前臂后区，当阳池与肘尖的连线上，腕背侧远端横纹上2寸，尺骨与桡骨间隙中点。

支沟（手少阳三焦经）：位于前臂背侧，当阳池与肘尖的连线上，腕背横纹上3寸，尺骨与桡骨之间。

合谷（手阳明大肠经）：手背第1、2掌骨间，当第2掌骨桡侧的中点处。

内关（手厥阴心包经）：在前臂掌侧，当曲泽与大陵的连线上，腕横纹上2寸，掌长肌腱与桡侧腕屈肌腱之间。

伸指：位于合谷穴前一寸处凹陷中。

腕背屈不能伸直

【治疗原则】

泻阳补阴。

【操作方法】

通里直刺用补法。大陵直刺用补法。阴郄直刺用补法。内关直刺1~2寸用补法。手心直刺用补法。合谷直刺1~2寸用泻法。伸指直刺用泻法。阳谷直刺用泻法。阳池直刺用泻法。外关直刺1~2寸用泻法。距腕关节下3cm处取穴，针尖朝向腕关节方向进针，阳侧用泻法，阴侧用补法。配合病灶对应穴，灸内关、手心。根据症状加八字针法的特定穴位，即十二神针、观形施针穴、病灶对应穴、皮下定向穴。配合病灶对应穴，灸内关、手心。

【穴位位置】

通里（手少阴心经）：在前臂掌侧，当尺侧腕屈肌腱的桡侧缘，腕横纹上1寸。

大陵（手厥阴心包经）：在腕掌横纹的中点处，当掌长肌腱与桡侧腕屈肌腱之间。

阴郄（手少阴心经）：在前臂掌侧，当尺侧腕屈肌腱的桡侧缘，腕横纹上0.5寸。

内关（手厥阴心包经）：在前臂掌侧，当曲泽与大陵的连线上，腕横纹上2寸，掌长肌腱与桡侧腕屈肌腱之间。

手心：位于手掌弯曲时的掌心凹陷处。

合谷（手阳明大肠经）：手背第1、2掌骨间，当第2掌骨桡侧的中点处。

伸指：位于合谷穴前一寸处凹陷中。

阳谷（手太阳小肠经）：在手腕尺侧，当尺骨茎突与三角骨之间的凹陷中。

阳池（手少阳三焦经）：在腕背部横纹中，指伸肌腱的尺侧凹陷处。

外关（手少阳三焦经）：在前臂后区，当阳池与肘尖的连线上，腕背侧远端横纹上2寸，尺骨与桡骨间隙中点。

上肢下垂

【治疗原则】

阴阳双补。

【操作方法】

肩髃直刺1~3寸，用补法。曲池直刺1~2寸用补法。外关直刺1~2寸用补法。合谷直刺用补法。伸指直刺1~3寸用补法。距肩关节，肘关节下方3~6cm处取穴，针尖各朝向肩关节，肘关节的方向进针，阴阳两侧均用补法。根据症状加八字针法的特定穴位，即十二神针、观形施针穴、病灶对应穴、皮下定向穴。

【穴位位置】

肩髃（手阳明大肠经）：在肩部，三角肌上，臂外展，或向前平伸时，

当肩峰前下方凹陷处。

曲池（手阳明大肠经）：肘横纹外侧端，屈肘，当尺泽与肱骨外上髁连线中点。

外关（手少阳三焦经）：在前臂后区，当阳池与肘尖的连线上，腕背侧远端横纹上 2 寸，尺骨与桡骨间隙中点。

合谷（手阳明大肠经）：手背第 1、2 掌骨间，当第 2 掌骨桡侧的中点处。

伸指：位于合谷穴前一寸处凹陷中。

手指屈伸不利

【治疗原则】

泻阴补阳。

【操作方法】

八邪针尖朝向关节处斜刺，用补法。后溪针尖朝向关节处斜刺，用补法。外劳宫直刺用补法。中渚直刺用补法。合谷直刺用补法。伸指直刺 1～3 寸用补法。手心直刺用泻法。距腕关节以及所有指掌关节下 1cm 处取穴，针尖朝向各个关节方向进针，阴侧用泻法，阳侧用补法。八邪指手指阳八邪。灸合谷、手心，隔姜泥灸。根据症状加八字针法的特定穴位，即十二神针、观形施针穴、病灶对应穴、皮下定向穴。

【穴位位置】

手指阳八邪（经外奇穴·上肢）：在手指背侧，微握拳，第一到五指间，指蹼缘后方赤白肉际处，左右共八个穴位。

后溪（手太阳小肠经）：微握拳，第 5 指掌关节后尺侧的远侧，掌横纹头赤白肉际处。

外劳宫（经外奇穴）：位于手背，第二、三掌骨间，掌指关节后 0.5 寸（指寸）凹陷中。

中渚（手少阳三焦经）：在手背，第四、五掌骨小头后缘之间凹陷中，当液门穴直上 1 寸处。

合谷（手阳明大肠经）：手背第 1、2 掌骨间，当第 2 掌骨桡侧的中点处。

伸指：位于合谷穴前一寸处凹陷中。

手心：位于手掌弯曲时的掌心凹陷处。

手指不能弯曲

【治疗原则】

补阴泻阳。

【操作方法】

间使直刺用补法。内关直刺1~2寸用补法。灵道直刺用补法。神门直刺用补法。手心直刺0.5~1寸用补法。合谷直刺1~2寸用泻法。伸指直刺1~3寸用泻法。距腕与指掌关节下1cm处取穴，针尖朝向腕关节以及指掌关节处进针，阳侧用泻法，阴侧用补法。灸合谷、手心。手指阳八邪用泻法。配合病灶对应穴。根据症状加八字针法的特定穴位，即十二神针、观形施针穴、病灶对应穴、皮下定向穴。

【穴位位置】

间使（手厥阴心包经）：在前臂掌侧，当曲泽与大陵的连线上，腕横纹上3寸，掌长肌腱与桡侧腕屈肌腱之间。

内关（手厥阴心包经）：在前臂掌侧，当曲泽与大陵的连线上，腕横纹上2寸，掌长肌腱与桡侧腕屈肌腱之间。

灵道（手太阴心经）：在腕横纹上1.5寸，尺侧腕屈肌腱的桡侧缘。

神门（手少阴心经）：位于腕部，腕掌侧横纹尺侧端，尺侧腕屈肌腱的桡侧凹陷处。

手心：位于手掌弯曲时的掌心凹陷处。

合谷（手阳明大肠经）：手背第1、2掌骨间，当第2掌骨桡侧的中点处。

伸指：位于合谷穴前一寸处凹陷中。

手指卷曲不伸

【治疗原则】

泻阴补阳。

【操作方法】

合谷直刺1~2寸用补法。外关直刺用补法。支沟直刺用补法。内关直刺透外关用泻法，伸指直刺1~3寸用补法。手心直刺用泻法。距腕关节以及各个指掌关节下1cm处取穴，针尖朝向各关节处进针，阳侧用补法，阴侧用泻法。手指阳八邪用补法。根据症状加八字针法的特定穴位，即十二神针、观形施针穴、病灶对应穴、皮下定向穴。灸合谷、曲池。配合病灶对应穴。处理手指关节。

【穴位位置】

合谷（手阳明大肠经）：手背第 1、2 掌骨间，当第 2 掌骨桡侧的中点处。

外关（手少阳三焦经）：在前臂后区，当阳池与肘尖的连线上，腕背侧远端横纹上 2 寸，尺骨与桡骨间隙中点。

支沟（手少阳三焦经）：位于前臂背侧，当阳池与肘尖的连线上，腕背横纹上 3 寸，尺骨与桡骨之间。

内关（手厥阴心包经）：在前臂掌侧，当曲泽与大陵的连线上，腕横纹上 2 寸，掌长肌腱与桡侧腕屈肌腱之间。

伸指：位于合谷穴前一寸处凹陷中。

手心：位于手掌弯曲时的掌心凹陷处。

腕关节屈伸不利

【治疗原则】

泻阴补阳。

【操作方法】

大陵直刺用泻法。阳池直刺用补法。合谷直刺 1 ~2 寸用补法。手心直刺 1 寸用泻法。伸指直刺 1 ~3 寸用补法。距腕关节 3 ~6cm 处取穴，针尖朝向腕关节方向进针，阴侧用泻法，阳侧用补法。配合病灶对应穴。尺泽、内关用泻法。肘关节下阴侧皮下定向穴用泻法，阳侧皮下定向穴用补法。灸曲池、合谷、手心。根据症状加八字针法的特定穴位，即十二神针、观形施针穴、病灶对应穴、皮下定向穴。

【穴位位置】

大陵（手厥阴心包经）：在腕掌横纹的中点处，当掌长肌腱与桡侧腕屈肌腱之间。

阳池（手少阳三焦经）：在腕背部横纹中，指伸肌腱的尺侧凹陷处。

合谷（手阳明大肠经）：手背第 1、2 掌骨间，当第 2 掌骨桡侧的中点处。

手心：位于手掌弯曲时的掌心凹陷处。

伸指：位于合谷穴前一寸处凹陷中。

手指不能分开并拢

【治疗原则】

阴阳双补。

【操作方法】

灵道直刺用补法。神门直刺用补法。合谷直刺用补法。伸指直刺1～3寸用补法。手心直刺用补法。距各个指掌关节1cm处取穴，针尖朝向各个关节处进针，阴阳双补。手指不能分开：刺外关、合谷、伸指、阳八邪用补法。尺泽、手心、阴八邪用泻法。配合病灶对应穴。灸合谷、曲池。手指不能并拢：刺外关、合谷、伸指、阳八邪用泻法，尺泽、内关、手心、阴八邪用补法。配合病灶对应穴。灸内关、手心。根据症状加八字针法的特定穴位，即十二神针、观形施针穴、病灶对应穴、皮下定向穴。

【穴位位置】

灵道（手太阴心经）：在腕横纹上1.5寸，尺侧腕屈肌腱的桡侧缘。

神门（手少阴心经）：位于腕部，腕掌侧横纹尺侧端，尺侧腕屈肌腱的桡侧凹陷处。

合谷（手阳明大肠经）：手背第1、2掌骨间，当第2掌骨桡侧的中点处。

伸指：位于合谷穴前一寸处凹陷中。

手心：位于手掌弯曲时的掌心凹陷处。

髋关节屈伸不利

【治疗原则】

阴阳双补。

【操作方法】

环跳直刺2～3寸用补法。髀关直刺用补法。合谷直刺用补法。距髋关节下6cm处取穴，针尖朝向髋关节方向进针，阴阳两侧均用补法。风市、血海用补法。配合病灶对应穴。灸环跳、风市、血海。根据症状加八字针法的特定穴位，即十二神针、观形施针穴、病灶对应穴、皮下定向穴。

【穴位位置】

环跳（足少阳胆经）：在臀外下部，当股骨大转子最凸点与骶管裂孔连线的外1/3与中1/3交点处。

髀关（足阳明胃经）：在股前区，股直肌近端、缝匠肌与阔筋膜张肌3条肌肉之间凹陷中。

合谷（手阳明大肠经）：手背第1、2掌骨间，当第2掌骨桡侧的中点处。

髋关节不能内收

【治疗原则】

泻阳补阴。

【操作方法】

伏兔直刺用泻法。阴市直刺用泻法。梁丘直刺用泻法。血海直刺用补法。箕门直刺用补法。足三里直刺用泻法。距髋关节下 6cm 处取穴，针尖朝向髋关节的方向进针，阳侧用泻法，阴侧用补法。配合病灶对应穴。灸环跳、风市、血海。阳侧皮下定向穴用泻法，阴侧皮下定向穴用补法。根据症状加八字针法的特定穴位，即十二神针、观形施针穴、病灶对应穴、皮下定向穴。

【穴位位置】

伏兔（足阳明胃经）：在股前区，髌底上 6 寸，髂前上棘与髌底外侧端的连线上。

阴市（足阳明胃经）：在大腿前面，当髂前上棘与髌底外侧端的连线上，髌底上 3 寸。

梁丘（足阳明胃经）：在股前区，髌底上 2 寸，髂前上棘与髌底外侧端的连线上。

血海（足太阴脾经）：屈膝，在大腿内侧，髌底内侧端上 2 寸，当股四头肌内侧头的隆起处。

箕门（足太阴脾经）：在大腿内侧，当血海与冲门连线上，血海上 6 寸。

足三里（足阳明胃经）：在小腿外侧，犊鼻下 3 寸，犊鼻与解溪连线上。

大腿不能外展

【治疗原则】

补阳泻阴。

【操作方法】

环跳直刺 1～3 寸用补法。阳陵泉直刺用补法。膝内直刺用泻法。距髋、膝关节下 6cm 处取穴，针尖朝向髋、膝关节的方向进针。阴侧用泻法，阳侧用补法。根据症状加八字针法的特定穴位，即十二神针、观形施针穴、病灶对应穴、皮下定向穴。灸环跳、风市、足三里。膝外用补法，风市用补法，血海用泻法。配合病灶对应穴。

【穴位位置】

环跳（足少阳胆经）：在臀外下部，当股骨大转子最凸点与骶管裂孔连线的外 1/3 与中 1/3 交点处。

阳陵泉（足少阳胆经）：在小腿外侧，当腓骨头前下方凹陷处。

膝内：位于膝关节腘窝横纹内侧尽头处。

膝关节不能屈曲

【治疗原则】

补阴泻阳。

【操作方法】

承扶直刺用泻法。殷门直刺用泻法。委中直刺用补法。膝内直刺用补法。膝外直刺用泻法。距膝关节下 6cm 处取穴，针头朝向膝关节方向进针，阴侧用补法，阳侧用泻法。配合病灶对应穴。灸血海、膝内、委中。膝关节上下阴侧皮下定向穴用补法，阳侧皮下定向穴用泻法。根据症状加八字针法的特定穴位，即十二神针、观形施针穴、病灶对应穴、皮下定向穴。

【穴位位置】

承扶（足太阳膀胱经）：在大腿后面，臀下横纹的中点。

殷门（足太阳膀胱经）：在大腿后面，当承扶与委中的连线上，承扶下 6 寸。

委中（足太阳膀胱经）：位于膝后区，腘横纹的中点。

膝内：位于膝关节腘窝横纹内侧尽头处。

膝外：位于膝关节腘窝横纹外侧尽头处。

足趾不能背折

【治疗原则】

补阳泻阴。

【操作方法】

足三里直刺用补法。上巨虚直刺用补法。下巨虚直刺用补法。阳陵泉直刺用补法。膝内直刺用泻法。膝外直刺用补法。抬足直刺用泻法。足心直刺用平补平泻手法。距踝、趾、跖关节下 1cm 处取穴，针尖朝向踝、趾、跖关节的方向进针，阴侧用泻法，阳侧用补法。足趾阳八邪用补法，太冲用泻法。配合病灶对应穴。灸足三里、膝外、承山。根据症状加八字针法的特定穴位，即十二神针、观形施针穴、病灶对应穴、皮下定向穴。

【穴位位置】

足三里（足阳明胃经）：在小腿外侧，犊鼻下 3 寸，犊鼻与解溪连线上。

上巨虚（足阳明胃经）：在小腿前外侧，当犊鼻下 6 寸，距胫骨前缘一横指（中指）。

下巨虚（足阳明胃经）：在小腿前外侧，当犊鼻下 9 寸，距胫骨前缘一横指。

阳陵泉（足少阳胆经）：在小腿外侧，当腓骨头前下方凹陷处。

膝内：位于膝关节腘窝横纹内侧尽头处。

膝外：位于膝关节腘窝横纹外侧尽头处。

抬足：位于足掌内侧缘凹陷处，足内侧上 0.5 寸。

足心：位于足弯曲时的足心凹陷处。

足趾不能弯曲

【治疗原则】

补阴泻阳。

【操作方法】

委中直刺用补法。承山直刺用泻法。解溪直刺用补法。足心直刺用平补平泻法。抬足直刺用补法。距跖、趾关节下 1cm 处取穴，针尖朝向跖、趾关节方向进针，阳侧用泻法，阴侧用补法。三阴交用补法，足趾阳八邪用泻法。足心直刺用补法。配合病灶对应穴。灸三阴交、膝内、抬足、足心。足趾阳八邪用补法。配合病灶对应穴。灸抬足、足心、足三里。根据症状加八字针法的特定穴位，即十二神针、观形施针穴、病灶对应穴、皮下定向穴。

【穴位位置】

委中（足太阳膀胱经）：位于膝后区，腘横纹的中点。

承山（足太阳膀胱经）：在小腿后面正中，委中穴与昆仑穴之间，当伸直小腿或足跟上提时腓肠肌肌腹下出现尖角凹陷处。

解溪（足阳明胃经）：足背踝关节横纹中央凹陷处，当拇长伸肌腱与趾长伸肌腱之间。

足心：位于足弯曲时的足心凹陷处。

抬足：位于足掌内侧缘凹陷处，足内侧上 0.5 寸。

足趾不能伸展

【治疗原则】

阴阳双补。

【操作方法】

足三里直刺用补法。上巨虚直刺用补法。下巨虚直刺用补法。太冲直刺用泻法。足心直刺用补法。抬足直刺用补法。距趾跖关节下 1cm 处取穴，针尖朝向趾跖关节方向进针，阴阳双侧均用补法。足趾阳八邪用补法。配合病灶对应穴。灸抬足、足心、足三里。根据症状加八字针法的特定穴位，即十二神针、观形施针穴、病灶对应穴、皮下定向穴。

【穴位位置】

足三里（足阳明胃经）：在小腿外侧，犊鼻下3寸，犊鼻与解溪连线上。

上巨虚（足阳明胃经）：在小腿前外侧，当犊鼻下6寸，距胫骨前缘一横指（中指）。

下巨虚（足阳明胃经）：在小腿前外侧，当犊鼻下9寸，距胫骨前缘一横指。

太冲（足厥阴肝经）：位于足背侧，第一、二跖骨结合部之前凹陷处。

足心：位于足弯曲时的足心凹陷处。

抬足：位于足掌内侧缘凹陷处，足内侧上0.5寸。

肠麻痹

【治疗原则】

补阳泻阴。

【操作方法】

大肠俞针尖向下斜刺用补法。足三里直刺用补法。合谷直刺用补法。脐左右各2寸处取穴，针尖向下进针，用补法。太冲直刺用泻法。灸足三里、天枢、大肠俞。根据症状加八字针法的特定穴位，即十二神针、观形施针穴、病灶对应穴、皮下定向穴。

【穴位位置】

大肠俞（足太阳膀胱经）：在腰部，当第4腰椎棘突下，旁开1.5寸。

足三里（足阳明胃经）：在小腿外侧，犊鼻下3寸，犊鼻与解溪连线上。

合谷（手阳明大肠经）：手背第1、2掌骨间，当第2掌骨桡侧的中点处。

太冲（足厥阴肝经）：位于足背侧，第一、二跖骨结合部之前凹陷处。

尿潴留

【治疗原则】

补阳泻阴。

【操作方法】

三焦俞、肾俞、关元俞、膀胱俞、上髎、次髎、中髎、下髎、委阳、秩边直刺用补法。三阴交直刺用泻法。关元针尖朝向膀胱部位斜刺用泻法。阴陵泉直刺用泻法。中极针尖朝向膀胱部位斜刺用泻法。关元左右各1寸处取穴，针尖朝向膀胱方向斜刺进针，用补法。灸肾俞、三焦俞、膀胱俞。刺关元、中极、三阴交、阴陵泉用泻法。根据症状加八字针法的特定穴位，即十二神针、观形施针穴、病灶对应穴、皮下定向穴。

【穴位位置】

三焦俞（足太阳膀胱经）：位于第 1 腰椎棘突下，旁开 1.5 寸。

肾俞（足太阳膀胱经）：在腰部，当第 2 腰椎棘突下，旁开 1.5 寸。

关元俞（足太阳膀胱经）：在腰部，当第 5 腰椎棘突下，旁开 1.5 寸。

膀胱俞（足太阳膀胱经）：在骶部，当骶正中嵴旁 1.5 寸，平第 2 骶后孔。

上髎（足太阳膀胱经）：在骶部，当髂后上棘与后正中线之间，适对第 1 骶后孔处。

次髎（足太阳膀胱经）：在骶部，当髂后上棘内下方，适对第 2 骶后孔处。

中髎（足太阳膀胱经）：位于次髎下内方，适对第 3 骶后孔。

下髎（足太阳膀胱经）：位于中髎穴下内方，适对第 4 骶后孔，在臀大肌起始部。

委阳（足太阳膀胱经）：位于膝部，腘横纹上，肱二头肌腱的内侧缘，在股二头肌腱内侧。

秩边（足太阳膀胱经）：臀部，平第 4 骶后孔，骶正中嵴旁开 3 寸。

三阴交（足太阴脾经）：在小腿内侧，内踝尖上 3 寸，胫骨内侧缘后际。

关元（任脉）：在下腹部，前正中线上，当脐下 3 寸。

阴陵泉（足太阴脾经）：在小腿内侧，胫骨内侧下缘与胫骨内侧缘之间的凹陷中。

中极（任脉）：在下腹部，前正中线上，当脐下 4 寸。

尿失禁

【治疗原则】

阴阳双补。

【操作方法】

三焦俞、肾俞、关元俞、膀胱俞、上髎、次髎、中髎、下髎、委阳、秩边直刺用补法。三阴交直刺用补法。关元针尖朝向膀胱部位斜刺用补法。阴陵泉直刺用补法。中极针尖朝向膀胱部位斜刺用补法。关元左右各 1 寸处取穴，针尖朝向膀胱方向斜刺进针，用补法。灸三阴交、关元、中极、阴陵泉。根据症状加八字针法的特定穴位，即十二神针、观形施针穴、病灶对应穴、皮下定向穴。

【穴位位置】

三焦俞（足太阳膀胱经）：位于第 1 腰椎棘突下，旁开 1.5 寸。

肾俞（足太阳膀胱经）：在腰部，当第 2 腰椎棘突下，旁开 1.5 寸。

关元俞（足太阳膀胱经）：在腰部，当第5腰椎棘突下，旁开1.5寸。

膀胱俞（足太阳膀胱经）：在骶部，当骶正中嵴旁1.5寸，平第2骶后孔。

上髎（足太阳膀胱经）：在骶部，当髂后上棘与后正中线之间，适对第1骶后孔处。

次髎（足太阳膀胱经）：在骶部，当髂后上棘内下方，适对第2骶后孔处。

中髎（足太阳膀胱经）：位于次髎下内方，适对第3骶后孔。

下髎（足太阳膀胱经）：位于中髎穴下内方，适对第4骶后孔，在臀大肌起始部。

委阳（足太阳膀胱经）：位于膝部，腘横纹上，肱二头肌腱的内侧缘，在股二头肌腱内侧。

秩边（足太阳膀胱经）：臀部，平第4骶后孔，骶正中嵴旁开3寸。

三阴交（足太阴脾经）：在小腿内侧，内踝尖上3寸，胫骨内侧缘后际。

关元（任脉）：在下腹部，前正中线上，当脐下3寸。

阴陵泉（足太阴脾经）：在小腿内侧，胫骨内侧下缘与胫骨内侧缘之间的凹陷中。

中极（任脉）：在下腹部，前正中线上，当脐下4寸。

肩关节疼痛

【治疗原则】

补阳泻阴。

【操作方法】

患侧肩髃直刺用补法。双侧条口穴直刺用补法。患侧手心直刺用泻法。合谷直刺用补法。伸指直刺用补法。距患侧肩关节6cm处取穴，针尖朝向肩关节部位斜刺进针，阳侧用补法，阴侧用泻法。外关用泻法。灸肩髃、合谷。配病灶对应穴。根据症状加八字针法的特定穴位，即十二神针、观形施针穴、病灶对应穴、皮下定向穴。

【穴位位置】

肩髃（手阳明大肠经）：在肩部，三角肌上，臂外展，或向前平伸时，当肩峰前下方凹陷处。

条口（足阳明胃经）：在小腿前外侧，当犊鼻下8寸，距胫骨前缘一横指（中指），犊鼻与解溪连线上。

手心：位于手掌弯曲时的掌心凹陷处。

合谷（手阳明大肠经）：手背第1、2掌骨间，当第2掌骨桡侧的中点处。

伸指：位于合谷穴前一寸处凹陷中。

肘关节疼痛

【治疗原则】

泻阴补阳。

【操作方法】

患侧的曲泽直刺用泻法。曲池直刺用补法。合谷直刺用补法。手心直刺用泻法。伸指直刺用补法。距患侧肘关节下 3～6cm 处取穴，针尖朝向肘关节处斜刺进针，阳侧用补法，阴侧用泻法。灸合谷、曲池、大陵。配病灶对应穴。根据症状加八字针法的特定穴位，即十二神针、观形施针穴、病灶对应穴、皮下定向穴。

【穴位位置】

曲泽（手厥阴心包经）：在肘横纹中，当肱二头肌腱的尺侧缘。

曲池（手阳明大肠经）：肘横纹外侧端，屈肘，当尺泽与肱骨外上髁连线中点。

合谷（手阳明大肠经）：手背第 1、2 掌骨间，当第 2 掌骨桡侧的中点处。

手心：位于手掌弯曲时的掌心凹陷处。

伸指：位于合谷穴前一寸处凹陷中。

腕关节疼痛

【治疗原则】

健侧用泻法，患侧用补法。

【操作方法】

内关直刺患侧用补法，健侧用泻法。大陵直刺患侧用补法，健侧用泻法。合谷直刺患侧用补法，健侧用泻法。患侧手心直刺用泻法。患侧伸指直刺用泻法。距患侧腕关节下 1～3cm 处取穴，针尖朝向腕关节方向进针，阴阳两侧均用补法。灸合谷、大陵。配合病灶对应穴。根据症状加八字针法的特定穴位，即十二神针、观形施针穴、病灶对应穴、皮下定向穴。

【穴位位置】

内关（手厥阴心包经）：在前臂掌侧，当曲泽与大陵的连线上，腕横纹上 2 寸，掌长肌腱与桡侧腕屈肌腱之间。

大陵（手厥阴心包经）：在腕掌横纹的中点处，当掌长肌腱与桡侧腕屈肌腱之间。

合谷（手阳明大肠经）：手背第1、2掌骨间，当第2掌骨桡侧的中点处。

手心：位于手掌弯曲时的掌心凹陷处。

伸指：位于合谷穴前一寸处凹陷中。

髋关节疼痛

【治疗原则】

泻阴补阳。

【操作方法】

环跳、髀关、五枢、维道、巨髎五穴均直刺用补法。膝外直刺用补法。膝内直刺用泻法。距髋关节下6cm处取穴，针尖朝向髋关节方向斜刺进针，阳侧用补法，阴侧用泻法。配中药热敷，涂按摩油。配合病灶对应穴。灸环跳、膝外。根据症状加八字针法的特定穴位，即十二神针、观形施针穴、病灶对应穴、皮下定向穴。

【穴位位置】

环跳（足少阳胆经）：在臀外下部，当股骨大转子最凸点与骶管裂孔连线的外1/3与中1/3交点处。

髀关（足阳明胃经）：在股前区，股直肌近端、缝匠肌与阔筋膜张肌3条肌肉之间凹陷中。

五枢（足少阳胆经）：位于下腹部，当髂前上棘的前方，横平脐下3寸处。

维道（足少阳胆经）：在侧腹部，当髂前上棘的前下方，五枢前下0.5寸。

巨髎（足阳明胃经）：在面部，瞳孔直下，平鼻翼下缘处，当鼻唇沟外侧。

膝内：位于膝关节腘窝横纹内侧尽头处。

膝外：位于膝关节腘窝横纹外侧尽头处。

膝关节疼痛

【治疗原则】

泻阴补阳。

【操作方法】

鹤顶直刺用补法。膝外、外膝眼直刺用补法。膝内、内膝眼直刺用泻法。鼻中穴直刺用泻法。距膝关节下3cm处取穴，针尖朝向膝关节方向斜刺进针，阳侧用补法，阴侧用泻法。灸血海、外膝眼、鼻中穴。配合病灶对应穴。

根据症状加八字针法的特定穴位，即十二神针、观形施针穴、病灶对应穴、皮下定向穴。

【穴位位置】

鹤顶（经外奇穴·下肢）：在膝上部，屈膝，髌底的中点上方凹陷处。

膝眼（经外奇穴·下肢）：在髌韧带两侧凹陷处；内侧的称内膝眼，外侧的称外膝眼。

膝内：位于膝关节腘窝横纹内侧尽头处。

膝外：位于膝关节腘窝横纹外侧尽头处。

鼻中：半屈膝，内外膝眼之间。

踝关节疼痛

【治疗原则】

泻阴补阳。

【操作方法】

照海直刺用泻法。解溪直刺用补法。太溪直刺用泻法。抬足直刺用泻法。足心直刺用泻法。距踝关节下 3cm 处取穴，针尖朝向踝关节方向斜刺进针，阳侧用补法，阴侧用泻法。灸解溪、抬足。配中药热敷。根据症状加八字针法的特定穴位，即十二神针、观形施针穴、病灶对应穴、皮下定向穴。

【穴位位置】

照海（足少阴肾经）：在踝区，内踝尖下 1 寸，内踝下缘边际凹陷中。

解溪（足阳明胃经）：足背踝关节横纹中央凹陷处，当拇长伸肌腱与趾长伸肌腱之间。

太溪（足少阴肾经）：在足踝区，内踝尖与跟腱之间的凹陷处。

抬足：位于足掌内侧缘凹陷处，足内侧上 0.5 寸。

足心：位于足弯曲时的足心凹陷处。

腰痛

【治疗原则】

阴阳双补。

【操作方法】

命门针尖朝下方斜刺用补法。腰眼直刺用补法。委中点刺放血或直刺用补法。关元直刺用泻法。在腰部压痛点，针尖朝下方向斜刺进针，用补法。灸命门、腰眼、委中。根据症状加八字针法的特定穴位，即十二神针、观形施针穴、病灶对应穴、皮下定向穴。

【穴位位置】

命门（督脉）：在腰部，当后正中线上，第二腰椎棘突下凹陷中。

腰眼（经外奇穴）：在腰部，当第 4 腰椎棘突下，旁开约 3.5 寸凹陷中。

委中（足太阳膀胱经）：位于膝后区，腘横纹的中点。

关元（任脉）：在下腹部，前正中线上，当脐下 3 寸。

眼不能睁开

【治疗原则】

健侧用泻法，患侧用补法。

【操作方法】

患侧阳白、丝竹空、瞳子髎、太阳、睛明、四白、承泣、印堂全部采用皮下定向手法，针尖朝向患处眼部，斜刺用补法。以上穴位健侧用泻法。手心直刺 0.5～1 寸，健侧用泻法，患侧用补法，使针感达到上肢肩部。根据症状加八字针法的特定穴位，即十二神针、观形施针穴、病灶对应穴、皮下定向穴。

【穴位位置】

阳白（足少阳胆经）：在前额部，瞳孔直上，眉上 1 寸。

丝竹空（手少阳三焦经）：在面部，面部眉梢后凹陷处。

瞳子髎（足少阳胆经）：位于面部，目外眦外侧 0.5 寸凹陷中。

太阳（经外奇穴·头颈）：在耳郭前面，前额两侧，外眼角延长线的上方。

睛明（足太阳膀胱经）：在面部，目内眦角稍上方凹陷处。

四白（足阳明胃经）：在面部瞳孔直下，当眶下孔凹陷处。

承泣（足阳明胃经）：在面部瞳孔直下，当眼球与眶下缘之间。定位此穴时通常采用正坐或仰靠、仰卧的姿势。

印堂（经外奇穴·头颈）：在额部，当两眉头的中间。

手心：位于手掌弯曲时的掌心凹陷处。

腮内塞食

【治疗原则】

健侧用泻法，患侧用补法。牵正透颊车到地仓。

【操作方法】

下关、牵正、颊车、地仓、合谷用皮下定向法，针尖朝着正中线的方向，左右均刺。患侧用补法，健侧用泻法。灸患侧的合谷。根据症状加八字针法的特定穴位，即十二神针、观形施针穴、病灶对应穴、皮下定向穴。

【穴位位置】

下关（足阳明胃经）：在面部，在颧骨下缘中央与下颌切迹之间的凹陷中。

牵正（经外奇穴）：在面颊部，耳垂前方0.5寸，与耳中点相平处。

颊车（足阳明胃经）：在面颊部，下颌角前上方，耳下大约一横指处，咀嚼时肌肉隆起时出现的凹陷处。

地仓（足阳明胃经）：在面部，口角外侧，旁开0.4寸，上直对瞳孔。

合谷（手阳明大肠经）：手背第1、2掌骨间，当第2掌骨桡侧的中点处。

面部麻木

【治疗原则】

健侧用泻法，患侧用补法。

【操作方法】

太阳、阳白、四白、迎香、下关、牵正、颊车、地仓用皮下定向法，针尖朝着正中线的方向，左右均刺。患侧用补法，健侧用泻法。根据症状加八字针法的特定穴位，即十二神针、观形施针穴、病灶对应穴、皮下定向穴。

【穴位位置】

太阳（经外奇穴·头颈）：在耳郭前面，前额两侧，外眼角延长线的上方。

阳白（足少阳胆经）：在前额部，瞳孔直上，眉上1寸。

四白（足阳明胃经）：在面部瞳孔直下，当眶下孔凹陷处。

迎香（手阳明大肠经）：在鼻翼外缘中点旁，当鼻唇沟中。

下关（足阳明胃经）：在面部，在颧骨下缘中央与下颌切迹之间的凹陷中。

牵正（经外奇穴）：在面颊部，耳垂前方0.5寸，与耳中点相平处。

颊车（足阳明胃经）：在面颊部，下颌角前上方，耳下大约一横指处，咀嚼时肌肉隆起时出现的凹陷处。

地仓（足阳明胃经）：在面部，口角外侧，旁开0.4寸，上直对瞳孔。

面部发强

【治疗原则】

健侧用泻法，患侧用补法。

【操作方法】

太阳、阳白、四白、迎香、下关、牵正、颊车、地仓、合谷、足三里用皮下定向法，针尖朝着正中线的方向，左右均刺。患侧用补法，健侧用泻法。灸合谷。

根据症状加八字针法的特定穴位，即十二神针、观形施针穴、病灶对应穴、皮下定向穴。

【穴位位置】

太阳（经外奇穴·头颈）：在耳郭前面，前额两侧，外眼角延长线的上方。

阳白（足少阳胆经）：在前额部，瞳孔直上，眉上1寸。

四白（足阳明胃经）：在面部瞳孔直下，当眶下孔凹陷处。

迎香（手阳明大肠经）：在鼻翼外缘中点旁，当鼻唇沟中。

下关（足阳明胃经）：在面部，在颧骨下缘中央与下颌切迹之间的凹陷中。

牵正（经外奇穴）：在面颊部，耳垂前方0.5寸，与耳中点相平处。

颊车（足阳明胃经）：在面颊部，下颌角前上方，耳下大约一横指处，咀嚼时肌肉隆起时出现的凹陷处。

地仓（足阳明胃经）：在面部，口角外侧，旁开0.4寸，上直对瞳孔。

不会跳跃

【治疗原则】

阴阳双补。

【操作方法】

环跳、风市、膝外、足三里、委中、承山、解溪、血海、膝内、三阴交、抬足、足心直刺，均用补法。根据症状加八字针法的特定穴位，即十二神针、观形施针穴、病灶对应穴、皮下定向穴。

【穴位位置】

环跳（足少阳胆经）：在臀外下部，当股骨大转子最凸点与骶管裂孔连线的外1/3与中1/3交点处。

风市（足少阳胆经）：在大腿外侧部的中线上，当腘横纹上七寸，或直立垂手时，中指尖处。

膝外：位于膝关节腘窝横纹外侧尽头处。

足三里（足阳明胃经）：在小腿外侧，犊鼻下3寸，犊鼻与解溪连线上。

委中（足太阳膀胱经）：位于膝后区，腘横纹的中点。

承山（足太阳膀胱经）：在小腿后面正中，委中穴与昆仑穴之间，当伸直小腿或足跟上提时腓肠肌肌腹下出现尖角凹陷处。

解溪（足阳明胃经）：足背踝关节横纹中央凹陷处，当拇长伸肌腱与趾长伸肌腱之间。

血海（足太阴脾经）：屈膝，在大腿内侧，髌底内侧端上2寸，当股四头肌内侧头的隆起处。

膝内：位于膝关节腘窝横纹内侧尽头处。

三阴交（足太阴脾经）：在小腿内侧，内踝尖上3寸，胫骨内侧缘后际。

抬足：位于足掌内侧缘凹陷处，足内侧上0.5寸。

足心：位于足弯曲时的足心凹陷处。

足大趾上翘

【治疗原则】

泻阳补阴。

【操作方法】

足三里、委中、承山、解溪、膝外直刺用泻法，足趾阳八邪斜刺用泻法。三阴交、膝内、抬足、足心、太冲直刺用补法，足趾阴八邪斜刺用补法。根据症状加八字针法的特定穴位，即十二神针、观形施针穴、病灶对应穴、皮下定向穴。

【穴位位置】

足三里（足阳明胃经）：在小腿外侧，犊鼻下3寸，犊鼻与解溪连线上。

三阴交（足太阴脾经）：在小腿内侧，内踝尖上3寸，胫骨内侧缘后际。

委中（足太阳膀胱经）：位于膝后区，腘横纹的中点。

承山（足太阳膀胱经）：在小腿后面正中，委中穴与昆仑穴之间，当伸直小腿或足跟上提时腓肠肌肌腹下出现尖角凹陷处。

解溪（足阳明胃经）：足背踝关节横纹中央凹陷处，当拇长伸肌腱与趾长伸肌腱之间。

足趾阳八邪（经外奇穴·下肢）：在足趾背侧，微弯曲，第一到五趾间，趾蹼缘后方赤白肉际处，左右共八个穴位。

足趾阴八邪（经外奇穴·下肢）：在足掌侧，微伸趾，第一至第五趾间，指蹼缘前方赤白肉际处，左右共8穴。

膝内：位于膝关节腘窝横纹内侧尽头处。

膝外：位于膝关节腘窝横纹外侧尽头处。

抬足：位于足掌内侧缘凹陷处，足内侧上0.5寸。

足心：位于足弯曲时的足心凹陷处。

太冲（足厥阴肝经）：位于足背侧，第一、二跖骨结合部之前凹陷处。

足大趾下勾

【治疗原则】

补阳泻阴。

【操作方法】

足三里、委中、承山、解溪、膝外直刺用补法。足趾阳八邪斜刺用补法。三阴交、膝内、抬足、足心、太冲直刺用泻法。根据症状加八字针法的特定穴位，即十二神针、观形施针穴、病灶对应穴、皮下定向穴。

【穴位位置】

足三里（足阳明胃经）：在小腿外侧，犊鼻下 3 寸，犊鼻与解溪连线上。

三阴交（足太阴脾经）：在小腿内侧，内踝尖上 3 寸，胫骨内侧缘后际。

委中（足太阳膀胱经）：位于膝后区，腘横纹的中点。

承山（足太阳膀胱经）：在小腿后面正中，委中穴与昆仑穴之间，当伸直小腿或足跟上提时腓肠肌肌腹下出现尖角凹陷处。

解溪（足阳明胃经）：足背踝关节横纹中央凹陷处，当拇长伸肌腱与趾长伸肌腱之间。

足趾阳八邪（经外奇穴·下肢）：在足趾背侧，微弯曲，第一到五趾间，趾蹼缘后方赤白肉际处，左右共八个穴位。

膝内：位于膝关节腘窝横纹内侧尽头处。

膝外：位于膝关节腘窝横纹外侧尽头处。

抬足：位于足掌内侧缘凹陷处，足内侧上 0.5 寸。

足心：位于足弯曲时的足心凹陷处。

太冲（足厥阴肝经）：位于足背侧，第一、二跖骨结合部之前凹陷处。

手指不能背折

【治疗原则】

泻阴补阳。

【操作方法】

尺泽、内关、手心直刺用泻法。肩髃、曲池、外关、合谷直刺用补法，手指阳八邪斜刺用补法。根据症状加八字针法的特定穴位，即十二神针、观形施针穴、病灶对应穴、皮下定向穴。配合病灶对应穴。外涂按摩油。灸外关、合谷。

【穴位位置】

肩髃（手阳明大肠经）：在肩部，三角肌上，臂外展，或向前平伸时，当肩峰前下方凹陷处。

曲池（手阳明大肠经）：肘横纹外侧端，屈肘，当尺泽与肱骨外上髁连线中点。

外关（手少阳三焦经）：在前臂后区，当阳池与肘尖的连线上，腕背侧远端横纹上 2 寸，尺骨与桡骨间隙中点。

合谷（手阳明大肠经）：手背第 1、2 掌骨间，当第 2 掌骨桡侧的中点处。

手指阳八邪（经外奇穴・上肢）：在手指背侧，微握拳，第一到五指间，指蹼缘后方赤白肉际处，左右共八个穴位。

尺泽（手太阴肺经）：位于肘横纹中，肱二头肌腱桡侧凹陷处。

内关（手厥阴心包经）：在前臂掌侧，当曲泽与大陵的连线上，腕横纹上 2 寸，掌长肌腱与桡侧腕屈肌腱之间。

手心：位于手掌弯曲时的掌心凹陷处。

横向行走

【治疗原则】

泻阴补阳。

【操作方法】

血海、膝内、三阴交、抬足、足心直刺用泻法。环跳、风市、膝外、足三里、委中、承山、解溪直刺用补法，足趾阳八邪斜刺用补法。中药热敷僵硬关节处。配合病灶对应穴。灸膝外、足三里、委中、解溪。根据症状加八字针法的特定穴位，即十二神针、观形施针穴、病灶对应穴、皮下定向穴。

【穴位位置】

环跳（足少阳胆经）：在臀外下部，当股骨大转子最凸点与骶管裂孔连线的外 1/3 与中 1/3 交点处。

风市（足少阳胆经）：在大腿外侧部的中线上，当腘横纹上七寸，或直立垂手时，中指尖处。

膝外：位于膝关节腘窝横纹外侧尽头处。

足三里（足阳明胃经）：在小腿外侧，犊鼻下 3 寸，犊鼻与解溪连线上。

委中（足太阳膀胱经）：位于膝后区，腘横纹的中点。

承山（足太阳膀胱经）：在小腿后面正中，委中穴与昆仑穴之间，当伸直小腿或足跟上提时腓肠肌肌腹下出现尖角凹陷处。

解溪（足阳明胃经）：足背踝关节横纹中央凹陷处，当拇长伸肌腱与趾长伸肌腱之间。

足趾阳八邪（经外奇穴・下肢）：在足趾背侧，微弯曲，第一到五趾间，趾蹼缘后方赤白肉际处，左右共八个穴位。

血海（足太阴脾经）：屈膝，在大腿内侧，髌底内侧端上 2 寸，当股四头肌内侧头的隆起处。

膝内：位于膝关节腘窝横纹内侧尽头处。

三阴交（足太阴脾经）：在小腿内侧，内踝尖上 3 寸，胫骨内侧缘后际。

抬足：位于足掌内侧缘凹陷处，足内侧上 0.5 寸。

足心：位于足弯曲时的足心凹陷处。

患腿足跟不能翘到健侧膝上

【治疗原则】

阴阳双补。

【操作方法】

环跳、风市、膝外、足三里、委中、承山、解溪、血海、膝内、三阴交、抬足、足心直刺用补法。足趾阳八邪斜刺用补法。灸膝外、委中、三阴交、抬足。对应肢体阳穴用泻法。根据症状加八字针法的特定穴位，即十二神针、观形施针穴、病灶对应穴、皮下定向穴。

【穴位位置】

环跳（足少阳胆经）：在臀外下部，当股骨大转子最凸点与骶管裂孔连线的外 1/3 与中 1/3 交点处。

风市（足少阳胆经）：在大腿外侧部的中线上，当腘横纹上七寸，或直立垂手时，中指尖处。

膝外：位于膝关节腘窝横纹外侧尽头处。

足三里（足阳明胃经）：在小腿外侧，犊鼻下 3 寸，犊鼻与解溪连线上。

委中（足太阳膀胱经）：位于膝后区，腘横纹的中点。

承山（足太阳膀胱经）：在小腿后面正中，委中穴与昆仑穴之间，当伸直小腿或足跟上提时腓肠肌肌腹下出现尖角凹陷处。

解溪（足阳明胃经）：足背踝关节横纹中央凹陷处，拇长伸肌腱与趾长伸肌腱之间。

足趾阳八邪（经外奇穴·下肢）：在足趾背侧，微弯曲，第一到五趾间，趾蹼缘后方赤白肉际处，左右共八个穴位。

血海（足太阴脾经）：屈膝，在大腿内侧，髌底内侧端上 2 寸，当股四头肌内侧头的隆起处。

膝内：位于膝关节腘窝横纹内侧尽头处。

三阴交（足太阴脾经）：在小腿内侧，内踝尖上 3 寸，胫骨内侧缘后际。

抬足：位于足掌内侧缘凹陷处，足内侧上 0.5 寸。

足心：位于足弯曲时的足心凹陷处。

八字针法论文

八字针法治疗中风后上肢软瘫 100 例

张文义
（中国针灸推拿协会、北京高等中医药培训学校）

摘要　目的　观察八字针法治疗中风后上肢软瘫的疗效。**方法**　用八字针法针刺上肢肩髃、曲池、合谷、手心、内关、外关以及肩关节、肘关节、腕关节阴阳两侧的皮下定向穴，每日一次，连用 7 次。**结果**　100 例患者，治愈率为 86.0%，有效率为 100.0%。**结论**　八字针法治疗中风后上肢软瘫疗效显著，值得推广。

关键词　中风偏瘫；八字针法；针灸疗法

所谓八字针法就是以皮下、定向、阴阳、补泻八个字为概括的，通过笔者 40 年针灸临床验证独创的、专门用于治疗卒中后遗症的一种针灸界前所未有的特殊针法。它是在古代针灸学皮部理论、留针法以及近代埋针法、埋线法的基础上，依据祖国医学阴阳学说、针灸补泻手法、经络学说、动态平衡学说以及体壁内脏相关论发展而来。近年来，笔者采用八字针法，临床治疗中风后上肢软瘫患者 100 例，疗效可靠，现报道如下。

一、一般资料

100 例患者中，男 68 例，女 32 例；年龄最小者 46 岁，最大者 78 岁，平均年龄 56 岁；病程最短者 14 天，最长者 1 年，平均 6 个月；高血压性脑出血引起者 20 例，脑血栓形成引起者 66 例，脑栓塞引起者 8 例，腔隙性脑梗死引起者 6 例；伴有高血压者 71 例，高胆固醇者 48 例，高甘油三酯者 21 例，血清总胆固醇和甘油三酯均高者 31 例；上肢肌力 0 级者 78 例，1 级者 10 例，2 级者 12 例。以上所有病例均符合《西医诊断学基础》的诊断标准。

二、治疗方法

1. 八字针法：即皮下、定向、阴阳、补泻八个字为纲领的一种特殊针法。

（1）皮下就是在肩关节、肘关节、腕关节下方1～6cm处的阴阳两侧的中线上任取一点为阿是穴。呈30°的角度斜刺进针，当针体进入到脂肪层与肌肉层之间时停下来，然后采用捻转补泻手法，补泻后即可取针。

（2）定向即针尖进入皮下时呈向心性，针尖朝着关节的方向斜刺进针的一种手法。

（3）阴阳即同一上肢阴经的一侧为阴，阳经的一侧为阳。同一机体，患侧上肢为阴，健侧上肢为阳。

（4）补泻就是采用捻转补泻手法，即拇指向前顺时针方向捻4份，向后逆时针方向退一份为补，拇指向后逆时针方向捻4份，向前顺时针方向捻1份为泻。

2. 取穴

健侧取肩髃、曲池、合谷三穴；患侧取肩髃、曲池、合谷、手心、内关、外关以及患侧的6个皮下定向穴（即肩关节、肘关节、腕关节下方1～6cm处的阴阳两侧各取一穴）。

3. 针法

先刺健侧的肩髃、曲池、合谷三个穴位，直刺用泻法。再刺患侧的肩髃、曲池、合谷、手心、内关、外关六穴，直刺用补法。患侧阴阳两侧的6个皮下定向穴，斜刺用补法。刺入补泻后，迅速拔针，不留针。

4. 疗程

每日一次，连刺7次为一疗程。疗程与疗程之间间隔5日，一般针刺2个疗程。

三、疗效观察

1. 疗效判定标准

0级：为完全性瘫痪，肌力完全丧失，无肌肉收缩。1级：见肌肉轻微收缩，但无动作。2级：肢体可在床面上水平移动，但不能抬离床面。3级：肢体能抬离床面，但不能抵抗外加阻力。4级：能对抗一定阻力，但力量偏弱。5级：正常肌力。

2. 治疗结果

100例患者均刺2个疗程，78例0级肌力恢复到4级肌力者11例，恢复到5级者67例。10例1级肌力恢复到4级肌力者2例，恢复到5级肌力者8例。12例2级肌力恢复到4级者1例，恢复到5级者11例。治愈率为86.0%，有效率为100.0%。

四、典型病案

患者李某，女，77岁，汉族，离休教师，河南鲁山县人。2006年5月因脑梗死而住院四月余（用药不详），出院后左侧上肢瘫软不用，住院期间曾针灸无果。于2006年9月16日求余诊治，当天即采用八字针法：取右上肢肩髃、曲池、合谷三个穴位用毫针直刺，用泻法，左上肢肩髃、曲池、合谷、手心、内关、外关六个穴位直刺用补法。并在左上肢的肩关节、肘关节、腕关节下方1～6cm处的阴侧和阳侧各取一点，针尖朝向关节方向斜刺进针，达到脂肪层与肌肉层处时，均用补法补3次后拔针，不留针。每日一次，连针7日，间隔5日后再刺7日。2007年3月8日随访时，患者左上肢肌力正常，不但能对抗外来阻力，而且与右手肌力相同，整个左上肢活动自如。

五、临床体会

软瘫又叫作弛缓性瘫痪，是一种下运动神经元性（周围性）瘫痪。多见于脊髓前角细胞、前根以及周围运动神经病变。临床表现为肌力减退或完全丧失，肌张力降低，腱反射减弱或消失，肌肉萎缩伴有肌纤维或肌束震颤。中医认为本病的形成原因主要是由于气滞血瘀，阴阳失调。所以，其治疗原则是调整阴阳，行气化瘀。今采用八字针法，以促进神经细胞的激活。因为促通技术是目前偏瘫治疗的核心医疗方法，它是利用各种方式刺激运动通路上的各个神经细胞，调节它的兴奋性，用以获得正确的运动输出。

取合谷穴通络活络，主治中风偏瘫，现代研究对血循环功能有调整作用。对血管的舒缩活动以及皮肤的温度有明显的影响。重刺激可引起血管扩张反应。可使皮肤微循环出现显著的变化。

曲池穴调和营血，祛风活络，主治脑血管病后遗症、肩周炎，现代研究对血液循环系统有明显影响。可使脑血流量增加，脑血管阻力降低。

肩髃穴通利关节，主治脑血管病后遗症、半身不遂、肩周炎、上肢不能上举。现代研究证明可使病人肌电幅度升高。可促进血液循环。

内关穴理气，主治脑血管病后遗症。现代研究对血液循环系统有明显的影响。具有很好的降脂作用。当机体的内环境失去平衡时，针刺内关对自主神经系统的调节作用将更有效。

外关穴通经活络，主治脑血管病后遗症、肘关节炎、腕关节炎。强刺激针感可达肘肩。

手心穴位于手掌弯曲时的掌心凹陷处。针刺时自掌心垂直进针，将透手掌的外侧为度。具有醒神开窍、活血通络之功。主治上肢瘫痪、麻木疼痛、手指卷曲不能伸展。

八字针法强调皮下、定向、阴阳、补泻手法。根本问题是调整整体的阴阳平衡。阳主动，阴主静。患侧软瘫，是由于患侧阳气不足，健侧阳气表现得相对亢盛。泻其有余，补其不足。所以，要泻健侧的阳穴（肩髃，曲池、合谷），补患侧的阳穴（肩髃、曲池、合谷、外关），使同一机体的两个上肢处于平衡状态。即所谓在左刺右，在右刺左。由于软瘫的上肢本身阴经和阳经都处于虚弱状态，所以手心、内关两个阴穴也同样采用补法。至于瘫痪肢体阴阳两侧的皮下定向穴，也采用补法，是因为软瘫肢体阴经与阳经均为不足之故。

肢体软瘫的根本原因在于关节的不能运动和肌肉的不能收缩。络之为病，不可深刺，深刺则重伤气也，故采用皮下法以激活失去功能的肌肉细胞。关节者筋脉所聚也，所以针刺时采用定向手法，让针尖朝向关节的部位，使针感直达关节，以刺激关节的运动。

临床上治疗上肢软瘫，采用八字针法激活神经细胞，使气行血行，阴阳和平，软瘫自然而愈。

参考文献

[1] 王汝琨主编．西医诊断学基础【M】．长沙：湖南科学技术出版社，2000：129
[2] 张文义著．无防腐剂口服液与张文义八字针法【M】．北京：中医古籍出版社，2006：98
[3] 粟秀初，孔繁元主编．现代神经内科急症学【M】．北京：人民军医出版社，1999：141
[4] 赵钛主编．现代偏瘫治疗学【M】．北京：人民军医出版社，1997：135
[5] 郭长青，张莉，马惠芳主编．针灸学现代研究与应用【M】．北京：学苑出版社，1998：195～425
[6] 张文义著．中西医结合论治疑难病【M】．北京：中医古籍出版社，2006：268
[7] 孙思凡，牛红月．针刺四渚穴治疗脑卒中后手指功能障碍66例【J】．针灸临床杂志．2012（05）：20～21
[8] 吴国良．针刺结合腹部推拿治疗卒中后遗症的疗效观察【J】．针灸临床杂志．2012（09）：29～31
[9] 龚辉，唐强．针康法治疗脑卒中后偏瘫肩痛的临床观察【J】．针灸临床杂志．2010（01）：14～15

八字针法治疗卒中后足内外翻100例

张文义

（中国针灸推拿协会、北京高等中医药培训学校）

摘要：目的 观察八字针法治疗卒中后足内外翻的临床疗效。**方法** 足内翻时足内侧的穴位以及特定穴膝内、抬足均用泻法；足外侧的穴位均用补法，膝外、足心、解溪穴亦用补法。足外翻时足外侧的穴位以及特定穴膝外均用泻法；足内侧的穴位均用补法，而解溪、足心仍用补法。每日针刺1次，不留针，7次为一疗程，疗程与疗程间隔3日，直至足趾功能恢复正常。**结果** 100例中，单腿能站立10S以上，下肢趾关节活动正常者93例；单腿能够站立5S以上，下肢趾关节屈伸自如，但力弱者7例；治愈率为93.33%，总有效率为100%。**结论** 八字针法治疗中风后所致的足内外翻，疗效肯定，易于操作，值得临床推广。

关键词： 中风后足内外翻；八字针法；针灸疗法；外治法

笔者多年来，依据针灸古训，临床采用独创的八字针法治疗卒中后遗症足内外翻100例，取得良效，现报道如下。

一、临床资料

1. 一般资料

100例患者中，男69例，女31例；年龄最小者47岁，最大83岁；病程最短3天，最长3个月；脑出血所致者73例，脑梗死所致者27例；伴高血压病者79例；伴高脂血症者84例；下肢不能单腿站立，趾关节不能活动者83例；单腿能站立几秒钟，趾关节略活动者17例。所有病例均符合《现代偏瘫治疗学》和《常见疾病的诊断与疗效判定标准》的诊断标准。

2. 病情程度的划分与疗效判定标准

（1）Lindmark评价法（平衡功能）

0分（下肢不能单腿站立），1分（单腿能站立几秒钟），2分（单腿站立5S以上），3分（单腿能站立10S以上）。

（2）疗效判定标准

0分（下肢趾关节不能活动者），1分（略活动者），2分（屈伸不全者），3 分（屈伸自如但力弱），4 分（活动正常者）。

二、治疗方法

1. 取穴

膝内、抬足、膝外、解溪、太白、公孙、太冲、行间、然谷、照海、太溪、水泉、大钟、涌泉、足心、丘墟、足临泣、侠溪、申脉、昆仑 20 个穴位。

2. 操作方法

足内翻时足内侧的太白、公孙、然谷、照海、太溪、水泉、大钟、涌泉、太冲、行间以及膝内、抬足共 12 个穴位均用泻法；足外侧的丘墟、足临泣、侠溪、申脉、昆仑以及膝外、解溪、足心 8 个穴位均用补法。

足外翻时足外侧的穴位丘墟、足临泣、侠溪、申脉、昆仑以及膝外 6 个穴位均用泻法；足内侧的穴位抬足、太冲、行间、太白、公孙、然谷、照海、太溪、水泉、大钟、涌泉 11 个穴位均用补法，而解溪、足心仍用补法。

以上的所谓补泻手法是指捻转补泻法。每日一次，7 次为一疗程，疗程间相隔 3 日，直至痊愈为止。

三、治疗结果

本组 100 例中，单腿能站立 10S 以上，下肢趾关节活动正常者 93 例；单腿能够站立 5S 以上，下肢趾关节屈伸自如，但力弱者 7 例；治愈率为 93.33%，总有效率为 100%。

四、典型病例

张××，男，汉族，58 岁。本人有高血压病史 13 年，于 2006 年 5 月 18 日因大便时便秘难解，过度用力而使血压骤升，突然昏倒，不省人事，大小便失禁，随而入当地县人民医院。经 CT 查：颅内内囊部位见到血肿，脑室明显受压移位，血肿周围呈现水肿。查 BP198/120mmHg。昏迷 28 小时，完全性偏瘫。并鼾睡、瞳孔不等大。最后确诊为脑出血（内囊出血）。随即微创抽血，并结合常规治疗，住院的第三个月开始对患侧肢体行常规针刺治疗，一个月毫无效果。三个月后由于偏瘫医治无效，而请求出院。经人介绍请余诊治。患者血压稳定，饮食正常，精神尚可，但左上下肢完全性瘫痪。余采用八字针法的皮下、定向、阴阳补泻手法治疗。第一次下肢即可抬高 10cm，5 次时患腿即可抬高 60cm，并可自动放到健侧膝盖上。经 13 日治疗亦能扶床边行走。但足内翻，足不能放平，影响行走。此时用阴阳补泻手法，刺太白、公孙、然谷、照海、太溪、水泉、大钟、涌泉、太冲、行间以及膝内、抬足用泻法。丘墟、足临泣、侠溪、申脉、昆仑、膝外、解溪、足心用补法。每日一次，不留针，13 次足内翻得到彻底纠正。

五、讨论

常见的足内翻、足外翻是由于脑出血、脑梗死等急性脑血管病所导致的卒中后遗症的一个症状表现。目前，中西医均无特效疗法，现代医学束手无策。足内翻是因为足的阴侧过盛，牵拉过强；足的阳侧过虚，牵拉力过弱而形成的。足外翻是因为足的阴侧过虚，牵拉力过弱；足的阳侧过盛，牵拉力过强而导致的。据此道理，笔者采用皮下、定向、阴阳、补泻的八字针法，针对性的在足部进行阴阳的补泻。足内翻泻阴侧，补阳侧。足外翻泻阳侧，补阴侧。阴病治阳，阳病治阴。泻其有余，补其不足。使足部阴阳达到了完全的平衡，从而防止了乱针导致的虚虚实实之弊。

针刺补泻手法是产生补泻作用的主要手段，也是促进机体阴阳平衡而恢复健康的主要措施。古代针灸医家在长期医疗实践中，创造和总结出了七种针刺补泻手法：一曰捻转补泻。拇指顺时针向前，捻转角度小，频率慢，用力较轻为补；反之拇指逆时针向后，捻转角度大，频率快，用力较重为泻。二曰提插补泻。先浅后深，重插轻提，提插幅度小，频率慢者为补；反之，先深后浅，轻插重提，提插幅度大，频率快者为泻。三曰疾徐补泻。进针慢，少捻转，出针快为补；进针快，多捻转，出针慢者为泻。四曰迎随补泻。针尖随着经脉循行方向顺经而刺为补；针尖迎着经脉循行方向逆经而刺为泻。五曰呼吸补泻。病人呼气时进针，吸气时出针为补；吸气时进针，呼气时出针为泻。六曰开阖补泻。出针时迅速按压针孔为补；出针时摇大针孔，而不立即按压为泻。七曰平补平泻。不分补泻，而仅以达到得气为目的的一种针刺法。

但虽有七法，对一般疾病疗效可靠，而对卒中后遗症不令人满意，深感力所不及。七法的施术均在一个穴位上，只能是一个个体化表现，而忽视了阴阳的整体。所以，应该再加一条叫作阴阳补泻，合而为八。八字针法的阴阳补泻手法是笔者通过几十年针灸临床，总结出来的一种专门用于治疗中风偏瘫后遗症的独特针法。它弥补了祖国针灸医学针刺手法的不足，它是中风偏瘫患者的救星，简便易行，值得临床推广应用。

参考文献

[1] 赵钛著．现代偏瘫治疗学［M］．第一版．北京：人民军医出版社，1996：176.

[2] 吴少祯，吴敏．常见疾病的诊断与疗效判定标准［M］．第一版．北京：中国中医药出版社，1999：383.

[3] 张文义著．无防腐剂口服液与张文义八字针法［M］．第一版．北京：中医古籍出版社，2007：318.

[4] 葛书翰，王水明，葛继魁编著．实用针灸手册［M］．第一版．北京：人民军医出版社，1995：5～6.

八字针法治偏瘫　当场见效的机理

张文义
（中国针灸推拿协会、北京高等中医药培训学校）

摘要：目的　论述八字针法治疗中风偏瘫的原理。**方法**　阐述皮下、定向、阴阳、补泻八个字的核心内容。**结果**　八字针法治疗中风偏瘫疗效可靠。结论　应用八字针法治疗中风偏瘫简单易行，患者易于接受，值得临床推广。

关键词：中风偏瘫；八字针法；针灸疗法；中医外治法

八字针法是以皮下、定向、阴阳、补泻八个字为核心的，对中风偏瘫具有特效的新型的针灸疗法。它是在古代针灸学皮部理论，留针法以及近代的埋针法、埋线法的基础上，依据祖国医学阴阳学说、针灸补泻手法、经络学说、动态平衡学说以及体壁内脏相关论发展而来的，通过40年临床验证总结出来的，在整个针灸界具有突破性进展的临床针灸学说。

皮下者，浅刺也。所谓皮下，就是将针体与皮肤呈30°的角度，斜刺进入皮下脂肪层与肌肉层之间的位置停下，采取捻转补泻的一种手法。古人云：“络病者，其痛与经脉缪处，故命曰缪刺”。“凡刺之数，先视其经脉，切而循之，审其虚实而调之，不调者经刺之，有痛而经不痛者缪刺之，因视其皮部有血络者尽取之，此缪刺之数也”。“缪刺者，浅刺也”。中风偏瘫乃络之为病，经临床观察浅刺法疗效显著。又云：“黄帝问曰：愿闻刺要岐伯对曰：病有浮沉，各关其理，无过其通。过之则内伤，不及则生外壅，壅则邪从之。浅深不得，反为大贼，内动五脏，后生病”。刺入的深浅，要根据疾病的所在，既不可太过，又不要不及，恰到病处为宜，使精气得复，邪气得去方为得当。如果刺之太过或不及，则不能达到调节经脉气血以扶正驱邪的目的。反而造成极大的病害。病邪在络者，不可深刺，是针刺治疗卒中后遗症的一条准则。

定向者，针尖朝向关节也。所谓定向，就是当针尖进入皮下时，要朝着一定的方向，对着一定的部位，瞄准一定的目标进针的一种针刺方法。据临床所知，偏瘫肢体不能活动的关键在于关节。关节者，筋骨肉之所在也。古人曾云：“筋骨者，聚于关节也”。针刺时，要在距关节的下方3~6cm处斜刺进针，使针尖朝向关节方向，让针感达到关节部位，以激活关节的自然功能。

阴阳者，阴阳取穴法也。所谓阴阳，就是在针刺取穴时，要充分利用祖国医学的阴阳学说。同一肢体阴侧有病，取阳侧的穴位，阳侧有病取阴侧的穴位。同一机体，左侧有病取右侧相同肢体的穴位，右侧有病取左侧相同肢体的穴位。上部有病取下部的穴位，下部有病取上部的穴位。人体前面有病取后面的穴位，后面有病取前面的穴位的一种阴阳针刺方法。古人云："凡刺之道，毕于终始，明知终始，五脏为纪，阴阳定矣。"临证时，只有充分了解阴阳的有余与不足，才能准确的采取补泻手法。又云："阴盛而阳虚，先补其阳，后泻其阴而和之。阴虚而阳盛，先补其阴，后泻其阳而和之。"只有掌握阴阳的虚实，才能进行针对性的补泻。又云："须知在气分者，上有病，下取之，下有病，上取之，在左取右，在右取左。在血分者，随其血之所在，应病取之。"中风偏瘫病在于气，气者为阳，阳性主动，阳不足而无动也。所以，临床上多采用左病右取，右病左取；上病下取，下病上取；前病后取，后病前取；阴病阳取，阳病阴取的阴阳取穴法。以达到泻阴助阳，取得阴阳平衡，使阳气恢复的目的。

补泻者，调节阴阳平衡也。所谓补泻，就是在针刺时，要依据祖国医学的经络学说、动态平衡学说、泻其有余，补其不足，调节平衡的理论。分出阴阳属性，辨别阴阳盛衰，泻强补弱，最终取得阴阳平衡的针刺方法。软瘫时，肢体的阴阳两侧均用补法。硬瘫时，泻阴补阳，阴侧用泻法，阳侧用补法。足内翻时，泻阴补阳，阴侧用泻法，阳侧用补法。足外翻时，泻阳补阴，阴则用补法，阳侧用泻法。古人云："形气不足，病气有余，是邪胜也，急泻之。形气有余，病气不足，急补之。形气不足，病气不足，此阴阳气俱不足也，不可刺之，刺之则重不足，重不足则阴阳俱竭，血气皆尽，五脏空虚，筋骨髓枯，老者绝灭，壮者不复矣。形气有余，病气有余，此谓阴阳俱有余也，急泻其邪，调其虚实"。故曰："有余者泻之，不足者补之，此之谓也"。有余者泻之，不足者补之是针灸补泻的基本原则，调整阴阳，维持机体平衡是针灸治疗的根本目的。

针灸的疗效如何，根本问题取决于针刺的补泻手法。针刺补泻手法是产生补泻作用的主要手段，也是促进机体阴阳平衡而恢复健康的主要措施。古代针灸医学在长期医疗实践中，创造和总结出了七种单式和两种复式的补泻手法：一曰捻转补泻。拇指顺时针向前，捻转角度小，频率慢，用力较轻为补；反之拇指逆时针向后，捻转角度大，频率快用力较重为泻。二曰提插补泻。先浅后深，重插轻提，提插幅度小，频率慢者为补；反之，先深后浅，轻插重提，提插幅度大，频率快者为泻。三曰疾徐补泻。进针慢，少捻转，出针快为补；进针快，多捻转，出针慢者为泻。四曰迎随补泻。针尖随着经脉循行方向顺经而刺为补；针尖迎着经脉循行方向逆经而刺为泻。五曰呼吸补泻。病人呼气时进针，吸气时出针为补；吸气时进针，呼气时出针为泻。

六曰开阖补泻。出针时迅速按压针孔为补；出针时摇大针孔，而不立即按压为泻。七曰平补平泻。不分补泻，而仅以达到得气为目的的一种针刺手法。复式补泻手法为烧山火和透天凉两种。虽有以上九种单复式补泻手法，但治疗中风偏瘫实属无能为力。这些手法均是在一个穴位上行施补泻的，从未明阴阳的所在。只是一个个体化表现，而忽视了阴阳的整体。古人云："盛则泻之，虚则补之，不盛不虚以经取之"是针刺时施行补泻的根本原则。但针刺偏瘫肢体时，却没有医者去辨虚实。只是在一个穴位上不分阴阳，不辨虚实行施错误的补泻。从而导致了虚虚实实之弊，违犯了无虚虚无实实的针刺治疗原则。所以，应该再加上一条叫作阴阳补泻，合而为十。

偏瘫患者的上下肢体，内侧属阴经，外侧属阳经。经络分阴阳，为什么针灸治疗时却不分阴阳呢？这是针灸界治疗中风偏瘫的一个缺陷。八字针法提出了阴阳补泻的观点，从而确定了十大针灸补泻手法体系，弥补了针灸临床治疗学的不足。纠正了治疗偏瘫不分阴阳局限性乱行针刺补泻的错误手法。八字针法比普通针法多了一个皮下、定向针刺法，扩大了针刺范围，增强了疗效。八字针法比普通针法更强调了同侧肢体的阴阳辨证，增强了针刺的准确性，更快的促进了机体的阴阳平衡，加速了疾病的痊愈。较普通针法灵活地运用了阴阳补泻手法，防止了损其不足、益其有余的虚虚实实之弊，实施了无虚虚、无实实的治疗原则，有利于疾病的康复。八字针法大大减少了穴位针刺，采用了皮下、定向针刺法，给病人减少了痛苦，又给医务人员减少了多记穴位的麻烦。采用八字针法治疗一年以内的偏瘫患者，九成以上当场见效，针刺三至五次可使肌力由 0 级恢复到 4 级或 5 级。为针灸治疗中风偏瘫创造了奇迹。

以皮下、定向、阴阳、补泻八个字为概括的八字针法是笔者通过几十年针灸临床，总结出来的一种专门用于治疗中风偏瘫的独特针法。它弥补了祖国针灸医学针刺手法的不足，它是中风偏瘫患者的救星，值得发扬光大。

参考文献

[1] 张文义．无防腐剂口服液与张文义八字针法．北京：中医古籍出版社，2007：281
[2] 靳瑞．针灸医籍选．上海：上海科学技术出版社，1986：18～86
[3] 张文义．八字针法治疗中风后上肢软瘫 100 例．针灸临床杂志，2013：29（6）：8～103.
[4] 张文义．阴阳补泻手法针刺治疗中风后足内外翻 100 例．中国针灸，2009：29（2）：145～146

中篇　八字针法在常见疑难病中的应用

上呼吸道感染

【概念】

上呼吸道感染简称上感，又称普通感冒。是包括鼻腔、咽或喉部急性炎症的总称。广义的上感不是一个疾病诊断，而是一组疾病，包括普通感冒、病毒性咽炎、喉炎、疱疹性咽峡炎、咽结膜热、细菌性咽－扁桃体炎。狭义的上感又称普通感冒，是最常见的急性呼吸道感染性疾病，多呈自限性，但发生率较高。成人每年发生2～4次，儿童发生率更高，每年6～8次。全年皆可发病，冬春季较多。

【临床表现】

根据病因和病变范围的不同，临床表现可有不同类型：

1. 普通感冒

俗称“伤风”，又称急性鼻炎或上呼吸道卡他，多由鼻病毒引起，其次为冠状病毒、副流感病毒、呼吸道合胞病毒、埃可病毒、柯萨奇病毒等引起。

起病较急，潜伏期1～3天不等，随病毒而异，肠病毒较短，腺病毒、呼吸道合胞病毒等较长。主要表现为鼻部症状，如喷嚏、鼻塞、流清水样鼻涕，也可表现为咳嗽、咽干、咽痒或灼热感，甚至鼻后滴漏感。发病同时或数小时后可有喷嚏、鼻塞、流清水样鼻涕等症状。2～3天后鼻涕变稠，常伴咽痛、流泪、味觉减退、呼吸不畅、声嘶等。一般无发热及全身症状，或仅有低热、不适、轻度畏寒、头痛。体检可见鼻腔黏膜充血、水肿、有分泌物，咽部轻度充血。

并发咽鼓管炎时可有听力减退等症状。脓性痰或严重的下呼吸道症状提示合并鼻病毒以外的病毒感染或继发细菌性感染。如无并发症，5～7天可痊愈。

2. 急性病毒性咽炎或喉炎

（1）急性病毒性咽炎：多由鼻病毒、腺病毒、流感病毒、副流感病毒以及肠道病毒、呼吸道合胞病毒等引起。临床特征为咽部发痒或灼热感，咳嗽少见，咽痛不明显。当吞咽疼痛时，常提示有链球菌感染。流感病毒和腺病毒感染时可有发热和乏力。腺病毒咽炎可伴有眼结膜炎。体检咽部明显充血水肿，颌下淋巴结肿大且触痛。

（2）急性病毒性喉炎：多由鼻病毒、甲型流感病毒、副流感病毒及腺病毒等引起。临床特征为声嘶、讲话困难、咳嗽时疼痛，常有发热、咽痛或咳嗽。体检可见喉部水肿、充血，局部淋巴结轻度肿大和触痛，可闻及喉部的喘鸣音。

3. 急性疱疹性咽峡炎

常由柯萨奇病毒 A 引起，表现为明显咽痛、发热，病程约 1 周，多于夏季发作，儿童多见，偶见于成年人。体检可见咽充血，软腭、悬雍垂、咽及扁桃体表面有灰白色疱疹及浅表溃疡，周围有红晕，以后形成疱疹。

4. 咽结膜热

主要由腺病毒、柯萨奇病毒等引起。临床表现有发热、咽痛、畏光、流泪，体检可见咽及结合膜明显充血。病程 4～6 天，常发生于夏季，儿童多见，游泳者易于传播。

5. 细菌性咽－扁桃体炎

多由溶血性链球菌，其次为流感嗜血杆菌、肺炎球菌、葡萄球菌等引起。起病急、明显咽痛、畏寒、发热（体温可达 39℃ 以上）。体检可见咽部明显充血，扁桃体肿大、充血，表面有黄色脓性分泌物，颌下淋巴结肿大、压痛，肺部无异常体征。

【治法】

宣肺化痰，泻热止咳。

【取穴】

合谷、尺泽、大椎、曲池、丰隆、肺俞、脾俞、阳陵泉、太冲。根据症状加八字针法的特定穴位，即十二神针、观形施针穴、病灶对应穴、皮下定向穴。

【穴位位置】

合谷（手阳明大肠经）：手背第 1、2 掌骨间，当第 2 掌骨桡侧的中点处。

尺泽（手太阴肺经）：位于肘横纹中，肱二头肌腱桡侧凹陷处。

大椎（督脉）：在后背正中线上，第七颈椎棘突下凹陷中。

曲池（手阳明大肠经）：肘横纹外侧端，屈肘，当尺泽与肱骨外上髁连线中点。

丰隆（足阳明胃经）：在小腿前外侧，当外踝尖上 8 寸，条口外，距胫骨前缘二横指。

肺俞（足太阳膀胱经）：在背部，当第 3 胸椎棘突下，旁开 1.5 寸。

脾俞（足太阳膀胱经）：在背部，当第 11 胸椎棘突下，旁开 1.5 寸。

阳陵泉（足少阳胆经）：在小腿外侧，当腓骨头前下方凹陷处。

太冲（足厥阴肝经）：位于足背侧，第一、二跖骨结合部之前凹陷处。

【针法】

尺泽、太冲用补法，合谷、大椎、曲池、丰隆、肺俞、脾俞、阳陵泉用泻法。

血管扩张性头痛

【概念】

血管扩张性头痛，类似于中医的偏头风，头痛等范畴。多为一侧或两侧颞部反复发作的搏动性头痛，发作前可伴视觉、体觉先兆，发作时常伴呕吐。女性多发，约为男性的 3 ~ 4 倍，多在青春期起病，发病年龄 25 ~ 34 岁，少数发生于儿童期或中年后。

【临床表现】

偏头痛主要包括有先兆的偏头痛和无先兆的偏头痛两大类。此外还有 7 种特殊类型的偏头痛。

有先兆的偏头痛：也称典型偏头痛，占偏头痛的 15% ~ 18%，多有家族史。典型病例发病过程分为三期：

（1）先兆期发作前出现短暂的先兆，如视觉先兆：闪光、闪烁的锯齿形线条、暗点、黑蒙和偏盲等；还可有视物变形和物体颜色改变等。其次为躯体感觉先兆，如一侧肢体或面部麻木、感觉异常等；运动先兆如轻偏瘫和失语等，但相对少见。先兆可持续数分钟至 1 小时。

（2）头痛期在先兆同时或随后出现一侧颞部或眶后搏动性头痛。约 2/3 的患者为单侧，1/3 为双侧或两侧交替。也可表现为全头痛、单侧或双侧额部头痛及不常见枕部头痛等。头痛常从额部、颞部及眶后部开始，向半侧或全头部扩散。典型有颞浅动脉明显搏动感，常伴有恶心、呕吐、畏光或畏声、易激惹、气味恐怖及疲劳感等。患者喜静卧于暗室，睡眠后减轻。头痛持续 2 ~ 10 小时，少数可达 1 ~ 2 天，儿童持续 2 ~ 8 小时。发作频率可每周、每月或数月，发作次数不等。发作间歇期多无症状。

（3）头痛后期头痛消退后患者常表现疲劳、倦怠、无力和食欲差等，1 ~ 2 日好转。

2. 无先兆的偏头痛：也称普通偏头痛，是最常见的类型，约占偏头痛的 80%。相对于有先兆的偏头痛，缺乏典型先兆，常为双侧颞部及眶周疼痛，可为搏动性，头痛反复发作，伴呕吐。头痛持续时间较长，可达数日，疼痛持续时伴颈肌收缩可使症状复杂化。发作时常有头皮触痛，呕吐偶可使头痛终止。本型偏头痛常与月经有明显的关系。与有先兆偏头痛相比，无先兆偏头痛具有更高的发作频率，可严重影响患者工作和生活，常需要频繁应用止痛药治疗。

3. 特殊型偏头痛

（1）偏瘫型偏头痛少见。多在儿童期发病，偏瘫可为偏头痛的先兆症状，单独发生或伴偏侧麻木、失语，偏头痛消退后偏瘫可持续 10 分钟至数周不等。

（2）基底型偏头痛或称为基底动脉偏头痛。儿童和青春期女性较多见，发作可与月经有关。多有家族史，家族成员可患此型或其他类型偏头痛。其常见视觉先兆：如闪光、暗点、视物模糊、黑蒙和视野缺损，持续 20 ~ 30 分钟出现枕部搏动性头痛，常伴恶心、呕吐，头痛持续数小时至 1 天，睡眠后缓解。其还可因椎基底动脉缺血出现脑干和颞枕叶症状：如眩晕、视物成双、眼震、耳鸣、言语不清、双侧肢体麻木及无力、共济失调（身体协调性下降、不能保持平衡）、意识改变（嗜睡）、跌倒发作和黑蒙等；多次发作后可导致基底动脉或大脑后动脉血栓形成。

（3）复杂型偏头痛伴先兆延长。症状与有先兆的偏头痛相同，先兆在头痛发作中持续存在，延续 1 小时乃至 1 周。此类型需做磁共振检查排除脑内病变。

（4）眼肌麻痹型偏头痛较少见，患者多有无先兆的偏头痛史。在偏头痛开始发作或发作后渐趋消退之际出现头痛侧眼睛肌肉瘫痪，动眼神经最常受累，可同时累及滑车、展神经，持续数小时至数周。复发多见于同侧，多次发作后瘫痪可持久不愈。此类型应注意除外颅内动脉瘤和糖尿病性眼肌麻痹。

（5）视网膜动脉型偏头痛多见于有先兆偏头痛病史年轻人，可能为视网膜动脉痉挛所致。常出现单眼黑蒙伴闪光性暗点先兆，可有视力范围下降。眼底检查可见视网膜水肿。

（6）晚年型偏头痛 45 岁后发病，发作性头痛伴反复发作的偏瘫、麻木、失语或言语不清，每次发作神经功能缺失症状相同，持续 1 分钟至 72 小时。此应注意排除短暂性脑缺血发作。

（7）偏头痛等位症表现发作性自主神经功能异常引起的血管功能障碍。极少数情况，老年人和儿童可出现反复发作的自主神经症状，如眩晕、呕吐、腹痛、腹泻、肢体和关节痛等，不伴头痛发作或与头痛交替出现。

【治法】

升阳益气，清降浊阴。

【取穴】

百会、璇玑、涌泉。根据症状加八字针法的特定穴位，即十二神针、观形施针穴、病灶对应穴、皮下定向穴。

【穴位位置】

百会（督脉）：头顶正中线与两耳尖连线的交叉处。

璇玑（任脉）：在胸部，当前正中线上，天突下1寸。

涌泉（足少阴肾经）：足趾卷屈足时，在足心前三分之一的凹陷中。

【针法】

璇玑用补法，百会、涌泉用泻法。

紧张性头痛

【概念】

紧张性头痛又称为肌收缩性头痛，类似于中医的头痛。一种头部的紧束、受压或钝痛感，更典型的是具有束带感。作为一过性障碍，紧张性头痛多与日常生活中的应激有关，但如持续存在，则可能是焦虑症或抑郁症的特征性症状之一。

【临床表现】

本病多见于青、中年，儿童也可患病，男、女无差别，病初症状较轻，以后渐渐明显加重，紧张型头痛的临床特征是头部呈钝痛，无搏动性，头痛位于顶，颞，额及枕部，有时上述几个部位均有疼痛，头痛程度属轻度或中度，不因体力活动而加重，常诉头顶重压发紧或头部带样箍紧感，另在枕颈部发紧僵硬，转颈时尤为明显，无畏光或畏声，少数患者伴有轻度烦躁或情绪低落，查体包括神经系统检查无阳性体征，颅周肌肉如颈枕部肌肉，头顶部及肩上部肌肉常有压痛，有时轻轻按揉，患者感到轻松舒适，脑部CT或MRI应无异常，不伴有高血压及明显的五官科等疾病。

【治法】

疏肝健脾，祛风潜阳，通络止痛。

【取穴】

四神聪、神门、三阴交、太阳、风池、太冲、足三里、百会、肝俞、阳陵泉。根据症状加八字针法的特定穴位，即十二神针、观形施针穴、病灶对应穴、皮下定向穴。

【穴位位置】

四神聪（经外奇穴·头颈）：在百会前、后、左、右各开1寸处。

神门（手少阴心经）：位于腕部，腕掌侧横纹尺侧端，尺侧腕屈肌腱的桡侧凹陷处。

三阴交（足太阴脾经）：在小腿内侧，内踝尖上 3 寸，胫骨内侧缘后际。

太阳（经外奇穴·头颈）：在耳郭前面，前额两侧，外眼角延长线的上方。

风池（足少阳胆经）：在项部，当枕骨之下，与风府相平，胸锁乳突肌与斜方肌上端之间的凹陷处。

太冲（足厥阴肝经）：位于足背侧，第一、二跖骨结合部之前凹陷处。

足三里（足阳明胃经）：在小腿外侧，犊鼻下 3 寸，犊鼻与解溪连线上。

百会（督脉）：头顶正中线与两耳尖连线的交叉处。

肝俞（足太阳膀胱经）：在背部，当第 9 胸椎棘突下，旁开 1.5 寸。

阳陵泉（足少阳胆经）：在小腿外侧，当腓骨头前下方凹陷处。

【针法】

三阴交用补法，四神聪、神门、太阳、风池、太冲、足三里、百会、肝俞、阳陵泉用泻法。

美尼尔综合征

【概念】

美尼尔综合征，类似于中医的眩晕，是以突发性眩晕、视物旋转、剧烈呕吐、不敢活动，耳鸣、耳聋或眼球震颤为主要临床表现，具有发作性和复发性的特点，即眩晕有明显的发作期和间歇期。病人多数为中年人，患者性别无明显差异，首次发作在 50 岁以前的病人约占 65%，大多数病人单耳患病。

【临床表现】

1. 突发性旋转性眩晕，同时伴恶心，呕吐、面色苍白等自主神经反射症状。

2. 耳鸣：起初为持续性低音调吹风声或流水声，久之转为高音调的蝉鸣声或汽笛声。

3. 耳聋：一般为单侧，偶呈双侧性，耳聋在眩晕发作时加重，间歇期好转，呈波动性。听力损害程度随发作次数而增加。

4. 耳胀满感。

5. 鼓膜正常，音叉试验一侧呈感音性聋。

【治法】

益气健脾，补血养心。

【取穴】

百会、内关、合谷、足三里、神门、三阴交。根据症状加八字针法的特定穴位，即十二神针、观形施针穴、病灶对应穴、皮下定向穴。

【穴位位置】

百会（督脉）：头顶正中线与两耳尖连线的交叉处。

内关（手厥阴心包经）：在前臂掌侧，当曲泽与大陵的连线上，腕横纹上2寸，掌长肌腱与桡侧腕屈肌腱之间。

合谷（手阳明大肠经）：手背第1、2掌骨间，当第2掌骨桡侧的中点处。

足三里（足阳明胃经）：小腿外侧，犊鼻下3寸，犊鼻与解溪连线上。

神门（手少阴心经）：位于腕部，腕掌侧横纹尺侧端，尺侧腕屈肌腱的桡侧凹陷处。

三阴交（足太阴脾经）：在小腿内侧，内踝尖上3寸，胫骨内侧缘后际。

【针法】

内关、神门、三阴交用补法，百会、合谷、足三里用泻法。

高血压病

【概念】

高血压，类似于中医的眩晕、头痛、不寐，是一种以体循环动脉血压升高为主要临床表现的综合征。随着病情的发展，可影响心、脑、肾等重要脏器，也是引起其他心血管疾病最常见、最主要的因素。我国的患病率低于国外，约为3%～10%，近年来有逐步上升的趋势。

【临床表现】

高血压的症状因人而异。早期可能无症状或症状不明显，仅仅会在劳累、精神紧张、情绪波动后发生血压升高，并在休息后恢复正常。随着病程延长，血压明显的持续升高，逐渐会出现各种症状。此时被称为缓进型高血压病。缓进型高血压病常见的临床症状有头痛、头晕、注意力不集中、记忆力减退、肢体麻木、夜尿增多、心悸、胸闷、乏力等。当血压突然升高到一定程度时甚至会出现剧烈头痛、呕吐、心悸、眩晕等症状，严重时会发生神志不清、抽搐。这就属于急进型高血压和高血压危重症，多会在短期内发生严重的心、脑、肾等器官的损害和病变，如中风、心梗、肾衰等。症状与血压升高的水平并无一致的关系。

【治法】

平肝潜阳，定眩降压。

【取穴】

百会、曲池、足三里、风池、太冲。根据症状加八字针法的特定穴位，即十二神针、观形施针穴、病灶对应穴、皮下定向穴。

【穴位位置】

百会（督脉）：头顶正中线与两耳尖连线的交叉处。

曲池（手阳明大肠经）：肘横纹外侧端，屈肘，当尺泽与肱骨外上髁连线中点。

足三里（足阳明胃经）：小腿外侧，犊鼻下3寸，犊鼻与解溪连线上。

风池（足少阳胆经）：在项部，当枕骨之下，与风府相平，胸锁乳突肌与斜方肌上端之间的凹陷处。

太冲（足厥阴肝经）：位于足背侧，第一、二跖骨结合部之前凹陷处。

【针法】

曲池、足三里用补法，百会、风池、太冲用泻法。

三叉神经痛

【概念】

三叉神经痛，类似于中医的面痛，是原发性三叉神经痛的简称，表现为三叉神经分布区内短暂的反复发作性剧痛。

【临床表现】

成年及老年人多见，40岁以上患者占70%～80%，女性多于男性。三叉神经痛常局限于三叉神经一或两支分布区，以上颌支、下颌支多见。发作时表现为以面颊上下颌及舌部明显的剧烈电击样、针刺样、刀割样或撕裂样疼痛，持续数秒或1～2分钟，突发突止，间歇期完全正常。患者口角、鼻翼、颊部或舌部为敏感区，轻触可诱发，称为扳机点或触发点。严重病例可因疼痛出现面肌反射性抽搐，口角牵向患侧即痛性抽搐。病程呈周期性，发作可为数日、数周或数月不等，缓解期如常人。随着病程迁延发作次数将逐渐增多，发作时间延长，间歇期缩短，甚至为持续性发作，很少自愈。神经系统检查一般无阳性体征，患者主要表现因恐惧疼痛不敢洗脸、刷牙、进食，面部口腔卫生差、面色憔悴、情绪低落。

【治法】

疏通经络，活血止痛。

【取穴】

下关、四白、太阳、承浆、地仓、合谷、神门。根据症状加八字针法的特定穴位，即十二神针、观形施针穴、病灶对应穴、皮下定向穴。

【穴位位置】

下关（足阳明胃经）：在面部，在颧骨下缘中央与下颌切迹之间的凹陷中。

四白（足阳明胃经）：在面部瞳孔直下，当眶下孔凹陷处。

太阳（经外奇穴·头颈）：在耳郭前面，前额两侧，外眼角延长线的上方。

承浆（任脉）：位于面部，颏唇沟的正中凹陷处，在口轮匝肌和颏唇沟之间。

地仓（足阳明胃经）：在面部，口角外侧，旁开0.4寸，上直对瞳孔。

合谷（手阳明大肠经）：手背第1、2掌骨间，当第2掌骨桡侧的中点处。

神门（手少阴心经）：位于腕部，腕掌侧横纹尺侧端，尺侧腕屈肌腱的桡侧凹陷处。

【针法】

地仓、神门用补法，下关、四白、太阳、承浆、合谷用泻法。

神经官能症

【概念】

神经官能症又称神经症或精神神经症，类似于中医的郁证，是一组精神障碍的总称，包括神经衰弱、强迫症、焦虑症、恐惧症、躯体形式障碍等等，患者深感痛苦且妨碍心理功能或社会功能，但没有任何可证实的器质性病理基础。病程大多持续迁延或呈发作性。

【临床表现】

神经官能症的症状复杂多样，有的头痛、失眠、记忆力减退；有的则有心悸、胸闷、恐怖感等。其特点是症状的出现与变化与精神因素有关。如有的胃肠神经官能症患者，每当情绪紧张时出现腹泻。

1. 自主神经功能紊乱的临床症状

（1）与精神易兴奋相联系的精神易疲劳表现为联想回忆增多，脑力劳动率下降，体力衰弱，疲劳感等。

（2）情绪症状表现为烦恼、易激惹、心情紧张等。

（3）睡眠障碍主要表现为失眠。

（4）头部不适感紧张性头痛，头部重压感、紧束感等。

（5）内脏功能紊乱胃胀、肠鸣、便秘或腹泻；心悸、胸闷、气短、肢体瘫软、乏力、濒死感；低热；皮肤划痕症阳性；女子月经不调，男子遗精、阳痿等。

2. 心脏、胃肠自主神经功能紊乱临床症状

心脏自主神经功能紊乱，又称心脏神经症，是一种心血管系统自主神经系统中介下，受精神因素影响的综合征。临床以心前区疼痛、心悸、气短或换气过度、濒死感为主要症状，此外尚有乏力、头晕、多汗、失眠等症状。

【治法】

宁心安神，化痰解郁。

【取穴】

四神聪、神门、三阴交、丰隆、太冲。根据症状加八字针法的特定穴位，即十二神针、观形施针穴、病灶对应穴、皮下定向穴。

【穴位位置】

四神聪（经外奇穴·头颈）：在百会前、后、左、右各开1寸处。

神门（手少阴心经）：位于腕部，腕掌侧横纹尺侧端，尺侧腕屈肌腱的桡侧凹陷处。

三阴交（足太阴脾经）：在小腿内侧，内踝尖上3寸，胫骨内侧缘后际。

丰隆（足阳明胃经）：在小腿前外侧，当外踝尖上8寸，条口外，距胫骨前缘二横指。

太冲（足厥阴肝经）：位于足背侧，第一、二跖骨结合部之前凹陷处。

【针法】

神门、三阴交用补法，四神聪、丰隆、太冲用泻法。

焦虑症

【概念】

焦虑症，又称为焦虑性神经症，类似于中医的“不寐”，是神经症这一大类疾病中最常见的一种，以焦虑情绪体验为主要特征。可分为慢性焦虑（广泛性焦虑）和急性焦虑发作（惊恐障碍）两种形式。主要表现为：无明确客观对象的紧张担心，坐立不安，还有自主神经症状（心悸、手抖、出汗、尿频等）。

注意区分正常的焦虑情绪，如焦虑严重程度与客观事实或处境明显不符，或持续时间过长，则可能为病理性的焦虑。

【临床表现】

1. 慢性焦虑（广泛性焦虑）

（1）情绪症状在没有明显诱因的情况下，患者经常出现与现实情境不符的过分担心、紧张害怕，这种紧张害怕常常没有明确的对象和内容。患者感觉自己一直处于一种紧张不安、提心吊胆，恐惧、害怕、忧虑的内心体验中。

（2）自主神经症状头晕、胸闷、心慌、呼吸急促、口干、尿频、尿急、出汗、震颤等躯体方面的症状。

（3）运动性不安坐立不安，坐卧不宁，烦躁，很难静下心来。

2. 急性焦虑发作（惊恐发作、惊恐障碍）

（1）濒死感或失控感在正常的日常生活中，患者几乎跟正常人一样。而一旦发作时（有的有特定触发情境，如封闭空间等），患者突然出现极度恐惧的心理，体验到濒死感或失控感。

（2）自主神经系统症状同时出现如胸闷、心慌、呼吸困难、出汗、全身发抖等。

（3）一般持续几分钟到数小时发作开始突然，发作时意识清楚。

（4）极易误诊发作时患者往往拨打“120”急救电话，去看心内科的急诊。尽管患者看上去症状很重，但是相关检查结果大多正常，因此往往诊断不明确。发作后患者仍极度恐惧，担心自身病情，往往辗转于各大医院各个科室，做各种各样的检查，但不能确诊。既耽误了治疗也造成了医疗资源的浪费。

3. 恐惧症（包括社交恐怖、场所恐怖、特定的恐怖）

恐惧症的核心表现和急性焦虑发作一样，都是惊恐发作。不同点在于恐惧症的焦虑发作是由某些特定的场所或者情境引起，患者不处于这些特定场所或情境时不会引起焦虑。例如害怕社交场合或者人际交往，或者害怕某些特定的环境：如飞机、广场、拥挤的场所。恐惧症的焦虑发生往往可以预知，患者多采取回避行为来避免焦虑发作。

4. 在美国的精神障碍诊断标准中，焦虑障碍内容很广泛，包括广泛性焦虑、急性焦虑发作、恐惧症、创伤后应激障碍、急性应激障碍、强迫障碍。

【治法】

补脾养心，镇静安神。

【取穴】

四神聪、神门、三阴交。根据症状加八字针法的特定穴位，即十二神针、观形施针穴、病灶对应穴、皮下定向穴。

【穴位位置】

四神聪（经外奇穴·头颈）：在百会前、后、左、右各开 1 寸处。

神门（手少阴心经）：位于腕部，腕掌侧横纹尺侧端，尺侧腕屈肌腱的桡侧凹陷处。

三阴交（足太阴脾经）：在小腿内侧，内踝尖上 3 寸，胫骨内侧缘后际。

【针法】

神门、三阴交用补法，四神聪用泻法。

失　　眠

【概念】

失眠，即中医的“不寐”，是指无法入睡或无法保持睡眠状态，导致睡眠不足。又称入睡和维持睡眠障碍，为各种原因引起入睡困难、睡眠深度或频度过短、早醒及睡眠时间不足或质量差等，是一种常见病。失眠往往会给患者带来极大的痛苦和心理负担，又会因为滥用失眠药物而损伤身体其他方方面面。

【临床表现】

1. 入睡困难；
2. 不能熟睡，睡眠时间减少；
3. 早醒、醒后无法再入睡；
4. 频频从噩梦中惊醒，自感整夜都在做噩梦；
5. 睡过之后精力没有恢复；
6. 发病时间可长可短，短者数天可好转，长者持续数日难以恢复；
7. 容易被惊醒，有的对声音敏感，有的对灯光敏感；
8. 很多失眠的人喜欢胡思乱想；
9. 长时间的失眠会导致神经衰弱和抑郁症，而神经衰弱患者的病症又会加重失眠。

【治法】

疏肝泻火，镇静安神。

【取穴】

四神聪、神门、三阴交、行间、太冲。根据症状加八字针法的特定穴位，即十二神针、观形施针穴、病灶对应穴、皮下定向穴。

【穴位位置】

四神聪（经外奇穴·头颈）：在百会前、后、左、右各开 1 寸处。

神门（手少阴心经）：位于腕部，腕掌侧横纹尺侧端，尺侧腕屈肌腱的桡侧凹陷处。

三阴交（足太阴脾经）：在小腿内侧，内踝尖上 3 寸，胫骨内侧缘后际。

行间（足厥阴肝经）：在足背侧，当第 1、2 趾间，趾蹼缘的后方赤白肉际处。

太冲（足厥阴肝经）：位于足背侧，第一、二跖骨结合部之前凹陷处。

【针法】

神门、三阴交用补法，四神聪、行间、太冲用泻法。

癫　痫

【概念】

癫痫是慢性反复发作性短暂脑功能失调综合征。以脑神经元异常放电引起反复痫性发作为特征。癫痫是神经系统常见疾病之一，患病率仅次于脑卒中。癫痫的发病率与年龄有关。一般认为 1 岁以内患病率最高，其次为 1 ~ 10 岁以后逐渐降低。我国男女之比为 1.15：1 ~ 1.7：1。种族患病率无明显差异。

【临床表现】

1. 全面强直 - 阵挛发作（大发作）

系指全身肌肉抽动及意识丧失的发作。以产伤、脑外伤、脑瘤等较常见。强直 - 阵挛发作可发生在任何年龄，是各种癫痫中最常见的发作类型。其典型发作可分为先兆期、强直期、阵挛期、恢复期四个临床阶段。发作期间脑电图为典型的爆发性多棘波和棘 - 慢波综合，每次棘 - 慢波综合可伴有肌肉跳动。

2. 单纯部分发作

是指脑的局部皮质放电而引起的与该部位的功能相对应的症状，包括运动、感觉、自主神经、精神症状及体征。分为四组：①伴运动症状者；②伴躯体感觉或特殊感觉症状者；③伴自主神经症状和体征者；④伴精神症状者。

3. 复杂部分发作

习惯上又称精神运动发作，伴有意识障碍。先兆多在意识丧失前或即将丧失时发生，故发作后患者仍能回忆。

4. 失神发作（小发作）

其典型表现为短暂的意识障碍，而不伴先兆或发作后症状。

5. 癫痫持续状态

是指单次癫痫发作超过 30 分钟，或者癫痫频繁发作，以致患者尚未从前一次发作中完全恢复而又有另一次发作，总时间超过 30 分钟者。癫痫持续状态是一种需要抢救的急症。

【治法】

熄风涤痰，醒神开窍。

【取穴】

百会、四神聪、神门、三阴交、内关、鸠尾、丰隆、足三里。根据症状加八字针法的特定穴位，即十二神针、观形施针穴、病灶对应穴、皮下定向穴。

【穴位位置】

百会（督脉）：头顶正中线与两耳尖连线的交叉处。

四神聪（经外奇穴·头颈）：在百会前、后、左、右各开1寸处。

神门（手少阴心经）：位于腕部，腕掌侧横纹尺侧端，尺侧腕屈肌腱的桡侧凹陷处。

三阴交（足太阴脾经）：在小腿内侧，内踝尖上3寸，胫骨内侧缘后际。

内关（手厥阴心包经）：在前臂掌侧，当曲泽与大陵的连线上，腕横纹上2寸，掌长肌腱与桡侧腕屈肌腱之间。

鸠尾（任脉）：在上腹部，前正中线上，当胸剑结合部下1寸。

丰隆（足阳明胃经）：在小腿前外侧，当外踝尖上8寸，条口外，距胫骨前缘二横指。

足三里（足阳明胃经）：小腿外侧，犊鼻下3寸，犊鼻与解溪连线上。

【针法】

神门、内关用补法，百会、四神聪、三阴交、鸠尾、丰隆、足三里用泻法。

更年期综合征

【概念】

更年期综合征又称围绝经期综合征，指妇女绝经前后出现性激素波动或减少所致的一系列以自主神经系统功能紊乱为主，伴有神经心理症状的一组症候群。绝经可分为自然绝经和人工绝经两种。自然绝经指卵巢内卵泡用尽，或剩余的卵泡对促性腺激素丧失了反应，卵泡不再发育和分泌雌激素，不能刺激子宫内膜生长，导致绝经。人工绝经是指手术切除双侧卵巢或用其他方法停止卵巢功能，如放射治疗和化疗等。单独切除子宫而保留一侧或双侧卵巢者，不认为是人工绝经。

【临床表现】

围绝经期综合征中最典型的症状是潮热、潮红。多发生于45～55岁，大多数妇女可出现轻重不等的症状，有人在绝经过渡期症状已开始出现，持续到绝经后2～3年，少数人可持续到绝经后5～10年症状才有所减轻或消失。

人工绝经者往往在手术后2周即可出现围绝经期综合征，术后2个月达高峰，可持续2年之久。

1. 月经改变

月经周期改变是围绝经期出现最早的临床症状，分为3种类型：

（1）月经周期延长，经量减少，最后绝经。

（2）月经周期不规则，经期延长，经量增多，甚至大出血或出血淋漓不断，然后逐渐减少而停止。

（3）月经突然停止，较少见。由于卵巢无排卵，雌激素水平波动，易发生子宫内膜癌。对于异常出血者，应行诊断性刮宫，排除恶变。

2. 血管舒缩症状

临床表现为潮热、出汗，是血管舒缩功能不稳定的表现，是围绝经期综合征最突出的特征性症状。潮热起自前胸，涌向头颈部，然后波及全身，少数妇女仅局限在头、颈和乳房。在潮红的区域患者感到灼热，皮肤发红，紧接着爆发性出汗。持续数秒至数分钟不等，发作频率每天数次至30～50次。夜间或应激状态易促发。此种血管功能不稳定可历时1年，有时长达5年或更长。

【治法】

滋阴益肾，清心除烦。

【取穴】

太溪、内关、神门、足三里、三阴交。根据症状加八字针法的特定穴位，即十二神针、观形施针穴、病灶对应穴、皮下定向穴。

【穴位位置】

太溪（足少阴肾经）：在足踝区，内踝尖与跟腱之间的凹陷处。

内关（手厥阴心包经）：在前臂掌侧，当曲泽与大陵的连线上，腕横纹上2寸，掌长肌腱与桡侧腕屈肌腱之间。

神门（手少阴心经）：位于腕部，腕掌侧横纹尺侧端，尺侧腕屈肌腱的桡侧凹陷处。

足三里（足阳明胃经）：小腿外侧，犊鼻下3寸，犊鼻与解溪连线上。

三阴交（足太阴脾经）：在小腿内侧，内踝尖上3寸，胫骨内侧缘后际。

【针法】

太溪、内关、神门、三阴交用补法，足三里用泻法。

多发性神经炎

【概念】

多发性神经炎类似于中医的痿症、痹症，是由多种原因如中毒、营养代谢障碍、感染、过敏、变态反应等引起的多发性末梢神经损害的总称。临床主要表现为肢体远端对称性感觉、运动和自主神经功能障碍。

【临床表现】

主要表现为肢体远端对称性感觉、运动和自主神经功能障碍。

1. 肢体远端对称性感觉

感觉异常（疼痛、麻木、过敏、减退）常呈手套、袜套式。

2. 运动障碍

肌力减退、肌张力低下、腱反射减弱或消失，晚期有以肢体远端为主的肌肉萎缩。

3. 自主神经功能障碍

肢端皮肤发凉、苍白、发绀或出汗障碍，皮肤可粗糙变薄等。

【治法】

健脾益气，舒筋活络。

【取穴】

主穴：曲池、合谷、足三里、三阴交。

配穴：上肢无力、疼痛，配手三里、外关；手指关节疼痛，配八邪；腰部酸痛，配肺俞、心俞、肝俞、脾俞、肾俞；下肢无力、疼痛，配环跳、委中、阳陵泉、昆仑。根据症状加八字针法的特定穴位，即十二神针、观形施针穴、病灶对应穴、皮下定向穴。

【穴位位置】

曲池（手阳明大肠经）：肘横纹外侧端，屈肘，当尺泽与肱骨外上髁连线中点。

合谷（手阳明大肠经）：手背第 1、2 掌骨间，当第 2 掌骨桡侧的中点处。

足三里（足阳明胃经）：小腿外侧，犊鼻下 3 寸，犊鼻与解溪连线上。

三阴交（足太阴脾经）：在小腿内侧，内踝尖上 3 寸，胫骨内侧缘后际。

手三里（手阳明大肠经）：在前臂背面桡侧，在阳溪与曲池穴连线上，肘横纹下 2 寸处。

外关（手少阳三焦经）：在前臂后区，当阳池与肘尖的连线上，腕背侧远端横纹上2寸，尺骨与桡骨间隙中点。

八邪（经外奇穴·上肢）：在手指背侧，微握拳，第一到五指间，指蹼缘后方赤白肉际处，左右共八个穴位。

肺俞（足太阳膀胱经）：在背部，当第3胸椎棘突下，旁开1.5寸。

心俞（足太阳膀胱经）：在背部，当第5胸椎棘突下，旁开1.5寸。

肝俞（足太阳膀胱经）：在背部，当第9胸椎棘突下，旁开1.5寸。

脾俞（足太阳膀胱经）：在背部，当第11胸椎棘突下，旁开1.5寸。

肾俞（足太阳膀胱经）：在腰部，当第2腰椎棘突下，旁开1.5寸。

环跳（足少阳胆经）：在臀外下部，当股骨大转子最凸点与骶管裂孔连线的外1/3与中1/3交点处。

委中（足太阳膀胱经）：位于膝后区，腘横纹的中点。

阳陵泉（足少阳胆经）：在小腿外侧，当腓骨头前下方凹陷处。

昆仑（足太阳膀胱经）：在足部外踝后方，当外踝尖与跟腱之间的凹陷处。

【针法】

曲池、合谷、足三里、三阴交、外关、肺俞、心俞、肝俞、脾俞、肾俞、环跳、阳陵泉用补法，手三里、八邪、委中、昆仑用泻法。

肌萎缩侧索硬化症

【概念】

肌萎缩侧索硬化也叫运动神经元病，后一名称英国常用，法国又叫夏科病，而美国也称卢伽雷氏病。我国通常将肌萎缩侧索硬化和运动神经元病混用。类似于中医的“痿症”，它是上运动神经元和下运动神经元损伤之后，导致包括球部（所谓球部，就是指的是延髓支配的这部分肌肉）、四肢、躯干、胸部腹部的肌肉逐渐无力和萎缩。

【临床表现】

早期症状轻微，易与其他疾病混淆。患者可能只是感到有一些无力、肉跳、容易疲劳等一些症状，渐渐进展为全身肌肉萎缩和吞咽困难。最后产生呼吸衰竭。

依临床症状大致可分为两型：

1. 肢体起病型

症状首先是四肢肌肉进行性萎缩、无力，最后才产生呼吸衰竭。

2. 延髓起病型

在四肢运动还好之时，就已经出现吞咽、讲话困难，很快就进展为呼吸衰竭。

【治法】

健脾益气，补益肝肾。

【取穴】

百会、风府、廉泉。

背部组：取华佗夹脊穴、肝俞、肾俞、脾俞等穴；

上肢组：曲池、手三里、外关、合谷；

下肢组：取足三里、三阴交、绝骨、阳陵泉。

根据症状加八字针法的特定穴位，即十二神针、观形施针穴、病灶对应穴、皮下定向穴。

【穴位位置】

百会（督脉）：头顶正中线与两耳尖连线的交叉处。

风府（督脉）：在项部，当后发际正中直上 1 寸，枕外隆凸直下，两侧斜方肌之间凹陷处。

廉泉（任脉）：结喉上方，当舌骨的上缘凹陷处。

华佗夹脊穴（经外奇穴・背）：在背腰部，当第 1 胸椎至第 5 腰椎棘突下两侧，后正中线旁开 0.5 寸，一侧 17 穴，左右共 34 穴。

肝俞（足太阳膀胱经）：在背部，当第 9 胸椎棘突下，旁开 1.5 寸。

肾俞（足太阳膀胱经）：在腰部，当第 2 腰椎棘突下，旁开 1.5 寸。

脾俞（足太阳膀胱经）：在背部，当第 11 胸椎棘突下，旁开 1.5 寸。

曲池（手阳明大肠经）：肘横纹外侧端，屈肘，当尺泽与肱骨外上髁连线中点。

手三里（手阳明大肠经）：在前臂背面桡侧，在阳溪与曲池穴连线上，肘横纹下 2 寸处。

外关（手少阳三焦经）：在前臂后区，当阳池与肘尖的连线上，腕背侧远端横纹上 2 寸，尺骨与桡骨间隙中点。

合谷（手阳明大肠经）：手背第 1、2 掌骨间，当第 2 掌骨桡侧的中点处。

足三里（足阳明胃经）：在小腿外侧，犊鼻下 3 寸，犊鼻与解溪连线上。

三阴交（足太阴脾经）：在小腿内侧，内踝尖上 3 寸，胫骨内侧缘后际。

绝骨（足少阳胆经）：在小腿外侧，当外踝尖上 3 寸，腓骨前缘处。

阳陵泉（足少阳胆经）：在小腿外侧，当腓骨头前下方凹陷处。

【针法】

华佗夹脊穴、肝俞、肾俞、脾俞、曲池、外关、合谷、足三里、三阴交、阳陵泉用补法，百会、风府、廉泉、手三里、绝骨用泻法。

帕金森综合征

【概念】

帕金森综合征又名震颤麻痹，是最常见的神经退行性疾病之一，类似于中医的“颤证”。流行病学显示，患病率为15～328/10万人口，>65岁人群约1%；发病率为10～21/10万人口/年。PD病因及发病机制尚未明确，可能与社会因素、药物因素、患者因素等有关。PD病理改变为：中脑黑质致密部、蓝斑神经元色素脱失，黑质色素变淡及出现路易小体。PD神经生化改变为：中脑黑质致密部、蓝斑神经元脱失致上述部位及其神经末梢处多巴胺（DA）减少，（DA减少≥70%时产生PD临床表现），而黑质纹状体系统中与DA功能拮抗的乙酰胆碱（ACH）作用相对亢进，DA与ACH平衡失调。

【临床表现】

1. 运动症状：运动过缓、肌强直、静止性震颤、姿势步态异常。

2. 非运动症状：认知/精神异常、睡眠障碍、自主神经功能障碍、感觉障碍。

【治法】

补益肝肾，舒筋通络。

【取穴】

太冲、太溪、曲池、尺泽、三阴交、阳陵泉、阴陵泉。根据症状加八字针法的特定穴位，即十二神针、观形施针穴、病灶对应穴、皮下定向穴。

【穴位位置】

太冲（足厥阴肝经）：位于足背侧，第一、二跖骨结合部之前凹陷处。

太溪（足少阴肾经）：在足踝区，内踝尖与跟腱之间的凹陷处。

曲池（手阳明大肠经）：肘横纹外侧端，屈肘，当尺泽与肱骨外上髁连线中点。

尺泽（手太阴肺经）：位于肘横纹中，肱二头肌腱桡侧凹陷处。

三阴交（足太阴脾经）：在小腿内侧，内踝尖上3寸，胫骨内侧缘后际。

阳陵泉（足少阳胆经）：在小腿外侧，当腓骨头前下方凹陷处。

阴陵泉（足太阴脾经）：在小腿内侧，胫骨内侧下缘与胫骨内侧缘之间的凹陷中。

【针法】

太冲、太溪、三阴交、阴陵泉用补法，曲池、尺泽、阳陵泉用泻法。

书写震颤

【概念】

书写震颤，一般多为原发性书写震颤，也称书写痉挛，是成年人最常见的动作性震颤，尤以书写时出现震颤，使书写困难最为常见，类似于中医的“颤证”。

本病临床较常见，是指患者在书写或做书写动作时出现5～8Hz的手部震颤，不伴有其他功能障碍。部分患者震颤并不完全限于书写动作，做其他相似工作或使用类似工具时也可有震颤。因此，有人提出书写痉挛可分为任务诱导型书写痉挛和姿态敏感型书写痉挛。起病隐袭缓慢渐进，主要发生于20～50岁长期从事书写的人。

【临床表现】

该病主要发生于20～50岁长期从事书写的人，尤其是从事文字工作者，部分患者有阳性家族史。多数起病隐袭缓慢渐进，先感觉手指部易疲劳或腕部疼痛，继之出现特有的书写痉挛。患者在持笔时或开始写字时困难，这种痉挛现象主要发生在手指、腕部甚至整个上肢此病最重要特点是书写时痉挛，不写字时症状消失。肌力完全正常有时只单用钢笔、小笔困难，用铅笔或大笔时完全正常。患者可以正常工作，不存在失用现象火罐网。此病多属于神经功能性疾病鹣，但部分病例在检查时可见指间或腕部肌张力较高腕关节被动旋前旋后时有齿轮感抵抗所以有人认为该病属于锥体外系疾患也有人认为是交感神经反射性障碍。

【治法】

调补肝肾，熄风止颤。

【取穴】

百会、大椎、风池、肝俞、肾俞、合谷、太冲、足三里、蠡沟、太溪。根据症状加八字针法的特定穴位，即十二神针、观形施针穴、病灶对应穴、皮下定向穴。

【穴位位置】

百会（督脉）：头顶正中线与两耳尖连线的交叉处。

大椎（督脉）：在后背正中线上，第七颈椎棘突下凹陷中。

风池（足少阳胆经）：在项部，当枕骨之下，与风府相平，胸锁乳突肌与斜方肌上端之间的凹陷处。

肝俞（足太阳膀胱经）：在背部，当第9胸椎棘突下，旁开1.5寸。

肾俞（足太阳膀胱经）：在腰部，当第2腰椎棘突下，旁开1.5寸。

合谷（手阳明大肠经）：手背第1、2掌骨间，当第2掌骨桡侧的中点处。

太冲（足厥阴肝经）：位于足背侧，第一、二跖骨结合部之前凹陷处。

足三里（足阳明胃经）：小腿外侧，犊鼻下3寸，犊鼻与解溪连线上。

蠡沟（足厥阴肝经）：在小腿内侧，当足内踝尖上5寸，胫骨内侧面的中央。

太溪（足少阴肾经）：在足踝区，内踝尖与跟腱之间的凹陷处。

【针法】

肝俞、肾俞、合谷、太溪、足三里用补法，百会、大椎、风池、太冲、蠡沟用泻法。

风湿性关节炎

【概念】

风湿性关节炎是一种常见的急性或慢性结缔组织炎症。可反复发作并累及心脏，类似于中医的“痹症”。临床以关节和肌肉游走性酸楚、重著、疼痛为特征。属变态反应性疾病。是风湿热的主要表现之一，多以急性发热及关节疼痛起病。

典型表现是轻度或中度发热，游走性多关节炎，受累关节多为膝、踝、肩、肘、腕等大关节，常见由一个关节转移至另一个关节，病变局部呈现红、肿、灼热、剧痛，部分病人也有几个关节同时发病。不典型的病人仅有关节疼痛而无其他炎症表现，急性炎症一般于2～4周消退，不留后遗症，但常反复发作。若风湿活动影响心脏，则可发生心肌炎，甚至遗留心脏瓣膜病变。

【临床表现】

1. 疼痛

关节疼痛是风湿病最常见的症状，全身关节都有可能发生疼痛，但是肢体和躯干部位的疼痛和可能引起内脏和神经系统的病变。

2. 肌肉疼痛

肌肉也会出现疼痛症状，而且还可能出现肌无力、肌酶升高、肌源性损害等，如系统性红斑狼疮、混合性结缔组织病、皮肌炎等。

3. 不规律性发热

风湿出现之前会出现不规则的发热现象，不会出现寒战现象，用抗生素治疗无效，同时还会出现血沉快，如系统性红斑狼疮、急性嗜中性发热性皮病、成人斯帝尔病、脂膜炎等均可以发热为首发症状。

4. 皮肤黏膜症状

皮肌炎、干燥综合征、白塞病、脂膜炎等会出现皮疹、口腔溃疡、皮肤溃疡、网状青紫、眼部症状等。

5. 雷诺氏征

指端会遇冷或情绪变化时会发白，然后转变成紫色，最后转变成红色并伴有麻木、疼痛和严重的皮肤溃疡，可见于类风湿性关节炎、系统性红斑狼疮、混合性结缔组织病。

6. 自身抗体血液指标异常

抗 ENA 抗体、抗 ds - DNA 抗体、抗血小板抗体、抗核抗体、抗心磷脂抗体、类风湿因子等。

【治法】

舒经、活络、止痛。

【取穴】

曲池、阴陵泉、足三里、丰隆、合谷、尺泽、阳溪、大陵、外关、髀关、绝骨、膝眼、梁丘、解溪、丘墟、昆仑。根据症状加八字针法的特定穴位，即十二神针、观形施针穴、病灶对应穴、皮下定向穴。

【穴位位置】

曲池（手阳明大肠经）：肘横纹外侧端，屈肘，当尺泽与肱骨外上髁连线中点。

阴陵泉（足太阴脾经）：在小腿内侧，胫骨内侧下缘与胫骨内侧缘之间的凹陷中。

足三里（足阳明胃经）：小腿外侧，犊鼻下 3 寸，犊鼻与解溪连线上。

丰隆（足阳明胃经）：在小腿前外侧，当外踝尖上 8 寸，条口外，距胫骨前缘二横指。

合谷（手阳明大肠经）：手背第 1、2 掌骨间，当第 2 掌骨桡侧的中点处。

尺泽（手太阴肺经）：位于肘横纹中，肱二头肌腱桡侧凹陷处。

阳溪（手阳明大肠经）：在腕背横纹桡侧，手拇指向上翘起时，当拇短伸肌腱与拇长伸肌腱之间的凹陷中。

大陵（手厥阴心包经）：在腕掌横纹的中点处，当掌长肌腱与桡侧腕屈肌腱之间。

外关（手少阳三焦经）：在前臂后区，当阳池与肘尖的连线上，腕背侧远端横纹上 2 寸，尺骨与桡骨间隙中点。

髀关（足阳明胃经）：在股前区，股直肌近端、缝匠肌与阔筋膜张肌 3

条肌肉之间凹陷中。

绝骨（足少阳胆经）：在小腿外侧，当外踝尖上 3 寸，腓骨前缘处。

膝眼（经外奇穴·下肢）：在髌韧带两侧凹陷处；内侧的称内膝眼，外侧的称外膝眼。

梁丘（足阳明胃经）：在股前区，髌底上 2 寸，髂前上棘与髌底外侧端的连线上。

解溪（足阳明胃经）：足背踝关节横纹中央凹陷处，当拇长伸肌腱与趾长伸肌腱之间。

丘墟（足少阳胆经）：在足背，外踝前下方，当趾长伸肌腱的外侧，距跟关节间凹陷处。

昆仑（足太阳膀胱经）：在足部外踝后方，当外踝尖与跟腱之间的凹陷处。

【针法】

曲池、足三里、丰隆、合谷、阳溪、外关、髀关、绝骨、梁丘、解溪、丘墟、昆仑用补法，阴陵泉、尺泽、大陵、膝眼用泻法。

类风湿性关节炎

【概念】

类风湿关节炎是一种病因未明的慢性、以炎性滑膜炎为主的系统性疾病，类似中医的“痹症”。其特征是手、足小关节的多关节、对称性、侵袭性关节炎症，经常伴有关节外器官受累及血清类风湿因子阳性，可以导致关节畸形及功能丧失。

【临床表现】

1. 好发人群

女性好发，发病率为男性的 2～3 倍。可发生于任何年龄，高发年龄为 40～60 岁。

2. 症状体征

可伴有体重减轻、低热及疲乏感等全身症状。

（1）晨僵：早晨起床时关节活动不灵活的主观感觉，它是关节炎症的一种非特异表现，其持续时间与炎症的严重程度成正比。

（2）关节受累的表现：①多关节受累：呈对称性多关节炎（常≥5 个关节）。易受累的关节有手、足、腕、踝及颞颌关节等，其他还可有肘、肩、颈椎、髋、膝关节等。②关节畸形：手的畸形有梭形肿胀、尺侧偏斜、天鹅颈样畸形、钮孔花样畸形等。足的畸形有跖骨头向下半脱位引起的仰趾畸形、外翻畸形、跖趾关节半脱位、弯曲呈锤状趾及足外翻畸形。③其他：可有正中神经/胫后神经受压引起的腕管/跗管综合征，膝关节腔积液挤入关节后侧形成腘窝囊肿（Baker囊肿），颈椎受累（第2、3颈椎多见）可有颈部疼痛、颈部无力及难以保持其正常位置，寰枢关节半脱位，相应有脊髓受压及椎基底动脉供血不足的表现。

（3）关节外表现：①一般表现：可有发热、类风湿结节（属于机化的肉芽肿，与高滴度RF、严重的关节破坏及RA活动有关，好发于肘部、关节鹰嘴突、骶部等关节隆突部及经常受压处）、类风湿血管炎（主要累及小动脉的坏死性小动脉炎，可表现为指、趾端坏死、皮肤溃疡、外周神经病变等）及淋巴结肿大。②心脏受累：可有心包炎、心包积液、心外膜、心肌及瓣膜的结节、心肌炎、冠状动脉炎、主动脉炎、传导障碍，慢性心内膜炎及心瓣膜纤维化等表现。③呼吸系统受累可有胸膜炎、胸腔积液、肺动脉炎、间质性肺疾病、结节性肺病等。④肾脏表现：主要有原发性肾小球及肾小管间质性肾炎、肾脏淀粉样变和继发于药物治疗（金制剂、青霉胺及NSAIDs）的肾损害。⑤神经系统：除周围神经受压的症状外，还可诱发神经疾病、脊髓病、外周神经病、继发于血管炎的缺血性神经病、肌肥大及药物引起的神经系统病变。⑥贫血：是RA最常见的关节外表现，属于慢性疾病性贫血，常为轻至中度。⑦消化系统：可因RA血管炎、并发症或药物治疗所致。⑧眼：幼年患者可有葡萄膜炎，成人可有巩膜炎，可能由血管炎所致。还可有干燥性结膜角膜炎、巩膜软化、巩膜软化穿孔、角膜溶解。

（4）Felty综合征：1%的RA患者可有脾大、中性粒细胞减少（及血小板减少、红细胞计数减少），常有严重的关节病变、高滴度的RF及ANA阳性，属于一种严重型RA。

（5）缓解性血清阴性、对称性滑膜炎：伴凹陷性水肿综合征（RS3PE）男性多见，常于55岁以后发病，呈急性发病，有对称性腕关节、屈肌腱鞘及手小关节的炎症，手背可有凹陷性水肿。晨僵时间长（0.5~1天），但RF阴性，X线多没有骨破坏。有56%的患者为HLA-B7阳性。治疗上对单用NSAIDs药物反应差，而小剂量糖皮质激素疗效显著。常于1年后自发缓解，预后好。

（6）成人Still病（AOSD）：以高热、关节炎、皮疹等的急性发作与缓解交替出现的一种少见的RA类型。因临床表现类似于全身起病型幼年类风湿关节炎（Still病）而得名。部分患者经过数次发作转变为典型的RA。

（7）老年发病的RA：常>65岁起病，性别差异小，多呈急性发病，发展较快（部分以OA为最初表现，几年后出现典型的RA表现）。以手足水肿、腕管和跗管综合征及多肌痛为突出表现，晨僵明显，60% ~70% RF 阳性，但滴度多较低。X 线以骨质疏松为主，很少侵袭性改变。患者常因心血管、感染及肾功能受损等合并证而死亡。选用 NSAIDs 要慎重，可应用小剂量激素，对慢作用抗风湿药（SAARD）反应较好。

【治法】

祛风清热，除湿通络，滋补肝肾，除痹止痛。

【取穴】

曲池、外关、阳陵泉、阴陵泉、足三里、三阴交、合谷、八风、血海、梁丘、膝眼（双）、太溪、丰隆、绝骨、环跳、昆仑、太冲。根据症状加八字针法的特定穴位，即十二神针、观形施针穴、病灶对应穴、皮下定向穴。

【穴位位置】

曲池（手阳明大肠经）：肘横纹外侧端，屈肘，当尺泽与肱骨外上髁连线中点。

外关（手少阳三焦经）：在前臂后区，当阳池与肘尖的连线上，腕背侧远端横纹上 2 寸，尺骨与桡骨间隙中点。

阳陵泉（足少阳胆经）：在小腿外侧，当腓骨头前下方凹陷处。

阴陵泉（足太阴脾经）：在小腿内侧，胫骨内侧下缘与胫骨内侧缘之间的凹陷中。

足三里（足阳明胃经）：小腿外侧，犊鼻下 3 寸，犊鼻与解溪连线上。

三阴交（足太阴脾经）：在小腿内侧，内踝尖上 3 寸，胫骨内侧缘后际。

合谷（手阳明大肠经）：手背第 1、2 掌骨间，当第 2 掌骨桡侧的中点处。

八风（经外奇穴・下肢）：位于足背五趾畸缝间，左右共八穴。

血海（足太阴脾经）：屈膝，在大腿内侧，髌底内侧端上 2 寸，当股四头肌内侧头的隆起处。

梁丘（足阳明胃经）：在股前区，髌底上 2 寸，髂前上棘与髌底外侧端的连线上。

膝眼（双）（经外奇穴・下肢）：在髌韧带两侧凹陷处；内侧的称内膝眼，外侧的称外膝眼。

太溪（足少阴肾经）：在足踝区，内踝尖与跟腱之间的凹陷处。

丰隆（足阳明胃经）：在小腿前外侧，当外踝尖上 8 寸，条口外，距胫骨前缘二横指。

绝骨（足少阳胆经）：在小腿外侧，当外踝尖上 3 寸，腓骨前缘处。

环跳（足少阳胆经）：在臀外下部，当股骨大转子最凸点与骶管裂孔连线的外 1/3 与中 1/3 交点处。

昆仑（足太阳膀胱经）：在足部外踝后方，当外踝尖与跟腱之间的凹陷处。

太冲（足厥阴肝经）：位于足背侧，第一、二跖骨结合部之前凹陷处。

【针法】

曲池、外关、阳陵泉、足三里、合谷、八风、梁丘、膝眼、丰隆、绝骨、环跳、昆仑用补法，阴陵泉、三阴交、血海、太溪、太冲用泻法。

痛　　风

【概念】

痛风是由单钠尿酸盐沉积所致的晶体相关性关节病，与嘌呤代谢紊乱和（或）尿酸排泄减少所致的高尿酸血症直接相关，特指急性特征性关节炎和慢性痛风石疾病，主要包括急性发作性关节炎、痛风石形成、痛风石性慢性关节炎、尿酸盐肾病和尿酸性尿路结石，重者可出现关节残疾和肾功能不全。痛风常伴腹型肥胖、高脂血症、高血压、2 型糖尿病及心血管病等表现。

【临床表现】

痛风多见于中年男性，女性仅占 5%，主要是绝经后女性，痛风发生有年轻化趋势。痛风的自然病程可分为四期，即无症状高尿酸血症期、急性期、间歇期、慢性期。临床表现如下：

1. 急性痛风性关节炎

多数患者发作前无明显征兆，或仅有疲乏、全身不适和关节刺痛等。典型发作常于深夜因关节痛而惊醒，疼痛进行性加剧，在 12 小时左右达高峰，呈撕裂样、刀割样或咬噬样，难以忍受。受累关节及周围组织红、肿、热、痛和功能受限。多于数天或 2 周内自行缓解。首次发作多侵犯单关节，部分以上发生在第一跖趾关节，在以后的病程中，部分患者累及该部位。其次为足背、足跟、踝、膝、腕和肘等关节，肩、髋、脊柱和颞颌等关节少受累，可同时累及多个关节，表现为多关节炎。部分患者可有发热、寒战、头痛、心悸和恶心等全身症状，可伴白细胞计数升高、红细胞沉降率增快和 C 反应蛋白增高等。

2. 间歇发作期

痛风发作持续数天至数周后可自行缓解，一般无明显后遗症状，或遗留局部皮肤色素沉着、脱屑及刺痒等，以后进入无症状的间歇期，历时数月、数年或十余年后复发，多数患者 1 年内复发，越发越频，受累关节越来越多，症状持续时间越来越长。受累关节一般从下肢向上肢、从远端小关节向大关节发展，出现指、腕和肘等关节受累，少数患者可影响到肩、髋、骶髂、胸锁或脊柱关节，也可累及关节周围滑囊、肌腱和腱鞘等部位，症状趋于不典型。少数患者无间歇期，初次发病后呈慢性关节炎表现。

3. 慢性痛风石病变期

皮下痛风石和慢性痛风石性关节炎是长期显著的高尿酸血症，大量单钠尿酸盐晶体沉积于皮下、关节滑膜、软骨、骨质及关节周围软组织的结果。皮下痛风石发生的典型部位是耳郭，也常见于反复发作的关节周围及鹰嘴、跟腱和髌骨滑囊等部位。外观为皮下隆起的大小不一的黄白色赘生物，皮肤表面菲薄，破溃后排出白色粉状或糊状物，经久不愈。皮下痛风石常与慢性痛风石性关节炎并存。关节内大量沉积的痛风石可造成关节骨质破坏、关节周围组织纤维化和继发退行性改变等。临床表现为持续关节肿痛、压痛、畸形及功能障碍。慢性期症状相对缓和，但也可有急性发作。

4. 肾脏病变

（1）慢性尿酸盐肾病尿酸盐晶体沉积于肾间质，导致慢性肾小管一间质性肾炎。临床表现为尿浓缩功能下降，出现夜尿增多、低比重尿、小分子蛋白尿、白细胞尿、轻度血尿及管型尿等。晚期可致肾小球滤过功能下降，出现肾功能不全。

（2）尿酸性尿路结石尿中尿酸浓度增高呈过饱和状态，在泌尿系统沉积并形成结石。在痛风患者中的发生率在20%以上，且可能出现于痛风关节炎发生之前。结石较小者呈沙砾状随尿排出，可无症状；较大者可阻塞尿路，引起肾绞痛、血尿、排尿困难、泌尿系感染、肾盂扩张和积水等。

（3）急性尿酸性肾病血及尿中尿酸水平急骤升高，大量尿酸结晶沉积于肾小管、集合管等处，造成急性尿路梗阻。临床表现为少尿、无尿，急性肾功能衰竭；尿中可见大量尿酸晶体。多由恶性肿瘤及其放化疗（即肿瘤溶解综合征）等继发原因引起。

【治法】

清热活血，消肿止痛。

【取穴】

足三里、三阴交、行间、太冲、解溪、昆仑。根据症状加八字针法的特定穴位，即十二神针、观形施针穴、病灶对应穴、皮下定向穴。

【穴位位置】

足三里（足阳明胃经）：小腿外侧，犊鼻下3寸，犊鼻与解溪连线上。

三阴交（足太阴脾经）：在小腿内侧，内踝尖上3寸，胫骨内侧缘后际。

行间（足厥阴肝经）：在足背侧，当第1、2趾间，趾蹼缘的后方赤白肉际处。

太冲（足厥阴肝经）：位于足背侧，第一、二跖骨结合部之前凹陷处。

解溪（足阳明胃经）：足背踝关节横纹中央凹陷处，当拇长伸肌腱与趾长伸肌腱之间。

昆仑（足太阳膀胱经）：在足部外踝后方，当外踝尖与跟腱之间的凹陷处。

【针法】

足三里、解溪、昆仑用补法，三阴交、行间、太冲用泻法。

冠心病

【概念】

冠状动脉粥样硬化性心脏病是冠状动脉血管发生动脉粥样硬化病变而引起血管腔狭窄或阻塞，造成心肌缺血、缺氧或坏死而导致的心脏病，常常被称为“冠心病”。但是冠心病的范围可能更广泛，还包括炎症、栓塞等导致管腔狭窄或闭塞。世界卫生组织将冠心病分为 5 大类：无症状心肌缺血（隐匿性冠心病）、心绞痛、心肌梗死、缺血性心力衰竭（缺血性心脏病）和猝死 5 种临床类型。临床中常常分为稳定性冠心病和急性冠状动脉综合征。

【临床表现】

1. 症状

（1）典型胸痛：因体力活动、情绪激动等诱发，突感心前区疼痛，多为发作性绞痛或压榨痛，也可为憋闷感。疼痛从胸骨后或心前区开始，向上放射至左肩、臂，甚至小指和无名指，休息或含服硝酸甘油可缓解。胸痛放散的部位也可涉及颈部、下颌、牙齿、腹部等。胸痛也可出现在安静状态下或夜间，由冠脉痉挛所致，也称变异型心绞痛。如胸痛性质发生变化，如新近出现的进行性胸痛，痛阈逐步下降，以至稍事体力活动或情绪激动甚至休息或熟睡时亦可发作。疼痛逐渐加剧、变频，持续时间延长，祛除诱因或含服硝酸甘油不能缓解，此时往往怀疑不稳定心绞痛。

心绞痛的分级：国际上一般采用 CCSC 加拿大心血管协会分级法。

Ⅰ级：日常活动，如步行，爬梯，无心绞痛发作。

Ⅱ级：日常活动因心绞痛而轻度受限。

Ⅲ级：日常活动因心绞痛发作而明显受限。

Ⅳ级：任何体力活动均可导致心绞痛发作。

发生心肌梗死时胸痛剧烈，持续时间长（常常超过半小时），硝酸甘油不能缓解，并可有恶心、呕吐、出汗、发热，甚至发绀、血压下降、休克、心衰。

（2）需要注意：一部分患者的症状并不典型，仅仅表现为心前区不适、心悸或乏力，或以胃肠道症状为主。某些患者可能没有疼痛，如老年人和糖尿病患者。

（3）猝死：约有1/3的患者首次发作冠心病表现为猝死。

（4）其他：可伴有全身症状，如发热、出汗、惊恐、恶心、呕吐等。合并心力衰竭的患者可出现

2. 体征

心绞痛患者未发作时无特殊。患者可出现心音减弱，心包摩擦音。并发室间隔穿孔、乳头肌功能不全者，可于相应部位听到杂音。心律失常时听诊心律不规则。

【治法】

通经活络，祛痰理气，活血止痛。

【取穴】

膻中、膈俞、巨阙、内关、神门、通里、足三里、三阴交。根据症状加八字针法的特定穴位，即十二神针、观形施针穴、病灶对应穴、皮下定向穴。

【穴位位置】

膻中（任脉）：前正中线，平第4肋间，两乳头连线的中点。

膈俞（足太阳膀胱经）：在背部，当第7胸椎棘突下，旁开1.5寸。

巨阙（任脉）：位于上腹部，前正中线上，当脐中上6寸。

内关（手厥阴心包经）：在前臂掌侧，当曲泽与大陵的连线上，腕横纹上2寸，掌长肌腱与桡侧腕屈肌腱之间。

神门（手少阴心经）：位于腕部，腕掌侧横纹尺侧端，尺侧腕屈肌腱的桡侧凹陷处。

通里（手少阴心经）：在前臂掌侧，当尺侧腕屈肌腱的桡侧缘，腕横纹上1寸。

足三里（足阳明胃经）：在小腿外侧，犊鼻下3寸，犊鼻与解溪连线上。

三阴交（足太阴脾经）：在小腿内侧，内踝尖上3寸，胫骨内侧缘后际。

【针法】

膻中、膈俞、巨阙、内关、神门、通里用补法，足三里、三阴交用泻法。

心律失常

【概念】

心律失常，类似于中医的“心悸”，是由于窦房结激动异常或激动产生

于窦房结以外，激动的传导缓慢、阻滞或经异常通道传导，即心脏活动的起源和（或）传导障碍导致心脏搏动的频率和（或）节律异常。心律失常是心血管疾病中重要的一组疾病。它可单独发病亦可与心血管病伴发。可突然发作而致猝死，亦可持续累及心脏而衰竭。

【临床表现】

心律失常的血流动力学改变的临床表现主要取决于心律失常的性质，类型，心功能及对血流动力学影响的程度，如轻度的窦性心动过缓，窦性心律不齐，偶发的房性期前收缩，一度房室传导阻滞等对血流动力学影响甚小，故无明显的临床表现，较严重的心律失常，如病窦综合征，快速心房颤动，阵发性室上性心动过速，持续性室性心动过速等，可引起心悸，胸闷，头晕，低血压，出汗，严重者可出现晕厥，阿－斯综合征，甚至猝死，由于心律失常的类型不同，临床表现各异，主要有以下几种表现：

1. 冠状动脉供血不足的表现

各种心律失常均可引起冠状动脉血流量降低，各种心律失常虽然可以引起冠状动脉血流降低，但较少引起心肌缺血，然而，对有冠心病的患者，各种心律失常都可以诱发或加重心肌缺血，主要表现为心绞痛，气短，周围血管衰竭，急性心力衰竭，急性心肌梗死等。

2. 脑动脉供血不足的表现

不同的心律失常对脑血流量的影响也不同。

脑血管正常者，上述血流动力学的障碍不致造成严重后果，倘若脑血管发生病变时，则足以导致脑供血不足，其表现为头晕，乏力，视物模糊，暂时性全盲，甚至于失语，瘫痪，抽搐，昏迷等一过性或永久性的脑损害。

3. 肾动脉供血不足的表现

心律失常发生后，肾血流量也发生不同的减少，临床表现有少尿，蛋白尿，氮质血症等。

4. 肠系膜动脉供血不足的表现

快速心律失常时，血流量降低，肠系膜动脉痉挛，可产生胃肠道缺血的临床表现，如腹胀，腹痛，腹泻，甚至发生出血，溃疡或麻痹。

5. 心功能不全的表现

主要为咳嗽，呼吸困难，倦怠，乏力等。

【治法】

宁心安神，补益气血。

【取穴】

四神聪、内关、神门、膻中、足三里、血海、三阴交。根据症状加八字针法的特定穴位，即十二神针、观形施针穴、病灶对应穴、皮下定向穴。

【穴位位置】

四神聪（经外奇穴·头颈）：在百会前、后、左、右各开1寸处。

内关（手厥阴心包经）：在前臂掌侧，当曲泽与大陵的连线上，腕横纹上2寸，掌长肌腱与桡侧腕屈肌腱之间。

神门（手少阴心经）：位于腕部，腕掌侧横纹尺侧端，尺侧腕屈肌腱的桡侧凹陷处。

膻中（任脉）：前正中线，平第4肋间，两乳头连线的中点。

足三里（足阳明胃经）：在小腿外侧，犊鼻下3寸，犊鼻与解溪连线上。

血海（足太阴脾经）：屈膝，在大腿内侧，髌底内侧端上2寸，当股四头肌内侧头的隆起处。

三阴交（足太阴脾经）：在小腿内侧，内踝尖上3寸，胫骨内侧缘后际。

【针法】

内关、神门、血海、三阴交用补法，四神聪、膻中、足三里用泻法。

昏　厥

【概念】

昏厥，又叫“厥证”“脱证”，是以突然昏倒，不省人事为特征的内科急症。

【临床表现】

昏厥的临床表现除突然昏倒，不省人事外，多与其病因密切相关。例如邪毒内陷的昏厥常伴有高热、谵语、烦躁或斑疹吐衄等；痰浊蒙蔽之昏厥，多伴有痰涎壅盛、咳唾喘逆等；阳明积热之昏厥，多以谵语烦躁为主，可伴有日晡潮热，腹满而痛等。

【治法】

开窍醒神，回阳救逆。

【取穴】

水沟、太冲、中冲、涌泉、内关、关元、足三里、百会、气海、丰隆、神阙。根据症状加八字针法的特定穴位，即十二神针、观形施针穴、病灶对应穴、皮下定向穴。

【穴位位置】

水沟（督脉）：位于人中沟正中线上1/3与2/3交界处。

太冲（足厥阴肝经）：位于足背侧，第一、二跖骨结合部之前凹陷处。

中冲（手厥阴心包经）：在手中指末节尖端中央1寸处。

涌泉（足少阴肾经）：足跖卷屈足时，在足心前三分之一的凹陷中。

内关（手厥阴心包经）：在前臂掌侧，当曲泽与大陵的连线上，腕横纹上2寸，掌长肌腱与桡侧腕屈肌腱之间。

关元（任脉）：在下腹部，前正中线上，当脐下3寸。

足三里（足阳明胃经）：在小腿外侧，犊鼻下3寸，犊鼻与解溪连线上。

百会（督脉）：头顶正中线与两耳尖连线的交叉处。

气海（任脉）：在下腹部，前正中线上，当脐下1.5寸。

丰隆（足阳明胃经）：在小腿前外侧，当外踝尖上8寸，条口外，距胫骨前缘二横指。

神阙（任脉）：人体的腹中部，脐中央。

【针法】

水沟、内关、足三里、百会、丰隆用补法，太冲、中冲、涌泉、关元、气海、用泻法，神阙隔姜灸。

高　　热

【概念】

发热是多种疾病的常见症状。高热（High Fever）在临床上属于危重症范畴。小儿正常体温常以肛温36.5～37.5℃，腋温36～37℃衡量。通常情况下，腋温比口温（舌下）低0.2～0.5℃，肛温比腋温约高0.5℃左右。肛温虽比腋温准确，但因种种原因常以腋温为准。若腋温超过37.4℃，且一日间体温波动超过1℃以上，可认为发热。所谓低热，指腋温为37.5℃38、中度热38.1～39℃、高热39.1～40℃、超高热则为41℃以上。发热时间超过两周为长期发热。

【临床表现】

在发热时常有不同的其他症状，大体地说有如下几种情况：

1. 发热伴寒战，可能是肺炎、急性胆囊炎、急性肾盂肾炎、流行性脑脊髓膜炎或败血症等。

2. 发热伴咳嗽、吐痰、胸痛、气喘等，可能是肺炎、胸膜炎、肺结核或肺脓肿。

3. 发热伴头痛、呕吐，可能是上呼吸道感染、流行性脑脊髓膜炎、流行性乙型脑炎等。

4. 发热伴上腹痛、恶心、呕吐，可能是急性胃炎、急性胆囊炎等。

5. 发热伴下腹痛、腹泻、里急后重脓血便等，可能是细菌性痢疾。

6. 发热伴右上腹痛、厌食或黄疸等可以是病毒性肝炎或胆囊炎。

7. 发热伴关节肿痛，可能是风湿热或败血症等。

8. 发热伴腰痛、尿急、尿刺痛，可能是尿路感染、肾结核等。

9. 发热伴有局部红肿、压痛，可能是脓肿、软组织感染等。

10. 间歇性发热伴寒战、畏寒、大汗等，可能是疟疾或伤寒等病。

11. 发热伴皮下出血及黏膜出血，可能是流行性出血热、重症病毒性肝炎、败血症或急性白血病等。

【治法】

疏风泄热。

【取穴】

曲池、合谷、大椎、外关、风池、人中、十宣、神门、中冲。根据症状加八字针法的特定穴位，即十二神针、观形施针穴、病灶对应穴、皮下定向穴。

【穴位位置】

曲池（手阳明大肠经）：肘横纹外侧端，屈肘，当尺泽与肱骨外上髁连线中点。

合谷（手阳明大肠经）：手背第1、2掌骨间，当第2掌骨桡侧的中点处。

大椎（督脉）：在后背正中线上，第七颈椎棘突下凹陷中。

外关（手少阳三焦经）：在前臂后区，当阳池与肘尖的连线上，腕背侧远端横纹上2寸，尺骨与桡骨间隙中点。

风池（足少阳胆经）：在项部，当枕骨之下，与风府相平，胸锁乳突肌与斜方肌上端之间的凹陷处。

人中（督脉）：位于上嘴唇沟的上三分之一与下三分之二交界处，为急救昏厥要穴。

十宣（经外奇穴·上肢）：在手十指尖端，距指甲游离缘0.1寸，左右共10个穴位。

神门（手少阴心经）：位于腕部，腕掌侧横纹尺侧端，尺侧腕屈肌腱的桡侧凹陷处。

中冲（手厥阴心包经）：在手中指末节尖端中央1寸处。

【针法】

神门、中冲用补法，曲池、合谷、大椎、外关、风池、人中用泻法，十宣放血。

抽　　搐

【概念】

抽搐是不随意运动的表现，是神经－肌肉疾病的病理现象，表现为横纹肌的不随意收缩。临床上常见的有如下几种：惊厥，强直性痉挛，肌阵挛，震颤，舞蹈样动作，手足徐动，扭转痉挛，肌束颤动，习惯性抽搐。中医认为引起抽搐的病因病机主要有热毒内盛，风阳扰动、风毒窜络、阴血亏损等方面。常见于脑系疾病、传染病、中毒、头颅内伤、厥病类疾病、子痫、产后痉病、小儿惊风、破伤风、狂犬病等病中。临床对以抽搐为主病的病种尚不能确定时，可以抽搐待查作为初步诊断，并进行辨证论治。

【临床表现】

1. 全身强直性抽风：全身肌肉强直，一阵阵抽动，呈角弓反张（头后仰，全身向后弯呈弓形），双眼上翻或凝视，神志不清。

2. 局限性抽风：仅局部肌肉抽动，如仅一侧肢体抽动，或面肌抽动，或手指、脚趾抽动，或眼球转动，眼球震颤、眨眼动作、凝视等。大多神志不清。以上抽风的时尚可为几秒钟或数分钟，严重者达数分钟或反复发作，抽风发作持续 30 分钟以上者称惊厥的持续状态。

3. 高热惊厥：主要见于 6 个月到 4 岁小儿在高热时发生抽风。高热惊厥发作为时短暂，抽后神志恢复快，多发生在发热的早期，在一次患病发热中，常只发作一次抽风，可以排除脑内疾病及其他严重疾病，且热退后一周作脑电图正常。

【治法】

清热开窍、熄风止抽。

【取穴】

合谷、太冲、阳陵泉、大椎、外关、人中、十宣、风府、天突、膻中、肝俞、委中、昆仑、百会。根据症状加八字针法的特定穴位，即十二神针、观形施针穴、病灶对应穴、皮下定向穴。

【穴位位置】

合谷（手阳明大肠经）：手背第 1、2 掌骨间，当第 2 掌骨桡侧的中点处。

太冲（足厥阴肝经）：位于足背侧，第一、二跖骨结合部之前凹陷处。

阳陵泉（足少阳胆经）：在小腿外侧，当腓骨头前下方凹陷处。

大椎（督脉）：在后背正中线上，第七颈椎棘突下凹陷中。

外关（手少阳三焦经）：在前臂后区，当阳池与肘尖的连线上，腕背侧远端横纹上 2 寸，尺骨与桡骨间隙中点。

人中（督脉）：位于上嘴唇沟的上三分之一与下三分之二交界处，为急救昏厥要穴。

十宣（经外奇穴 · 上肢）：在手十指尖端，距指甲游离缘 0.1 寸，左右共 10 个穴位。

风府（督脉）：在项部，当后发际正中直上 1 寸，枕外隆凸直下，两侧斜方肌之间凹陷处。

天突（任脉）：在颈部，当前正中线上，胸骨上窝中央。

膻中（任脉）：前正中线，平第 4 肋间，两乳头连线的中点。

肝俞（足太阳膀胱经）：在背部，当第 9 胸椎棘突下，旁开 1.5 寸。

委中（足太阳膀胱经）：位于膝后区，腘横纹的中点。

昆仑（足太阳膀胱经）：在足部外踝后方，当外踝尖与跟腱之间的凹陷处。

百会（督脉）：头顶正中线与两耳尖连线的交叉处。

【针法】

太冲、天突、膻中用补法，合谷、阳陵泉、大椎、外关、人中、风府、肝俞、委中、昆仑、百会用泻法，十宣放血。

休　克

【概念】

休克，类似于“虚脱”。是机体遭受强烈的致病因素侵袭后，由于有效循环血量锐减，机体失去代偿，组织缺血缺氧，神经－体液因子失调的一种临床症候群。其主要特点是：重要脏器组织中的微循环灌流不足，代谢紊乱和全身各系统的机能障碍。简言之，休克就是人们对有效循环血量减少的反应，是组织灌流不足引起的代谢和细胞受损的病理过程。多种神经－体液因子参与休克的发生和发展。所谓有效循环血量，是指单位时间内通过心血管系统进行循环的血量。有效循环血量依赖于：充足的血容量、有效的心搏出量和完善的周围血管张力三个因素。当其中任何一因素的改变，超出了人体的代偿限度时，即可导致有效循环血量的急剧下降，造成全身组织、器官氧合血液灌流不足和细胞缺氧而发生休克。在休克的发生和发展中，上述三个因素常都累及，且相互影响。

【临床表现】

1. 休克早期

在原发症状体征为主的情况下出现轻度兴奋征象，如意识尚清，但烦躁焦虑，精神紧张，面色、皮肤苍白，口唇甲床轻度发绀，心率加快，呼吸频率增加，出冷汗，脉搏细速，血压可骤降，也可略降，甚至正常或稍高，脉压缩小，尿量减少。

2. 休克中期

患者烦躁，意识不清，呼吸表浅，四肢温度下降，心音低钝，脉细数而弱，血压进行性降低，可低于 50mmHg 或测不到，脉压小于 20mmHg，皮肤湿冷发花，尿少或无尿。

3. 休克晚期

表现为 DIC 和多器官功能衰竭。

（1）DIC 表现：顽固性低血压，皮肤发绀或广泛出血，甲床微循环瘀血，血管活性药物疗效不佳，常与器官衰竭并存。

（2）急性呼吸功能衰竭表现：吸氧难以纠正的进行性呼吸困难，进行性低氧血症，呼吸促，发绀，肺水肿和肺顺应性降低等表现。

（3）急性心功能衰竭表现：呼吸急促，发绀，心率加快，心音低钝，可有奔马律、心律不齐。如出现心律缓慢，面色灰暗，肢端发凉，也属心功能衰竭征象，中心静脉压及脉肺动脉楔压升高，严重者可有肺水肿表现。

（4）急性肾功能衰竭表现：少尿或无尿、氮质血症、高血钾等水电解质和酸碱平衡紊乱。

（5）其他表现：意识障碍程度反映脑供血情况。肝衰竭科出现黄疸，血胆红素增加，由于肝脏具有强大的代偿功能，肝性脑病发病率并不高。胃肠道功能紊乱常表现为腹痛、消化不良、呕血和黑便等。

【治法】

回阳救逆，调节阴阳。

【取穴】

水沟、素髎、神阙、内关、关元、涌泉、足三里、百会、合谷、气海。根据症状加八字针法的特定穴位，即十二神针、观形施针穴、病灶对应穴、皮下定向穴。

【穴位位置】

水沟（督脉）：位于人中沟正中线上 1/3 与 2/3 交界处。

素髎（督脉）：在面部，当鼻尖的正中央。

神阙（任脉）：人体的腹中部，脐中央。

内关（手厥阴心包经）：在前臂掌侧，当曲泽与大陵的连线上，腕横纹上 2 寸，掌长肌腱与桡侧腕屈肌腱之间。

关元（任脉）：在下腹部，前正中线上，当脐下 3 寸。

涌泉（足少阴肾经）：足趾卷屈足时，在足心前三分之一的凹陷中。

足三里（足阳明胃经）：在小腿外侧，犊鼻下3寸，犊鼻与解溪连线上。

百会（督脉）：头顶正中线与两耳尖连线的交叉处。

合谷（手阳明大肠经）：手背第1、2掌骨间，当第2掌骨桡侧的中点处。

气海（任脉）：在下腹部，前正中线上，当脐下1.5寸。

【针法】

水沟、素髎、内关、足三里、百会、合谷用补法，关元、涌泉、气海用泻法，神阙隔姜灸。

感　冒

【概念】

上呼吸道感染简称上感，又称普通感冒。是包括鼻腔、咽或喉部急性炎症的总称。广义的上感不是一个疾病诊断，而是一组疾病，包括普通感冒、病毒性咽炎、喉炎、疱疹性咽峡炎、咽结膜热、细菌性咽－扁桃体炎。狭义的上感又称普通感冒，是最常见的急性呼吸道感染性疾病，多呈自限性，但发生率较高。成人每年发生2～4次，儿童发生率更高，每年6～8次。全年皆可发病，冬春季较多。

【临床表现】

根据病因和病变范围的不同，临床表现可有不同的类型：

1. 普通感冒

俗称“伤风”，又称急性鼻炎或上呼吸道卡他，多由鼻病毒引起，其次为冠状病毒、副流感病毒、呼吸道合胞病毒、埃可病毒、柯萨奇病毒等引起。

起病较急，潜伏期1～3天不等，随病毒而异，肠病毒较短，腺病毒、呼吸道合胞病毒等较长。主要表现为鼻部症状，如喷嚏、鼻塞、流清水样鼻涕，也可表现为咳嗽、咽干、咽痒或灼热感，甚至鼻后滴漏感。发病同时或数小时后可有喷嚏、鼻塞、流清水样鼻涕等症状。2～3天后鼻涕变稠，常伴咽痛、流泪、味觉减退、呼吸不畅、声嘶等。一般无发热及全身症状，或仅有低热、不适、轻度畏寒、头痛。体检可见鼻腔黏膜充血、水肿、有分泌物，咽部轻度充血。

并发咽鼓管炎时可有听力减退等症状。脓性痰或严重的下呼吸道症状提示合并鼻病毒以外的病毒感染或继发细菌性感染。如无并发症，5～7天可痊愈。

2. 急性病毒性咽炎或喉炎

（1）急性病毒性咽炎：多由鼻病毒、腺病毒、流感病毒、副流感病毒以及肠道病毒、呼吸道合胞病毒等引起。临床特征为咽部发痒或灼热感，咳嗽少见，咽痛不明显。当吞咽疼痛时，常提示有链球菌感染。流感病毒和腺病毒感染时可有发热和乏力。腺病毒咽炎可伴有眼结膜炎。体检咽部明显充血水肿，颌下淋巴结肿大且触痛。

（2）急性病毒性喉炎：多由鼻病毒、甲型流感病毒、副流感病毒及腺病毒等引起。临床特征为声嘶、讲话困难、咳嗽时疼痛，常有发热、咽痛或咳嗽。体检可见喉部水肿、充血，局部淋巴结轻度肿大和触痛，可闻及喉部的喘鸣音。

3. 急性疱疹性咽峡炎

常由柯萨奇病毒A引起，表现为明显咽痛、发热，病程约1周，多于夏季发作，儿童多见，偶见于成年人。体检可见咽充血，软腭、悬雍垂、咽及扁桃体表面有灰白色疱疹及浅表溃疡，周围有红晕，以后形成疱疹。

4. 咽结膜热

主要由腺病毒、柯萨奇病毒等引起。临床表现有发热、咽痛、畏光、流泪，体检可见咽及结膜明显充血。病程4～6天，常发生于夏季，儿童多见，游泳者易于传播。

5. 细菌性咽－扁桃体炎

多由溶血性链球菌，其次为流感嗜血杆菌、肺炎球菌、葡萄球菌等引起。起病急、明显咽痛、畏寒、发热（体温可达39℃以上）。体检可见咽部明显充血，扁桃体肿大、充血，表面有黄色脓性分泌物，颌下淋巴结肿大、压痛，肺部无异常体征。

【治法】

疏风解表、散寒止咳、清热利湿。

【取穴】

大椎、肺俞、风门、风池、合谷、足三里、列缺、迎香、尺泽、太阳、曲池、外关、孔最、中脘。根据症状加八字针法的特定穴位，即十二神针、观形施针穴、病灶对应穴、皮下定向穴。

【穴位位置】

大椎（督脉）：在后背正中线上，第七颈椎棘突下凹陷中。

肺俞（足太阳膀胱经）：在背部，当第3胸椎棘突下，旁开1.5寸。

风门（足太阳膀胱经）：在背部，当第2胸椎棘突下，旁开1.5寸。

风池（足少阳胆经）：在项部，当枕骨之下，与风府相平，胸锁乳突肌与斜方肌上端之间的凹陷处。

合谷（手阳明大肠经）：手背第1、2掌骨间，当第2掌骨桡侧的中点处。

足三里（足阳明胃经）：在小腿外侧，犊鼻下3寸，犊鼻与解溪连线上。

列缺（手太阴肺经）：在前臂桡侧缘，桡骨茎突上方，腕横纹上1.5寸，当肱桡肌与拇长展肌腱之间。或者以左右两手虎口交叉，一手食指押在另一手的桡骨茎突上，当食指尖到达之凹陷处取穴。

迎香（手阳明大肠经）：在鼻翼外缘中点旁，当鼻唇沟中。

尺泽（手太阴肺经）：位于肘横纹中，肱二头肌腱桡侧凹陷处。

太阳（经外奇穴·头颈）：在耳郭前面，前额两侧，外眼角延长线的上方。

曲池（手阳明大肠经）：肘横纹外侧端，屈肘，当尺泽与肱骨外上髁连线中点。

外关（手少阳三焦经）：在前臂后区，当阳池与肘尖的连线上，腕背侧远端横纹上2寸，尺骨与桡骨间隙中点。

孔最（手太阴肺经）：在前臂掌面桡侧，当尺泽与太渊连线上，腕横纹上7寸。

中脘（任脉）：在上腹部，前正中线上，脐上4寸处。

【针法】

列缺、尺泽、孔最、中脘用补法，肺俞、风门、风池、合谷、足三里、迎香、太阳、曲池、外关用泻法，大椎放血。

急性支气管炎

【概念】

急性支气管炎是病毒或细菌等病原体感染所致的支气管黏膜炎症，类似于中医的咳嗽。是婴幼儿时期的常见病、多发病，往往继发于上呼吸道感染之后，也常为肺炎的早期表现。本病多同时累及气管、支气管，故正确命名应为急性气管支气管炎。临床以咳嗽伴（或不伴）有支气管分泌物增多为特征。

【临床表现】

急性感染性支气管炎往往先有急性上呼吸道感染的症状：鼻塞、不适、寒战、低热、背部和肌肉疼痛以及咽喉痛。剧烈咳嗽的出现通常是支气管炎出现的信号。开始时干咳无痰，但几小时或几天后出现少量黏痰，稍后出现较多的黏液或黏液脓性痰。明显的脓痰提示多重细菌感染。有些病人有烧灼样胸骨后痛，咳嗽时加重。在无并发症的严重病例，发热38.3～38.8℃可持续3～5天。随后急性症状消失（尽管咳嗽可继续数周）。持续发热提示合并肺炎。可发生继发于气道阻塞的呼吸困难。

无合并证的急性支气管炎几乎无肺部体征。可能闻及散在的高音调或低音调干啰音，偶然在肺底部闻及捻发音或湿啰音。尤其在咳嗽后，常可闻及哮鸣音，持续存在的胸部局部体征提示支气管肺炎的发生。

严重并发症通常仅见于有基础慢性呼吸道疾病的病人。这些病人的急性支气管炎可致严重的血气异常（急性呼吸衰竭）。

【治法】

宣肺解表，化痰止咳，清热燥湿。

【取穴】

大椎、陶道、身柱、肺俞、风门、定喘、尺泽、列缺、合谷、外关、曲池、脾俞、丰隆、太冲。根据症状加八字针法的特定穴位，即十二神针、观形施针穴、病灶对应穴、皮下定向穴。

【穴位位置】

大椎（督脉）：在后背正中线上，第七颈椎棘突下凹陷中。

陶道（督脉）：在背部，当后正中线上，第一胸椎棘突下凹陷中。

身柱（督脉）：在背部，当后正中线上，第3胸椎棘突下凹陷中。

肺俞（足太阳膀胱经）：在背部，当第3胸椎棘突下，旁开1.5寸。

风门（足太阳膀胱经）：在背部，当第2胸椎棘突下，旁开1.5寸。

定喘（经外奇穴·背）：俯状或卧位，在背部，在第七颈椎棘突下，旁开0.5寸。

尺泽（手太阴肺经）：位于肘横纹中，肱二头肌腱桡侧凹陷处。

列缺（手太阴肺经）：在前臂桡侧缘，桡骨茎突上方，腕横纹上1.5寸，当肱桡肌与拇长展肌腱之间。或者以左右两手虎口交叉，一手食指押在另一手的桡骨茎突上，当食指尖到达之凹陷处取穴。

合谷（手阳明大肠经）：手背第1、2掌骨间，当第2掌骨桡侧的中点处。

外关（手少阳三焦经）：在前臂后区，当阳池与肘尖的连线上，腕背侧远端横纹上2寸，尺骨与桡骨间隙中点。

曲池（手阳明大肠经）：肘横纹外侧端，屈肘，当尺泽与肱骨外上髁连线中点。

脾俞（足太阳膀胱经）：在背部，当第11胸椎棘突下，旁开1.5寸。

丰隆（足阳明胃经）：在小腿前外侧，当外踝尖上8寸，条口外，距胫骨前缘二横指。

太冲（足厥阴肝经）：位于足背侧，第一、二跖骨结合部之前凹陷处。

【针法】

大椎、陶道、身柱、肺俞、风门、合谷、外关、曲池、脾俞用补法，定喘、尺泽、列缺、丰隆、太冲用泻法。

肺心病

【概念】

肺心病，即肺源性心脏病，主要是由于支气管－肺组织或肺动脉血管病变所致肺动脉高压引起的心脏病。根据起病缓急和病程长短，可分为急性和慢性两类。临床上以后者多见。本病发展缓慢，临床上除原有肺、胸疾病的各种症状和体征外，主要是逐步出现肺、心功能衰竭以及其他器官损害的征象。

【临床表现】

慢性肺源性心脏病是由于慢性支气管、肺、胸廓或肺动脉血管慢性病变所致的肺循环阻力增加、肺动脉高压、进而使右心肥厚、扩大，伴或不伴右心功能衰竭的心脏病。急性肺源性心脏病主要是由肺动脉主干或其主要分支突然栓塞，肺循环大部受阻，以致肺动脉压急剧增高、急性右心室扩张和右心室功能衰竭的心脏病。按其功能的代偿期与失代偿期进行分述。

1. 肺、心功能代偿期（包括缓解期）

此期主要是慢性阻塞性肺疾病（简称慢阻肺）的表现。慢性咳嗽、咳痰、气急，活动后心悸、呼吸困难、乏力和劳动耐力下降。体检可有明显肺气肿征，听诊呼吸音减弱，偶有干、湿性啰音，下肢轻微水肿，下午明显，次晨消失。心浊音界常因肺气肿而不易叩出。心音遥远，但肺动脉瓣区可有第二心音亢进，提示有肺动脉高压。三尖瓣区出现收缩期杂音或剑突下示心脏搏动，多提示有右心肥厚、扩大。部分病例因肺气肿使胸膜腔内压升高，阻碍腔静脉回流，可见颈静脉充盈。又因膈下降，使肝上界及下缘明显地下移。

2. 肺、心功能失代偿期（包括急性加重期）

本期临床主要表现以呼吸衰竭为主，有或无心力衰竭。

【治法】

逐水涤饮，宣肺平喘。

【取穴】

定喘、大椎、肺俞、心俞、肾俞、膻中、尺泽、列缺、太渊、足三里、丰隆、三阴交。根据症状加八字针法的特定穴位，即十二神针、观形施针穴、病灶对应穴、皮下定向穴。

【穴位位置】

定喘（经外奇穴·背）：俯状或卧位，在背部，在第七颈椎棘突下，旁开0.5寸。

大椎（督脉）：在后背正中线上，第七颈椎棘突下凹陷中。

肺俞（足太阳膀胱经）：在背部，当第3胸椎棘突下，旁开1.5寸。

心俞（足太阳膀胱经）：在背部，当第5胸椎棘突下，旁开1.5寸。

肾俞（足太阳膀胱经）：在腰部，当第2腰椎棘突下，旁开1.5寸。

膻中（任脉）：前正中线，平第4肋间，两乳头连线的中点。

尺泽（手太阴肺经）：位于肘横纹中，肱二头肌腱桡侧凹陷处。

列缺（手太阴肺经）：在前臂桡侧缘，桡骨茎突上方，腕横纹上1.5寸，当肱桡肌与拇长展肌腱之间。或者以左右两手虎口交叉，一手食指押在另一手的桡骨茎突上，当食指尖到达之凹陷处取穴。

太渊（手太阴肺经）：在腕掌侧横纹桡侧，桡动脉搏动处。或仰掌，当掌后第一横纹上，用手摸有脉搏跳动处的桡侧凹陷中。

足三里（足阳明胃经）：在小腿外侧，犊鼻下3寸，犊鼻与解溪连线上。

丰隆（足阳明胃经）：在小腿前外侧，当外踝尖上8寸，条口外，距胫骨前缘二横指。

三阴交（足太阴脾经）：在小腿内侧，内踝尖上3寸，胫骨内侧缘后际。

【针法】

肺俞、心俞、肾俞、尺泽、列缺、太渊、足三里、三阴交用补法，定喘、大椎、膻中、丰隆用泻法。

膈肌痉挛

【概念】

膈肌痉挛，类似于中医的“呃逆”，俗称“打嗝”，指气从胃中上逆，喉间频频作声，声音急而短促。是一个生理上常见的现象，由横膈膜痉挛收缩引起的。健康人也可发生一过性呃逆，多与饮食有关，特别是饮食过快、过饱，摄入很热或冷的食物饮料、饮酒等，外界温度变化和过度吸烟亦可引起。呃逆频繁或持续24小时以上，称为难治性呃逆，多发生于某些疾病。

【临床表现】

呃逆为膈肌痉挛引起的收缩运动，吸气时声门突然关闭发出一种短促的声音。可发于单侧或双侧的膈肌。正常健康者可因吞咽过快、突然吞气或腹内压骤然增高而引起呃逆。多可自行消退。有的可持续较长时间而成为顽固性呃逆。

【治法】

疏肝和胃，降逆止呃。

【取穴】

中脘、内关、足三里、阳陵泉、太冲、膈俞、脾俞、上脘、合谷、气海。根据症状加八字针法的特定穴位，即十二神针、观形施针穴、病灶对应穴、皮下定向穴。

【穴位位置】

中脘（任脉）：在上腹部，前正中线上，脐上 4 寸处。

内关（手厥阴心包经）：在前臂掌侧，当曲泽与大陵的连线上，腕横纹上 2 寸，掌长肌腱与桡侧腕屈肌腱之间。

足三里（足阳明胃经）：在小腿外侧，犊鼻下 3 寸，犊鼻与解溪连线上。

阳陵泉（足少阳胆经）：在小腿外侧，当腓骨头前下方凹陷处。

太冲（足厥阴肝经）：位于足背侧，第一、二跖骨结合部之前凹陷处。

膈俞（足太阳膀胱经）：在背部，当第 7 胸椎棘突下，旁开 1.5 寸。

脾俞（足太阳膀胱经）：在背部，当第 11 胸椎棘突下，旁开 1.5 寸。

上脘（任脉）：在上腹部，前正中线上，当脐中上 5 寸。

合谷（手阳明大肠经）：手背第 1、2 掌骨间，当第 2 掌骨桡侧的中点处。

气海（任脉）：在下腹部，前正中线上，当脐下 1.5 寸。

【针法】

中脘、内关、太冲、上脘、气海用补法，足三里、阳陵泉、膈俞、脾俞、合谷用泻法。

慢性萎缩性胃炎

【概念】

慢性萎缩性胃炎，类似于中医“胃脘痛”。以胃黏膜上皮和腺体萎缩，数目减少，胃黏膜变薄，黏膜基层增厚，或伴幽门腺化生和肠腺化生，或有不典型增生为特征的慢性消化系统疾病。常表现为上腹部隐痛、胀满、嗳气，食欲不振，或消瘦、贫血等，无特异性。是一种多致病因素性疾病及癌前病变。

【临床表现】

萎缩性胃炎的临床表现不仅缺乏特异性，而且与病变程度并不完全一致。

常出现以下临床表现：胃脘部胀满；胃脘部疼痛；烧心及消化不良症状；大便异常及虚弱症状；贫血。

【治法】

疏肝止痛，健脾和胃，活血解毒。

【取穴】

中脘、内关、期门、足三里、太冲、脾俞、胃俞、章门、三阴交、血海。根据症状加八字针法的特定穴位，即十二神针、观形施针穴、病灶对应穴、皮下定向穴。

【穴位位置】

中脘（任脉）：在上腹部，前正中线上，脐上4寸处。

内关（手厥阴心包经）：在前臂掌侧，当曲泽与大陵的连线上，腕横纹上2寸，掌长肌腱与桡侧腕屈肌腱之间。

期门（足厥阴肝经）：在胸部，当乳头直下，第6肋间隙，前正中线旁开4寸。

足三里（足阳明胃经）：在小腿外侧，犊鼻下3寸，犊鼻与解溪连线上。

太冲（足厥阴肝经）：位于足背侧，第一、二跖骨结合部之前凹陷处。

脾俞（足太阳膀胱经）：在背部，当第11胸椎棘突下，旁开1.5寸。

胃俞（足太阳膀胱经）：在背部，当第12胸椎棘突下，旁开1.5寸。

章门（足厥阴肝经）：位于腹侧，腋中线第十一肋骨端稍下处，屈肘合腋时，当肘尖尽处。

三阴交（足太阴脾经）：在小腿内侧，内踝尖上3寸，胫骨内侧缘后际。

血海（足太阴脾经）：屈膝，在大腿内侧，髌底内侧端上2寸，当股四头肌内侧头的隆起处。

【针法】

足三里、脾俞、胃俞、血海用补法，中脘、内关、期门、太冲、章门、三阴交用泻法。

胃痉挛

【概念】

胃痉挛就是胃部肌肉抽搐，主要表现为上腹痛，呕吐等。胃痉挛本身是一种症状，不是疾病，出现胃痉挛时，主要对症，解痉止痛止呕，如果常常出现胃痉挛，应注意寻找原因，从根源上治疗。

【临床表现】

主要表现为上腹痛，呕吐等。患有胃病患者，如胃部溃疡、胃部受寒、胃炎等现象，这些都会极容易的造成胃痉挛。

【治法】

疏肝理气，和胃止痛。

【取穴】

中脘、足三里、公孙、肝俞、脾俞、胃俞、太冲、阳陵泉。根据症状加八字针法的特定穴位，即十二神针、观形施针穴、病灶对应穴、皮下定向穴。

【穴位位置】

中脘（任脉）：在上腹部，前正中线上，脐上4寸处。

足三里（足阳明胃经）：在小腿外侧，犊鼻下3寸，犊鼻与解溪连线上。

公孙（足太阴脾经）：在足内侧缘，当第一跖骨基底部的前下方。

肝俞（足太阳膀胱经）：在背部，当第9胸椎棘突下，旁开1.5寸。

脾俞（足太阳膀胱经）：在背部，当第11胸椎棘突下，旁开1.5寸。

胃俞（足太阳膀胱经）：在背部，当第12胸椎棘突下，旁开1.5寸。

太冲（足厥阴肝经）：位于足背侧，第一、二跖骨结合部之前凹陷处。

阳陵泉（足少阳胆经）：在小腿外侧，当腓骨头前下方凹陷处。

【针法】

中脘、公孙、太冲、用补法，足三里、肝俞、脾俞、胃俞、阳陵泉用泻法。

胃下垂

【概念】

胃下垂是由于膈肌悬力不足，支撑内脏器官韧带松弛，或腹内压降低，腹肌松弛，导致站立时胃大弯抵达盆腔，胃小弯弧线最低点降到髂嵴连线以下。常伴有十二指肠球部位置的改变。正常人的胃在腹腔的左上方，直立时的最低点不应超过脐下2横指，其位置相对固定，对于维持胃的正常功能有一定作用。

【临床表现】

轻度下垂者一般无症状，下垂明显者可以出现如下症状：

1. 腹胀及上腹不适

患者多自述腹部有胀满感、沉重感、压迫感。

2. 腹痛

多为持续性隐痛。常于餐后发生，与食量有关。进食量愈大，其疼痛时间愈长，且疼痛亦较重。同时疼痛与活动有关，饭后活动往往使疼痛加重。

3. 恶心、呕吐

常于饭后活动时发作，尤其进食过多时更易出现。这是因为一次进入较大量食物，加重了胃壁韧带之牵引力而致疼痛，随之出现恶心、呕吐。

4. 便秘

便秘多为顽固性，可能由于同时有横结肠下垂，使结肠肝曲与脾曲呈锐角，而致通过缓慢。

5. 神经精神症状

由于胃下垂的多种症状长期折磨病人，使其精神负担过重，因而产生失眠、头痛、头昏、迟钝、抑郁等神经精神症状。还可有低血压、心悸以及站立性昏厥等表现。

【治法】

补益脾胃，升阳举陷。

【取穴】

百会、中脘、天枢、气海、内关、公孙、足三里。根据症状加八字针法的特定穴位，即十二神针、观形施针穴、病灶对应穴、皮下定向穴。

【穴位位置】

百会（督脉）：头顶正中线与两耳尖连线的交叉处。

中脘（任脉）：在上腹部，前正中线上，脐上4寸处。

天枢（足阳明胃经）：位于腹部，横平脐中，前正中线旁开2寸。

气海（任脉）：在下腹部，前正中线上，当脐下1.5寸。

内关（手厥阴心包经）：在前臂掌侧，当曲泽与大陵的连线上，腕横纹上2寸，掌长肌腱与桡侧腕屈肌腱之间。

公孙（足太阴脾经）：在足内侧缘，当第一跖骨基底部的前下方。

足三里（足阳明胃经）：在小腿外侧，犊鼻下3寸，犊鼻与解溪连线上。

【针法】

百会、中脘、气海、内关、公孙用补法，天枢、足三里用泻法。

肠　　炎

【概念】

肠炎，类似于中医的“泄泻”，是细菌、病毒、真菌和寄生虫等引起的小肠炎和结肠炎。临床表现主要有腹痛、腹泻、稀水便或黏液脓血便。部分病人可有发热及里急后重感觉，故亦称感染性腹泻。肠炎按病程长短不同，分为急性和慢性两类。慢性肠炎病程一般在两个月以上，临床常见的有慢性细菌性痢疾、慢性阿米巴痢疾、血吸虫病、非特异性溃疡性结肠炎和局限性肠炎等。

【临床表现】

1. 急性肠炎

在我国以夏、秋两季发病率较高，无性别差异，一般潜伏期为12～36小时。恶心、呕吐、腹泻是急性肠炎的主要症状。

2. 慢性肠炎

临床表现为长期慢性或反复发作的腹痛、腹泻及消化不良等症，重者可有黏液便或水样便。

腹泻程度轻重不一，轻者每日排便3～4次，或腹泻便秘交替出现；重者可每1～2小时一次，甚至出现大便失禁。部分患者可有夜间腹泻和（或）餐后腹泻。直肠严重受累时，可出现里急后重感。粪质多呈糊状，混有大量黏液，常带脓血。

部分患者便鲜血，其病变限于直肠，称出血性直肠炎，血液或大便分开排出，或附着于正常或燥粪表面，常被误认为是痔出血。直肠炎患者亦常排黏液血便，甚至出现大便失禁。病变若扩展至直肠以上，血液往往与粪便混合或出现血性腹泻。

查体可见脐周或下腹部轻度压痛、肠鸣音亢进、脱肛。

【治法】

健脾和胃，化湿止泻。

【取穴】

天枢、足三里、大肠俞、合谷、中脘、阴陵泉、神阙、太冲、三阴交、肾俞。根据症状加八字针法的特定穴位，即十二神针、观形施针穴、病灶对应穴、皮下定向穴。

【穴位位置】

天枢（足阳明胃经）：位于腹部，横平脐中，前正中线旁开2寸。

足三里（足阳明胃经）：在小腿外侧，犊鼻下3寸，犊鼻与解溪连线上。

大肠俞（足太阳膀胱经）：在腰部，当第4腰椎棘突下，旁开1.5寸。

合谷（手阳明大肠经）：手背第1、2掌骨间，当第2掌骨桡侧的中点处。

中脘（任脉）：在上腹部，前正中线上，脐上4寸处。

阴陵泉（足太阴脾经）：在小腿内侧，胫骨内侧下缘与胫骨内侧缘之间的凹陷中。

神阙（任脉）：人体的腹中部，脐中央。

太冲（足厥阴肝经）：位于足背侧，第一、二跖骨结合部之前凹陷处。

三阴交（足太阴脾经）：在小腿内侧，内踝尖上3寸，胫骨内侧缘后际。

肾俞（足太阳膀胱经）：在腰部，当第2腰椎棘突下，旁开1.5寸。

【针法】

天枢、足三里、大肠俞、合谷、肾俞用补法，中脘、阴陵泉、太冲、三阴交用泻法，神阙隔姜灸。

肠结核

【概念】

肠结核，即中医的“腹痛”，是结核分枝杆菌引起的肠道慢性特异性感染。主要由人型结核分枝杆菌引起。少数地区有因饮用未经消毒的带菌牛奶或乳制品而发生牛型结核分枝杆菌肠结核。本病一般见于中青年人，女性稍多于男性。

【临床表现】

1. 腹痛

多位于右下腹，因肠结核好发于回盲部。常有上腹或脐周疼痛，系回盲部病变引起的牵涉痛，但此时体检仍可发现压痛点位于右下腹。疼痛多为隐痛或钝痛。有时进餐可诱发腹痛伴便意，排便后即有不同程度缓解，并发肠梗阻时有腹绞痛，常位于右下腹或脐周，伴有腹胀、肠鸣音亢进、肠型与蠕动波。

2. 腹泻与便秘

腹泻是溃疡型肠结核的主要临床表现之一。排便次数因病变严重程度和范围不同而异，一般每日2～4次，重者每日达10余次。不伴有里急后重。粪便呈糊样，一般不含黏液或脓血，重者含少量黏液、脓液，但便血少见。有时患者会出现腹泻与便秘交替，这与病变引起的胃肠功能紊乱有关。增生型肠结核多以便秘为主要表现。

3. 腹部包块

常位于右下腹，一般比较固定，中等质地，伴有轻度或中度压痛。腹部包块主要见于增生型肠结核，也可见于溃疡型肠结核合并有局限性腹膜炎，病变肠段和周围组织粘连，或同时有肠系膜淋巴结结核。

4. 全身症状

多见于溃疡型肠结核，表现为不同热型的长期发热，伴有盗汗。患者倦怠、消瘦、贫血，随病程发展而出现维生素缺乏等营养不良的表现。可同时有肠外结核特别是活动性肺结核的临床表现。增生型肠结核病程较长，全身情况一般较好，无发热或有时低热，多不伴有肠外结核表现。

5. 无肠穿孔、肠梗阻或伴有腹膜结核等疾病时，只表现为右下腹以及脐周有压痛。

【治法】

健理脾胃、输调肠腑。

【取穴】

天枢、上巨虚、合谷、足三里、大椎。根据症状加八字针法的特定穴位，即十二神针、观形施针穴、病灶对应穴、皮下定向穴。

【穴位位置】

天枢（足阳明胃经）：位于腹部，横平脐中，前正中线旁开2寸。

上巨虚（足阳明胃经）：在小腿前外侧，当犊鼻下6寸，距胫骨前缘一横指（中指）。

合谷（手阳明大肠经）：手背第1、2掌骨间，当第2掌骨桡侧的中点处。

足三里（足阳明胃经）：在小腿外侧，犊鼻下3寸，犊鼻与解溪连线上。

大椎（督脉）：在后背正中线上，第七颈椎棘突下凹陷中。

【针法】

天枢、上巨虚、合谷、大椎用补法，足三里用泻法。

细菌性痢疾

【概念】

细菌性痢疾简称菌痢。是志贺菌属（痢疾杆菌）引起的肠道传染病。临床表现主要有发冷、发热、腹痛、腹泻、里急后重、排黏液脓血样大便。中毒性菌痢起病急骤、突然高热、反复惊厥、嗜睡、昏迷、迅速发生循环衰竭和呼吸衰竭，而肠道症状轻或无，病情凶险。菌痢常年散发，夏秋多见，是我国的常见病、多发病。本病有有效的抗菌药治疗，治愈率高。若疗效欠佳或慢性患者变多，可能是未经正规治疗、未及时治疗、使用药物不当或耐药菌株感染。

【临床表现】

潜伏期一般为1～3天（数小时至7天），流行期为6～11月，发病高峰期在8月。分为急性菌痢、慢性菌痢和中毒性菌痢。

1. 急性菌痢

典型病变过程分为初期的急性卡他性炎，后期的假膜性炎和溃疡，最后愈合。主要有全身中毒症状与消化道症状，可分成四型：

（1）普通型：起病急，有中度毒血症表现，怕冷、发热达39℃、乏力、食欲减退、恶心、呕吐、腹痛、腹泻、里急后重。稀便转成脓血便，每日数十次，量少，失水不显著。一般病程10～14天。

（2）轻型：全身中毒症状、腹痛、里急后重均不明显，可有低热、糊状或水样便，混有少量黏液，无脓血，一般每日10次以下。粪便镜检有红、白细胞，培养有痢疾杆菌生长，可以此与急性肠炎相鉴别。一般病程3～6天。

（3）重型：有严重全身中毒症状及肠道症状。起病急、高热、恶心、呕吐，剧烈腹痛及腹部（尤为左下腹）压痛，里急后重明显，脓血便，便次频繁，甚至失禁。病情进展快，明显失水，四肢发冷，极度衰竭，易发生休克。

（4）中毒型：此型多见于2～7岁体质好的儿童。起病急骤，全身中毒症状明显，高热达40℃以上，而肠道炎症反应极轻。这是由于痢疾杆菌内毒素的作用，并且可能与某些儿童的特异性体质有关。中毒型菌痢又可根据不同的临床表现分为三型。

2. 慢性菌痢

菌痢患者可反复发作或迁延不愈达2个月以上，部分病例可能与急性期治疗不当或致病菌种类（福氏菌感染易转为慢性）有关，也可能与全身情况差或胃肠道局部有慢性疾患有关。主要病理变化为结肠溃疡性病变，溃疡边缘可有息肉形成，溃疡愈合后留有瘢痕，导致肠道狭窄，若瘢痕正在肠腺开口处，可阻塞肠腺，导致囊肿形成，其中贮存的病原菌可因囊肿破裂而间歇排出。分型如下：

（1）慢性隐伏型：病人有菌痢史，但无临床症状，大便病原菌培养阳性，作乙状结肠镜检查可见菌痢的表现。

（2）慢性迁延型：病人有急性菌痢史，长期迁延不愈，腹胀或长期腹泻，黏液脓血便，长期间歇排菌，为重要的传染源。

（3）慢性型急性发作：病人有急性菌痢史，急性期后症状已不明显，受凉、饮食不当等诱因致使症状再现，但较急性期轻。

3. 中毒性菌痢

起病急骤，有严重的全身中毒症状，但肠道病变和症状较轻微。儿童多发，一般见于2～7岁。可出现中毒性休克或因呼吸衰竭而死亡。病原菌多为福氏或宋内氏痢疾杆菌。

【治法】

清热化湿，解毒导滞，调气活血。

【取穴】

合谷、天枢、上巨虚、足三里、曲池、内庭、中脘、大椎、脾俞、关元。

根据症状加八字针法的特定穴位，即十二神针、观形施针穴、病灶对应穴、皮下定向穴。

【穴位位置】

合谷（手阳明大肠经）：手背第1、2掌骨间，当第2掌骨桡侧的中点处。

天枢（足阳明胃经）：位于腹部，横平脐中，前正中线旁开2寸。

上巨虚（足阳明胃经）：在小腿前外侧，当犊鼻下6寸，距胫骨前缘一横指（中指）。

足三里（足阳明胃经）：在小腿外侧，犊鼻下3寸，犊鼻与解溪连线上。

曲池（手阳明大肠经）：肘横纹外侧端，屈肘，当尺泽与肱骨外上髁连线中点。

内庭（足阳明胃经）：足背第2、第3趾间，趾蹼缘后方赤白肉际处。

中脘（任脉）：在上腹部，前正中线上，脐上4寸处。

大椎（督脉）：在后背正中线上，第七颈椎棘突下凹陷中。

脾俞（足太阳膀胱经）：在背部，当第11胸椎棘突下，旁开1.5寸。

关元（任脉）：在下腹部，前正中线上，当脐下3寸。

【针法】

中脘、关元用补法，合谷、天枢、上巨虚、足三里、曲池、内庭、大椎、脾俞用泻法。

胃肠神经官能症

【概念】

胃肠神经官能症又称胃肠道功能紊乱，是一组胃肠综合征的总称，精神因素为本病发生的主要诱因，如情绪紧张、焦虑、生活与工作上的困难、烦恼、意外不幸等，均可引影响胃肠功能正常活动，进而引起胃肠道的功能障碍。

【临床表现】

胃肠功能紊乱起病多缓慢，临床表现以胃肠道症状为主，胃神经官能症的患者多表现为：反酸、嗳气、厌食、恶心、呕吐、剑突下灼热感、食后饱胀、上腹不适或疼痛，每遇情绪变化则症状加重。肠神经官能症又称肠易激综合征，为胃肠道最常见的功能性疾病。以肠道症状为主，患者常有腹痛、腹胀、肠鸣、腹泻和便秘、左下腹痛时可扪及条索状肿物，腹痛常因进食或冷饮而加重，在排便、排气、灌肠后减轻。腹痛常伴有腹胀、排便不畅感或排便次数增加，粪便可稀可干等症状。过去称此为结肠功能紊乱、结肠痉挛、结肠过敏、痉挛性结肠炎、黏液性结肠炎、情绪性腹泻等。

起病大多缓慢，病程常经年累月，呈持续性或有反复发作。临床表现以胃肠道症状为主，可局限于咽、食管或胃，但以肠道症状最常见，也可同时伴有神经官能症的其他常见症状。

【治法】

疏肝健脾，安神和胃。

【取穴】

脾俞、肾俞、中脘、神阙、关元、足三里、内关、公孙、太冲、三阴交、胃俞、肝俞、内庭、气海。根据症状加八字针法的特定穴位，即十二神针、观形施针穴、病灶对应穴、皮下定向穴。

【穴位位置】

脾俞（足太阳膀胱经）：在背部，当第 11 胸椎棘突下，旁开 1.5 寸。

肾俞（足太阳膀胱经）：在腰部，当第 2 腰椎棘突下，旁开 1.5 寸。

中脘（任脉）：在上腹部，前正中线上，脐上 4 寸处。

神阙（任脉）：人体的腹中部，脐中央。

关元（任脉）：在下腹部，前正中线上，当脐下 3 寸。

足三里（足阳明胃经）：在小腿外侧，犊鼻下 3 寸，犊鼻与解溪连线上。

内关（手厥阴心包经）：在前臂掌侧，当曲泽与大陵的连线上，腕横纹上 2 寸，掌长肌腱与桡侧腕屈肌腱之间。

公孙（足太阴脾经）：在足内侧缘，当第一跖骨基底部的前下方。

太冲（足厥阴肝经）：位于足背侧，第一、二跖骨结合部之前凹陷处。

三阴交（足太阴脾经）：在小腿内侧，内踝尖上 3 寸，胫骨内侧缘后际。

胃俞（足太阳膀胱经）：在背部，当第 12 胸椎棘突下，旁开 1.5 寸。

肝俞（足太阳膀胱经）：在背部，当第 9 胸椎棘突下，旁开 1.5 寸。

内庭（足阳明胃经）：足背第 2、第 3 趾间，趾蹼缘后方赤白肉际处。

气海（任脉）：在下腹部，前正中线上，当脐下 1.5 寸。

【针法】

中脘、关元、内关、公孙、太冲、三阴交、气海用补法，脾俞、肾俞、足三里、胃俞、肝俞、内庭用泻法，神阙隔姜灸。

便　秘

【概念】

便秘是临床常见的复杂症状，而不是一种疾病，主要是指排便次数减少、粪便量减少、粪便干结、排便费力等。必须结合粪便的性状、本人平时排便习惯和排便有无困难做出有无便秘的判断。如超过6个月即为慢性便秘。

【临床表现】

便秘在人群中的患病率高达27%，但只有一小部分便秘者会就诊。便秘可以影响各年龄段的人。女性多于男性，老年多于青、壮年。因便秘发病率高、病因复杂，患者常有许多苦恼，便秘严重时会影响生活质量。

便秘常表现为：便意少，便次也少；排便艰难、费力；排便不畅；大便干结、硬便，排便不净感；便秘伴有腹痛或腹部不适。部分患者还伴有失眠、烦躁、多梦、抑郁、焦虑等精神心理障碍。

由于便秘是一种较为普遍的症状，症状轻重不一，大部分人常常不去特殊理会，认为便秘不是病，不用治疗，但实际上便秘的危害很大。便秘的“报警”征象包括便血、贫血、消瘦、发热、黑便、腹痛等和肿瘤家族史。如果出现报警征象应马上去医院就诊，做进一步检查。

【治法】

清热益气，理气通腑。

【取穴】

中脘、大横、天枢、支沟、承山、曲池、内庭、行间、大肠俞、上巨虚、照海、太白、阳陵泉。根据症状加八字针法的特定穴位，即十二神针、观形施针穴、病灶对应穴、皮下定向穴。

【穴位位置】

中脘（任脉）：在上腹部，前正中线上，脐上4寸处。

大横（足太阴脾经）：在腹中部，距脐中4寸。

天枢（足阳明胃经）：位于腹部，横平脐中，前正中线旁开2寸。

支沟（手少阳三焦经）：位于前臂背侧，当阳池与肘尖的连线上，腕背横纹上3寸，尺骨与桡骨之间。

承山（足太阳膀胱经）：在小腿后面正中，委中穴与昆仑穴之间，当伸直小腿或足跟上提时腓肠肌肌腹下出现尖角凹陷处。

曲池（手阳明大肠经）：肘横纹外侧端，屈肘，当尺泽与肱骨外上髁连线中点。

内庭（足阳明胃经）：足背第2、第3趾间，趾蹼缘后方赤白肉际处。

行间（足厥阴肝经）：在足背侧，当第1、2趾间，趾蹼缘的后方赤白肉际处。

大肠俞（足太阳膀胱经）：在腰部，当第4腰椎棘突下，旁开1.5寸。

上巨虚（足阳明胃经）：在小腿前外侧，当犊鼻下6寸，距胫骨前缘一横指（中指）。

照海（足少阴肾经）：在踝区，内踝尖下1寸，内踝下缘边际凹陷中。

太白（足太阴脾经）：在足内侧缘，当足大趾本节（第1跖趾关节）后下方赤白肉际凹陷处。

阳陵泉（足少阳胆经）：在小腿外侧，当腓骨头前下方凹陷处。

【针法】

中脘、大横、行间、照海、太白用补法，天枢、支沟、承山、曲池、内庭、大肠俞、上巨虚、阳陵泉用泻法。

糖尿病

【概念】

糖尿病，类似于中医的“消渴”，多在35～40岁之后发病，占糖尿病患者90%以上。糖尿病患者体内产生胰岛素的能力并非完全丧失，有的患者体内胰岛素甚至产生过多，但胰岛素的作用效果较差，因此患者体内的胰岛素是一种相对缺乏，可以通过某些口服药物刺激体内胰岛素的分泌。但到后期仍有一些病人需要使用胰岛素治疗。

【临床表现】

糖尿病中一部分病人以胰岛素抵抗为主，病人多肥胖，因胰岛素抵抗，胰岛素敏感性下降，血中胰岛素增高以补偿其胰岛素抵抗，但相对病人的高血糖而言，胰岛素分泌仍相对不足。此类病人早期症状不明显，仅有轻度乏力、口渴，常在明确诊断之前就可发生大血管和微血管并发症。饮食治疗和口服降糖药多可有效。另一部分病人以胰岛素分泌缺陷为主，临床上需要补充外源性胰岛素。

【治法】

清胃泻火，养阴增液。

【取穴】

胰俞、脾俞、胃俞、三阴交、内庭、足三里。根据症状加八字针法的特定穴位，即十二神针、观形施针穴、病灶对应穴、皮下定向穴。

【穴位位置】

胰俞（足太阳膀胱经）：在背部，当第8胸椎棘突下，旁开1.5寸。

脾俞（足太阳膀胱经）：在背部，当第11胸椎棘突下，旁开1.5寸。

胃俞（足太阳膀胱经）：在背部，当第12胸椎棘突下，旁开1.5寸。

三阴交（足太阴脾经）：在小腿内侧，内踝尖上3寸，胫骨内侧缘后际。

内庭（足阳明胃经）：足背第2、第3趾间，趾蹼缘后方赤白肉际处。

足三里（足阳明胃经）：在小腿外侧，犊鼻下3寸，犊鼻与解溪连线上。

【针法】

胰俞、脾俞、胃俞、三阴交用补法，内庭、足三里用泻法。

颈淋巴结核

【概念】

颈淋巴结核，中医称为“瘰疬”，多见于儿童和青年人。一般的在人体抗病能力低下时引起发病。结核杆苗大多经扁桃体、龋齿侵入，少数继发于肺或支气管的结核病变。颈单侧或双侧可有多个大小不等的肿大淋巴结。初期，肿大淋巴结硬，无痛，可推动。病变发展，因淋巴结周围炎，使与皮肤和周围组织发生粘连，各个淋巴结也可互相粘连，融合成团。晚期，淋巴结发生乾酪样坏死、液化，形成寒性脓肿。破溃后可流出豆渣样或米汤样脓液，最后形成一经久不愈之窦道或慢性溃疡。

【临床表现】

1. 少部分病人可有低热、盗汗、食欲不振、消瘦等全身中毒症状。

2. 一般位于单侧或双侧胸锁乳突肌的前、后缘有多个大小不等的肿大淋巴结，也可如概述中，上述不同阶段的病变同时出现于同一病人的各个淋巴结。

【治法】

疏肝解郁，滋阴降火。

【取穴】

章门、天井、足临泣、少海、百劳、肾俞、脾俞、曲池。根据症状加八字针法的特定穴位，即十二神针、观形施针穴、病灶对应穴、皮下定向穴。

【穴位位置】

章门（足厥阴肝经）：位于腹侧，腋中线第十一肋骨端稍下处，屈肘合腋时，当肘尖尽处。

天井（手少阳三焦经）：位于臂外侧，屈肘时当肘尖直上1寸凹陷处。

足临泣（足少阳胆经）：位于足背外侧，当足 4 趾本节（第 4 趾关节）的后方，小趾伸肌腱的外侧凹陷处。

少海（手少阴心经）：位于肘前区，横平肘横纹，肱骨内上髁前缘。

百劳（经外奇穴·头颈）：位于项部，当大椎穴直上 2 寸，后正中线旁开 1 寸。

肾俞（足太阳膀胱经）：在腰部，当第 2 腰椎棘突下，旁开 1.5 寸。

脾俞（足太阳膀胱经）：在背部，当第 11 胸椎棘突下，旁开 1.5 寸。

曲池（手阳明大肠经）：肘横纹外侧端，屈肘，当尺泽与肱骨外上髁连线中点。

【针法】

章门、少海用补法，天井、足临泣、百劳、肾俞、脾俞、曲池用泻法。

肋间神经痛

【概念】

肋间神经痛类似于中医的“胁痛”。肋间神经由胸脊髓向两侧发出经肋间到胸前壁，支配相应胸椎旁背部和胸壁的肌肉的分支及沿肋间走行的感觉分支。因此肋间神经痛是从胸背部沿肋间向斜向前下至胸腹前壁中线带状区疼痛。

【临床表现】

肋间神经痛是指一个或几个肋间部位从背部沿肋间向胸腹前壁放射，呈半环状分布。多为单侧受累，也可以双侧同时受累。咳嗽、深呼吸或打喷嚏往往使疼痛加重。查体可有胸椎棘突，棘突间或椎旁压痛和叩痛，少数患者沿肋间有压痛，受累神经支配区可有感觉异常。其疼痛性质多为刺痛或灼痛，有沿肋间神经放射的特点。

【治法】

疏肝止痛，清热利胆，活血通络。

【取穴】

期门、太冲、丘墟、阳陵泉、内关、肝俞、膈俞、支沟、行间、血海、足三里、三阴交、太白、天井、间使、涌泉。根据症状加八字针法的特定穴位，即十二神针、观形施针穴、病灶对应穴、皮下定向穴。

【穴位位置】

期门（足厥阴肝经）：在胸部，当乳头直下，第 6 肋间隙，前正中线旁开 4 寸。

太冲（足厥阴肝经）：位于足背侧，第一、二跖骨结合部之前凹陷处。

丘墟（足少阳胆经）：在足背，外踝前下方，当趾长伸肌腱的外侧，距跟关节间凹陷处。

阳陵泉（足少阳胆经）：在小腿外侧，当腓骨头前下方凹陷处。

内关（手厥阴心包经）：在前臂掌侧，当曲泽与大陵的连线上，腕横纹上2寸，掌长肌腱与桡侧腕屈肌腱之间。

肝俞（足太阳膀胱经）：在背部，当第9胸椎棘突下，旁开1.5寸。

膈俞（足太阳膀胱经）：在背部，当第7胸椎棘突下，旁开1.5寸。

支沟（手少阳三焦经）：位于前臂背侧，当阳池与肘尖的连线上，腕背横纹上3寸，尺骨与桡骨之间。

行间（足厥阴肝经）：在足背侧，当第1、2趾间，趾蹼缘的后方赤白肉际处。

血海（足太阴脾经）：屈膝，在大腿内侧，髌底内侧端上2寸，当股四头肌内侧头的隆起处。

足三里（足阳明胃经）：在小腿外侧，犊鼻下3寸，犊鼻与解溪连线上。

三阴交（足太阴脾经）：在小腿内侧，内踝尖上3寸，胫骨内侧缘后际。

太白（足太阴脾经）：在足内侧缘，当足大趾本节（第1跖趾关节）后下方赤白肉际凹陷处。

天井（手少阳三焦经）：位于臂外侧，屈肘时当肘尖直上1寸凹陷处。

间使（手厥阴心包经）：在前臂掌侧，当曲泽与大陵的连线上，腕横纹上3寸，掌长肌腱与桡侧腕屈肌腱之间。

涌泉（足少阴肾经）：足跖卷屈足时，在足心前三分之一的凹陷中。

【针法】

期门、太冲、内关、行间、血海、三阴交、太白、间使、涌泉用补法，丘墟、阳陵泉、肝俞、膈俞、支沟、足三里、天井用泻法。

坐骨神经痛

【概念】

坐骨神经痛，类似于中医的“痹症”。是以坐骨神经径路及分布区域疼痛为主的综合征。坐骨神经痛的绝大多数病例是继发于坐骨神经局部及周围结构的病变对坐骨神经的刺激压迫与损害，称为继发坐骨神经痛；少数系原发性，即坐骨神经炎。

【临床表现】

1. 一般症状

（1）疼痛主要限于坐骨神经分布区，大腿后部、小腿后外侧和足部，疼痛剧烈的病人可呈特有的姿势：腰部屈曲、屈膝、脚尖着地。如病变位于神经根时，椎管内压力增加（咳嗽、用力）时疼痛加重。

（2）肌力减退的程度可因病因、病变部位、损害的程度不同差异很大，可有坐骨神经支配肌肉全部或部分力弱或瘫痪。

（3）可有或无坐骨切迹处坐骨神经干的压痛。

（4）有坐骨神经牵拉征，Lasegue 征及其等位征阳性，此征的存在常与疼痛的严重程度相平行。局麻坐骨神经根或神经干此征可消失。

（5）跟腱反射减退或消失，膝反射可因刺激而增高。

（6）可有坐骨神经支配区域的各种感觉的减退或消失，包括外踝的振动觉减退，亦可有极轻的感觉障碍。

2. 坐骨神经炎

常伴随各种类型的感染及全身性疾病发生，如上呼吸道感染。因坐骨神经较为浅表，受潮、受寒时易发生坐骨神经炎，全身性疾病发生坐骨神经炎时应注意有无胶原病及糖尿病等并发。

坐骨神经痛大多数为单侧，不伴有腰、背痛；疼痛一般为持续性，亦可为发作性，椎管压力增加时症状加重，亦可沿坐骨神经径路放射。坐骨神经干压痛明显，腓肠肌压痛存在；疼痛与肌无力多不平行，一般疼痛较重，而肌无力多不明显，急性期由于疼痛判断运动功能较为困难，可检出足下垂，腓肠肌、胫前肌萎缩；跟腱反射减低或消失，但跟腱反射亦可正常，膝反射正常，浅感觉障碍明显。

3. 继发坐骨神经痛

（1）腰椎间盘突出：是坐骨神经痛最常见的原因，多发于腰 4～5 及腰 5～骶 1，约 1/3 病例有急性腰部外伤史，多数患者发生于 20～40 岁之间，临床特点是有数周、数月腰背痛，而后一侧下肢的坐骨神经痛。体检除具有坐骨神经痛的一般症状外，尚有腰背肌紧张，腰部活动受限，脊柱侧弯，病变部位的棘突压痛。

（2）腰椎骨性关节病：多见于 40 岁以上者，亚急性慢性起病，多有长期腰痛史，坐久站起困难，站久坐下困难，临床上可表现为一侧或两侧的坐骨神经痛及腰部的症状。

（3）腰骶椎先天畸形：腰椎骶化、骶椎腰化、隐性脊柱裂，后者除可表现有坐骨神经痛外，常有遗尿史，体检常有足畸形，腰骶部皮肤异常，如肛门后方的小凹、骶部中线上的小血管瘤，此常常客观而准确地指示椎板未愈合的部位。

（4）骶髂关节炎：常见为类风湿、结核性病变，在关节囊有渗出破坏时刺激腰 4 ~5 神经干，部分病人可有坐骨神经痛症状。

【治法】

祛风湿，止痹痛。

【取穴】

环跳、风市、阳陵泉、足三里、委中。根据症状加八字针法的特定穴位，即十二神针、观形施针穴、病灶对应穴、皮下定向穴。

【穴位位置】

环跳（足少阳胆经）：在臀外下部，当股骨大转子最凸点与骶管裂孔连线的外 1/3 与中 1/3 交点处。

风市（足少阳胆经）：在大腿外侧部的中线上，当腘横纹上七寸，或直立垂手时，中指尖处。

阳陵泉（足少阳胆经）：在小腿外侧，当腓骨头前下方凹陷处。

足三里（足阳明胃经）：在小腿外侧，犊鼻下 3 寸，犊鼻与解溪连线上。

委中（足太阳膀胱经）：位于膝后区，腘横纹的中点。

【针法】

环跳、风市、阳陵泉、足三里用补法，委中用泻法。

股外侧皮神经炎

【概念】

股外侧皮神经炎又称感觉异常性股痛，即中医的“皮痹”，为一种股外侧皮肤感觉异常的疾病。股外侧皮神经系由股外侧皮神经自腰大肌外缘伸出后，会在腹股沟韧带下方的 3 ~5 厘米处进入皮下组织，在该神经行程中，如果由于受压、外伤等某种原因影响到股外侧皮神经时，即可能发生股外侧皮神经炎。

【临床表现】

多见于 20 ~50 岁较肥胖的男性。表现为股前外侧麻木、蚁行感、刺痛、烧灼感、发凉、出汗减少及沉重感等症状亦可出现，以麻木最多见。体力劳动、站立过久时可加剧，休息后症状可缓解。查体可有程度不等的浅感觉减退或缺失，主要是痛觉与温度觉减退而压觉存在。少数患者可有色素减退或沉着。有些患者皮肤可呈轻度菲薄，稍干燥，毳毛减少。本病通常为单侧性，少数双侧发病。慢性病程，时轻时重，常数月至多年不愈。

【治法】

行气活血，通经活络。

【取穴】

根据症状取八字针法的特定穴位，即十二神针、观形施针穴、病灶对应穴、皮下定向穴。

【穴位位置】

病变局部

【针法】

特定穴位柔软处用补法，硬结处用泻法。

自发性多汗

【概念】

自发性多汗，类似于中医的“汗证”。多为病因不明的，除生理情况以外出现的异常出汗过多的一类疾病。临床上可见于神经系统某些器质性疾病、神经症、大脑皮质兴奋与抑制过程的平衡失调等所致局限性及全身性多汗症，与遗传因素有关的先天性多汗症及各种内科疾病所致全身汗液分泌过多情况。

【临床表现】

1. 全身性多汗表现为周身容易出汗，在外界或内在因素刺激时加剧。患者常常因皮肤汗液增多，容易并发擦破、汗疹及毛囊炎等。此种多见于甲状腺功能亢进症、脑炎后遗症、下丘脑损害后等疾病。

2. 局限性出汗汗出为局限性，好发于头、颈、腋及肢体的远端，尤以掌、跖部最易发生，通常呈对称性地发生于两侧，也有仅发生于一侧或身体上某一小片部位者。手及足部多汗者，表现为冷汗，可伴皮肤湿冷，或皮肤呈苍白色、青紫色，偶可伴发水疱及湿疹样皮炎，情绪紧张时症状加重，表现为汗液渗流。仅局限于足部的多汗症，汗液分解后发出臭味，有时可见足部起泡或脱屑，角化层增厚。腋部、阴部多汗时也可伴臭汗症。截瘫患者在病变水平以上常有出汗过多。颈交感神经刺激可产生头面部多汗。

3. 偏身性多汗为身体一侧汗出明显增多，自主神经系统检查示，多汗侧皮肤温度低，皮肤划纹试验阳性。对于脑中风后遗症偏瘫患者除有偏瘫侧肢体多汗外，还可有局灶性神经系统体征。

4. 耳颞综合征表现为一侧颞部发红，伴局限性多汗，且多汗常发生于进食酸、辛食物刺激味觉后，产生反射性汗出增多，也可伴流泪。多汗局限于颈交感神经丛、耳大神经和舌神经支配的范围内。颈交感性味觉性出汗常见于胸出口部位病变术后。上肢交感神经切除术后数周或数年，约有1/3病例可出现味觉刺激后出汗。

【治法】

调和阴阳，养阴疏肝，解郁泻火。

【取穴】

合谷、复溜、大椎、肾俞、肝俞、阳陵泉、太冲、内关。根据症状加八字针法的特定穴位，即十二神针、观形施针穴、病灶对应穴、皮下定向穴。

【穴位位置】

合谷（手阳明大肠经）：手背第1、2掌骨间，当第2掌骨桡侧的中点处。

复溜（足少阴肾经）：在小腿内侧，太溪穴直上2寸，跟腱的前方。

大椎（督脉）：在后背正中线上，第七颈椎棘突下凹陷中。

肾俞（足太阳膀胱经）：在腰部，当第2腰椎棘突下，旁开1.5寸。

肝俞（足太阳膀胱经）：在背部，当第9胸椎棘突下，旁开1.5寸。

阳陵泉（足少阳胆经）：在小腿外侧，当腓骨头前下方凹陷处。

太冲（足厥阴肝经）：位于足背侧，第一、二跖骨结合部之前凹陷处。

内关（手厥阴心包经）：在前臂掌侧，当曲泽与大陵的连线上，腕横纹上2寸，掌长肌腱与桡侧腕屈肌腱之间。

【针法】

合谷、肾俞、肝俞、阳陵泉、内关用补法，复溜、大椎、太冲用泻法。

肥胖症

【概念】

肥胖症是一组常见的、古老的代谢症群。当人体进食热量多于消耗热量时，多余热量以脂肪形式储存于体内，其量超过正常生理需要量，且达一定值时遂演变为肥胖症。正常男性成人脂肪组织重量约占体重的15%～18%，女性约占20%～25%。随年龄增长，体脂所占比例相应增加。因体脂增加使体重超过标准体重20%或体重指数［BMI＝体重（Kg）／（身高）2（m^2）］大于24者称为肥胖症。如无明显病因可寻者称单纯性肥胖症；具有明确病因者称为继发性肥胖症。治疗应遵循气虚多食，气盛食少，减肥补气的原则。

【临床表现】

1. 一般表现

单纯性肥胖可见于任何年龄，幼年型者自幼肥胖；成年型者多起病于

20～25岁；但临床以40～50岁的中壮年女性为多，60～70岁以上的老年人亦不少见。约1/2成年肥胖者有幼年肥胖史。一般呈体重缓慢增加（女性分娩后除外），短时间内体重迅速地增加，应考虑继发性肥胖。男性脂肪分布以颈项部、躯干部和头部为主，而女性则以腹部、下腹部、胸部乳房及臀部为主。

肥胖者的特征是身材外形显得矮胖、浑圆，脸部上窄下宽，双下颏，颈粗短，向后仰头枕部皮皱明显增厚。胸圆，肋间隙不显，双乳因皮下脂肪厚而增大。站立时腹部向前凸出而高于胸部平面，脐孔深凹。短时间明显肥胖者在下腹部两侧、双大腿和上臂内侧上部和臀部外侧可见紫纹或白纹。儿童肥胖者外生殖器埋于会阴皮下脂肪中而使阴茎显得细小而短。手指、足趾粗短，手背因脂肪增厚而使掌指关节突出处皮肤凹陷，骨突不明显。

轻至中度原发性肥胖可无任何自觉症状，重度肥胖者则多有怕热，活动能力降低，甚至活动时有轻度气促，睡眠时打鼾。可有高血压病、糖尿病、痛风等临床表现。

2. 其他表现

（1）肥胖症与心血管系统：肥胖症患者并发冠心病、高血压的概率明显高于非肥胖者，其发生率一般5～10倍于非肥胖者，尤其腰臀比值高的中心型肥胖患者。肥胖可致心脏肥大，后壁和室间隔增厚，心脏肥厚同时伴血容量、细胞内和细胞间液增加，心室舒张末压、肺动脉压和肺毛细血管楔压均增高，部分肥胖者存在左室功能受损和肥胖性心肌病变。肥胖患者猝死发生率明显升高，可能与心肌的肥厚、心脏传导系统的脂肪浸润造成的心律失常及心脏缺血的发生有关。高血压在肥胖患者中非常常见，也是加重心、肾病变的主要危险因素，体重减轻后血压会有所恢复。

（2）肥胖症的呼吸功能改变：肥胖患者肺活量降低且肺的顺应性下降，可导致多种肺功能异常，如肥胖性低换气综合征，临床以嗜睡、肥胖、肺泡性低换气症为特征，常伴有阻塞性睡眠呼吸困难。严重者可致肺心综合征，由于腹腔和胸壁脂肪组织堆积增厚，膈肌升高而降低肺活量，肺通气不良，引起活动后呼吸困难，严重者可导致低氧、发绀、高碳酸血症，甚至出现肺动脉高压导致心力衰竭，此种心衰往往对强心剂、利尿剂反应差。此外，重度肥胖者，尚可引起睡眠窒息，偶见猝死的报道。

（3）肥胖症的糖、脂代谢：进食过多的热量促进三酰甘油的合成和分解代谢，肥胖症的脂代谢表现得更加活跃，相对糖代谢受到抑制，这种代谢改变参与胰岛素抵抗的形成。肥胖症脂代谢活跃的同时多伴有代谢的紊乱，会出现高三酰甘油血症、高胆固醇血症和低高密度脂蛋白胆固醇血症等。糖代谢紊乱表现为糖耐量的异常甚至出现临床糖尿病。体重超过正常范围20%

者，糖尿病的发生率增加 1 倍以上。当 BMI > 35 时，死亡率比正常体重者几乎增至 8 倍。中心型肥胖显著增加患糖尿病的危险度。

（4）肥胖与肌肉骨骼病变：①关节炎：最常见的是骨关节炎，由于长期负重造成，使关节软骨面结构发生改变，膝关节的病变最多见。②痛风：肥胖患者中大约有 10% 合并有高尿酸血症，容易发生痛风。③骨质疏松：由于脂肪组织能合成分泌雌激素，所以绝经期后妇女雌激素的主要来源是由脂肪组织分泌的。很多研究发现绝经期后肥胖女性骨密度要高于正常体重的人。所以肥胖患者中骨质疏松并不多见。

（5）肥胖的内分泌系统改变：①生长激素：肥胖者生长激素释放是降低的，特别是对刺激生长激素释放的因素不敏感。②垂体 - 肾上腺轴：肥胖者肾上腺皮质激素分泌是增加的，分泌节律正常，但峰值增高，ACTH 浓度也有轻微的增加。③下丘脑 - 垂体 - 性腺轴：肥胖者多伴有性腺功能减退，垂体促性腺激素减少，睾酮对促性腺激素的反应降低。男性肥胖者，其血总睾酮（T）水平降低，但轻中度肥胖者，游离睾酮（FT）尚正常，可能是由于性激素结合球蛋白（SHBG）减少所致。而重度肥胖者 FT 也可下降。另外，脂肪组织可以分泌雌激素，所以肥胖者多伴有血雌激素水平增高，肥胖女孩，月经初潮提前。成年女性肥胖者常有月经紊乱，卵巢透明化增加，出现无卵性滤泡，血 SHBG 水平下降，出现多毛，无排卵性月经或闭经。青少年肥胖者，不育症的发生率增加，常伴有多囊卵巢并需手术治疗。肥胖者月经中期的 FSH 峰值较低及黄体期的黄体酮（P）水平偏低。卵巢功能衰退和 FSH 水平升高提早出现。男性伴有性欲降低和女性化，并且与雌激素相关肿瘤的发病率明显增高。④下丘脑 - 垂体 - 甲状腺轴：肥胖者甲状腺对 TSH 的反应性降低，垂体对 TRH 的反应性也降低。

（6）肥胖症与胰岛素抵抗：体脂堆积可引起胰岛素抵抗、高胰岛素血症，对有关因素的研究，主要集中在以下几个方面：①游离脂肪酸（FFA）：肥胖时，通过糖 - 脂肪酸摄取和氧化增加，可引起糖代谢氧化及非氧化途径的缺陷和糖的利用下降。血浆 FFA 水平升高增加肝糖原异生，并使肝清除胰岛素能力下降，造成高胰岛素血症，当 B 细胞功能尚能代偿时，可保持正常血糖，久之则导致 B 细胞功能衰竭，出现高血糖而发展为糖尿病。②肿瘤坏死因子（TNF - α）：已发现在有胰岛素抵抗的肥胖症患者和肥胖的 2 型糖尿病患者的脂肪组织中，TNF - α 的表达明显增加。TNF - α 加强胰岛素抵抗的机制包括：加速脂肪分解，导致 FFA 水平升高；肥胖者的脂肪细胞产生的 TNF - α 可抑制肌肉组织胰岛素受体而降低胰岛素的作用；TNF - α 抑制葡萄糖转运蛋白 4（GLUT4）表达而抑制胰岛素刺激的葡萄糖转运。③过氧化物酶体激活型增殖体（PPARγ2）：PPARγ2 参与调节脂肪组织分化和能量储存，严重肥胖者 PPARγ2 活性降低，参与胰岛素抵抗形成。

（7）其他：肥胖者嘌呤代谢异常，血浆尿酸增加，使痛风的发病率明显高于正常人，伴冠心病者有心绞痛发作史。肥胖者血清总胆固醇、三酰甘油、低密度脂蛋白胆固醇常升高，高密度脂蛋白胆固醇降低，易导致动脉粥样硬化。由于静脉循环障碍，易发生下肢静脉曲张、栓塞性静脉炎、静脉血栓形成。患者皮肤上可有淡紫纹或白纹，分布于臀外侧、大腿内侧、膝关节、下腹部等处，皱褶处易磨损，引起皮炎、皮癣，乃至擦烂。平时汗多怕热、抵抗力较低而易感染。

【治法】

健脾利湿，疏肝理气。

【取穴】

中脘、曲池、气海、天枢、脾经腹部脐旁开 4 寸的穴位、胃经腹部脐旁开 2 寸的穴位、髀关、伏兔、梁丘、血海、阴陵泉、阳陵泉、足三里、三阴交、丰隆。根据症状加八字针法的特定穴位，即十二神针、观形施针穴、病灶对应穴、皮下定向穴。

【穴位位置】

中脘（任脉）：在上腹部，前正中线上，脐上 4 寸处。

曲池（手阳明大肠经）：肘横纹外侧端，屈肘，当尺泽与肱骨外上髁连线中点。

气海（任脉）：在下腹部，前正中线上，当脐下 1.5 寸。

天枢（足阳明胃经）：位于腹部，横平脐中，前正中线旁开 2 寸。

髀关（足阳明胃经）：在股前区，股直肌近端、缝匠肌与阔筋膜张肌 3 条肌肉之间凹陷中。

伏兔（足阳明胃经）：在股前区，髌底上 6 寸，髂前上棘与髌底外侧端的连线上。

梁丘（足阳明胃经）：在股前区，髌底上 2 寸，髂前上棘与髌底外侧端的连线上。

血海（足太阴脾经）：屈膝，在大腿内侧，髌底内侧端上 2 寸，当股四头肌内侧头的隆起处。

阴陵泉（足太阴脾经）：在小腿内侧，胫骨内侧下缘与胫骨内侧缘之间的凹陷中。

阳陵泉（足少阳胆经）：在小腿外侧，当腓骨头前下方凹陷处。

足三里（足阳明胃经）：在小腿外侧，犊鼻下 3 寸，犊鼻与解溪连线上。

三阴交（足太阴脾经）：在小腿内侧，内踝尖上 3 寸，胫骨内侧缘后际。

丰隆（足阳明胃经）：在小腿前外侧，当外踝尖上 8 寸，条口外，距胫骨前缘二横指。

【针法】

曲池、气海、髀关、伏兔、梁丘、血海、阳陵泉、足三里用补法，中脘、天枢、阴陵泉、三阴交、丰隆用泻法。

水　肿

【概念】

组织间隙或体腔内过量的体液潴留称为水肿，然而通常所称的水肿乃指组织间隙内的体液增多，体腔内体液增多则称积水。水肿可表现为局部性或全身性，全身性水肿时往往同时有浆膜腔积水，如腹水、胸腔积水和心包腔积水。

【临床表现】

1. 全身性水肿

（1）心脏性：风湿病，高血压病，梅毒等各种病因及瓣膜、心肌等各种病变引起的充血性心力衰竭，缩窄性心包炎等。

（2）肾脏性：急性肾小球肾炎，慢性肾小球肾炎，肾病综合征，肾盂肾炎肾衰竭期，肾动脉硬化症，肾小管病变等。

（3）肝脏性：肝硬化，肝坏死，肝癌，急性肝炎等。

（4）营养性：①原发性食物摄入不足，见于战争或其他原因（如严重灾荒）所致的饥饿；②继发性营养不良性水肿见于多种病理情况，如继发性摄食不足（神经性厌食、严重疾病时的食欲缺乏、胃肠疾患、妊娠呕吐、精神神经疾患、口腔疾患等），消化吸收障碍（消化液不足，肠道蠕动亢进、吸收面积减少等），排泄或丢失过多（大面积烧伤和渗出、急性或慢性失血、蛋白尿等）以及蛋白质合成功能受损，严重弥漫性肝疾患等。

（5）妊娠性：妊娠后半期，妊娠中毒症等。

（6）内分泌性：抗利尿激素分泌异常综合征（SI－ADH），肾上腺皮质功能亢进（库欣综合征、醛固酮分泌增多症），甲状腺功能低下（垂体前叶功能减退症、下丘脑促甲状腺素释放激素分泌不足），甲状腺功能亢进等。

（7）特发性：该型水肿为一种原因未明或原因尚未确定的（原因可能一种以上）综合征，多见于妇女，往往与月经的周期性有关。

2. 局部性水肿

（1）淋巴性：原发性淋巴性水肿（先天性淋巴性水肿、早发性淋巴性水肿），继发性淋巴性水肿（肿瘤、感染、外科手术、辐射等）。

（2）静脉阻塞性：肿瘤压迫或肿瘤转移，局部炎症，静脉血栓形成，血栓性静脉炎，瘢痕收缩以及创伤等。可分为慢性静脉功能不全，上腔静脉阻塞综合征，下腔静脉阻塞综合征以及其他静脉阻塞。

（3）炎症性：为最常见的局部水肿。见于丹毒，疖肿，卢德维咽峡炎，蛇毒中毒等。

（4）变态反应性：荨麻疹，血清病以及食物、药物、刺激性外用药等的过敏反应等。

（5）血管神经性：可属变态反应或神经源性，可因昆虫、机械刺激、温热刺激或感情激动而诱发。部分病例与遗传有关。

【治法】

宣肺健脾，温肾利水，清热消肿。

【取穴】

脾俞、肾俞、气海、阴陵泉、足三里、肺俞、三焦俞、合谷、水分、太溪、曲池、内庭、行间、三阴交、照海。根据症状加八字针法的特定穴位，即十二神针、观形施针穴、病灶对应穴、皮下定向穴。

【穴位位置】

脾俞（足太阳膀胱经）：在背部，当第 11 胸椎棘突下，旁开 1.5 寸。

肾俞（足太阳膀胱经）：在腰部，当第 2 腰椎棘突下，旁开 1.5 寸。

气海（任脉）：在下腹部，前正中线上，当脐下 1.5 寸。

阴陵泉（足太阴脾经）：在小腿内侧，胫骨内侧下缘与胫骨内侧缘之间的凹陷中。

足三里（足阳明胃经）：在小腿外侧，犊鼻下 3 寸，犊鼻与解溪连线上。

肺俞（足太阳膀胱经）：在背部，当第 3 胸椎棘突下，旁开 1.5 寸。

三焦俞（足太阳膀胱经）：位于第 1 腰椎棘突下，旁开 1.5 寸。

合谷（手阳明大肠经）：手背第 1、2 掌骨间，当第 2 掌骨桡侧的中点处。

水分（任脉）：位于上腹部，前正中线上，当脐中上 1 寸。

太溪（足少阴肾经）：在足踝区，内踝尖与跟腱之间的凹陷处。

曲池（手阳明大肠经）：肘横纹外侧端，屈肘，当尺泽与肱骨外上髁连线中点。

内庭（足阳明胃经）：足背第 2、第 3 趾间，趾蹼缘后方赤白肉际处。

行间（足厥阴肝经）：在足背侧，当第 1、2 趾间，趾蹼缘的后方赤白肉际处。

三阴交（足太阴脾经）：在小腿内侧，内踝尖上 3 寸，胫骨内侧缘后际。

照海（足少阴肾经）：在踝区，内踝尖下 1 寸，内踝下缘边际凹陷中。

【针法】

脾俞、肾俞、足三里、肺俞、三焦俞、合谷、曲池、内庭用补法，气海、阴陵泉、水分、太溪、行间、三阴交、照海用泻法。

尿潴留

【概念】

尿潴留，即中医的“癃闭”，是指膀胱内充满尿液而不能正常排出。按其病史、特点分急性尿潴留和慢性尿潴留两类。急性尿潴留起病急骤，膀胱内突然充满尿液不能排出，病人十分痛苦。常需急诊处理；慢性尿潴留起病缓慢，病程较长，下腹部可触及充满尿液的膀胱，但病人不能排空膀胱，由于疾病的长期存在和适应痛苦反而不重。

【临床表现】

急性尿潴留发病突然，膀胱内充满尿液不能排出，胀痛难忍，辗转不安，有时从尿道溢出部分尿液，但不能减轻下腹部疼痛。

慢性尿潴留多表现为排尿不畅、尿频，常有尿不尽感，有时有尿失禁。少数病人虽无明显慢性尿潴留梗阻症状，但往往已有明显上尿路扩张、肾积水，甚至出现尿毒症症状，如身体虚弱、贫血、呼吸有尿臭味、食欲缺乏、恶心呕吐、贫血、血清肌酐和尿素氮升高等。

必须指出的是，病人没有排尿不等于就是尿潴留。

【治法】

温肾补阳，化气利水。

【取穴】

三阴交、水道、中极、白环俞。根据症状加八字针法的特定穴位，即十二神针、观形施针穴、病灶对应穴、皮下定向穴。

【穴位位置】

三阴交（足太阴脾经）：在小腿内侧，内踝尖上 3 寸，胫骨内侧缘后际。

水道（足阳明胃经）：在下腹部，当脐中下 3 寸，距前正中线 2 寸。

中极（任脉）：在下腹部，前正中线上，当脐下 4 寸。

白环俞（足太阳膀胱经）：在骶部，当骶正中嵴旁 1.5 寸，平第 4 骶后孔。

【针法】

水道、白环俞用补法，三阴交、中极用泻法。

尿 失 禁

【概念】

尿失禁是由于膀胱括约肌损伤或神经功能障碍而丧失排尿自控能力，使尿液不自主地流出。尿失禁按照症状可分为充溢性尿失禁、无阻力性尿失禁、反射性尿失禁、急迫性尿失禁及压力性尿失禁5类。

【临床表现】

1. 充溢性尿失禁

尿液不断地自尿道中滴出，这类患者的膀胱呈膨胀状态。

2. 无阻力性尿失禁

患者在站立时尿液全部由尿道流出。

3. 反射性尿失禁

患者不自主地间歇排尿（间歇性尿失禁），排尿没有感觉。

4. 急迫性尿失禁

患者有十分严重的尿频，尿急症状，由于强烈的逼尿肌无抑制性收缩而发生尿失禁。

5. 压力性尿失禁

是当腹压增加时（如咳嗽，打喷嚏，上楼梯或跑步时）即有尿液自尿道流出，引起这类尿失禁的病因很复杂，需要做详细检查。

【治法】

补脾益胃，固尿止遗。

【取穴】

百会、关元、肾俞、八髎、足三里、三阴交、腰部华佗夹脊、太溪、神阙、中极、涌泉。根据症状加八字针法的特定穴位，即十二神针、观形施针穴、病灶对应穴、皮下定向穴。

【穴位位置】

百会（督脉）：头顶正中线与两耳尖连线的交叉处。

关元（任脉）：在下腹部，前正中线上，当脐下3寸。

肾俞（足太阳膀胱经）：在腰部，当第2腰椎棘突下，旁开1.5寸。

八髎（足太阳膀胱经）：骶椎。又称上髎、次髎、中髎和下髎，左右共八个穴位，分别在第一、二、三、四骶后孔中，合称“八穴”。

足三里（足阳明胃经）：在小腿外侧，犊鼻下3寸，犊鼻与解溪连线上。

三阴交（足太阴脾经）：在小腿内侧，内踝尖上3寸，胫骨内侧缘后际。

华佗夹脊（经外奇穴·背）：在背腰部，当第1胸椎至第5腰椎棘突下两侧，后正中线旁开0.5寸，一侧17穴，左右共34穴。

太溪（足少阴肾经）：在足踝区，内踝尖与跟腱之间的凹陷处。

神阙（任脉）：人体的腹中部，脐中央。

中极（任脉）：在下腹部，前正中线上，当脐下4寸。

涌泉（足少阴肾经）：足趾卷屈足时，在足心前三分之一的凹陷中。

【针法】

百会、肾俞、八髎、足三里、三阴交、腰部华佗夹脊、太溪、涌泉用补法，关元、中极用泻法，神阙隔姜灸。

慢性前列腺炎

【概念】

慢性前列腺炎，类似于中医的“淋证”。包括慢性细菌性前列腺炎和非细菌性前列腺炎两部分。其中慢性细菌性前列腺炎主要为病原体感染，以逆行感染为主，病原体主要为葡萄球菌属，常有反复的尿路感染发作病史或前列腺按摩液中持续有致病菌存在。非细菌性前列腺炎是多种复杂的原因和诱因引起的炎症、免疫、神经内分泌参与的错综的病理变化，导致以尿道刺激症状和慢性盆腔疼痛为主要临床表现，而且常合并精神心理症状的疾病，临床表现多样。

【临床表现】

1. 慢性细菌性前列腺炎

有反复发作的下尿路感染症状，如尿频、尿急、尿痛、排尿烧灼感，排尿困难、尿潴留，后尿道、肛门、会阴区坠胀不适。持续时间超过3个月。

2. 慢性非细菌性前列腺炎

主要表现为骨盆区域疼痛，可见于会阴、阴茎、肛周部、尿道、耻骨部或腰骶部等部位。排尿异常可表现为尿急、尿频、尿痛和夜尿增多等。由于慢性疼痛久治不愈，患者生活质量下降，并可能有性功能障碍、焦虑、抑郁、失眠、记忆力下降等。

【治法】

固肾培元，利湿通淋，清热解毒，祛瘀排浊。

【取穴】

振阳、外丘、中极、委中、肾俞、太溪、关元、膀胱俞、会阳、四神聪、神门、三阴交。根据症状加八字针法的特定穴位，即十二神针、观形施针穴、病灶对应穴、皮下定向穴。

【穴位位置】

振阳（经外奇穴·下肢）：白环俞直下，会阳旁开 1 寸。

外丘（足少阳胆经）：在小腿外侧，当外踝尖上 7 寸，腓骨前缘，平阳交穴。

中极（任脉）：在下腹部，前正中线上，当脐下 4 寸。

委中（足太阳膀胱经）：位于膝后区，腘横纹的中点。

肾俞（足太阳膀胱经）：在腰部，当第 2 腰椎棘突下，旁开 1.5 寸。

太溪（足少阴肾经）：在足踝区，内踝尖与跟腱之间的凹陷处。

关元（任脉）：在下腹部，前正中线上，当脐下 3 寸。

膀胱俞（足太阳膀胱经）：在骶部，当骶正中嵴旁 1.5 寸，平第 2 骶后孔。

会阳（足太阳膀胱经）：在骶部，尾骨端旁开 0.5 寸。

四神聪（经外奇穴·头颈）：在百会前、后、左、右各开 1 寸处。

神门（手少阴心经）：位于腕部，腕掌侧横纹尺侧端，尺侧腕屈肌腱的桡侧凹陷处。

三阴交（足太阴脾经）：在小腿内侧，内踝尖上 3 寸，胫骨内侧缘后际。

【针法】

振阳、肾俞、太溪、三阴交用补法，外丘、中极、委中、关元、膀胱俞、会阳、四神聪、神门用泻法。

脱　　肛

【概念】

脱肛，即直肠壁部分或全层向下移位，也称直肠脱垂。直肠壁部分下移，即直肠黏膜下移，称黏膜脱垂或不完全脱垂；直肠壁全层下移称完全脱垂。若下移的直肠壁在肛管直肠腔内称内脱垂；下移到肛门外称为外脱垂。

【临床表现】

主要症状为有肿物自肛门脱出。初发时肿物较小，排便时脱出，便后自行复位。以后肿物脱出渐频，体积增大，便后需用手托回肛门内，伴有排便不尽和下坠感。最后在咳嗽、用力甚至站立时亦可脱出。随着脱垂加重，引起不同程度的肛门失禁，常有黏液流出，导致肛周皮肤湿疹、瘙痒。因直肠排空困难，常出现便秘，大便次数增多，呈羊粪样。黏膜糜烂，破溃后有血液流出。内脱垂常无明显症状，偶尔在行肠镜检查时发现。

【治法】

清热化湿，健脾益气。

【取穴】

百会、阴陵泉、足三里、气海、关元、商丘、昆仑、会阳、白环俞、神阙、长强、大肠俞、上巨虚、命门、承山。根据症状加八字针法的特定穴位，即十二神针、观形施针穴、病灶对应穴、皮下定向穴。

【穴位位置】

百会（督脉）：头顶正中线与两耳尖连线的交叉处。

阴陵泉（足太阴脾经）：在小腿内侧，胫骨内侧下缘与胫骨内侧缘之间的凹陷中。

足三里（足阳明胃经）：在小腿外侧，犊鼻下 3 寸，犊鼻与解溪连线上。

气海（任脉）：在下腹部，前正中线上，当脐下 1.5 寸。

关元（任脉）：在下腹部，前正中线上，当脐下 3 寸。

商丘（足太阴脾经）：位于内踝前下方凹陷中，当舟骨结节与内踝尖连线的中点处。

昆仑（足太阳膀胱经）：在足部外踝后方，当外踝尖与跟腱之间的凹陷处。

会阳（足太阳膀胱经）：在骶部，尾骨端旁开 0.5 寸。

白环俞（足太阳膀胱经）：在骶部，当骶正中嵴旁 1.5 寸，平第 4 骶后孔。

神阙（任脉）：人体的腹中部，脐中央。

长强（督脉）：在尾骨端下，当尾骨端与肛门连线的中点处。

大肠俞（足太阳膀胱经）：在腰部，当第 4 腰椎棘突下，旁开 1.5 寸。

上巨虚（足阳明胃经）：在小腿前外侧，当犊鼻下 6 寸，距胫骨前缘一横指（中指）。

命门（督脉）：在腰部，当后正中线上，第二腰椎棘突下凹陷中。

承山（足太阳膀胱经）：在小腿后面正中，委中穴与昆仑穴之间，当伸直小腿或足跟上提时腓肠肌肌腹下出现尖角凹陷处。

【针法】

百会、足三里、昆仑、会阳、白环俞、长强、大肠俞、上巨虚、命门、承山用补法，阴陵泉、气海、关元、商丘用泻法。神阙隔姜灸。

勃起功能障碍

【概念】

勃起功能障碍，类似中医的“阳痿”，指阴茎持续不能达到和（或）维持足够的勃起以获得满意的性生活（性交）。

【临床表现】

除详细询问病史，特别是性生活史外，体格检查是诊断 ED 必需的。重点检查与 ED 有关的神经、内分泌、心血管系统及生殖器官的缺陷及异常。

1. 一般情况

应注意体型、毛发及皮下脂肪分布、肌肉力量、第二性征、有无男乳女化等。这对提示有无皮质醇症、甲状腺疾病、高泌乳素症、睾丸等性腺功能异常有关。

2. 心血管系统

测定血压和四肢脉搏、股动脉、腘动脉搏动消失或减弱提示可能有腹主动脉、髂动脉栓塞或狭窄。

3. 神经系统

着重注意腰下部、下肢、会阴及阴茎的痛觉、触觉和温差感觉，阴茎及脚趾的振动觉，球海绵体反射（当刺激阴茎龟头时，插入肛门内手指应感到肛门括约肌收缩）等神经系统变化情况。

4. 外生殖器

（1）阴茎大小、外形及包皮有无异常。应仔细触摸阴茎海绵体，若有纤维斑块，提示有阴茎海绵体硬结症。包茎、包皮粘连或包皮系带过短，均可影响正常勃起功能；

（2）睾丸大小、质地，有无鞘膜积液、附睾囊肿和精索静脉曲张等。巨大鞘膜积液和疝气也会影响正常性交；

（3）肛门指检前列腺大小、质地、有无结节和触痛，肛门括约肌张力等，对 50 岁以上的 ED 患者更应重视肛门指检。

【治法】

温阳补肾，填精益髓。

【取穴】

振阳（经外奇穴）、命门、肾俞、三阴交、关元、然谷。根据症状加八字针法的特定穴位，即十二神针、观形施针穴、病灶对应穴、皮下定向穴。

【穴位位置】

振阳（经外奇穴·下肢）：白环俞直下，会阳旁开 1 寸。

命门（督脉）：在腰部，当后正中线上，第二腰椎棘突下凹陷中。

肾俞（足太阳膀胱经）：在腰部，当第2腰椎棘突下，旁开1.5寸。

三阴交（足太阴脾经）：在小腿内侧，内踝尖上3寸，胫骨内侧缘后际。

关元（任脉）：在下腹部，前正中线上，当脐下3寸。

然谷（足少阴肾经）：在足内侧缘，足舟骨粗隆下方，赤白肉际。

【针法】

振阳、命门、肾俞、三阴交、关元用补法，然谷用泻法。

慢性阑尾炎

【概念】

慢性阑尾炎，类似于中医的“肠痈”，是指阑尾急性炎症消退后而遗留的阑尾慢性炎症病变，如管壁纤维结缔组织增生、管腔狭窄或闭塞、阑尾扭曲，与周围组织粘连等。慢性阑尾炎分为原发性和继发性2种。原发性慢性阑尾炎起病隐匿，症状发展缓慢，间断发作，病程持续较长，几个月到几年。病初无典型的急性发作史，病程中也无反复急性发作的现象。继发性慢性阑尾炎是首次急性阑尾炎发病后，经非手术治疗而愈或自行缓解，其后遗留有临床症状，久治不愈，病程中可再次或多次急性发作。

【临床表现】

1. 腹部疼痛

右下腹部疼痛，其特点是间断性隐痛或胀痛，时重时轻，部位比较固定。多数病人在饱餐，运动，劳累，受凉和长期站立后，诱发腹痛发生。病程中可能有急性阑尾炎的发作。

2. 胃肠道反应

病人常有轻重不等的消化不良、食欲下降。病程较长者可出现消瘦、体重下降。一般无恶心和呕吐，也无腹胀，但老年病人可伴有便秘。

3. 腹部压痛

压痛是唯一的体征，主要位于右下腹部，一般范围较小，位置恒定，重压时才能出现。无肌紧张和反跳痛，一般无腹部包块，但有时可触到胀气的盲肠。

4. 间接体征

各种特定的压痛点如麦氏点、兰氏点及腰大肌征、罗氏征，在慢性阑尾炎的诊断中不一定出现。

【治法】

行气活血化瘀，通腑止痛。

【取穴】

阳陵泉、阑尾、天枢、上巨虚、足三里、三阴交、合谷、曲池。根据症状加八字针法的特定穴位，即十二神针、观形施针穴、病灶对应穴、皮下定向穴。

【穴位位置】

阳陵泉（足少阳胆经）：在小腿外侧，当腓骨头前下方凹陷处。

阑尾（经外奇穴·下肢）：在小腿前侧上部，当犊鼻下 5 寸，胫骨前缘旁开一横指。

天枢（足阳明胃经）：位于腹部，横平脐中，前正中线旁开 2 寸。

上巨虚（足阳明胃经）：在小腿前外侧，当犊鼻下 6 寸，距胫骨前缘一横指（中指）。

足三里（足阳明胃经）：小腿外侧，犊鼻下 3 寸，犊鼻与解溪连线上。

三阴交（足太阴脾经）：在小腿内侧，内踝尖上 3 寸，胫骨内侧缘后际。

合谷（手阳明大肠经）：手背第 1、2 掌骨间，当第 2 掌骨桡侧的中点处。

曲池（手阳明大肠经）：肘横纹外侧端，屈肘，当尺泽与肱骨外上髁连线中点。

【针法】

三阴交用补法，阳陵泉、阑尾、天枢、上巨虚、足三里、合谷、曲池用泻法。

胆囊炎、胆结石

【概念】

慢性胆囊炎和胆石症是消化系统常见疾病，二者常同时存在，互为因果，故合并叙述。胆石症是指胆道系统的任何部位发生结石的疾病。慢性胆囊炎是胆囊的慢性炎症性病变，约有 70% 的胆囊炎患者胆囊内有结石存在。慢性胆囊炎，系胆囊慢性病变，大多数合并胆囊结石，少数为非胆石性慢性胆囊炎。本病大多为慢性起病，亦可由急性胆囊炎反复发作而来。临床上可无特殊症状。胆石症，胆管或胆囊产生胆石而引起剧烈的腹痛、黄疸、发烧等症状之疾病，称为“胆石症”。胆石症是最常见的胆道疾病。

【临床表现】

胆汁排泄不畅、消化功能障碍，进食较多食物时可发生剧痛。

【治法】

疏肝利胆，缓急止痛。

【取穴】

外丘、中都、日月、期门。根据症状加八字针法的特定穴位，即十二神针、观形施针穴、病灶对应穴、皮下定向穴。

【穴位位置】

外丘（足少阳胆经）：在小腿外侧，当外踝尖上 7 寸，腓骨前缘，平阳交穴。

中都（足厥阴肝经）：在小腿内侧，当足内踝尖上 7 寸，胫骨内侧面的中央。

日月（足少阳胆经）：乳头直下，前正中线旁开 4 寸，第 7 肋间隙中。

期门（足厥阴肝经）：在胸部，当乳头直下，第 6 肋间隙，前正中线旁开 4 寸。

【针法】

中都、期门用补法，外丘、日月用泻法。

乳腺增生

【概念】

乳腺增生，类似中医的“乳癖”，是指乳腺上皮和纤维组织增生，乳腺组织导管和乳小叶在结构上的退行性病变及进行性结缔组织的生长。是女性最常见的乳房疾病，应提前预防。

【临床表现】

1. 按其严重程度分期

（1）乳腺小叶增生（Ⅰ期乳腺增生）是乳腺的初期增生，多发生在 25～35 岁，症状表现较轻，属于乳腺增生Ⅰ期。

（2）乳腺腺病（乳腺导管扩张症，Ⅱ期乳腺增生）是乳腺初期增生的进一步发展，从小叶增生发展到乳腺导管扩张，称为乳腺腺病，多发于 30～45 岁，症状表现严重，属于乳腺增生Ⅱ期。容易引起重视，往往治愈比较困难，久治不愈造成精神压抑，导致症状加重。严重导致内分泌紊乱，如月经不调、失眠多梦、肤色晦暗等系列反应。

（3）囊性增生（乳腺导管扩张合并上皮细胞增生症，Ⅲ期乳腺增生）是乳腺二期增生的进一步发展，多发生在 40～55 岁，症状表现非常严重，三期增生的恶变率在 70% 以上，需积极治疗和定期检查，三期乳腺增生往往会给患者带来精神压抑及恐惧心理。

（4）乳腺囊肿病（Ⅳ期乳腺增生）乳腺导管细胞及上皮细胞大量堆积死

亡，形成囊肿性肿块，癌变率90%以上。

（5）乳腺癌（Ⅴ期乳腺增生）多由囊性增生和囊肿进一步发展而来，乳腺癌的早期治疗首选手术，保乳与否应根据具体情况。Ⅰ期和Ⅱ期乳腺增生发展成乳腺癌的概率1%～3%，患上乳腺增生都必须及时治疗，不能任其发展。

2. 主要症状

（1）乳房疼痛常为胀痛或刺痛，可累及一侧或两侧乳房，以一侧偏重多见，疼痛严重者不可触碰，甚至影响日常生活及工作。疼痛以乳房肿块处为主，亦可向患侧腋窝、胸胁或肩背部放射；有些则表现为乳头疼痛或痒。乳房疼痛常于月经前数天出现或加重，行经后疼痛明显减轻或消失；疼痛亦可随情绪变化而波动。这种与月经周期及情绪变化有关的疼痛是乳腺增生病临床表现的主要特点。

（2）乳房肿块可发于单侧或双侧乳房内，单个或多个，好发于乳房外上象限，亦可见于其他象限。肿块形状有片块状、结节状、条索状、颗粒状等，其中以片块状为多见。肿块边界不明显，质地中等或稍硬韧，活动好，与周围组织无粘连，常有触痛。肿块大小不一，小者如粟粒般大，大者可逾3～4cm。乳房肿块也有随月经周期而变化的特点，月经前肿块增大变硬，月经来潮后肿块缩小变软。

（3）乳头溢液少数患者可出现乳头溢液，为自发溢液，草黄色或棕色浆液性溢液。

（4）月经失调本病患者可兼见月经前后不定期，量少或色淡，可伴痛经。

（5）情志改变患者常感情志不畅或心烦易怒，每遇生气、精神紧张或劳累后加重。

【治法】

疏肝理气、活血化瘀，化痰散结。

【取穴】

膺窗、乳根、足三里、太冲、三阴交、肝俞。根据症状加八字针法的特定穴位，即十二神针、观形施针穴、病灶对应穴、皮下定向穴。

【穴位位置】

膺窗（足阳明胃经）：在胸部，当第3肋间隙，距前正中线4寸。

乳根（足阳明胃经）：在胸部，当乳头直下，乳房根部，第5肋间隙，距前正中线4寸。

足三里（足阳明胃经）：在小腿外侧，犊鼻下3寸，犊鼻与解溪连线上。

太冲（足厥阴肝经）：位于足背侧，第一、二跖骨结合部之前凹陷处。

三阴交（足太阴脾经）：在小腿内侧，内踝尖上3寸，胫骨内侧缘后际。

肝俞（足太阳膀胱经）：在背部，当第9胸椎棘突下，旁开1.5寸。

【针法】

膺窗、乳根、足三里、肝俞用补法，太冲、三阴交用泻法。

急性乳腺炎

【概念】

急性乳腺炎，类似于中医的“乳痈”，是乳腺的急性化脓性感染，是乳腺管内和周围结缔组织炎症，多发生于产后哺乳期的妇女，尤其是初产妇更为多见。有文献报道急性乳腺炎初产妇患病占50%，初产妇与经产妇之比为2.4：1。哺乳期的任何时间均可发生，但以产后3～4周最为常见，故又称产褥期乳腺炎。

【临床表现】

1. 淤积性乳腺炎

发生于产褥初期（常在产后1周左右）。由于初产妇缺乏喂哺乳儿经验，易致乳汁淤积，未按时排空所致。患者感双乳不等程度的胀痛，并有中等度体温升高（38.5℃左右）。检查乳房胀满，表面微红（充血），压痛，但经吸出乳汁后症状多能消失。但如不及时处理，或乳头较小，被新生儿用力吮破，滞留乳汁可为化脓性细菌所污染。因此，须将多余乳汁排空，并注意乳头清洁。

2. 化脓性乳腺炎

多由于葡萄球菌或链球菌通过破裂的乳头感染所致。如前所述，产后乳汁淤积，如不及时排空，易致感染。细菌侵入乳腺管后，继续向实质部侵犯，则可形成各种类型的化脓性乳腺炎。

（1）炎症扩散至表浅淋巴管，导致丹毒样淋巴管炎。患者突发高热，往往伴有寒战，乳房触痛，局部皮肤出现红点或红线，为此型特征。

（2）炎症局限于乳晕部结缔组织，形成乳晕下脓肿。

（3）感染沿着淋巴管扩散到乳腺间质内，可自表面至基底，横贯乳房组织。由于结缔组织化脓而形成间质部脓肿。此种脓肿可局限于单一乳腺小叶，亦可扩散至大部乳腺。

（4）感染迅速扩散，深达位于乳房基底部与胸大肌之间的乳房后疏松结缔组织，形成乳房后脓肿。

炎症或脓肿所在部位，均表现红肿及压痛。脓肿部按之有波动感，必要时可行试验穿刺，抽出脓液做细菌学检查，并做药物敏感试验，以供选择抗生素时参考。

【治法】

清热散结，疏肝解毒。

【取穴】

下巨虚、丰隆、温溜、期门、行间、内关、肩井、膻中、少泽、合谷。根据症状加八字针法的特定穴位，即十二神针、观形施针穴、病灶对应穴、皮下定向穴。

【穴位位置】

下巨虚（足阳明胃经）：在小腿前外侧，当犊鼻下 9 寸，距胫骨前缘一横指。

丰隆（足阳明胃经）：在小腿前外侧，当外踝尖上 8 寸，条口外，距胫骨前缘二横指。

温溜（手阳明大肠经）：在前臂背面桡侧，当阳溪与曲池连线上，腕横纹上 5 寸。

期门（足厥阴肝经）：在胸部，当乳头直下，第 6 肋间隙，前正中线旁开 4 寸。

行间（足厥阴肝经）：在足背侧，当第 1、2 趾间，趾蹼缘的后方赤白肉际处。

内关（手厥阴心包经）：在前臂掌侧，当曲泽与大陵的连线上，腕横纹上 2 寸，掌长肌腱与桡侧腕屈肌腱之间。

肩井（足少阳胆经）：在肩上，前直乳中，当大椎穴与肩峰端连线的中点上。

膻中（任脉）：前正中线，平第 4 肋间，两乳头连线的中点。

少泽（手太阳小肠经）：在手指，小指末节尺侧，指甲根角侧上方 0.1 寸。

合谷（手阳明大肠经）：手背第 1、2 掌骨间，当第 2 掌骨桡侧的中点处。

【针法】

期门、行间、内关、膻中用补法，下巨虚、丰隆、温溜、肩井、少泽、合谷用泻法。

痔　疮

【概念】

痔疮是一种位于肛门部位的常见疾病，任何年龄都可发病，但随着年龄增长，发病率逐渐增高。在我国，痔是最常见的肛肠疾病，素有“十男九痔”“十女十痔”的说法。在美国，痔的发病率约为5%。

【临床表现】

1. 主要表现为便血，便血的性质可为无痛、间歇性、便后鲜血，便时滴血或手纸上带血，便秘、饮酒或进食刺激性食物后加重。

2. 单纯性内痔无疼痛仅坠胀感，可出血，发展至脱垂，合并血栓形成、嵌顿、感染时才出现疼痛。

3. 内痔分为4度。①Ⅰ度：排便时出血，便后出血可自行停止，痔不脱出肛门；②Ⅱ度：常有便血；排便时脱出肛门，排便后自动还纳；③Ⅲ度：痔脱出后需手辅助还纳；Ⅳ度：痔长期在肛门外，不能还纳；其中，Ⅱ度以上的内痔多形成混合痔，表现为内痔和外痔的症状同时存在，可出现疼痛不适、瘙痒，其中瘙痒常由于痔脱出时有黏性分泌物流出。后三度多成混合痔。

4. 外痔平时无特殊症状，发生血栓及炎症时可有肿胀、疼痛。

【治法】

清热利湿，化瘀止血，益气举阳。

【取穴】

二白、承山、承扶、次髎、长强、飞扬、会阳、会阴、百会。根据症状加八字针法的特定穴位，即十二神针、观形施针穴、病灶对应穴、皮下定向穴。

【穴位位置】

二白（经外奇穴·上肢）：在前臂掌侧，腕横纹上4寸，桡侧腕屈肌腱的两侧，一侧各1穴，一臂2穴，左右两臂共4穴。

承山（足太阳膀胱经）：在小腿后面正中，委中穴与昆仑穴之间，当伸直小腿或足跟上提时腓肠肌肌腹下出现尖角凹陷处。

承扶（足太阳膀胱经）：在大腿后面，臀下横纹的中点。

次髎（足太阳膀胱经）：在骶部，当髂后上棘内下方，适对第2骶后孔处。

长强（督脉）：在尾骨端下，当尾骨端与肛门连线的中点处。

飞扬（足太阳膀胱经）：在小腿后面，外踝后，昆仑穴直上7寸，承山穴外下方1寸处。

会阳（足太阳膀胱经）：在骶部，尾骨端旁开0.5寸。

会阴（任脉）：在会阴部，男性当阴囊根部与肛门连线的中点，女性当大阴唇后联合与肛门连线的中点。

百会（督脉）：头顶正中线与两耳尖连线的交叉处。

【针法】

会阴用补法，二白、承山、承扶、次髎、长强、飞扬、会阳、百会用泻法。

斑　　秃

【概念】

斑秃，类似中医的“油风”，是一种自身免疫性的非瘢痕性脱发，常发生于身体有毛发的部位，局部皮肤正常，无自觉症状。

【临床表现】

可发生于任何年龄，但以青壮年多见，两性发病率无明显差异。皮损表现为圆形或卵圆形非瘢痕性脱发，在斑秃边缘常可见“感叹号”样毛发。头发全部或几乎全部脱落，称为全秃。全身所有的毛发（包括体毛）都脱落，称为普脱。还可见匍行性脱发。病区皮肤除无毛发外，不存在其他异常。

有时可出现甲异常，最常见的是甲凹陷，还有脆甲、甲剥离、反甲等。还可并发眼白内障、甲状腺病和白癜风等。

【治法】

疏肝理气，清热凉血。

【取穴】

头维、百会、风池、通天。根据症状加八字针法的特定穴位，即十二神针、观形施针穴、病灶对应穴、皮下定向穴。

【穴位位置】

头维（足阳明胃经）：在头侧部，当额角发际上0.5寸，头正中线旁开4.5寸。

百会（督脉）：头顶正中线与两耳尖连线的交叉处。

风池（足少阳胆经）：在项部，当枕骨之下，与风府相平，胸锁乳突肌与斜方肌上端之间的凹陷处。

通天（足太阳膀胱经）：在头部，当前发际正中直上4寸，旁开1.5寸。

【针法】

头维、风池、通天用补法，百会用泻法。

雀　　斑

【概念】

发生面部皮肤上的黄褐色点状色素沉着斑，系常染色体显性遗传。日晒可诱发和加重皮损。

【临床表现】

多在3~5岁左右出现皮损，女性较多。其数目随年龄增长而逐渐增加。好发于面部，特别是鼻部和两颊，可累及颈、肩、手背等暴露部位，非暴露部位无皮疹。损害为浅褐或暗褐色针头大小到绿豆大斑疹，圆形、卵圆形或不规则。散在或群集分布，孤立不融合。无自觉症状。夏季经日晒后皮疹颜色加深、数目增多，冬季则减轻或消失。常有家族史。

【治法】

行气，活血，祛瘀。

【取穴】

足三里、血海、三阴交、中脘、气海、关元。根据症状加八字针法的特定穴位，即十二神针、观形施针穴、病灶对应穴、皮下定向穴。

【穴位位置】

足三里（足阳明胃经）：在小腿外侧，犊鼻下3寸，犊鼻与解溪连线上。

血海（足太阴脾经）：屈膝，在大腿内侧，髌底内侧端上2寸，当股四头肌内侧头的隆起处。

三阴交（足太阴脾经）：在小腿内侧，内踝尖上3寸，胫骨内侧缘后际。

中脘（任脉）：在上腹部，前正中线上，脐上4寸处。

气海（任脉）：在下腹部，前正中线上，当脐下1.5寸。

关元（任脉）：在下腹部，前正中线上，当脐下3寸。

【针法】

血海、三阴交、中脘、气海、关元用补法，足三里用泻法。

痤　　疮

【概念】

痤疮是毛囊皮脂腺单位的一种慢性炎症性皮肤病，主要好发于青少年，对青少年的心理和社交影响很大，但青春期后往往能自然减轻或痊愈。临床表现以好发于面部的粉刺、丘疹、脓疱、结节等多形性皮损为特点。

【临床表现】

皮损好发于面部及上胸背部。痤疮的非炎症性皮损表现为开放性和闭合性粉刺。闭合性粉刺（又称白头）的典型皮损是约1毫米大小的肤色丘疹，无明显毛囊开口。开放性粉刺（又称黑头）表现为圆顶状丘疹伴显著扩张的毛囊开口。粉刺进一步发展会演变成各种炎症性皮损，表现为炎性丘疹、脓疱、结节和囊肿。炎性丘疹呈红色，直径1~5毫米不等；脓疱大小一致，其中充满了白色脓液；结节直径大于5毫米，触之有硬结和疼痛感；囊肿的位置更深，充满了脓液和血液的混合物。这些皮损还可融合形成大的炎性斑块和窦道等。炎症性皮损消退后常常遗留色素沉着、持久性红斑、凹陷性或肥厚性瘢痕。临床上根据痤疮皮损性质和严重程度将痤疮分为3度、4级：1级（轻度）：仅有粉刺；2级（中度）：除粉刺外，还有一些炎性丘疹；3级（中度）：除粉刺外，还有较多的炎性丘疹或脓疱；4级（重度）：除有粉刺、炎性丘疹及脓疱外，还有结节、囊肿或瘢痕。

【治法】

调和气血，疏泄脏腑之郁热。

【取穴】

血海、三阴交、心俞、肺俞、肝俞、脾俞、肾俞。根据症状加八字针法的特定穴位，即十二神针、观形施针穴、病灶对应穴、皮下定向穴。

【穴位位置】

血海（足太阴脾经）：屈膝，在大腿内侧，髌底内侧端上2寸，当股四头肌内侧头的隆起处。

三阴交（足太阴脾经）：在小腿内侧，内踝尖上3寸，胫骨内侧缘后际。

心俞（足太阳膀胱经）：在背部，当第5胸椎棘突下，旁开1.5寸。

肺俞（足太阳膀胱经）：在背部，当第3胸椎棘突下，旁开1.5寸。

肝俞（足太阳膀胱经）：在背部，当第9胸椎棘突下，旁开1.5寸。

脾俞（足太阳膀胱经）：在背部，当第11胸椎棘突下，旁开1.5寸。

肾俞（足太阳膀胱经）：在腰部，当第2腰椎棘突下，旁开1.5寸。

【针法】

血海、三阴交用补法，心俞、肺俞、肝俞、脾俞、肾俞用泻法。

扁平疣

【概念】

扁平疣是由人乳头状瘤病毒（HPV）感染引起的，好发于青少年的病毒感染性疾病。临床表现为皮色或粉红色的扁平丘疹，多见于面部和手背，无明显的自觉症状，病程慢性。可通过直接或间接的接触传染。

【临床表现】

好发于青少年，可突然起病，皮损多发于面部、手背、手臂，表现为大小不等的扁平丘疹，轻度隆起，表面光滑，呈圆形、椭圆形或多角形，境界清楚，可密集分布或由于局部搔抓而呈线状排列，一般无自觉症状，部分患者自觉轻微瘙痒。病程呈慢性经过，可持续多年，部分患者可自行好转。

【治法】

疏肝解郁，滋阴养血。

【取穴】

发病局部进行围刺。颧髎、迎香、四白、风池、印堂、足三里、合谷、三阴交、太冲。根据症状加八字针法的特定穴位，即十二神针、观形施针穴、病灶对应穴、皮下定向穴。

【穴位位置】

颧髎（手太阳小肠经）：位于目外眦直下，颧骨凹陷处。

迎香（手阳明大肠经）：在鼻翼外缘中点旁，当鼻唇沟中。

四白（足阳明胃经）：在面部瞳孔直下，当眶下孔凹陷处。

风池（足少阳胆经）：在项部，当枕骨之下，与风府相平，胸锁乳突肌与斜方肌上端之间的凹陷处。

印堂（经外奇穴·头颈）：在额部，当两眉头的中间。

足三里（足阳明胃经）：在小腿外侧，犊鼻下 3 寸，犊鼻与解溪连线上。

合谷（手阳明大肠经）：手背第 1、2 掌骨间，当第 2 掌骨桡侧的中点处。

三阴交（足太阴脾经）：在小腿内侧，内踝尖上 3 寸，胫骨内侧缘后际。

太冲（足厥阴肝经）：位于足背侧，第一、二跖骨结合部之前凹陷处。

【针法】

颧髎、迎香、四白、风池、足三里、合谷用补法，印堂、三阴交、太冲用泻法。

湿　疹

【概念】

湿疹是由多种内外因素引起的瘙痒剧烈的一种皮肤炎症反应。分急性、亚急性、慢性三期。急性期具渗出倾向，慢性期则浸润、肥厚。有些病人直接表现为慢性湿疹。皮损具有多形性、对称性、瘙痒和易反复发作等特点。

【临床表现】

1. 按皮损表现分为急性、亚急性、慢性三期。

（1）急性湿疹：皮损初为多数密集的粟粒大小的丘疹、丘疱疹或小水疱，基底潮红，逐渐融合成片，由于搔抓，丘疹、丘疱疹或水疱顶端抓破后呈明显的点状渗出及小糜烂面，边缘不清。如继发感染，炎症更明显，可形成脓疱、脓痂、毛囊炎、疖等。自觉剧烈瘙痒。好发于头面、耳后、四肢远端、阴囊、肛周等，多对称发布。

（2）亚急性湿疹：急性湿疹炎症减轻后，皮损以小丘疹、结痂和鳞屑为主，仅见少量丘疱疹及糜烂。仍有剧烈瘙痒。

（3）慢性湿疹：常因急性、亚急性湿疹反复发作不愈而转为慢性湿疹；也可开始即为慢性湿疹。表现为患处皮肤增厚、浸润，棕红色或色素沉着，表面粗糙，覆鳞屑，或因抓破而结痂。自觉瘙痒剧烈。常见于小腿、手、足、肘窝、腘窝、外阴、肛门等处。病程不定，易复发，经久不愈。

2. 根据皮损累及的范围，分为局限性湿疹和泛发性湿疹两大类。

（1）局限性湿疹：仅发生在特定部位，即可以部位命名，如手部湿疹、女阴湿疹、阴囊湿疹、耳部湿疹、乳房湿疹、肛周湿疹、小腿湿疹等。

（2）泛发性湿疹：皮损多，泛发或散发于全身多个部位。如钱币性湿疹、自身敏感性湿疹、乏脂性湿疹。

【治法】

清泄湿热，养血润燥，健脾利湿。

【取穴】

主穴取曲池、百虫窝、合谷、三阴交、行间、内庭、蠡沟、丰隆、肺俞、大椎。根据症状加八字针法的特定穴位，即十二神针、观形施针穴、病灶对应穴、皮下定向穴。

【穴位位置】

曲池（手阳明大肠经）：肘横纹外侧端，屈肘，当尺泽与肱骨外上髁连线中点。

百虫窝（经外奇穴·下肢）：在大腿内侧，髌底内侧端上3寸，即脾经血海穴上1寸，正坐屈膝或仰卧取之。

合谷（手阳明大肠经）：手背第1、2掌骨间，当第2掌骨桡侧的中点处。

三阴交（足太阴脾经）：在小腿内侧，内踝尖上3寸，胫骨内侧缘后际。

行间（足厥阴肝经）：在足背侧，当第1、2趾间，趾蹼缘的后方赤白肉际处。

内庭（足阳明胃经）：足背第2、第3趾间，趾蹼缘后方赤白肉际处。

蠡沟（足厥阴肝经）：在小腿内侧，当足内踝尖上5寸，胫骨内侧面的中央。

丰隆（足阳明胃经）：在小腿前外侧，当外踝尖上8寸，条口外，距胫骨前缘二横指。

肺俞（足太阳膀胱经）：在背部，当第3胸椎棘突下，旁开1.5寸。

大椎（督脉）：在后背正中线上，第七颈椎棘突下凹陷中。

【针法】

曲池、合谷、三阴交、内庭、丰隆、肺俞、大椎用补法，百虫窝、行间、蠡沟用泻法。

带状疱疹

【概念】

带状疱疹，类似于中医的“缠腰火丹”。是由水痘－带状疱疹病毒引起的急性感染性皮肤病。对此病毒无免疫力的儿童被感染后，发生水痘。部分患者被感染后成为带病毒者而不发生症状。由于病毒具有亲神经性，感染后可长期潜伏于脊髓神经后根神经节的神经元内，当抵抗力低下或劳累、感染、感冒时，病毒可再次生长繁殖，并沿神经纤维移至皮肤，使受侵犯的神经和皮肤产生强烈的炎症。皮疹一般有单侧性和按神经节段分布的特点，有集簇性的疱疹组成，并伴有疼痛；年龄愈大，神经痛愈重。本病好发于成人，春秋季节多见。发病率随年龄增大而呈显著上升。

【临床表现】

1. 典型表现

发疹前可有轻度乏力、低热、纳差等全身症状，患处皮肤自觉灼热感或者神经痛，触之有明显的痛觉敏感，持续1～3天，亦可无前驱症状即发疹。好发部位依次为肋间神经、颈神经、三叉神经和腰骶神经支配区域。患处常首先出现潮红斑，很快出现粟粒至黄豆大小的丘疹，簇状分布而不融合，继之迅速变为水疱，疱壁紧张发亮，疱液澄清，外周绕以红晕，各簇水疱群间皮肤正常；皮损沿某一周围神经呈带状排列，多发生在身体的一侧，一般不超过正中线。神经痛为本病特征之一，可在发病前或伴随皮损出现，老年患者常较为剧烈。病程一般2～3周，水疱干涸、结痂脱落后留有暂时性淡红斑或色素沉着。

2. 特殊表现

（1）眼带状疱疹：系病毒侵犯三叉神经眼支，多见于老年人，疼痛剧烈，可累及角膜形成溃疡性角膜炎。

（2）耳带状疱疹：系病毒侵犯面神经及听神经所致，表现为外耳道或鼓膜疱疹。膝状神经节受累同时侵犯面神经的运动和感觉神经纤维时，可出现面瘫、耳痛及外耳道疱疹三联征，称为 Ramsay - Hunt 综合征。

（3）带状疱疹后遗神经痛：带状疱疹常伴有神经痛，在发疹前、发疹时以及皮损痊愈后均可发生，但多在皮损完全消退后或者 1 个月内消失，少数患者神经痛可持续超过 1 个月以上，称为带状疱疹后遗神经痛。

（4）其他不典型带状疱疹：与患者机体抵抗力差异有关，可表现为顿挫型（不出现皮损仅有神经痛）、不全型（仅出现红斑、丘疹而不发生水疱即消退）、大疱型、出血性、坏疽型和泛发型（同时累及 2 个以上神经节产生对侧或同侧多个区域皮损）；病毒偶可经血液播散产生广泛性水痘样疹并侵犯肺和脑等器官，称为播散型带状疱疹。

【治法】

泻热止痛。

【取穴】

血海、三阴交、大椎、肝俞、支沟、阳陵泉。根据症状加八字针法的特定穴位，即十二神针、观形施针穴、病灶对应穴、皮下定向穴。

【穴位位置】

血海（足太阴脾经）：屈膝，在大腿内侧，髌底内侧端上 2 寸，当股四头肌内侧头的隆起处。

三阴交（足太阴脾经）：在小腿内侧，内踝尖上 3 寸，胫骨内侧缘后际。

大椎（督脉）：在后背正中线上，第七颈椎棘突下凹陷中。

肝俞（足太阳膀胱经）：在背部，当第 9 胸椎棘突下，旁开 1.5 寸。

支沟（手少阳三焦经）：位于前臂背侧，当阳池与肘尖的连线上，腕背横纹上 3 寸，尺骨与桡骨之间。

阳陵泉（足少阳胆经）：在小腿外侧，当腓骨头前下方凹陷处。

【针法】

血海、三阴交用补法，大椎、肝俞、支沟、阳陵泉用泻法。

荨麻疹

【概念】

荨麻疹俗称风疹块。是由于皮肤、黏膜小血管扩张及渗透性增加而出现的一种局限性水肿反应，通常在 2 ~ 24 小时内消退，但反复发生新的皮疹。

病程迁延数日至数月。临床上较为常见。

【临床表现】

基本损害为皮肤出现风团。常先有皮肤瘙痒，随即出现风团，呈鲜红色或苍白色、皮肤色，少数患者有水肿性红斑。风团的大小和形态不一，发作时间不定。风团逐渐蔓延，融合成片，由于真皮乳头水肿，可见表皮毛囊口向下凹陷。风团持续数分钟至数小时，少数可延长至数天后消退，不留痕迹。皮疹反复成批发生，以傍晚发作者多见。风团常泛发，亦可局限。有时合并血管性水肿，偶尔风团表面形成大疱。

部分患者可伴有恶心、呕吐、头痛、头胀、腹痛、腹泻，严重患者还可有胸闷、不适、面色苍白、心率加速、脉搏细弱、血压下降、呼吸短促等全身症状。

疾病于短期内痊愈者，称为急性荨麻疹。若反复发作达每周至少两次并连续6周以上者称为慢性荨麻疹。除了上述普通型荨麻疹，还有以下特殊类型的荨麻疹。

1. 皮肤划痕荨麻疹/人工荨麻疹

患者对外来较弱的机械刺激引起生理性反应增强，在皮肤上产生风团。患者在搔抓后，或在紧束的腰带、袜带等出局部起风团，瘙痒。

2. 延迟性皮肤划痕症

皮肤划痕在刺激后6～8小时出现风团与红斑，风团持续24～48小时。迟发性皮损不只一条，沿划痕形成小段或点，损害较深或宽，甚至向两侧扩展成块。局部发热，有压痛。

3. 延迟性压力性荨麻疹

皮疹发生于局部皮肤受压后4～6小时，通常持续8～12小时。表现为局部深在性疼痛性肿胀，发作时可伴有寒战、发热、头痛、关节痛、全身不适和轻度白细胞计数增多。局部大范围肿胀似血管性水肿，易发生于掌跖和臀部皮损发生前可有24小时潜伏期。

4. 胆碱能性荨麻疹

皮疹特点为除掌跖以外发生泛发性1～3mm的小风团，周围有明显，其中有时可见卫星状风团，也可只见红晕或无红晕的微小稀疏风团。有时唯一的症状只是瘙痒而无风团。损害持续30～90分钟，或达数小时之久。大多在运动时或运动后不久发生，伴有痒感、刺感、灼感、热感或皮肤刺激感，遇热或情绪紧张后亦可诱发此病。

5. 寒冷性荨麻疹

可分为家族性和获得性两种。前者较为罕见，为常染色体显性遗传。在受冷后半小时到4小时发生迟发反应，皮疹是不痒的风团，可以有青紫的中心，周围绕以苍白晕，皮疹持续 24～48 小时，有烧灼感，并伴有发热、关节痛、白细胞计数增多等全身症状。后者较为常见，患者常在气温骤降时或接触冷水之后发生，数分钟内在局部发生瘙痒性的水肿和风团，多见于面部、手部，严重者其他部位也可以累及。可发生头痛、皮肤潮红、低血压、甚至昏厥。

6. 日光性荨麻疹

皮肤暴露在日光数分钟后，局部迅速出现瘙痒、红斑和风团。风团发生后约经 1 至数小时消退。发生皮疹的同时，可伴有畏寒、疲劳、晕厥、肠痉挛，这些症状在数小时内消失。

7. 接触性荨麻疹

其特点是皮肤接触某些变应原发生风团和红斑。可分为免疫性机制和非免疫性机制 2 类。非免疫性是由于原发性刺激物直接作用于肥大细胞释放组胺等物质而引起，几乎所有接触者均发病，不须物质致敏。而免疫性属 I 型变态反应，可检出特异性 IgE 抗体。

另外，还有热荨麻疹、运动性荨麻疹、震颤性荨麻疹、水源性荨麻疹、肾上腺素能性荨麻疹、电流性荨麻疹等更少见的类型的荨麻疹等。

【治法】

祛湿驱风，通经活络。

【取穴】

肺俞、风池、脾俞、血海、三阴交、曲池、阳陵泉、足三里。根据症状加八字针法的特定穴位，即十二神针、观形施针穴、病灶对应穴、皮下定向穴。

【穴位位置】

肺俞（足太阳膀胱经）：在背部，当第 3 胸椎棘突下，旁开 1.5 寸。

风池（足少阳胆经）：在项部，当枕骨之下，与风府相平，胸锁乳突肌与斜方肌上端之间的凹陷处。

脾俞（足太阳膀胱经）：在背部，当第 11 胸椎棘突下，旁开 1.5 寸。

血海（足太阴脾经）：屈膝，在大腿内侧，髌底内侧端上 2 寸，当股四头肌内侧头的隆起处。

三阴交（足太阴脾经）：在小腿内侧，内踝尖上 3 寸，胫骨内侧缘后际。

曲池（手阳明大肠经）：肘横纹外侧端，屈肘，当尺泽与肱骨外上髁连线中点。

阳陵泉（足少阳胆经）：在小腿外侧，当腓骨头前下方凹陷处。

足三里（足阳明胃经）：在小腿外侧，犊鼻下 3 寸，犊鼻与解溪连线上。

【针法】

风池、脾俞、血海、三阴交、阳陵泉、足三里用补法，肺俞、曲池用泻法。

流行性腮腺炎

【概念】

流行性腮腺炎简称流腮，俗称痄腮。四季均有流行，以冬、春季常见。是儿童和青少年期常见的呼吸道传染病。它是由腮腺炎病毒引起的急性、全身性感染，以腮腺肿痛为主要特征，有时亦可累及其他唾液腺。常见的并发症为病毒脑炎、睾丸炎、胰腺炎及卵巢炎。腮腺炎病毒属副黏液病毒科。病人是传染源，通过直接接触、飞沫、唾液的吸入为主要传播途径。接触病人后2~3周发病。流行性腮腺炎前驱症状较轻，主要表现为一侧或两侧以耳垂为中心，向前、后、下肿大，肿大的腮腺常呈半球形边缘不清，表面发热，有触痛。7至10天消退。本病为自限性疾病，目前尚缺乏特效药物，抗生素治疗无效。一般预后良好。

【临床表现】

潜伏期8~30天，平均18天。起病大多较急，无前驱症状。有发热、畏寒、头痛、肌痛、咽痛、食欲不佳、恶心、呕吐、全身不适等，数小时腮腺肿痛，逐渐明显，体温可达39℃以上。

腮腺肿痛最具特征性。一般以耳垂为中心，向前、后、下发展，状如梨形，边缘不清；局部皮肤紧张，发亮但不发红，触之坚韧有弹性，有轻触痛，张口、咀嚼（尤其进酸性饮食）时刺激唾液分泌，导致疼痛加剧；通常一侧腮腺肿胀后1~4天累及对侧，双侧肿胀者约占75%。颌下腺或舌下腺也可同时被累及。10%~15%的患儿仅有颌下腺重大，舌下腺感染最少见。重症者腮腺周围组织高度水肿，使容貌变形，并可出现吞咽困难。腮腺管开口处早期可有红肿，挤压腮腺始终无脓性分泌物自开口处溢出。咽及软腭可有肿胀，扁桃体向中线移动。腮腺肿胀大多于3~5天到达高峰，7~10天逐渐消退而回复正常。腮腺肿大时体温升高多为中度发热，5天左右降至正常。病程10~14天。

【治法】

清热解毒，散风消肿。

【取穴】

颊车、翳风、外关、合谷、天井、风池、曲池、少商、丰隆、列缺。根据症状加八字针法的特定穴位，即十二神针、观形施针穴、病灶对应穴、皮下定向穴。

【穴位位置】

颊车（足阳明胃经）：在面颊部，下颌角前上方，耳下大约一横指处，咀嚼时肌肉隆起时出现的凹陷处。

翳风（手少阳三焦经）：在耳垂后，当乳突与下颌骨之间凹陷处。

外关（手少阳三焦经）：在前臂后区，当阳池与肘尖的连线上，腕背侧远端横纹上 2 寸，尺骨与桡骨间隙中点。

合谷（手阳明大肠经）：手背第 1、2 掌骨间，当第 2 掌骨桡侧的中点处。

天井（手少阳三焦经）：位于臂外侧，屈肘时当肘尖直上 1 寸凹陷处。

风池（足少阳胆经）：在项部，当枕骨之下，与风府相平，胸锁乳突肌与斜方肌上端之间的凹陷处。

曲池（手阳明大肠经）：肘横纹外侧端，屈肘，当尺泽与肱骨外上髁连线中点。

少商（手太阴肺经）：在手拇指末节桡侧，距指甲角 0.1 寸（以取穴者自己拇指的指间关节的宽度为 1 寸）。

丰隆（足阳明胃经）：在小腿前外侧，当外踝尖上 8 寸，条口外，距胫骨前缘二横指。

列缺（手太阴肺经）：在前臂桡侧缘，桡骨茎突上方，腕横纹上 1.5 寸，当肱桡肌与拇长展肌腱之间。或者以左右两手虎口交叉，一手食指押在另一手的桡骨茎突上，当食指尖到达之凹陷处取穴。

【针法】

少商、列缺用补法，颊车、翳风、外关、合谷、天井、风池、曲池、丰隆用泻法。

神经性皮炎

【概念】

神经性皮炎，又称慢性单纯性苔藓，类似于中医的“顽癣”。是以阵发性皮肤瘙痒和皮肤苔藓化为特征的慢性皮肤病。为常见皮肤病，多见于成年人，儿童一般不发病。

【临床表现】

本病初发时仅有瘙痒感，而无原发皮损，由于搔抓及摩擦，皮肤逐渐出现粟粒至绿豆大小的扁平丘疹，圆形或多角形，坚硬而有光泽，呈淡红色或正常皮色，散在分布。因有阵发性剧痒，患者经常搔抓，丘疹逐渐增多，日久则融合成片，肥厚、苔藓样变，表现为皮纹加深、皮嵴隆起，皮损变为暗褐色，干燥、有细碎脱屑。斑片样皮损边界清楚，边缘可有小的扁平丘疹，散在而孤立。皮损斑片的数目不定，可单发或泛发周身，大小不等，形状不一。

神经性皮炎好发于颈部两侧、项部、肘窝、腘窝、骶尾部、腕部、踝部，亦见于腰背部、眼睑、四肢及外阴等部位。皮损仅限于一处或几处为局限性神经性皮炎；若皮损分布广泛，甚至泛发于全身者，称为泛发性神经性皮炎。

自觉症状为阵发性剧痒，夜晚尤甚，影响睡眠。搔抓后可有血痕及血痂，严重者可继发毛囊炎及淋巴结炎。

本病为慢性疾病，症状时轻时重，治愈后容易复发。

【治法】

养血祛风，滋阴润燥。

【取穴】

风池、大椎、曲池、委中、神门、四神聪、三阴交、血海、膈俞、足三里、皮损局部。根据症状加八字针法的特定穴位，即十二神针、观形施针穴、病灶对应穴、皮下定向穴。

【穴位位置】

风池（足少阳胆经）：在项部，当枕骨之下，与风府相平，胸锁乳突肌与斜方肌上端之间的凹陷处。

大椎（督脉）：在后背正中线上，第七颈椎棘突下凹陷中。

曲池（手阳明大肠经）：肘横纹外侧端，屈肘，当尺泽与肱骨外上髁连线中点。

委中（足太阳膀胱经）：位于膝后区，腘横纹的中点。

神门（手少阴心经）：位于腕部，腕掌侧横纹尺侧端，尺侧腕屈肌腱的桡侧凹陷处。

四神聪（经外奇穴·头颈）：在百会前、后、左、右各开1寸处。

三阴交（足太阴脾经）：在小腿内侧，内踝尖上3寸，胫骨内侧缘后际。

血海（足太阴脾经）：屈膝，在大腿内侧，髌底内侧端上2寸，当股四头肌内侧头的隆起处。

膈俞（足太阳膀胱经）：在背部，当第7胸椎棘突下，旁开1.5寸。

足三里（足阳明胃经）：在小腿外侧，犊鼻下3寸，犊鼻与解溪连线上。

【针法】

神门、三阴交、血海用补法，风池、大椎、曲池、委中、四神聪、膈俞、足三里用泻法。

颞下颌关节炎

【概念】

颞下颌关节病指累及颞下颌关节和（或）咀嚼肌系统，引起关节疼痛、弹响及张口受限等一组疾病的总称。颞下颌关节是全身唯一的左右联动关节，是人体最复杂的关节之一。由颞骨的颞骨关节面、下颌骨的髁突、二者之间的关节盘、关节四周的关节囊和关节韧带组成。骨关节病多见于45岁左右的成年人。

【临床表现】

病程迁延，有急性和慢性之分。急性期可出现关节疼痛，这种关节疼痛与退行性改变和滑膜炎有关。张口、闭口及咀嚼时疼痛加重。有许多患者仅有关节杂音，骨质增生、骨赘以及伴有关节盘穿孔或破裂的患者可闻及关节弹响、摩擦音和破碎音。

1. 颞下颌关节紊乱综合征

主要在张口及咀嚼时发生疼痛；张口、闭口时关节弹响或骨破坏的摩擦音；关节运动障碍，包括张口过大、偏斜或张口困难。

2. 颞下颌关节强直

张口困难，面下颌骨发育障碍、偏斜和畸形。可分为关节内强直和关节外强直。

（1）关节内强直：一侧或两侧颞下颌关节内的病变，使关节内发生纤维性或骨性粘连，致张口困难或完全不能张口。还有面下部发育障碍而致畸形。成年患者下颌骨已发育完成，故无面容畸形。

（2）关节外强直：上下颌间皮肤黏膜或深层组织有瘢痕组织形成，致张口困难，故又称为颌间瘢痕挛缩，目前走马疳已极罕见。关节外强直的临床表现为张口困难或不能张口，但无下颌发育障碍和错牙和畸形。

3. 颞下颌关节脱位

【治法】

疏风散邪，通络止痛。

【取穴】

翳风、下关、颊车、合谷。根据症状加八字针法的特定穴位，即十二神针、观形施针穴、病灶对应穴、皮下定向穴。

【穴位位置】

翳风（手少阳三焦经）：在耳垂后，当乳突与下颌骨之间凹陷处。

下关（足阳明胃经）：在面部，在颧骨下缘中央与下颌切迹之间的凹陷中。

颊车（足阳明胃经）：在面颊部，下颌角前上方，耳下大约一横指处，咀嚼时肌肉隆起时出现的凹陷处。

合谷（手阳明大肠经）：手背第 1、2 掌骨间，当第 2 掌骨桡侧的中点处。

【针法】

翳风、颊车、合谷用补法，下关用泻法。

腕关节扭伤

【概念】

外力使桡腕关节活动超出正常范围，导致相应的腕部韧带筋膜等组织损伤，以在相应或相反的受力部位发生肿胀，腕部酸痛无力，局部有压痛、肿胀，因肌肉痉挛，腕关节的功能活动受到限制为主要表现的疾病。

【临床表现】

腕部韧带筋膜等组织损伤，局部肿胀，腕部酸痛无力，可有压痛，因肌肉痉挛，腕关节活动受限。

【治法】

舒筋活络，活血止痛。

【取穴】

阳溪、外关、手三里、大陵、内关、郄门。根据症状加八字针法的特定穴位，即十二神针、观形施针穴、病灶对应穴、皮下定向穴。

【穴位位置】

阳溪（手阳明大肠经）：在腕背横纹桡侧，手拇指向上翘起时，当拇短伸肌腱与拇长伸肌腱之间的凹陷中。

外关（手少阳三焦经）：在前臂后区，当阳池与肘尖的连线上，腕背侧远端横纹上 2 寸，尺骨与桡骨间隙中点。

手三里（手阳明大肠经）：在前臂背面桡侧，在阳溪与曲池穴连线上，肘横纹下 2 寸处。

大陵（手厥阴心包经）：在腕掌横纹的中点处，当掌长肌腱与桡侧腕屈肌腱之间。

内关（手厥阴心包经）：在前臂掌侧，当曲泽与大陵的连线上，腕横纹上 2 寸，掌长肌腱与桡侧腕屈肌腱之间。

郄门（手厥阴心包经）：位于在前臂掌侧，当曲泽与大陵的连线上，腕横纹上 5 寸。

【针法】

阳溪、外关、手三里用补法，大陵、内关、郄门用泻法。

踝关节扭伤

【概念】

踝关节扭伤是临床常见的疾病，在关节及韧带损伤中是发病率最高的疾病。踝关节是人体距离地面最近的负重关节，也就是说踝关节是全身负重最多的关节。踝关节的稳定性对于日常的活动和体育运动的正常进行起重要的作用。踝关节周围的韧带损伤都属于踝关节扭伤的范畴。踝关节扭伤可能导致的损伤包括外踝的距腓前韧带跟腓韧带，内踝三角韧带，下胫腓横韧带等。

【临床表现】

踝关节扭伤的临床表现包括伤后迅即出现扭伤部位的疼痛和肿胀，随后出现皮肤瘀斑。严重者患足因为疼痛肿胀而不能活动。外踝扭伤时，患者在尝试行足内翻时疼痛症状加剧。内侧三角韧带损伤时，患者在尝试行足外翻时疼痛症状加剧。经休息后疼痛和肿胀可能消失，会出现因韧带松弛导致的踝关节不稳，反复扭伤。

【治法】

活血止痛，化瘀消肿。

【取穴】

解溪、昆仑、丘墟、悬钟、中封。根据症状加八字针法的特定穴位，即十二神针、观形施针穴、病灶对应穴、皮下定向穴。

【穴位位置】

解溪（足阳明胃经）：足背踝关节横纹中央凹陷处，当拇长伸肌腱与趾长伸肌腱之间。

昆仑（足太阳膀胱经）：在足部外踝后方，当外踝尖与跟腱之间的凹陷处。

丘墟（足少阳胆经）：在足背，外踝前下方，当趾长伸肌腱的外侧，距跟关节间凹陷处。

悬钟（足少阳胆经）：在小腿外侧，当外踝尖上 3 寸，腓骨前缘。

中封（足厥阴肝经）：在足背侧，当足内踝前，商丘与解溪连线之间，胫骨前肌腱的内侧凹陷处。

【针法】

解溪、昆仑、丘墟、悬钟穴用补法，中封穴用泻法。

冈上肌腱炎

【概念】

冈上肌肌腱炎又称冈上肌综合征，外展综合征，类似于中医的“筋痹”。是指劳损和轻微外伤或受寒后逐渐引起的肌腱退行性改变，属无菌性炎症，以疼痛、功能障碍为主要临床表现的疾患。好发于中青年及以上体力劳动者、家庭主妇、运动员。单纯冈上肌肌腱炎发病缓慢，肩部外侧渐进性疼痛，上臂外展60°~120°（疼痛弧）时肩部疼痛剧烈。冈上肌腱钙化时，X线片可见局部有钙化影。

【临床表现】

1. 以肩峰大结节处为主的疼痛，并可向颈、肩和上肢放射。肩外展时疼痛尤著，因而病人常避免这一动作。

2. 肩关节活动受限，活动受限以肩关节外展至60°~120°时，可引起明显疼痛为主要特征，当大于或小于这一范围及肩关节其他活动不受限制，亦无疼痛，这与肱二头肌肌腱炎和肩周炎明显不同。

3. 压痛，在冈上肌抵止部的大结节处常有压痛，并随肱骨头的旋转而移动。局部封闭可使疼痛立刻消失，借此有助于诊断。

【治法】

活血化瘀，舒筋通络。

【取穴】

大椎、肩井、曲垣、秉风、天宗、肩髃、曲池、合谷、条口。根据症状加八字针法的特定穴位，即十二神针、观形施针穴、病灶对应穴、皮下定向穴。

【穴位位置】

大椎（督脉）：在后背正中线上，第七颈椎棘突下凹陷中。

肩井（足少阳胆经）：在肩上，前直乳中，当大椎穴与肩峰端连线的中点上。

曲垣（手太阳小肠经）：在肩胛部，冈上窝内侧端，当臑俞与第2胸椎棘突连线的中点处。

秉风（手太阳小肠经）：在肩胛部冈上窝中央，天宗直上，举臂有凹陷处。

天宗（手太阳小肠经）：在肩胛部，当冈下窝中央凹陷处，与第 4 胸椎相平。

肩髃（手阳明大肠经）：在肩部，三角肌上，臂外展，或向前平伸时，当肩峰前下方凹陷处。

曲池（手阳明大肠经）：肘横纹外侧端，屈肘，当尺泽与肱骨外上髁连线中点。

合谷（手阳明大肠经）：手背第 1、2 掌骨间，当第 2 掌骨桡侧的中点处。

条口（足阳明胃经）：在小腿前外侧，当犊鼻下 8 寸，距胫骨前缘一横指（中指），犊鼻与解溪连线上。

【针法】

大椎、肩井、曲垣、秉风、天宗、肩髃用补法，曲池、合谷、条口用泻法。

腱鞘囊肿

【概念】

腱鞘囊肿，类似于中医的“筋瘤”，是发生于关节部腱鞘内的囊性肿物，一种关节囊周围结缔组织退变所致的病症。内含有无色透明或橙色、淡黄色的浓稠黏液，多发于腕背和足背部。患者多为青壮年，女性多见。

【临床表现】

1. 一般症状

腱鞘囊肿可发生于任何年龄，多见于青年和中年，女性多于男性。囊肿生长缓慢，圆形，直径一般不超过 2 厘米。也有突然发现者。少数可自行消退，也可再长出。部分病例除局部肿物外，无自觉不适，有时有轻度压痛。多数病例有局部酸胀或不适，影响活动。

2. 局部症状

检查时可摸到一外形光滑、边界清楚的圆形肿块，表面皮肤可推动，无粘连。囊肿多数张力较大，肿块坚韧，少数柔软，但都有囊性感。囊肿的根基固定，几乎没有活动。B 超检查可帮助确定肿块的性质。

（1）手腕部腱鞘囊肿多发生于腕背侧，少数在掌侧。最好发的部位是指总伸肌腱桡侧的腕关节背侧关节囊处，其次是桡侧腕屈肌腱和拇长展肌腱之间。腕管内的屈指肌腱鞘亦可发生囊肿，压迫正中神经，诱发腕管综合征。少数腱鞘囊肿可发生在掌指关节以远的手指屈肌腱鞘上，米粒大小，硬如软骨。

（2）足踝部腱鞘囊肿以足背腱鞘囊肿较多见，多起源于足背动脉外侧的趾长伸肌腱腱鞘。跗管内的腱鞘囊肿可压迫胫神经，是跗管综合征的原因之一。

【治法】

舒筋活血，和营通络。

【取穴】

皮下定向穴

【穴位位置】

囊肿局部

【针法】

皮下定向穴用泻法。

颈椎病

【概念】

颈椎病又称颈椎综合征，是颈椎骨关节炎、增生性颈椎炎、颈神经根综合征、颈椎间盘脱出症的总称，是一种以退行性病理改变为基础的疾患。主要由于颈椎长期劳损、骨质增生，或椎间盘脱出、韧带增厚，致使颈椎脊髓、神经根或椎动脉受压，出现一系列功能障碍的临床综合征。表现为颈椎间盘退变及其继发性的一系列病理改变，如椎节失稳、松动；髓核突出或脱出；骨刺形成；韧带肥厚和继发的椎管狭窄等，刺激或压迫了邻近的神经根、脊髓、椎动脉及颈部交感神经等组织，引起一系列症状和体征。

颈椎病可分为：颈型颈椎病、神经根型颈椎病、脊髓型颈椎病、椎动脉型颈椎病、交感神经型颈椎病、食管压迫型颈椎病。

【临床表现】

颈椎病的临床症状较为复杂。主要有颈背疼痛、上肢无力、手指发麻、下肢乏力、行走困难、头晕、恶心、呕吐，甚至视物模糊、心动过速及吞咽困难等。颈椎病的临床症状与病变部位、组织受累程度及个体差异有一定关系。

1. 神经根型颈椎病

（1）具有较典型的根性症状（麻木、疼痛），且范围与颈脊神经所支配的区域相一致。

（2）压头试验或臂丛牵拉试验阳性。

（3）影像学所见与临床表现相符合。

（4）痛点封闭无显效。

（5）除外颈椎外病变如胸廓出口综合征、腕管综合征、肘管综合征、肩周炎等所致以上肢疼痛为主的疾患。

2. 脊髓型颈椎病

（1）临床上出现颈脊髓损害的表现。

（2）X 线片上显示椎体后缘骨质增生、椎管狭窄。影像学证实存在脊髓压迫。

（3）除外肌萎缩性侧索硬化症、脊髓肿瘤、脊髓损伤、多发性末梢神经炎等。

3. 椎动脉型颈椎病

（1）曾有猝倒发作。并伴有颈性眩晕。

（2）旋颈试验阳性。

（3）X 线片显示节段性不稳定或枢椎关节骨质增生。

（4）多伴有交感神经症状。

（5）除外眼源性、耳源性眩晕。

（6）除外椎动脉 I 段（进入颈 6 横突孔以前的椎动脉段）和椎动脉 III 段（出颈椎进入颅内以前的椎动脉段）受压所引起的基底动脉供血不全。

（7）手术前需行椎动脉造影或数字减影椎动脉造影（DSA）。

4. 交感神经型颈椎病

临床表现为头晕、眼花、耳鸣、手麻、心动过速、心前区疼痛等一系列交感神经症状，X 线片颈椎有失稳或退变。椎动脉造影阴性。

5. 食管压迫型颈椎病

颈椎椎体前鸟嘴样增生压迫食管引起吞咽困难（经食管钡剂检查证实）等。

6. 颈型颈椎病

颈型颈椎病也称局部型颈椎病，是指具有头、肩、颈、臂的疼痛及相应的压痛点，X 线片上没有椎间隙狭窄等明显的退行性改变，但可以有颈椎生理曲线的改变，椎体间不稳定及轻度骨质增生等变化。

【治法】

疏风散寒除湿，通经活络。

【取穴】

天柱、颈百劳、大杼（均取双侧，下同）。配穴：大椎、风池、风门、肩井、外关。根据症状加八字针法的特定穴位，即十二神针、观形施针穴、病灶对应穴、皮下定向穴。

【穴位位置】

天柱（足太阳膀胱经）：在项部，大筋（斜方肌）外缘之后发际凹陷中，约当后发际正中旁开1.3寸。

颈百劳（经外奇穴·头颈）：位于项部，当大椎穴直上2寸，后正中线旁开1寸。

大杼（足太阳膀胱经）：在背部，当第1胸椎棘突下，旁开1.5寸。

大椎（督脉）：在后背正中线上，第七颈椎棘突下凹陷中。

风池（足少阳胆经）：在项部，当枕骨之下，与风府相平，胸锁乳突肌与斜方肌上端之间的凹陷处。

风门（足太阳膀胱经）：在背部，当第2胸椎棘突下，旁开1.5寸。

肩井（足少阳胆经）：在肩上，前直乳中，当大椎穴与肩峰端连线的中点上。

外关（手少阳三焦经）：在前臂后区，当阳池与肘尖的连线上，腕背侧远端横纹上2寸，尺骨与桡骨间隙中点。

【针法】

天柱、颈百劳、大杼、风池、风门用补法，大椎、肩井、外关用泻法。

落　枕

【概念】

落枕或称“失枕”，类似于现代医学的颈肌筋膜炎，是一种常见病，好发于青壮年，以冬春季多见。落枕的常见发病经过是入睡前并无任何症状，晨起后却感到项背部明显酸痛，颈部活动受限。这说明病起于睡眠之后，与睡枕及睡眠姿势有密切关系。

【临床表现】

一般表现为起床后感觉颈后部，上背部疼痛不适，以一侧为多，或有两侧俱痛者，或一侧重，一侧轻，由于身体由平躺改为直立，颈部肌群力量改变，可引起进行性加重，甚至累及肩部及胸背部。多数患者可回想到昨夜睡眠位置欠佳，检查时颈部肌肉有触痛。由于疼痛，使颈项活动不利，不能自由旋转，严重者俯仰也有困难，甚至头部强直于异常位置，使头偏向病侧。检查时颈部肌肉有触痛、浅层肌肉有痉挛、僵硬，触之有“条索感”。

【治法】

活血通络，舒筋止痛。

【取穴】

落枕穴、外关。根据症状加八字针法的特定穴位，即十二神针、观形施针穴、病灶对应穴、皮下定向穴。

【穴位位置】

落枕穴（经外奇穴·上肢）：手掌第2、3掌骨掌指关节后约0.5寸。

外关（手少阳三焦经）：在前臂后区，当阳池与肘尖的连线上，腕背侧远端横纹上2寸，尺骨与桡骨间隙中点。

【针法】

外关用补法，落枕穴用泻法。

急性腰扭伤

【概念】

急性腰扭伤是腰部肌肉、筋膜、韧带等软组织因外力作用突然受到过度牵拉而引起的急性撕裂伤，常发生于搬抬重物、腰部肌肉强力收缩时。急性腰扭伤可使腰骶部肌肉的附着点、骨膜、筋膜和韧带等组织撕裂。

【临床表现】

患者伤后立即出现腰部疼痛，呈持续性剧痛，次日可因局部出血、肿胀、腰痛更为严重；也有的只是轻微扭转一下腰部，当时并无明显痛感，但休息后次日感到腰部疼痛。腰部活动受限，不能挺直，俯、仰、扭转感困难，咳嗽、喷嚏、大小便时可使疼痛加剧。站立时往往用手扶住腰部，坐位时用双手撑于椅子，以减轻疼痛。腰肌扭伤后一侧或两侧当即发生疼痛；有时可以受伤后半天或隔夜才出现疼痛、腰部活动受阻，静止时疼痛稍轻、活动或咳嗽时疼痛较甚。检查时局部肌肉紧张、压痛及牵引痛明显，但无瘀血现象。

【治法】

通脉络，理气滞。

【取穴】

扭伤穴、水沟穴、委中、腰痛穴。根据症状加八字针法的特定穴位，即十二神针、观形施针穴、病灶对应穴、皮下定向穴。

【穴位位置】

扭伤穴（手阳明大肠经）：位于肘尖端下三寸，曲池穴下二寸，取穴时屈肘，桡侧在上，按下去肌肉酸胀。不论手肘、踝、膝、头部扭伤时，要一边用力按穴，一边轻转动扭伤部位。

水沟穴（督脉）：位于人中沟正中线上1/3与2/3交界处。

委中（足太阳膀胱经）：位于膝后区，腘横纹的中点。

腰痛穴（经外奇穴·上肢）：在手背侧，在第2、第3掌骨及第4、第5

掌骨之间，在腕横纹与掌指关节中点处，一侧2穴，左右共4穴。

【针法】

扭伤穴、水沟穴用补法，委中、腰痛穴用泻法。

腰肌劳损

【概念】

腰肌劳损，又称功能性腰痛、慢性下腰损伤、腰臀肌筋膜炎等，实为腰部肌肉及其附着点筋膜或骨膜的慢性损伤性炎症，是腰痛的常见原因之一，主要症状是腰或腰骶部胀痛、酸痛，反复发作，疼痛可随气候变化或劳累程度而变化，如日间劳累加重，休息后可减轻时轻时重，为临床常见病，多发病，发病因素较多。其日积月累，可使肌纤维变性，甚而少量撕裂，形成瘢痕、纤维索条或粘连，遗留长期慢性腰背痛。

【临床表现】

1. 腰部酸痛或胀痛，部分刺痛或灼痛。

2. 劳累时加重，休息时减轻；适当活动和经常改变体位时减轻，活动过度又加重。

3. 不能坚持弯腰工作。常被迫时时伸腰或以拳头击腰部以缓解疼痛。

4. 腰部有压痛点，多在骶棘肌处，髂骨脊后部、骶骨后骶棘肌止点处或腰椎横突处。

5. 腰部外形及活动多无异常，也无明显腰肌痉挛，少数患者腰部活动稍受限。

【治法】

舒筋活血，壮腰健肾。

【取穴】

肾俞、大肠俞、胃俞、委中、腰眼。根据症状加八字针法的特定穴位，即十二神针、观形施针穴、病灶对应穴、皮下定向穴。

【穴位位置】

肾俞（足太阳膀胱经）：在腰部，当第2腰椎棘突下，旁开1.5寸。

大肠俞（足太阳膀胱经）：在腰部，当第4腰椎棘突下，旁开1.5寸。

胃俞（足太阳膀胱经）：在背部，当第12胸椎棘突下，旁开1.5寸。

委中（足太阳膀胱经）：位于膝后区，腘横纹的中点。

腰眼（经外奇穴·项背腰）：在腰部，当第4腰椎棘突下，旁开约3.5寸凹陷中。

【针法】

肾俞、大肠俞、胃俞、委中用补法，腰眼用泻法。

腰椎间盘突出症

【概念】

腰椎间盘突出症是较为常见的疾患之一，类似于中医的腰痛，主要是因为腰椎间盘各部分（髓核、纤维环及软骨板），尤其是髓核，有不同程度的退行性改变后，在外力因素的作用下，椎间盘的纤维环破裂，髓核组织从破裂之处突出（或脱出）于后方或椎管内，导致相邻脊神经根遭受刺激或压迫，从而产生腰部疼痛，一侧下肢或双下肢麻木、疼痛等一系列临床症状。腰椎间盘突出症以腰4～5、腰5～骶1发病率最高，约占95%。

【临床表现】

一、临床症状

1. 腰痛

是大多数患者最先出现的症状，发生率约91%。由于纤维环外层及后纵韧带受到髓核刺激，经窦椎神经而产生下腰部感应痛，有时可伴有臀部疼痛。

2. 下肢放射痛

虽然高位腰椎间盘突出（腰2～3、腰3～4）可以引起股神经痛，但临床少见，不足5%。绝大多数患者是腰4～5、腰5～骶1间隙突出，表现为坐骨神经痛。典型坐骨神经痛是从下腰部向臀部、大腿后方、小腿外侧直到足部的放射痛，在喷嚏和咳嗽等腹压增高的情况下疼痛会加剧。放射痛的肢体多为一侧，仅极少数中央型或中央旁型髓核突出者表现为双下肢症状。坐骨神经痛的原因有三：①破裂的椎间盘产生化学物质的刺激及自身免疫反应使神经根发生化学性炎症；②突出的髓核压迫或牵张已有炎症的神经根，使其静脉回流受阻，进一步加重水肿，使得对疼痛的敏感性增高；③受压的神经根缺血。上述三种因素相互关联，互为加重因素。

3. 马尾神经症状

向正后方突出的髓核或脱垂、游离椎间盘组织压迫马尾神经，其主要表现为大、小便障碍，会阴和肛周感觉异常。严重者可出现大小便失控及双下肢不完全性瘫痪等症状，临床上少见。

二、腰椎间盘突出症的体征

1. 一般体征

（1）腰椎侧凸：是一种为减轻疼痛的姿势性代偿畸形。视髓核突出的部位与神经根之间的关系不同而表现为脊柱弯向健侧或弯向患侧。如髓核突出的部位位于脊神经根内侧，因脊柱向患侧弯曲可使脊神经根的张力减低，所以腰椎弯向患侧；反之，如突出物位于脊神经根外侧，则腰椎多向健侧弯曲。

（2）腰部活动受限：大部分患者都有不同程度的腰部活动受限，急性期尤为明显，其中以前屈受限最明显，因为前屈位时可进一步促使髓核向后移位，并增加对受压神经根的牵拉。

（3）压痛、叩痛及骶棘肌痉挛：压痛及叩痛的部位基本上与病变的椎间隙相一致，80%～90%的病例呈阳性。叩痛以棘突处为明显，系叩击振动病变部所致。压痛点主要位于椎旁1cm处，可出现沿坐骨神经放射痛。约1/3患者有腰部骶棘肌痉挛。

2. 特殊体征

（1）直腿抬高试验及加强试验：患者仰卧，伸膝，被动抬高患肢。正常人神经根有4mm滑动度，下肢抬高到60°～70°始感腘窝不适。腰椎间盘突出症患者神经根受压或粘连使滑动度减少或消失，抬高在60°以内即可出现坐骨神经痛，称为直腿抬高试验阳性。在阳性病人中，缓慢降低患肢高度，待放射痛消失，这时再被动屈曲患侧踝关节，再次诱发放射痛称为加强试验阳性。有时因髓核较大，抬高健侧下肢也可牵拉硬脊膜诱发患侧坐骨神经产生放射痛。

（2）股神经牵拉试验：患者取俯卧位，患肢膝关节完全伸直。检查者将伸直的下肢高抬，使髋关节处于过伸位，当过伸到一定程度出现大腿前方股神经分布区域疼痛时，则为阳性。此项试验主要用于检查腰2～3和腰3～4椎间盘突出的患者。

3. 神经系统表现

（1）感觉障碍：视受累脊神经根的部位不同而出现该神经支配区感觉异常。阳性率达80%以上。早期多表现为皮肤感觉过敏，渐而出现麻木、刺痛及感觉减退。因受累神经根以单节单侧为多，故感觉障碍范围较小；但如果马尾神经受累（中央型及中央旁型者），则感觉障碍范围较广泛。

（2）肌力下降：70%～75%患者出现肌力下降，腰5神经根受累时，踝及趾背伸力下降，骶1神经根受累时，趾及足跖屈力下降。

（3）反射改变：亦为本病易发生的典型体征之一。腰4神经根受累时，可出现膝跳反射障碍，早期表现为活跃，之后迅速变为反射减退，腰5神经根受损时对反射多无影响。骶1神经根受累时则跟腱反射障碍。反射改变对受累神经的定位意义较大。

【治法】

活血祛瘀，痛经止痛。

【取穴】

大肠俞、秩边、环跳、阳陵泉、悬钟、殷门、承山、腰痛穴、腰眼。根据症状加八字针法的特定穴位，即十二神针、观形施针穴、病灶对应穴、皮下定向穴。

【穴位位置】

大肠俞（足太阳膀胱经）：在腰部，当第4腰椎棘突下，旁开1.5寸。

秩边（足太阳膀胱经）：臀部，平第4骶后孔，骶正中嵴旁开3寸。

环跳（足少阳胆经）：在臀外下部，当股骨大转子最凸点与骶管裂孔连线的外1/3与中1/3交点处。

阳陵泉（足少阳胆经）：在小腿外侧，当腓骨头前下方凹陷处。

悬钟（足少阳胆经）：在小腿外侧，当外踝尖上3寸，腓骨前缘。

殷门（足太阳膀胱经）：在大腿后面，当承扶与委中的连线上，承扶下6寸。

承山（足太阳膀胱经）：在小腿后面正中，委中穴与昆仑穴之间，当伸直小腿或足跟上提时腓肠肌肌腹下出现尖角凹陷处。

腰痛穴（经外奇穴·上肢）：在手背侧，在第2、第3掌骨及第4、第5掌骨之间，在腕横纹与掌指关节中点处，一侧2穴，左右共4穴。

腰眼（经外奇穴·项背腰）：在腰部，当第4腰椎棘突下，旁开约3.5寸凹陷中。

【针法】

大肠俞、秩边、环跳、阳陵泉、悬钟、殷门、承山用补法，腰痛穴、腰眼用泻法。

肩关节周围炎

【概念】

肩关节周围炎简称肩周炎，类似于中医的“漏肩风”，俗称凝肩、五十肩。以肩部逐渐产生疼痛，夜间为甚，逐渐加重，肩关节活动功能受限而且日益加重，达到某种程度后逐渐缓解，直至最后完全复原为主要表现的肩关节囊及其周围韧带、肌腱和滑囊的慢性特异性炎症。肩周炎是以肩关节疼痛和活动不便为主要症状的常见病症。本病的好发年龄在50岁左右，女性发病率略高于男性，多见于体力劳动者。如得不到有效的治疗，有可能严重影响肩关节的功能活动。肩关节可有广泛压痛，并向颈部及肘部放射，还可出现不同程度的三角肌的萎缩。

【临床表现】

1. 肩部疼痛

起初肩部呈阵发性疼痛，多数为慢性发作，以后疼痛逐渐加剧或钝痛，或刀割样痛，且呈持续性，气候变化或劳累后常使疼痛加重，疼痛可向颈项及上肢（特别是肘部）扩散，当肩部偶然受到碰撞或牵拉时，常可引起撕裂样剧痛，肩痛昼轻夜重为本病一大特点，若因受寒而致痛者，则对气候变化特别敏感。

2. 肩关节活动受限

肩关节向各方向活动均可受限，以外展、上举、内旋外旋更为明显，随着病情进展，由于长期废用引起关节囊及肩周软组织的粘连，肌力逐渐下降，加上喙肱韧带固定于缩短的内旋位等因素，使肩关节各方向的主动和被动活动均受限，特别是梳头、穿衣、洗脸、叉腰等动作均难以完成，严重时肘关节功能也可受影响，屈肘时手不能摸到同侧肩部，尤其在手臂后伸时不能完成屈肘动作。

3. 怕冷

患者肩怕冷，不少患者终年用棉垫包肩，即使在暑天，肩部也不敢吹风。

4. 压痛

多数患者在肩关节周围可触到明显的压痛点，压痛点多在肱二头肌长头肌腱沟处、肩峰下滑囊、喙突、冈上肌附着点等处。

5. 肌肉痉挛与萎缩

三角肌、冈上肌等肩周围肌肉早期可出现痉挛，晚期可发生废用性肌肉萎缩，出现肩峰突起，上举不便，后伸不能等典型症状，此时疼痛症状反而减轻。

【治法】

活血化瘀通络

【取穴】

肩髃、肩髎、肩贞、天宗、曲池、外关、条口。根据症状加八字针法的特定穴位，即十二神针、观形施针穴、病灶对应穴、皮下定向穴。

【穴位位置】

肩髃（手阳明大肠经）：在肩部，三角肌上，臂外展，或向前平伸时，当肩峰前下方凹陷处。

肩髎（手少阳三焦经）：在肩部，肩髃后方，当臂外展时，于肩峰后下方呈现凹陷处。

肩贞（手太阳小肠经）：在肩关节后下方，臂内收时，腋后纹头上 1 寸。

天宗（手太阳小肠经）：在肩胛部，当冈下窝中央凹陷处，与第 4 胸椎相平。

曲池（手阳明大肠经）：肘横纹外侧端，屈肘，当尺泽与肱骨外上髁连线中点。

外关（手少阳三焦经）：在前臂后区，当阳池与肘尖的连线上，腕背侧远端横纹上 2 寸，尺骨与桡骨间隙中点。

条口（足阳明胃经）：在小腿前外侧，当犊鼻下 8 寸，距胫骨前缘一横指（中指），犊鼻与解溪连线上。

【针法】

肩髃、肩髎、肩贞、天宗、曲池、外关用补法，条口用泻法。

肱骨外上髁炎

【概念】

肱骨外上髁炎（网球肘）时肘关节外侧前臂伸肌起点处肌腱发炎疼痛。类似于中医的“肘中痛”。疼痛的产生是由于前臂伸肌重复用力引起的慢性撕拉伤造成的。患者会在用力抓握或提举物体时感到患部疼痛。网球肘是过劳性综合征的典型例子。网球、羽毛球运动员较常见，家庭主妇、砖瓦工、木工等长期反复用力做肘部活动者，也易患此病。

【临床表现】

本病多数发病缓慢，网球肘的症状初期，患者只是感到肘关节外侧酸痛，患者自觉肘关节外上方活动痛，疼痛有时可向上或向下放射，感觉酸胀不适，不愿活动。手不能用力握物，握锹、提壶、拧毛巾、打毛衣等运动可使疼痛加重。一般在肱骨外上髁处有局限性压痛点，有时压痛可向下放散，甚至在伸肌腱上也有轻度压痛及活动痛。局部无红肿，肘关节伸屈不受影响，但前臂旋转活动时可疼痛。严重者伸指、伸腕或执筷动作时即可引起疼痛。有少数患者在阴雨天时自觉疼痛加重。

【治法】

通脉络，活气血。

【取穴】

曲池、手三里、肘髎、皮下定向穴。配穴：①曲池、皮下定向穴；②手三里、肘髎。

【穴位位置】

曲池（手阳明大肠经）：肘横纹外侧端，屈肘，当尺泽与肱骨外上髁连线中点。

手三里（手阳明大肠经）：在前臂背面桡侧，在阳溪与曲池穴连线上，肘横纹下2寸处。

肘髎（手阳明大肠经）：屈肘，在曲池穴上方，肱骨边缘处，从曲池向外斜上1寸，当肱三头肌的外缘处。

皮下定向穴：以痛为腧，凡按压时有酸、麻、胀、痛、重等感觉及皮肤变化处。

【针法】

曲池、手三里、肘髎用补法，皮下定向穴用泻法。

梨状肌损伤综合征

【概念】

梨状肌损伤综合征，类似于中医的“痹症”。由于各种原因所致臀部梨状肌部位肌肉紧张、痉挛、疼痛或反射下肢痛者，也称梨状肌综合征。

【临床表现】

1. 症状

（1）患侧臀部疼痛，并向同侧下肢后侧或外侧反射。

（2）急性损伤者疼痛较甚，可呈牵拉样、烧灼样或刺割样疼痛，不能行走，自觉患肢变短或有跛行，但髋关节活动功能正常。

（3）慢性损伤者常感患侧臀部或下肢酸胀麻痛，疼痛因活动或劳动后而加重，休息后可减轻。有时疼痛向同侧下肢后外侧或会阴部放射，有时会阴部有坠涨感，或有排尿异常，或阳痿等。部分患者可出现患者皮肤麻木、感觉减退、肌肉萎缩等。

2. 体征

（1）梨状肌体表投影区有明显压窜痛，并可触及“条索状”隆起的肌束；慢性者可见臀部肌肉松软或肌肉萎缩。

（2）患肢直腿抬高试验在60°以前臀部及下肢隐约痛，但当抬腿超过60°时疼痛反而减轻。

（3）梨状肌紧张试验阳性。患者取仰卧位，双下肢伸直，医者手握患者足部被动使患肢内收内旋，此时患肢若出现坐骨神经反射痛者即为阳性。

（4）大腿内旋抗阻力试验阳性

【治法】

活血化瘀，舒筋通络止痛。

【取穴】

环跳、秩边、承扶、委中、阳陵泉、昆仑、后溪。根据症状加八字针法的特定穴位，即十二神针、观形施针穴、病灶对应穴、皮下定向穴。

【穴位位置】

环跳（足少阳胆经）：在臀外下部，当股骨大转子最凸点与骶管裂孔连线的外1/3与中1/3交点处。

秩边（足太阳膀胱经）：臀部，平第4骶后孔，骶正中嵴旁开3寸。

承扶（足太阳膀胱经）：在大腿后面，臀下横纹的中点。

委中（足太阳膀胱经）：位于膝后区，腘横纹的中点。

阳陵泉（足少阳胆经）：在小腿外侧，当腓骨头前下方凹陷处。

昆仑（足太阳膀胱经）：在足部外踝后方，当外踝尖与跟腱之间的凹陷处。

后溪（手太阳小肠经）：微握拳，第5指掌关节后尺侧的远侧，掌横纹头赤白肉际处。

【针法】

环跳、秩边、承扶、阳陵泉、昆仑、后溪用补法，委中用泻法。

退行性关节炎

【概念】

退行性关节炎又称骨关节炎、退行性骨关节病、老年性关节炎、肥大性关节炎，类似于中医的“痹症”。它是一种退行性病变，系由于增龄、肥胖、劳损、创伤、关节先天性异常、关节畸形等诸多因素引起的关节软骨退化损伤、关节边缘和软骨下骨反应性增生。本病多见于中老年人群，好发于负重关节及活动量较多的关节（如，颈椎、腰椎、膝关节、髋关节等）。过度负重或使用这些关节，均可促进退行性变化的发生。临床表现为缓慢发展的关节疼痛、压痛、僵硬、关节肿胀、活动受限和关节畸形等。

【临床表现】

主要症状为关节疼痛，常为休息痛，表现为休息后出现疼痛，活动片刻即缓解，但活动过多后，疼痛又加剧。另一症状是关节僵硬，常出现在早晨起床时或白天关节长时间保持一定体位后。检查受累关节可见关节肿胀、压痛，活动时有摩擦感或“咔嗒”声，病情严重者可有肌肉萎缩及关节畸形。

【治法】

疏风散寒除湿，温经通络止痛。

【取穴】

内外膝眼、鹤顶、血海、梁丘、阴陵泉、足三里。根据症状加八字针法的特定穴位，即十二神针、观形施针穴、病灶对应穴、皮下定向穴。

【穴位位置】

膝眼（经外奇穴·下肢）：在髌韧带两侧凹陷处；内侧的称内膝眼，外侧的称外膝眼。

鹤顶（经外奇穴·下肢）：在膝上部，屈膝，髌底的中点上方凹陷处。

血海（足太阴脾经）：屈膝，在大腿内侧，髌底内侧端上2寸，当股四头肌内侧头的隆起处。

梁丘（足阳明胃经）：在股前区，髌底上2寸，髂前上棘与髌底外侧端的连线上。

阴陵泉（足太阴脾经）：在小腿内侧，胫骨内侧下缘与胫骨内侧缘之间的凹陷中。

足三里（足阳明胃经）：在小腿外侧，犊鼻下3寸，犊鼻与解溪连线上。

【针法】

内外膝眼、鹤顶、梁丘、足三里用补法，血海、阴陵泉用泻法。

腓肠肌痉挛

【概念】

腓肠肌痉挛，即“小腿抽筋”。是痛性痉挛中最常见的一种，其特点是腓肠肌突然发作的强直性痛性痉挛，牵掣、痛如扭转，持续数十秒至数分钟或更久，其痛楚难以名状。

【临床表现】

腓肠肌不定时的突然发作的强直性痛性痉挛，牵掣、痛如扭转，持续数十秒至数分钟或更久，其痛楚难以名状，可自行恢复如常。

【治法】

舒筋通络，解痉止痛。

【取穴】

委中、承山、昆仑、阳陵泉、后溪。根据症状加八字针法的特定穴位，即十二神针、观形施针穴、病灶对应穴、皮下定向穴。

【穴位位置】

皮下定向穴：以痛为腧，凡按压时有酸、麻、胀、痛、重等感觉及皮肤变化处。

委中（足太阳膀胱经）：位于膝后区，腘横纹的中点。

承山（足太阳膀胱经）：在小腿后面正中，委中穴与昆仑穴之间，当伸直小腿或足跟上提时腓肠肌肌腹下出现尖角凹陷处。

昆仑（足太阳膀胱经）：在足部外踝后方，当外踝尖与跟腱之间的凹陷处。

阳陵泉（足少阳胆经）：在小腿外侧，当腓骨头前下方凹陷处。

后溪（手太阳小肠经）：微握拳，第5指掌关节后尺侧的远侧，掌横纹头赤白肉际处。

【针法】

皮下定向穴柔软处用补法，硬结处用泻法。委中、承山、昆仑、阳陵泉、后溪用泻法。

跟骨骨刺

【概念】

跟骨骨刺，又称跟骨骨质增生，类似于中医的足跟痛症。由多种慢性疾患所致跟部跖面（即脚后跟）疼痛，其与劳损和退化有密切关系，常见的病因有：①足跟纤维脂肪垫炎；②跖筋膜炎；③跟骨骨刺。临床表现主要为足跟跖面疼痛、肿胀和压痛，走路时加重。

本病多发生于中年以后的肥胖者，男性发生率高，一侧或两则同时发病。大多数为慢性起病，常同时有风湿或类风湿性关节炎，骨性关节炎等。本病主要以非手术疗法为主，疗效较佳。非手术治疗无效者，则需行手术治疗。

【临床表现】

1. 跟部局部疼痛、肿胀、走路时加重。
2. 足跟底前内侧压痛。
3. 有时有其他畸形，为平底足等。

【治法】

舒筋通络，活血止痛。

【取穴】

太溪、三阴交、百会。根据症状加八字针法的特定穴位，即十二神针、观形施针穴、病灶对应穴、皮下定向穴。

【穴位位置】

太溪（足少阴肾经）：在足踝区，内踝尖与跟腱之间的凹陷处。

三阴交（足太阴脾经）：在小腿内侧，内踝尖上3寸，胫骨内侧缘后际。

百会（督脉）：头顶正中线与两耳尖连线的交叉处。

【针法】

百会用补法，太溪、三阴交用泻法。

子宫脱垂

【概念】

子宫脱垂，中医叫作“阴挺”。是指子宫从正常位置沿阴道下降，宫颈外口达坐骨棘水平以下，甚至子宫全部脱出于阴道口以外。子宫脱垂常合并有阴道前壁和后壁膨出。

【临床表现】

患者自觉腹部下坠，腰酸、走路及下蹲时更明显，严重时脱出的块物不能还纳，影响行动。子宫颈因长期暴露在外而发生黏膜表面增厚、角化或发生糜烂、溃疡。患者白带增多，并有时呈脓样或带血，有的发生月经紊乱，经血过多。

子宫脱垂为子宫沿阴道向下移位，根据脱垂的程度可分为3度：

1. Ⅰ度

子宫脱垂无须治疗，注意休息即可恢复。

2. Ⅱ度

指子宫颈已脱出阴道口之外，而子宫体或部分子宫体仍在阴道内。但因包括范围过大，轻者仅宫颈脱出阴道口外，重者可因宫颈延长，以致延长的宫颈及阴道壁全部脱出阴道口外。

Ⅱ度子宫脱垂又分轻、重两型：①轻Ⅱ度——子宫颈及部分阴道前壁翻脱出阴道口外。②重Ⅱ度——宫颈与部分宫体以及阴道前壁大部或全部均翻脱出阴道口外。

3. Ⅲ度

指整个子宫体与宫颈以及全部阴道前壁及部分阴道后壁均翻脱出阴道口外。

【治法】

益气升阳，补肾固胞。

【取穴】

百会、气海、足三里、关元、子宫、照海、上髎。根据症状加八字针法的特定穴位，即十二神针、观形施针穴、病灶对应穴、皮下定向穴。

【穴位位置】

百会（督脉）：头顶正中线与两耳尖连线的交叉处。

气海（任脉）：在下腹部，前正中线上，当脐下1.5寸。

足三里（足阳明胃经）：在小腿外侧，犊鼻下3寸，犊鼻与解溪连线上。

关元（任脉）：在下腹部，前正中线上，当脐下3寸。

子宫（经外奇穴·胸腹）：定位于在下腹部，当脐中下4寸，中极旁开3寸。

照海（足少阴肾经）：在踝区，内踝尖下1寸，内踝下缘边际凹陷中。

上髎（足太阳膀胱经）：在骶部，当髂后上棘与后正中线之间，适对第1骶后孔处。

【针法】

百会、足三里、子宫、上髎用补法，气海、关元、照海用泻法。

功能性子宫出血

【概念】

功能性子宫出血，简称功血，是一种常见的妇科疾病，是指异常的子宫出血，经诊查后未发现有全身及生殖器官器质性病变，而是由于神经内分泌系统功能失调所致。表现为月经周期不规律、经量过多、经期延长或不规则出血。

【临床表现】

一、无排卵型功血

正常月经周期有赖于中枢神经系统控制，下丘脑-垂体-卵巢性腺轴系统的相互调节及制约。任何内外因素干扰了性腺轴的正常调节，均可导致功血。

青春期功血是以性腺轴的功能与调节不完善为主要原因。由于下丘脑周期中枢延迟成熟，仅有下丘脑持续中枢发挥作用，其结果使垂体分泌FSH多于LH，FSH的分泌使卵泡发育，发育中的卵泡分泌雌激素，但垂体对雌激素的正反馈刺激缺乏反应，使月经中期无LH高峰出现，故无排卵发生。长期大量雌激素作用，使子宫内膜过度增生，而发生无排卵型功血。尤其在精神紧张、过度劳累或因其他因素影响下，更易引起功血发生。更年期功血主要因卵巢功能衰退，性激素对下丘脑及垂体的正反馈作用消失，垂体分泌FSH及LH增高，缺乏LH中期高峰，不能排卵，子宫内膜发生增生过长而引起无排卵型功血。

无排卵型功血的临床特点：因为无排卵，故无黄体形成，体内亦无黄体酮分泌。雌激素水平随着卵泡的发育及萎缩而增减。当雌激素水平不断增多时，子宫内膜继续增生，这时不发生出血，而当体内雌激素水平突然下降时，可发生撤退性出血。临床表现可能闭经一段时间后发生出血，出血亦可为无规律性，量的多少与持续及间隔时间均不定，有的仅表现经量增多、经期延长。大量出血时，可造成严重贫血。由于雌激素刺激，子宫可稍大，质较软，宫颈口松，宫颈黏液透明、量多，可呈不同程度的羊齿状结晶，或不典型结晶。基础体温单相型。子宫内膜活检多为单纯性或囊性增生，偶可见腺瘤样或不典型增生。有时也可呈萎缩性变。孕激素测定停留在增殖期的基础水平。

二、排卵型功血

多发生在生育年龄的妇女，也有时出现在更年期。可分为黄体功能不全和黄体萎缩不全两种。

1. 黄体功能不全

可因排卵前雌激素分泌不足，致黄体发育不良而过早萎缩。黄体发育不全时，则分泌功能欠佳，使黄体酮分泌量不足。临床表现有规律的月经周期，但周期缩短，或经前数日即有少量出血，经血量可无变化。经前期子宫内膜活检可见腺体分泌不良或不均。间质水肿不明显。基础体温双相型，但上升缓慢，黄体期较正常短，一般在 10 天左右。由于孕期不足，往往形成不孕或早期流产。

2. 黄体萎缩不全

黄体发育多良好，功能可因黄体未能及时全面萎缩而持续过久。黄体酮量分泌不足，但分泌时间延长，此时子宫内膜不规则脱落，出血时间延长，经血量增加，但月经间隔时间仍多正常，在经期第 2、3 天量多，以后淋沥不净可长达十余日。如在月经第 5、6 天取内膜，仍见有分泌反应，可为诊断依据之一。基础体温双相型，常在排卵后缓慢上升，上升幅度偏低，且升高后维持时间不长，以后缓慢下降。

【治法】

健脾益气，养血止血，清热凉血，疏肝解郁。

【取穴】

地机、血海、气海、三阴交、行间、肝俞、曲池、大都、隐白。根据症状加八字针法的特定穴位，即十二神针、观形施针穴、病灶对应穴、皮下定向穴。

【穴位位置】

地机（足太阴脾经）：位于人体的小腿内侧，当内踝尖与阴陵泉穴的连线上，阴陵泉穴下 3 寸。

血海（足太阴脾经）：屈膝，在大腿内侧，髌底内侧端上 2 寸，当股四头肌内侧头的隆起处。

气海（任脉）：在下腹部，前正中线上，当脐下 1.5 寸。

三阴交（足太阴脾经）：在小腿内侧，内踝尖上 3 寸，胫骨内侧缘后际。

行间（足厥阴肝经）：在足背侧，当第1、2趾间，趾蹼缘的后方赤白肉际处。

肝俞（足太阳膀胱经）：在背部，当第9胸椎棘突下，旁开1.5寸。

曲池（手阳明大肠经）：肘横纹外侧端，屈肘，当尺泽与肱骨外上髁连线中点。

大都（足太阴脾经）：在足内侧缘，当足大趾本节（第1跖趾关节）前下方赤白肉际凹陷处。

隐白（足太阴脾经）：在足大趾末节内侧，距趾甲角0.1寸。

【针法】

地机、血海、气海、三阴交、行间、大都、隐白用补法，肝俞、曲池用泻法。

痛　　经

【概念】

痛经为最常见的妇科症状之一，指行经前后或月经期出现下腹部疼痛、坠胀，伴有腰酸或其他不适，症状严重影响生活质量者。痛经分为原发性痛经和继发性两类，原发性痛经指生殖器官无器质性病变的痛经，占痛经90%以上；继发性痛经指由盆腔器质性疾病引起的痛经。

【临床表现】

1. 原发性痛经在青春期多见，常在初潮后1~2年内发病。

2. 疼痛多自月经来潮后开始，最早出现在经前12小时，以行经第1日疼痛最剧烈，持续2~3日后缓解。疼痛常呈痉挛性，位于下腹部耻骨上，可放射至腰骶部和大腿内侧。

3. 可伴有恶心、呕吐、腹泻、头晕、乏力等症状，严重时面色发白、出冷汗。

4. 妇科检查无异常发现。

【治法】

温经散寒，化瘀止痛。

【取穴】

关元、三阴交、地机、血海。根据症状加八字针法的特定穴位，即十二神针、观形施针穴、病灶对应穴、皮下定向穴。

【穴位位置】

关元（任脉）：在下腹部，前正中线上，当脐下3寸。

三阴交（足太阴脾经）：在小腿内侧，内踝尖上3寸，胫骨内侧缘后际。

地机（足太阴脾经）：位于人体的小腿内侧，当内踝尖与阴陵泉穴的连线上，阴陵泉穴下3寸。

血海（足太阴脾经）：屈膝，在大腿内侧，髌底内侧端上2寸，当股四头肌内侧头的隆起处。

【针法】

三阴交、地机、血海用补法，关元用泻法。

闭　　经

【概念】

闭经是妇科疾病中常见的症状，可以由各种不同的原因引起。通常将闭经分为原发性和继发性两种。凡年过18岁仍未行经者称为原发性闭经；在月经初潮以后，正常绝经以前的任何时间内（妊娠或哺乳期除外），月经闭止超过6个月者称为继发性闭经。这样的区分在很大程度上是人为的，因为引起原发和继发闭经的基本因素有时可能是相同的。但是在提供病因和预后的线索时，这种划分是有价值的，例如多数的先天性异常，包括卵巢或苗勒氏组织的发育异常，所导致的闭经被列入原发性闭经，而继发性闭经多数是由获得性疾病所引起，且较易治疗。

【临床表现】

1. 生理性闭经的临床表现

（1）青春前期闭经：女孩6~9岁可从尿中查出去氢表雄酮（DHEA）及其硫酸盐，10岁起迅速升高，此乃肾上腺功能初现的表现，来源于肾上腺的雄激素促使阴毛、腋毛出现，身材迅速长高，因为下丘脑-垂体-卵巢轴尚待进一步发育完善，雌激素水平尚低，子宫内膜增殖较差，还不会引起出血，故月经推迟来潮。初潮前这一阶段未见月经来潮属于生理现象，有些女孩在初潮后尚有一年半载的月经数月来潮一次，且为无排卵月经也属正常。

（2）哺乳期闭经：母乳喂养的妇女在任何时候断奶，则常在断奶后2个月恢复月经。

（3）绝经过渡期及绝经后闭经：绝经过渡期可能数月出现一次子宫出血，绝经后生殖器官逐渐萎缩，子宫也缩小。

2. 病理性闭经的临床表现

（1）子宫性闭经及隐经

无孔处女膜：临床症状逐渐出现，最初可感周期性下腹坠胀、疼痛，进行性加重，血肿压迫尿道及直肠，可引起排尿及排便困难、耻骨上痉挛性疼痛、肛门坠胀、尿频、尿急、尿痛，甚至点滴状排尿。当宫腔大量积血时，可导致输尿管移位、扭曲、积水，甚至肾盂积水。经血逆流入盆腔时，可刺激腹膜产生剧烈腹痛。腹部检查时可扪及一触痛明显的包块，有深压痛，少数患者可有轻度肌紧张，反跳痛。妇科检查时发现，处女膜变薄膨出，无开口，表面呈紫蓝色。肛诊可触及阴道血肿，子宫增大、触痛，双附件为腊肠样条状包块、触痛。病程长者可有不规则增厚，数目不等的触痛结节。B型超声或CT检查可探及阴道桶状囊实性肿块，宫腔及输卵管内积液。

先天性无阴道：本症常因青春期不来月经，或出现周期性下腹疼痛，或婚后性交困难，或不孕，就诊时检查发现。乳房、第二性征及外生殖器发育正常，卵巢功能正常；基础体温（BBT）呈双相型，血生殖激素测定呈育龄妇女周期性变化。若伴有子宫缺如或始基子宫，可无症状；若有子宫有功能的内膜存在，则可能因宫腔积血有进行性加重的周期性下腹疼痛。妇科检查时可发现外阴无阴道口，若婚后较长时间才就诊者，可发现前庭区有一因性交而形成的浅窝。大多数患者盆腔内可触及一条索状痕迹子宫。若患者存在有功能的子宫内膜，年龄较小而就诊者检查时可发现一小子宫，或可触及正常或增大的痛性子宫，有时可触及腊肠样增粗的输卵管。B超、CT等影像学检查可以证实上述发现，并可发现泌尿系统畸形。

阴道横隔：不完全横隔者，因经血可经小孔流出，故无闭经。完全性横隔者因经血排出障碍，出现原发性闭经、周期性下腹疼痛等表现。完全性阴道中、上段横隔者妇科检查时可发现有一定长度、宽度的阴道下段，顶端封闭、触及一有波动感的隔膜，其上方阴道扩张，似有囊性感。阴道下段横隔有时不易与阴道闭锁区别，仔细的妇科检查结合隔后腔穿刺是有效的鉴别方法。

阴道闭锁：临床表现为原发性闭经、周期性下腹疼痛等。妇科检查见外阴发育不良，处女膜无孔，但表面色泽正常，无向外膨隆征，肛诊时可发现在距外阴3cm左右的上方有一突向直肠的阴道囊性包块，腹痛时包块张力大。经腹或经直肠B超探查可在距肛门3～4cm上方探及一囊性桶状包块，在B超引导下经外阴向肿块穿刺，可抽出陈旧暗红色血液或巧克力样糊状物。Ⅱ型者阴道完全闭锁，临床表现也为原发性闭经、周期性下腹疼痛等。妇科检查在盆腔一侧或较高处有直径4～8cm的包块，为畸形的子宫或附件肿物。

宫颈闭锁：若患者无子宫内膜，仅表现为原发性闭经，若有子宫内膜，其临床表现与先天性无阴道相似。

先天性无子宫：临床表现为原发性闭经，肛腹诊扪不到子宫，B超、CT

及 MRI 亦不能探及子宫的存在。

始基子宫：患者表现为原发性闭经，肛诊及 B 超等影像学检查可发现一小子宫，仅 2～3cm 长，腹腔镜检或剖腹手术时可见一扁平实心，0.5～1cm 厚的子宫痕迹。

米勒管发育不全综合征：表现为原发性闭经，生殖道的缺陷包括先天性无阴道，子宫可正常，也可为各种发育畸形，包括双角子宫、单角子宫、始基子宫、残角子宫、双子宫等，罕为先天性无子宫。该征患者卵巢发育及功能均正常，因此第二性征发育正常。约 34% 的患者合并泌尿道畸形，12% 有骨骼畸形，7% 有腹股沟疝，4% 存在先天性心脏病。若为双子宫、双角或单角子宫、残角子宫，则不引起闭经。

创伤性宫腔粘连：临床表现与粘连部位和程度有一定关系，但二者间不完全一致。月经量少、经期缩短、闭经、不孕、流产及产科并发症是主要临床症状。

（2）卵巢性闭经

Turners 综合征：①16 岁后仍无月经来潮；②身材矮小、第二性征发育不良、蹼状颈、盾胸、肘外翻；③高促性腺激素，低性腺激素；④染色体核型为 45，XO；46，XX/45，XO；45，XO/47，XXX。

先天性性腺发育不良：染色体核型和身高正常，第二性征发育大致正常。余同 Turner's 综合征。

卵巢早衰：①40 岁前绝经；②高促性腺激素和低性腺激素；③约 20% 左右有染色体核型异常；④约 20% 伴有其他自身免疫性疾病；⑤病理检查提示卵巢中无卵泡或仅有极少原始卵泡；⑥腹腔镜检查见卵巢萎缩；⑦有医源性损坏卵巢的病史；⑧对内源性和外源性促性腺激素刺激无反应；⑨氯米酚试验，于周期第 5 天起，口服氯米酚 50～100mg，1 次/d，共 5 天。于周期第 3 天和 10 天分别测血清 FSH，如第 10 天 FSH 值 >20U/L，提示卵巢功能低下。

抵抗综合征：①原发或继发性闭经；②高促性腺激素和低性腺激素；③病理检查提示卵巢中有多量始基卵泡和未成熟卵泡；④腹腔镜检查见卵巢大小正常，但无生长卵泡和排卵痕迹；⑤对内源性和外源性促性腺激素刺激无反应。

多囊卵巢综合征：临床表现可见有月经稀发、闭经、不孕的慢性无排卵现象；有多毛、痤疮和黑棘皮病等高雄激素血征现象；肥胖。

（3）垂体性闭经

垂体肿瘤和高泌乳素血症：临床表现可见闭经或月经不调；泌乳；如垂体肿瘤较大可引起头痛和视力障碍；如为空蝶鞍综合征可有搏动性头痛；排除服药引起的高泌乳素血症。

垂体功能衰竭：临床表现可见有产后大出血或垂体手术的病史；消瘦、乏力、畏寒、苍白，产后无乳汁分泌，无性欲，无卵泡发育，生殖道萎缩；检查有性激素水平低下及甲状腺功能低下和肾上腺功能低下的症状、体征。

（4）中枢和下丘脑性闭经

单一促性腺激素释放激素低下：①原发性闭经，卵泡存在但不发育；②有的患者有不同程度的第二性征发育障碍；③Kallmann's 患者伴嗅觉丧失；④FSH、LH、E2 均低下；⑤对 GnRH 治疗有反应；⑥X 染色体（Xp22.3）的 KAL 基因缺陷。

功能性下丘脑性闭经：①闭经或不规则月经；②常见于青春期或年轻女性，多有节食、精神紧张、剧烈运动及不规律生活史；③体型多瘦弱；④TSH 水平正常，T3 和 T4 较低；⑤FSH 和 LH 偏低或接近正常，E2 水平偏低；⑥超声检查提示卵巢正常大小，多个小卵泡散在分布，髓质反光不增强。

【治法】

益气、养血、调经。

【取穴】

气海、中极、次髎、三阴交、足三里、肝俞、脾俞。根据症状加八字针法的特定穴位，即十二神针、观形施针穴、病灶对应穴、皮下定向穴。

【穴位位置】

气海（任脉）：在下腹部，前正中线上，当脐下 1.5 寸。

中极（任脉）：在下腹部，前正中线上，当脐下 4 寸。

次髎（足太阳膀胱经）：在骶部，当髂后上棘内下方，适对第 2 骶后孔处。

三阴交（足太阴脾经）：在小腿内侧，内踝尖上 3 寸，胫骨内侧缘后际。

足三里（足阳明胃经）：在小腿外侧，犊鼻下 3 寸，犊鼻与解溪连线上。

肝俞（足太阳膀胱经）：在背部，当第 9 胸椎棘突下，旁开 1.5 寸。

脾俞（足太阳膀胱经）：在背部，当第 11 胸椎棘突下，旁开 1.5 寸。

【针法】

气海、中极、三阴交用补法，次髎、足三里、肝俞、脾俞用泻法。

慢性盆腔炎

【概念】

慢性盆腔炎，类似于中医的“带下病”，是指女性内生殖器及其周围结缔组织、盆腔腹膜的慢性炎症。常为急性盆腔炎未彻底治疗，在患者体质较差的情况下，急性盆腔炎的病程可迁延及反复发作，造成慢性盆腔炎；但是亦可无急性盆腔炎症病史过程，如沙眼衣原体感染所致输卵管炎。慢性盆腔炎病情较顽固，可导致月经紊乱、白带增多、腰腹疼痛及不孕等。

【临床表现】

1. 症状

（1）慢性盆腔痛：慢性炎症形成的瘢痕粘连以及盆腔充血，常引起下腹部坠胀、疼痛及腰骶部酸痛。常在劳累、长时间站立、性交后及月经前后加剧。重者影响工作。

（2）不孕及异位妊娠：输卵管粘连阻塞可致不孕和异位妊娠。急性盆腔炎后不孕发生率为20%～30%。并随着病情的发展，不孕率呈现上升趋势。

（3）月经异常：子宫内膜炎常有有白带增多、月经紊乱、经血量多痛经，性感不快；盆腔瘀血可致经量增多；卵巢功能损害时可致月经失调。

（4）全身症状：多不明显，有时仅有低热，易感疲倦。由于病程时间较长，部分患者可出现神经衰弱症状，如精神不振、周身不适、失眠等。当患者抵抗力差时，易有急性或亚急性发作。

2. 体征

一般体征：子宫多后倾、活动受限或粘连固定；或输卵管增粗压痛；或触及囊性包块；或子宫旁片状增厚压痛等。

（1）若为子宫内膜炎，子宫增大、压痛；若为输卵管炎，则在子宫一侧或两侧触到呈索条状的增粗输卵管，并有轻度压痛。

（2）若为输卵管积水或输卵管卵巢囊肿，则在盆腔一侧或两侧触及囊性肿物，活动多受限。

（3）若为盆腔结缔组织炎时，子宫常呈后倾后屈，活动受限或粘连固定，子宫一侧或两侧有片状增厚、压痛，宫骶韧带常增粗、变硬，有触痛。

【治法】

清热利湿。

【取穴】

肝俞、中极、腰阳关、上髎、中脘、气海、足三里、三阴交。根据症状加八字针法的特定穴位，即十二神针、观形施针穴、病灶对应穴、皮下定向穴。

【穴位位置】

肝俞（足太阳膀胱经）：在背部，当第9胸椎棘突下，旁开1.5寸。

中极（任脉）：在下腹部，前正中线上，当脐下4寸。

腰阳关（督脉）：在腰部，当后正中线上，第4腰椎棘突下凹陷中。

上髎（足太阳膀胱经）：在骶部，当髂后上棘与后正中线之间，适对第1骶后孔处。

中脘（任脉）：在上腹部，前正中线上，脐上4寸处。

气海（任脉）：在下腹部，前正中线上，当脐下1.5寸。

足三里（足阳明胃经）：在小腿外侧，犊鼻下3寸，犊鼻与解溪连线上。

三阴交（足太阴脾经）：在小腿内侧，内踝尖上3寸，胫骨内侧缘后际。

【针法】

中极、中脘、气海、三阴交用补法，肝俞、腰阳关、上髎、足三里用泻法。

胎位不正

【概念】

胎儿在子宫内的位置叫胎位。正常的胎位应为胎体纵轴与母体纵轴平行，胎头在骨盆入口处，并俯屈，颏部贴近胸壁，脊柱略前弯，四肢屈曲交叉于胸腹前，整个胎体呈椭圆形，称为枕前位。除此外，其余的胎位均为异常胎位。在妊娠中期，胎位可异常，以后多会自动转为枕前位。如在妊娠后期，仍为异常胎位，则称为胎位异常，亦叫“胎位不正”。常见的胎位不正有胎儿臀部在骨盆入口处的臀位，胎体纵轴与母体纵轴垂直的横位，或斜位等。引起胎位不正的原因有子宫发育不良、子宫畸形、骨盆狭小、盆腔肿瘤、胎儿畸形、羊水过多等因素。异常胎位在分娩时可引起难产，多需手术助产。如处理不当，甚至会危及母亲及胎儿生命。

【临床表现】

1. 妊娠28周后，经腹部、阴道、B超检查证实为异常胎位。

2. 臀位。腹部检查子宫呈纵椭圆形，子宫底部可触到圆而硬、按压有浮球感的胎头。耻骨联合上方可触到软、宽而不规则的胎臀。胎心音在脐上方左或右侧听得最清楚。B超检查胎头在肋缘下。耻骨联合上方为臀或为足。

3. 横位。子宫呈横椭圆形，胎头在母体腹部一侧触及，耻骨联合上方较空虚。胎心音在脐周两旁最清楚。B超检查胎头在母体腹部的一侧。

【治法】

纠正胎位。

【取穴】

至阴、太溪、三阴交。根据症状加八字针法的特定穴位，即十二神针、观形施针穴、病灶对应穴、皮下定向穴。

【穴位位置】

至阴（足太阳膀胱经）：位于足小趾甲角旁0.1寸。

太溪（足少阴肾经）：在足踝区，内踝尖与跟腱之间的凹陷处。

三阴交（足太阴脾经）：在小腿内侧，内踝尖上3寸，胫骨内侧缘后际。

【针法】

太溪、三阴交用补法，至阴用泻法。

胎盘滞留

【概念】

胎盘滞留，即中医的“胞衣不下”，又叫“息胞”。指胎儿娩出后30分钟，胎盘尚未娩出者，称为胎盘滞留，是产后出血的一重要原因。但如胎盘全部未从子宫壁剥离，虽然胎盘滞留，在一段时间内可无出血。因此，正确处理胎盘滞留，对预防产后出血，降低产妇的死亡率有重要意义。

【临床表现】

1. 胎盘剥离不全：多见于子宫收缩乏力，或子宫收缩不协调，以致胎盘一部分与子宫蜕膜层分离，另一部分尚未剥离，影响子宫全面收缩，部分子宫松弛，胎盘剥离面血窦开放，阴道出血不止。

2. 胎盘剥离后滞留：胎盘已全部从子宫壁剥离，多因子宫收缩乏力，产妇体弱腹肌收缩不良或膀胱充盈，以致胎盘虽已全部从子宫壁剥离，但滞留于子宫腔内，进一步影响子宫收缩而出血。

3. 胎盘嵌顿：子宫收缩不协调，子宫内口附近呈痉挛性收缩，形成狭窄环，使已完全剥离的胎盘嵌顿于子宫腔内，妨碍子宫收缩而出血。如血块积聚于子宫腔内，则呈现隐性出血，但有时也可见大量外出血。

4. 胎盘粘连：胎盘全部或部分粘连于子宫壁上，不能自行剥离者，称为胎盘粘连。全部粘连者可无出血，部分粘连者，可引起大出血。多因子宫内膜炎，子宫内膜损伤等所致。

5. 胎盘植入：由于子宫蜕膜层发育不良或完全缺如，胎盘绒毛直接植入子宫肌层内，称为植入性胎盘。完全植入者不伴有出血，部分患者可自剥离面发生出血。

6. 胎盘部分残留：部分胎盘小叶或副胎盘残留于宫腔，影响子宫收缩而出血。

【治法】

益气养血，温经活血。

【取穴】

关元、三阴交、中极、气海、合谷、独阴、肩井。根据症状加八字针法的特定穴位，即十二神针、观形施针穴、病灶对应穴、皮下定向穴。

【穴位位置】

关元（任脉）：在下腹部，前正中线上，当脐下3寸。

三阴交（足太阴脾经）：在小腿内侧，内踝尖上3寸，胫骨内侧缘后际。

中极（任脉）：在下腹部，前正中线上，当脐下4寸。

气海（任脉）：在下腹部，前正中线上，当脐下1.5寸。

合谷（手阳明大肠经）：手背第1、2掌骨间，当第2掌骨桡侧的中点处。

独阴（经外奇穴·下肢）：足底，第二趾远端趾间关节横纹的中点。

肩井（足少阳胆经）：在肩上，前直乳中，当大椎穴与肩峰端连线的中点上。

【针法】

合谷、肩井用补法，关元、三阴交、中极、气海、独阴用泻法。

妊娠呕吐

【概念】

妊娠呕吐，中医叫作“妊娠恶阻”。约有半数以上妇女在怀孕早期会出现早孕反应，包括头晕、疲乏、嗜睡、食欲不振、偏食、厌恶油腻、恶心、呕吐等。症状的严重程度和持续时间因人而异，多数在孕6周前后出现，8~10周达到高峰，孕12周左右自行消失。少数孕妇早孕反应严重，频繁恶心呕吐，不能进食，以致发生体液失衡及新陈代谢障碍，甚至危及孕妇生命。

【临床表现】

妊娠剧吐发生于妊娠早期至妊娠16周之间，多见于年轻初孕妇。一般停经40日左右出现早孕反应，逐渐加重，直至频繁呕吐，不能进食。呕吐物中有胆汁或咖啡样物质。严重呕吐可引起失水及电解质紊乱，并动用体内脂肪，使其中间产物丙酮聚积，引起代谢性酸中毒。患者体重明显减轻、面色苍白、皮肤干燥、脉搏弱、尿量减少，严重时出现血压下降，引起肾前性急性肾衰竭。

妊娠剧吐可导致两种严重的维生素缺乏症：

1. 维生素 B_1 缺乏

可导致Wernicke综合征，临床表现为中枢神经系统症状，即眼球震颤、视力障碍、共济失调、急性期言语增多，后逐渐精神迟钝、嗜睡，个别发生木僵或昏迷。若不及时治疗，死亡率达50%。

2. 维生素K缺乏

可导致凝血功能障碍，常伴血浆蛋白及纤维蛋白原减少，孕妇出血倾向增加，可发生鼻出血，甚至视网膜出血。

妊娠剧吐主要应与葡萄胎、甲亢及可能引起呕吐的疾病，如肝炎、胃肠炎、胰腺炎、胆道疾病等相鉴别。有神经系统症状者应与脑膜炎和脑肿瘤等鉴别。

【治法】

养胃止呕。

【取穴】

天枢、中脘、内关、足三里。根据症状加八字针法的特定穴位，即十二神针、观形施针穴、病灶对应穴、皮下定向穴。

【穴位位置】

天枢（足阳明胃经）：位于腹部，横平脐中，前正中线旁开2寸。

中脘（任脉）：在上腹部，前正中线上，脐上4寸处。

内关（手厥阴心包经）：在前臂掌侧，当曲泽与大陵的连线上，腕横纹上2寸，掌长肌腱与桡侧腕屈肌腱之间。

足三里（足阳明胃经）：在小腿外侧，犊鼻下3寸，犊鼻与解溪连线上。

【针法】

中脘、内关用补法，天枢、足三里用泻法。

乳　少

【概念】

乳少，即产后乳少，又叫缺乳症，指产妇在哺乳时乳汁甚少或全无的一种状态，有多种因素可导致。

【临床表现】

分娩1周以后或哺乳期中，缺乳或乳汁不行，乳汁清稀，乳房柔软无胀痛，面色无华，头晕，神疲乏力，食少便溏，舌淡，少苔，脉虚弱。治宜益气补血，方用通乳丹、加味四物汤等。

产后乳汁涩少或全无，乳汁浓稠，乳房胀痛，胸胁胃脘胀闷不舒，或有微热心烦，食欲不振，舌正常，脉弦细。治宜疏肝解郁，通络下乳，方用通肝生乳汤等。

【治法】

通经下乳。

【取穴】

膻中、血海、乳根、少泽。根据症状加八字针法的特定穴位，即十二神针、观形施针穴、病灶对应穴、皮下定向穴。

【穴位位置】

膻中（任脉）：前正中线，平第4肋间，两乳头连线的中点。

血海（足太阴脾经）：屈膝，在大腿内侧，髌底内侧端上2寸，当股四头肌内侧头的隆起处。

乳根（足阳明胃经）：在胸部，当乳头直下，乳房根部，第5肋间隙，距前正中线4寸。

少泽（手太阳小肠经）：在手指，小指末节尺侧，指甲根角侧上方0.1寸。

【针法】

膻中、血海用补法，乳根、少泽用泻法。

原发性遗尿

【概念】

原发性遗尿，又叫小儿遗尿。一般情况下，孩子在3~4岁开始控制排尿，如果5~6岁以后还经常性尿床，每周二次以上并持续达6个月，医学上就称为“遗尿症”。夜遗尿是一种常见病，在我国男孩比女孩患此病的概率高。小儿遗尿分为原发性和继发性遗尿，原发性遗尿是指小儿从小至就诊时一直有遗尿，而继发性遗尿是指小儿曾经停止遗尿至少6个月，以后又发生遗尿。排除疾病引起尿床的原因，原发性夜遗尿确切病因尚不清楚。

【临床表现】

小儿遗尿以原发性遗尿占大多数，其中尤以夜间遗尿最常见，以男孩多见；夜间遗尿者约有半数每晚尿床，甚至每晚遗尿2~3次，白天过度活动、兴奋、疲劳或躯体疾病后往往遗尿次数增多，日间遗尿较少见。遗尿患儿常常伴夜惊、梦游、多动或其他行为障碍。

【治法】

补肾固摄，温阳止遗。

【取穴】

膀胱俞、白环俞、振阳、三阴交、中极、气海、关元。根据症状加八字针法的特定穴位，即十二神针、观形施针穴、病灶对应穴、皮下定向穴。

【穴位位置】

膀胱俞（足太阳膀胱经）：在骶部，当骶正中嵴旁1.5寸，平第2骶后孔。

白环俞（足太阳膀胱经）：在骶部，当骶正中嵴旁1.5寸，平第4骶后孔。

振阳（经外奇穴·下肢）：白环俞直下，会阳旁开1寸。

三阴交（足太阴脾经）：在小腿内侧，内踝尖上3寸，胫骨内侧缘后际。

中极（任脉）：在下腹部，前正中线上，当脐下4寸。

气海（任脉）：在下腹部，前正中线上，当脐下1.5寸。

关元（任脉）：在下腹部，前正中线上，当脐下3寸。

【针法】

膀胱俞、白环俞、振阳用补法，三阴交、中极、气海、关元用泻法。

小儿营养不良

【概念】

小儿营养不良，类似于中医的“小儿疳积”。长期摄食不组是营养不良的主要原因。如多产、双胎及早产儿若不注意科学喂养，常引起营养不良。唇裂等先天畸形及结核等慢性消耗性疾病，也可产生营养不良。表现为体重不增或减轻，皮下脂肪逐渐消失，一般顺序为腹、胸背、腰部，双上下肢，面颊部。重者肌肉萎缩，运动功能发育迟缓，智力低下，免疫力差，易患消化不良及各种感染。

【临床表现】

长期摄食不组是营养不良的主要原因。如多产、双胎及早产儿若不注意科学喂养，常引起营养不良。唇裂等先天畸形及结核等慢性消耗性疾病，也可产生营养不良。表现为体重不增或减轻，皮下脂肪逐渐消失，一般顺序为腹、胸背、腰部，双上下肢，面颊部。重者肌肉萎缩，运动功能发育迟缓，智力低下，免疫力差，易患消化不良及各种感染。

【治法】

健脾养胃。

【取穴】

足三里、中脘、天枢。根据症状加八字针法的特定穴位，即十二神针、观形施针穴、病灶对应穴、皮下定向穴。

【穴位位置】

足三里（足阳明胃经）：在小腿外侧，犊鼻下3寸，犊鼻与解溪连线上。

中脘（任脉）：在上腹部，前正中线上，脐上4寸处。

天枢（足阳明胃经）：位于腹部，横平脐中，前正中线旁开2寸。

【针法】

中脘用补法，足三里、天枢用泻法。

小儿急性肠炎

【概念】

小儿急性胃肠炎是一种常见的消化道疾病，类似于中医额“小儿泄泻”。婴幼儿胃肠道功能比较差，对外界感染的抵抗力低，稍有不适就容易发病。

【临床表现】

急性胃肠炎假如引起的是轻型腹泻，一般状况良好，每天大便在10次以下，为黄色或黄绿色，少量黏液或白色皂块，粪质不多，有时大便呈“蛋花汤样”。急性胃肠炎也可以引起较重的腹泻，每天大便数次至数十次。大量水样便，少量黏液，恶心呕吐，食欲低下，有时呕吐出咖啡样物。如出现低血钾，可有腹胀，有全身中毒症状；如不规则低烧或高烧，烦躁不安进而精神不振，意识朦胧，甚至昏迷。

【治法】

健脾利湿。

【取穴】

足三里、中脘、天枢、脾俞、上巨虚。根据症状加八字针法的特定穴位，即十二神针、观形施针穴、病灶对应穴、皮下定向穴。

【穴位位置】

足三里（足阳明胃经）：在小腿外侧，犊鼻下3寸，犊鼻与解溪连线上。

中脘（任脉）：在上腹部，前正中线上，脐上4寸处。

天枢（足阳明胃经）：位于腹部，横平脐中，前正中线旁开2寸。

脾俞（足太阳膀胱经）：在背部，当第11胸椎棘突下，旁开1.5寸。

上巨虚（足阳明胃经）：在小腿前外侧，当犊鼻下6寸，距胫骨前缘一横指（中指）。

【针法】

足三里、天枢、脾俞、上巨虚用补法，中脘用泻法。

厌　食

【概念】

厌食是指小儿较长时期见食不贪，食欲不振，甚则拒食的一种常见的病证。辨证应辨病在脾或在胃。在胃者，以胃阴不足为主，证见厌食而口干多饮，大便干结，舌红少津。在脾者，以脾运失健为主，证见厌食，面色少华，腹胀便溏，舌淡苔白。总的治疗原则为健运脾气、养阴益胃。

【临床表现】

胃伤则不纳，脾伤则不运，故患儿不思进食或食而不化。脾胃受伤，化源不足，则面色萎黄，形体消瘦。

【治法】

健脾益胃。

【取穴】

天枢、足三里、中脘。根据症状加八字针法的特定穴位，即十二神针、观形施针穴、病灶对应穴、皮下定向穴。

【穴位位置】

天枢（足阳明胃经）：位于腹部，横平脐中，前正中线旁开2寸。

足三里（足阳明胃经）：在小腿外侧，犊鼻下3寸，犊鼻与解溪连线上。

中脘（任脉）：在上腹部，前正中线上，脐上4寸处。

【针法】

天枢、足三里用补法，中脘用泻法。

支气管哮喘

【概念】

支气管哮喘是由多种细胞和细胞组分参与的气道慢性炎症性疾病，这种慢性炎症与气道高反应性相关，通常出现广泛而多变的可逆性气流受限，导致反复发作的喘息、气促、胸闷和（或）咳嗽等症状，多在夜间和（或）清晨发作、加剧，多数患者可自行缓解或经治疗缓解。

【临床表现】

发作性伴有哮鸣音的呼气性呼吸困难或发作性咳嗽、胸闷。严重者被迫采取坐位或呈端坐呼吸，干咳或咳大量白色泡沫痰，甚至出现发绀等，有时咳嗽可为唯一的症状（咳嗽变异型哮喘）。有的青少年病人则以运动时出现胸闷、咳嗽及呼吸困难为唯一的临床表现（运动性哮喘）。哮喘症状可在数分钟内发作，经数小时至数天，用支气管舒张剂或自行缓解。某些患者在缓解数小时后可再次发作。夜间及凌晨发作和加重常是哮喘的特征之一。

【治法】

宣肺散寒，温补脾肾，化痰平喘，调理阴阳。

【取穴】

定喘、天突、大杼、大椎、肺俞、脾俞、肾俞、关元、足三里、列缺、尺泽、风门、合谷、丰隆、膻中、孔最、气海、太溪。根据症状加八字针法的特定穴位，即十二神针、观形施针穴、病灶对应穴、皮下定向穴。

【穴位位置】

定喘（经外奇穴·背）：俯状或卧位，在背部，在第七颈椎棘突下，旁开0.5寸。

天突（任脉）：在颈部，当前正中线上，胸骨上窝中央。

大杼（足太阳膀胱经）：在背部，当第1胸椎棘突下，旁开1.5寸。

大椎（督脉）：在后背正中线上，第七颈椎棘突下凹陷中。

肺俞（足太阳膀胱经）：在背部，当第3胸椎棘突下，旁开1.5寸。

脾俞（足太阳膀胱经）：在背部，当第11胸椎棘突下，旁开1.5寸。

肾俞（足太阳膀胱经）：在腰部，当第2腰椎棘突下，旁开1.5寸。

关元（任脉）：在下腹部，前正中线上，当脐下3寸。

足三里（足阳明胃经）：在小腿外侧，犊鼻下3寸，犊鼻与解溪连线上。

列缺（手太阴肺经）：在前臂桡侧缘，桡骨茎突上方，腕横纹上1.5寸，当肱桡肌与拇长展肌腱之间。或者以左右两手虎口交叉，一手食指押在另一手的桡骨茎突上，当食指尖到达之凹陷处取穴。

尺泽（手太阴肺经）：位于肘横纹中，肱二头肌腱桡侧凹陷处。

风门（足太阳膀胱经）：在背部，当第2胸椎棘突下，旁开1.5寸。

合谷（手阳明大肠经）：手背第1、2掌骨间，当第2掌骨桡侧的中点处。

丰隆（足阳明胃经）：在小腿前外侧，当外踝尖上8寸，条口外，距胫骨前缘二横指。

膻中（任脉）：前正中线，平第4肋间，两乳头连线的中点。

孔最（手太阴肺经）：在前臂掌面桡侧，当尺泽与太渊连线上，腕横纹上7寸。

气海（任脉）：在下腹部，前正中线上，当脐下1.5寸。

太溪（足少阴肾经）：在足踝区，内踝尖与跟腱之间的凹陷处。

【针法】

大杼、大椎、肺俞、脾俞、肾俞、足三里、风门、合谷用补法，定喘、天突、关元、列缺、尺泽、丰隆、膻中、孔最、气海、太溪用泻法。

痉挛性斜颈

【概念】

痉挛性斜颈是一种以颈肌扭转或阵挛性倾斜为特征的锥体外系器质性疾患。临床表现起病缓慢，头部不随意地向一侧旋转，颈部则向另一侧屈曲，可因情绪激动而加重。病情多变，从轻度或偶尔发作至难于治疗等不同程度。本病可持续终身，可导致限制性运动障碍及姿势畸形。病程通常进展缓慢，1~5 年后呈停滞状态。部分患者发病后 5 年内可自发痊愈，通常为年轻发病，病情较轻。其发病率与性别和年龄相关，女性的发病率通常是男性的 1.5~1.9 倍。发病的高峰年龄为 50~60 岁。

【临床表现】

1. 轻、中、重三度

轻型者肌痉挛的范围较小，仅有单侧发作，无肌痛；中型者双侧发作，有轻度肌痛；重型者不仅双侧颈肌受到连累，并有向邻近肌群，如肩部、颜面、胸肌及背部长肌群蔓延的趋势，且有严重肌痛。

2. 主要表现

（1）旋转型头绕身体纵轴向一侧做痉挛性或阵挛性旋转。根据头与纵轴有无倾斜，可以分为三种亚型：水平旋转、后仰旋转和前屈旋转。旋转型是本病最常见的一种，其中以后仰型略为多见，水平型次之，前屈型较少。此外根据肌肉收缩的情况，又可分为痉挛和阵挛两种。前者患者头部持久强直地旋向一侧；后者则呈频频来回旋动。

（2）后仰型患者头部痉挛性或阵挛性后仰，面部朝天。

（3）前屈型患者头部向胸前做痉挛性或阵挛性前屈。

（4）侧挛型患者头部偏离纵轴向左或右侧转，重症患者的耳、颞部可与肩膀逼近或贴紧，并常伴同侧肩膀上抬现象。

【治法】

疏通经络，理筋止痉。

【取穴】

皮下定向穴

【穴位位置】

皮下定向穴：以痛为腧，凡按压时有酸、麻、胀、痛、重等感觉及皮肤变化处。

【针法】

皮下定向穴柔软处用补法，硬结处用泻法。

麻痹性斜视

【概念】

由支配眼球运动的神经核、神经以及眼外肌本身麻痹所致的斜视，称为麻痹性斜视。伴有眼球运动的障碍是其典型特点。属于非共同性斜视的一种。非共同性斜视以其病因又分为痉挛性斜视和麻痹性斜视两类。由于原发性肌肉（神经）痉挛引起的斜视极为少见，只在破伤风、神经官能症等偶然见到。所以临床上所遇到的眼外肌痉挛，绝大多数是继发性的，因此非共同性斜视一般是指麻痹性斜视。

【临床表现】

1. 症状

（1）复视与视混淆除了先天性和生后早期发生的麻痹性斜视外，复视和混淆视是麻痹性斜视患者的常见症状。

（2）眼性眩晕和步态不稳眩晕的原因主要是由复视和视混淆引起的。当眼球运动时，斜视角不断地变化以致所视物体不能稳定。遮盖一眼后，症状即可消失。由于突然的眼位偏斜，视觉定位功能被破坏，患者走路时步态不稳，常向某一方向偏斜。

（3）异常投射当麻痹性斜视患者用患眼注视物体并试图用手去接触该物体时，手总是不能准确地接触该物体而偏向麻痹肌作用方向侧。

2. 体征

（1）运动受限眼球运动受限是麻痹性斜视的主要症状之一，麻痹眼向麻痹肌作用方向运动受限。

（2）眼位偏斜一般来说，眼外肌麻痹必引起患眼向麻痹肌作用相反的方向偏斜。

（3）第一与第二斜视角的不同第一斜视角又称原发偏斜，是指用健眼注视时麻痹眼的偏斜度。若以麻痹眼注视则健眼的偏斜度称为第二斜视角或继发偏斜。

（4）斜视度因注视方向而异由于麻痹的眼外肌功能障碍，眼球向麻痹肌作用方向转动受限。眼球运动时，斜视度因注视方向而变化。当眼球向麻痹肌作用方向转动时，因该方向有运动障碍，故斜视度明显加大。向相反方向转动时，因肌肉功能正常而没有运动障碍，故斜视度明显减少甚至消失。

（5）续发共同性斜视一条眼外肌麻痹后可引起同侧眼和对侧眼其他肌肉的功能失调和继发变化。

（6）代偿头位代偿头位是利用代偿注视反射以代偿某一眼外肌功能的不足，使能在一定注视范围内不产生复视，保持双眼单视的异常姿势。一般来说，将面转向复像距离最小的方向，即麻痹肌作用的方向。

【治法】

通络理筋。

【取穴】

球后、瞳子髎、风池、太阳、天柱、照海、三阴交、睛明。根据症状加八字针法的特定穴位，即十二神针、观形施针穴、病灶对应穴、皮下定向穴。

【穴位位置】

球后（经外奇穴·头颈）：在面部，当眶下缘的外1/4与内3/4交界处，患者正坐仰靠，轻轻闭目取之。

瞳子髎（足少阳胆经）：位于面部，目外眦外侧0.5寸凹陷中。

风池（足少阳胆经）：在项部，当枕骨之下，与风府相平，胸锁乳突肌与斜方肌上端之间的凹陷处。

太阳（经外奇穴·头颈）：在耳郭前面，前额两侧，外眼角延长线的上方。

天柱（足太阳膀胱经）：在项部，大筋（斜方肌）外缘之后发际凹陷中，约当后发际正中旁开1.3寸。

照海（足少阴肾经）：在踝区，内踝尖下1寸，内踝下缘边际凹陷中。

三阴交（足太阴脾经）：在小腿内侧，内踝尖上3寸，胫骨内侧缘后际。

睛明（足太阳膀胱经）：在面部，目内眦角稍上方凹陷处。

【针法】

球后、照海、三阴交用补法，瞳子髎、风池、太阳、天柱、睛明用泻法。

动眼神经麻痹

【概念】

动眼神经麻痹，类似于中医的“眼睑下垂”。通常指的是上眼睑下垂，即上睑下垂，表现为上眼睑部分或完全不能抬起，致上眼睑下缘遮盖角膜上缘过多，从而使病眼的眼裂显得较正常眼裂小。

【临床表现】

1. 颅内动脉瘤压迫性眼睑下垂

颅内动脉瘤压迫性眼睑下垂主要由于颅内动脉瘤压迫动眼神经所致的眼

睑下垂，发病率较低，但却是导致眼睑下垂的病因中最应该得到重视和及时诊治的致死性疾病。特点是发病较快，多为单侧完全性眼睑下垂、眼球运动障碍等；往往伴有同侧头部、特别是局限于内眦部的剧烈疼痛，如果单侧动眼神经麻痹突然发作或反复发作，伴内眦部疼痛且早期就出现瞳孔散大应高度怀疑颅内动脉瘤。

2. 慢性进行性眼外肌麻痹

慢性进行性眼外肌麻痹是好发于青少年的眼睑下垂，主要特点是大部分患者仅仅出现双侧缓慢进展的眼睑下垂而不伴有任何其他异常，患者常常发病很多年后才感觉到有病，对照不同时期的相片可以较明显反映这种变化。仅有少部分患者合并心脏病、视网膜色素变性、发育迟缓等全身症状。

3. 其他原因导致的眼睑下垂

包括外伤、脑炎、多发性硬化、海绵窦综合征、先天性发育异常、肌营养不良、机械性眼睑下垂等等多种原因。由于这些疾病在出现眼睑下垂的同时，常常出现较明显的其他症状，有助于正确诊治。

【治法】

补中益气，通络理筋。

【取穴】

阳白、攒竹、鱼腰、太阳、天突、哑门、廉泉、通里、合谷、足三里、三阴交。根据症状加八字针法的特定穴位，即十二神针、观形施针穴、病灶对应穴、皮下定向穴。

【穴位位置】

阳白（足少阳胆经）：在前额部，瞳孔直上，眉上 1 寸。

攒竹（足太阳膀胱经）：在面部，眉头凹陷中，额切际处。

鱼腰（经外奇穴 · 头颈）：在额部，瞳孔直上，眉毛中，仰卧或正坐仰靠取之。

太阳（经外奇穴 · 头颈）：在耳郭前面，前额两侧，外眼角延长线的上方。

天突（任脉）：在颈部，当前正中线上，胸骨上窝中央。

哑门（督脉）：在项部，当后发际正中直上 0.5 寸，第 1 颈椎下。

廉泉（任脉）：结喉上方，当舌骨的上缘凹陷处。

通里（手少阴心经）：在前臂掌侧，当尺侧腕屈肌腱的桡侧缘，腕横纹上 1 寸。

合谷（手阳明大肠经）：手背第 1、2 掌骨间，当第 2 掌骨桡侧的中点处。

足三里（足阳明胃经）：在小腿外侧，犊鼻下 3 寸，犊鼻与解溪连线上。

三阴交（足太阴脾经）：在小腿内侧，内踝尖上3寸，胫骨内侧缘后际。

【针法】

阳白、攒竹、鱼腰、太阳、哑门、合谷、足三里用补法，天突、廉泉、通里、三阴交用泻法。

视网膜静脉周围炎

【概念】

视网膜静脉周围炎，亦称青年复发性视网膜玻璃体积血，中医称为“暴盲”。多发生于20～40岁的男性病人，其特征是双眼反复发生视网膜及玻璃体积血，最初病变在视网膜的周边部，出血量少时常无症状，量多时血液进入玻璃体，患者会仅感到眼前有黑影飘动。病情进一步发展，大量玻璃体积血时，视力急剧下降，甚至引起视网膜脱离而至失明。

【临床表现】

视功能损害，因受累血管的大小、出血量多少及部位而定。如病变位于眼底周边部的血管、出血量不多者，患者多无自觉症状或仅有飞蚊症；当病变位于较大静脉、出血量多，突破内境界膜进入玻璃体，或出血虽少而位于黄斑部者，视力突然减退，严重者可突然下降至眼前指数、手动、甚至光感。

本病易于复发，多次反复后，玻璃体积血越来越不易吸收，终于机化，表现为不同范围、不同形态的机化膜。机化膜上可有新生血管，薄弱的新生血管管壁易于破裂，更增加了出血反复发作的机会。另外，机化膜的收缩变易于导致牵引性视网膜脱离。

【治法】

止血化瘀。

【取穴】

睛明、瞳子髎、风池、太冲、光明。根据症状加八字针法的特定穴位，即十二神针、观形施针穴、病灶对应穴、皮下定向穴。

【穴位位置】

睛明（足太阳膀胱经）：在面部，目内眦角稍上方凹陷处。

瞳子髎（足少阳胆经）：位于面部，目外眦外侧0.5寸凹陷中。

风池（足少阳胆经）：在项部，当枕骨之下，与风府相平，胸锁乳突肌与斜方肌上端之间的凹陷处。

太冲（足厥阴肝经）：位于足背侧，第一、二跖骨结合部之前凹陷处。

光明（足少阳胆经）：在小腿外侧，当外踝尖上5寸，腓骨前缘。

【针法】

睛明、瞳子髎、风池、光明用补法，太冲用泻法。

视网膜静脉阻塞

【概念】

视网膜静脉阻塞是比较常见的眼底血管病，类似于中医的“暴盲”。视网膜静脉阻塞的特征是：视网膜血液瘀滞、视网膜出血和水肿。可分为视网膜中央静脉阻塞及视网膜静脉分支阻塞。

【临床表现】

主要症状为中心视力下降，或某一部分视野缺损，但发病远不如动脉阻塞那样急剧和严重，一般尚可保留部分视力，在中央静脉阻塞后3～4个月，5%～20%的患者可出现虹膜新生血管，并继发新生血管性青光眼。

1. 视网膜中央静脉阻塞分为2种类型：

(1) 轻型：又称非缺血型、高渗透型或部分性阻塞。自觉症状轻微或全无症状，根据黄斑受损的程度，视力可以正常或轻度减退，视野正常或有轻度改变。眼底检查：早期：视盘正常或边界轻度模糊、水肿。黄斑区正常或有轻度水肿、出血。动脉管径正常，静脉迂曲扩张，沿着视网膜4支静脉有少量或中等量火焰状和点状出血，没有或偶见棉絮状斑，视网膜有轻度水肿。荧光血管造影视网膜循环时间正常或稍延长，静脉管壁轻度荧光素渗漏，毛细血管轻度扩张及少量微血管瘤形成。黄斑正常或有轻度点状荧光素渗漏。晚期：经过3～6个月后视网膜出血逐渐吸收，最后完全消失。黄斑区恢复正常或有轻度色素紊乱；少数患者黄斑呈暗红色囊样水肿，荧光血管造影呈花瓣状荧光素渗漏，最后形成囊样瘢痕，可致视力下降。部分患者视盘有睫状视网膜血管侧支形成，形态如瓣状或花圈状，静脉淤滞扩张减轻或完全恢复，但有白鞘伴随。没有或偶有少量无灌注区，没有新生血管形成，视力恢复正常或轻度减退。部分轻型视网膜中央静脉阻塞患者可发生病情恶化，转变为重症缺血型静脉阻塞。

(2) 重型：又称缺血型、出血型或完全型阻塞。①早期：大多数患者有视物模糊、视力明显减退，严重者视力降至手动，合并动脉阻塞者可降至仅有光感。可有浓密中心暗点的视野缺损或周边缩窄。眼底检查可见视盘高度水肿充血，边界模糊并可被出血掩盖。②晚期：一般在发病6～12个月后进入晚期，视盘水肿消退，颜色恢复正常或变淡，其表面或边缘常有睫状视网膜侧支血管形成，呈环状或螺旋状，比较粗大；或有新生血管形成，呈卷丝状或花环状，比较细窄，有的可突入玻璃体内，在眼底漂浮。黄斑水肿消退，有色素紊乱，或花瓣状暗红色斑，提示以往曾有黄斑囊样水肿。严重者视网膜胶质增生，成纤维细胞聚集形成继发性视网膜前膜，或掺杂有色素的瘢痕形成，视力严重受损。动脉管径大多数变细并有白鞘，有的完全闭塞呈银丝状。

2. 半侧性视网膜静脉阻塞

在视网膜血管发育过程中，玻璃体动脉经过胚裂进入视杯，至胚胎 3 个月时，动脉两侧出现 2 支静脉进入视神经，正常人在视盘之后的视神经内彼此汇合形成视网膜中央静脉。通常在出生后其中一支消失，留下 1 支主干。然而某些人可遗留下来，形成 2 支静脉主干。半侧性阻塞即是其中一支主干在筛板处或视神经内形成阻塞。这一型阻塞在临床上比较少见，发病率6% ~13%。通常 1/2 视网膜受累。偶可见 1/3 或 2/3 视网膜受累。其临床表现、病程和预后与视网膜中央静脉阻塞类似。如有大片无灌注区，也可产生新生血管性青光眼。

3. 视网膜分支静脉阻塞

分支静脉阻塞以颞侧支最常受累，占 90% ~93%，其中又以颞上支阻塞最多见，占 62% ~72%，鼻侧支阻塞极少，发病率在 1.5% ~3.0%。黄斑小分支阻塞比主干分支阻塞预后好，因为黄斑小分支引流的范围小且该处毛细血管层厚，产生无灌注区的可能性小，即使产生面积也很小，故引起晚期并发症新生血管的可能性小。与此相反，主干阻塞则并发症较多。

（1）早期：视力减退的状况根据压迫点位于静脉主干或小分支而有不同。阻塞位于主干和黄斑分支者，视力有不同程度减退，不供应黄斑的分支阻塞，视力可不受影响，视野有与视网膜受损区域相对应的改变。眼底检查视网膜动脉常变细且有硬化改变。

（2）晚期：通常约在发病 6 个月以后出血逐渐吸收，水肿消退，视盘黄斑区出现星状或不规则形点状硬性渗出或黄斑颞侧有环状渗出，这种渗出吸收较慢。黄斑水肿消退，留下色素紊乱或囊样变性瘢痕。伴行动脉产生继发性硬化，管径变窄有白鞘伴随。偶见小动脉闭塞呈银丝状。

【治法】

平肝潜阳，活血通络，兼补肝肾。

【取穴】

攒竹、瞳子髎、承泣、太阳、太冲、三阴交、肝俞。根据症状加八字针法的特定穴位，即十二神针、观形施针穴、病灶对应穴、皮下定向穴。

【穴位位置】

攒竹（足太阳膀胱经）：在面部，眉头凹陷中，额切际处。

瞳子髎（足少阳胆经）：位于面部，目外眦外侧0.5寸凹陷中。

承泣（足阳明胃经）：在面部瞳孔直下，当眼球与眶下缘之间。定位此穴时通常采用正坐或仰靠、仰卧的姿势。

太阳（经外奇穴·头颈）：在耳郭前面，前额两侧，外眼角延长线的上方。

太冲（足厥阴肝经）：位于足背侧，第一、二跖骨结合部之前凹陷处。

三阴交（足太阴脾经）：在小腿内侧，内踝尖上3寸，胫骨内侧缘后际。

肝俞（足太阳膀胱经）：在背部，当第9胸椎棘突下，旁开1.5寸。

【针法】

攒竹、瞳子髎、承泣、太阳、肝俞用补法，太冲、三阴交用泻法。

单纯性青光眼

【概念】

单纯性青光眼，中医上叫作“青风内障”，是指起病无明显不适，逐渐眼珠变硬，瞳色微混如青山笼淡烟之状，视野缩窄，终至失明的眼病。青风内障系指以瞳神微大，色如青烟的一种内障眼病，此病证名始见于《秘传眼科龙木论》。患者年龄主要分布于20～60岁之间，男性略多。青风内障之病因病机多系七情郁结及风、火、痰等导致气血失和，气机阻滞，目中玄府闭塞，神水滞积而致，亦可因气阴不足，目失濡养。由于进展缓慢，一般病状不明显，故早期常被忽视，待到晚期就诊，视力已难挽回，终于失明。因此，临床上必须注意对本病的早期诊断和早期治疗。

【临床表现】

1. 多见于40岁以上的中年人，男性居多。

2. 早期无明显症状，发展到一定程度时，可有轻度眼胀不适，头晕头痛，眉棱骨、前额、眼眶胀痛，视力疲劳。

3. 早期中心视力不受影响，但视野逐渐缩窄。早期视野表现为生理盲点扩大和视野缺损、中心外暗点等；晚期视野缩窄，甚至呈管状，最后中心视力完全丧失。

4. 眼前部多无改变，前房角为开角。

5. 眼底检查：视盘具有典型青光眼杯改变。且逐渐加深加宽，血管向鼻侧移位，多呈屈膝状，晚期视盘苍白、萎缩。

6. 眼压偏高，24小时眼压波动较大，激发试验阳性。

【治法】

补肝益肾。

【取穴】

主穴：目窗。配穴：肝俞、肾俞、太溪。根据症状加八字针法的特定穴位，即十二神针、观形施针穴、病灶对应穴、皮下定向穴。

【穴位位置】

目窗（足少阳胆经）：在头部，当前发际上 1.5 寸，头正中线旁开 2.25 寸。

肝俞（足太阳膀胱经）：在背部，当第 9 胸椎棘突下，旁开 1.5 寸。

肾俞（足太阳膀胱经）：在腰部，当第 2 腰椎棘突下，旁开 1.5 寸。

太溪（足少阴肾经）：在足踝区，内踝尖与跟腱之间的凹陷处。

【针法】

太溪用补法，目窗、肝俞、肾俞用泻法。

溢 泪 症

【概念】

溢泪症，也称流泪症，是指泪液不循常道而溢出睑弦的眼病。流泪症病名繁多，有针对流泪病因命名的，如迎风流泪；有根据流泪的程度不同而命名的，如目泪不止；亦有根据流泪冷热性质不同而分别命名为冷泪、热泪。本病多见于冬季和春季，可单眼或双眼患病，常见于病后体弱的妇女、老年人。

【临床表现】

1. 流泪。
2. 眼无红赤、无眵。
3. 无黑睛翳膜。
4. 冲洗泪道时泪道畅通或狭窄，或有阻塞。

【治法】

补益肝肾，止泪明目。

【取穴】

攒竹、睛明、承泣、肝俞、肾俞、行间。根据症状加八字针法的特定穴位，即十二神针、观形施针穴、病灶对应穴、皮下定向穴。

【穴位位置】

攒竹（足太阳膀胱经）：在面部，眉头凹陷中，额切际处。

睛明（足太阳膀胱经）：在面部，目内眦角稍上方凹陷处。

承泣（足阳明胃经）：在面部瞳孔直下，当眼球与眶下缘之间。定位此穴时通常采用正坐或仰靠、仰卧的姿势。

肝俞（足太阳膀胱经）：在背部，当第9胸椎棘突下，旁开1.5寸。

肾俞（足太阳膀胱经）：在腰部，当第2腰椎棘突下，旁开1.5寸。

行间（足厥阴肝经）：在足背侧，当第1、2趾间，趾蹼缘的后方赤白肉际处。

【针法】

攒竹、睛明、承泣、肝俞、肾俞用补法，行间用泻法。

睑腺炎

【概念】

睑腺炎又称麦粒肿，是一种常见的眼睑腺体及睫毛毛囊的急性化脓性炎症，青少年多发。该病容易反复，严重时可破溃，遗留眼睑瘢痕，故应到正规医院，及时使用抗生素眼药滴眼或行手术治疗。

【临床表现】

外睑腺炎

初起时痒感逐渐加剧，睑局部水肿、充血，有胀痛或眨眼时疼痛，伴压痛，近睑缘处可摸到硬结，发生在外眦部者疼痛特别显著，外侧球结膜也发生水肿。炎症严重时可上睑或下睑弥漫性红肿。轻者经治疗或未治疗可自行消退，或3~5日后硬结逐渐软化，在睫毛根部有黄色脓头，积脓一旦穿破皮肤，向外排出，则红肿迅速消退，疼痛也随之消失；重者常伴耳前或颌下淋巴结肿大并有压痛，致病菌毒力强者或全身抵抗力弱者，炎症可由一个腺体扩展到其他腺体，形成多个脓点，可发展为睑蜂窝织炎，伴畏寒、发热等全身症状。

内睑腺炎

眼睑红肿、疼痛，主要因为发炎的睑板腺被致密的睑板纤维组织包绕。红肿一般较外睑腺炎轻，但疼痛却较之为重。在脓肿尚未穿破之前，相应的睑结膜面充血，常隐见黄色脓头，可自行穿破。少数情况下，脓液可从睑板腺的管道向外排出，但较为常见的是脓液突破睑板和结膜的屏障，而流入结膜囊内，脓液排出后，红肿即消退。如果致病菌毒性强烈，则在脓液未向外穿破前，炎症已扩散，侵犯整个睑板而形成眼睑脓肿。

【治法】

疏风清热，解毒散结。

【取穴】

三阴交、太阳、鱼腰、耳尖。根据症状加八字针法的特定穴位，即十二神针、观形施针穴、病灶对应穴、皮下定向穴。

【穴位位置】

三阴交（足太阴脾经）：在小腿内侧，内踝尖上 3 寸，胫骨内侧缘后际。

太阳（经外奇穴 · 头颈）：在耳郭前面，前额两侧，外眼角延长线的上方。

鱼腰（经外奇穴 · 头颈）：在额部，瞳孔直上，眉毛中，仰卧或正坐仰靠取之。

【针法】

三阴交用补法，太阳、鱼腰用泻法，耳尖放血。

近　视

【概念】

近视，是眼在调节松弛状态下，平行光线经眼的屈光系统的折射后焦点落在视网膜之前。古代医籍对本病早有认识，称为目不能远视，又名能近怯远症，至《目经大成》始称近视。由先天生成，近视程度较高者又称近觑。近视的发生与遗传、发育、环境等诸多因素有关，但确切的发病机理仍在研究中。

【临床表现】

1. 远视力减退，近视力正常。

2. 验光检查为近视。

【治法】

益气养血，通络明目。

【取穴】

承泣、睛明、翳明、太冲，并配合眼周的按摩。根据症状加八字针法的特定穴位，即十二神针、观形施针穴、病灶对应穴、皮下定向穴。

【穴位位置】

承泣（足阳明胃经）：在面部瞳孔直下，当眼球与眶下缘之间。定位此穴时通常采用正坐或仰靠、仰卧的姿势。

睛明（足太阳膀胱经）：在面部，目内眦角稍上方凹陷处。

翳明（经外奇穴 · 头颈）：在翳风穴后 1 寸处。

太冲（足厥阴肝经）：位于足背侧，第一、二跖骨结合部之前凹陷处。

【针法】

承泣、睛明、翳明用补法，太冲用泻法。

弱　视

【概念】

弱视，类似于中医的“小儿通睛”。眼球无明显器质性病变，而单眼或双眼矫正视力仍达不到1.0者称为弱视。目前，我国弱视标准为矫正视力≤0.8或两眼视力差≥2行。弱视是一种严重危害儿童视功能的眼病，如不及时治疗可引起弱视加重，甚至失明。

【临床表现】

1. 视力和屈光异常

弱视眼与正常眼视力界限并不十分明确，有的病人主诉视力下降，但客观检查，视力仍然1.0或1.2。这可能是患者与自己以前视力相比而感到视力下降。此外，可能在中心窝的视细胞或其后的传导系统有某些障碍，有极小的中心暗点，自觉有视力障碍，而在客观上查不出。

如果弱视眼无器质性改变，而其视力在0.01以上，0.2以下者，多伴有固视异常。

弱视与屈光异常的关系，远视眼占的比重多，+2.00D轻度远视占弱视的37.7%，近视出现轻度弱视的多，故弱视与远视程度高者有密切关系。

斜视性弱视的重度弱视光斜视比外斜视多见。可能由于内斜视较外斜视发病要早的缘故。

2. 分读困难

或称拥挤现象。

用相同的视标、照明度和距离检查视力时，视标的间隔不同所测的值示不同。分读困难是弱视的一个特征。

分读困难就是弱视眼识别单独视标比识别集合或密集视标的能力好。即对视力表上的单开字体（如E字）分辨力比对成行的字要强。

分读困难的原因有多种说法：认为长期持续存在的斜视致使椎体细胞群发生局限的轴向变化。看视标呈现向一侧歪扭变形而与其方向的视标相重。

3. 弱视只发生在幼儿

双眼弱视是出生后至9岁期间逐步发展形成的。在此发展时期若出现斜视或形觉丧失等原因可导致弱视。9岁以后即使有上述原因也不会发生弱视。

4. 弱视只发生在单眼视病人

若交替使用两眼者不会发生弱视。

5. 固视异常

弱视较深者由于黄斑固视能力差，而常以黄斑旁的网膜代替黄斑作固视。

偏心固视是指中心窝外固视，其形成的学说很多，但其表现有中心凹旁固视、周边固视、黄斑旁固视、游走性固视。

【治法】

通经活络，活血明目。

【取穴】

承泣、睛明、球后、攒竹、太冲。根据症状加八字针法的特定穴位，即十二神针、观形施针穴、病灶对应穴、皮下定向穴。

【穴位位置】

承泣（足阳明胃经）：在面部瞳孔直下，当眼球与眶下缘之间。定位此穴时通常采用正坐或仰靠、仰卧的姿势。

睛明（足太阳膀胱经）：在面部，目内眦角稍上方凹陷处。

球后（经外奇穴·头颈）：在面部，当眶下缘的外 1/4 与内 3/4 交界处，患者正坐仰靠，轻轻闭目取之。

攒竹（足太阳膀胱经）：在面部，眉头凹陷中，额切际处。

太冲（足厥阴肝经）：位于足背侧，第一、二跖骨结合部之前凹陷处。

【针法】

承泣、睛明、球后、攒竹用补法，太冲用泻法。

视神经萎缩

【概念】

视神经萎缩，类似于中医的“青盲”，是指任何疾病引起视网膜神经节细胞和其轴突发生病变，致使视神经全部变细的一种形成学改变，一般发生于视网膜至外侧膝状体之间的神经节细胞轴突变性。视神经萎缩是视神经病损的最终结果，表现为视神经纤维的变性和消失，传导功能障碍，出现视野变化，视力减退并丧失。一般分为原发性和继发性两类。眼底检查可见视盘颜色为淡黄或苍白色，境界模糊，生理凹陷消失，血管变细等。

【临床表现】

主要表现视力减退和视盘呈灰白色或苍白。视盘周围神经纤维层病损时可出现裂隙状或楔形缺损，前者变成较黑色，为视网膜色素层暴露；后者呈较红色，为脉络膜暴露。如果损害发生于视盘上下缘区，则更易识别，因该区神经纤维层特别增厚，如果病损远离视盘区，由于这些区域神经纤维导变薄，则不易发现。视盘周围伴有局灶性萎缩常提示神经纤维层有病变，乃神经纤维层在该区变薄所致。

虽然常用眼底镜检查即可发现，但用无赤光检眼镜和眼底照相较易检查。视盘小血管通常为9～10根，如果视神经萎缩，这些小血管数目将减少。同时尚可见视网膜动脉变细和狭窄、闭塞。

视神经萎缩分原发性和继发性两种：前者视盘境界清晰，生理凹陷及筛板可见；后者境界模糊，生理凹陷及筛板不可见。

【治法】

补益肝肾，通络明目。

【取穴】

承泣、睛明、球后、太阳、太溪、行间、肝俞。根据症状加八字针法的特定穴位，即十二神针、观形施针穴、病灶对应穴、皮下定向穴。

【穴位位置】

承泣（足阳明胃经）：在面部瞳孔直下，当眼球与眶下缘之间。定位此穴时通常采用正坐或仰靠、仰卧的姿势。

睛明（足太阳膀胱经）：在面部，目内眦角稍上方凹陷处。

球后（经外奇穴·头颈）：在面部，当眶下缘的外1/4与内3/4交界处，患者正坐仰靠，轻轻闭目取之。

太阳（经外奇穴·头颈）：在耳郭前面，前额两侧，外眼角延长线的上方。

太溪（足少阴肾经）：在足踝区，内踝尖与跟腱之间的凹陷处。

行间（足厥阴肝经）：在足背侧，当第1、2趾间，趾蹼缘的后方赤白肉际处。

肝俞（足太阳膀胱经）：在背部，当第9胸椎棘突下，旁开1.5寸。

【针法】

承泣、睛明、球后、太阳、肝俞用补法，太溪、行间用泻法。

急性中耳炎

【概念】

急性中耳炎，中医叫作“聤耳”。是中耳黏膜的急性化脓性炎症，好发于婴幼儿，冬春季多见，致病菌多为金黄色葡萄球菌、溶血性链球菌。部分治疗不及时病人可导致鼓膜穿孔引起患耳流脓及听力下降。

【临床表现】

突然发生的耳部疼痛，常伴有感冒、咳嗽等上呼吸道感染症状。多数患者在穿孔前疼痛较剧烈，穿孔后患耳有脓液流出疼痛可缓解，耳鸣、耳闷并伴听力轻度下降。发热，体温一般在38℃左右，儿童可伴高热，并可能出现呕吐、腹泻等消化道症状。

【治法】

疏风清热，清肝泻火。

【取穴】

耳门、听宫、风池、曲池、翳风、太冲。根据症状加八字针法的特定穴位，即十二神针、观形施针穴、病灶对应穴、皮下定向穴。

【穴位位置】

耳门（手少阳三焦经）：在面部，当耳屏上切迹的前方，下颌骨髁突后缘，张口有凹陷处。

听宫（手太阳小肠经）：在面部，耳屏正中与下颌骨髁突之间的凹陷中。

风池（足少阳胆经）：在项部，当枕骨之下，与风府相平，胸锁乳突肌与斜方肌上端之间的凹陷处。

曲池（手阳明大肠经）：肘横纹外侧端，屈肘，当尺泽与肱骨外上髁连线中点。

翳风（手少阳三焦经）：在耳垂后，当乳突与下颌骨之间凹陷处。

太冲（足厥阴肝经）：位于足背侧，第一、二跖骨结合部之前凹陷处。

【针法】

太冲用补法，耳门、听宫、风池、曲池、翳风用泻法。

神经性耳鸣

【概念】

神经性耳鸣又称感音神经性耳鸣，类似于中医的“老年性耳鸣”。其强调的是患者的主观感受。指人们在没有任何外界刺激条件下所产生的异常声音感觉。如感觉耳内有蝉鸣声、嗡嗡声、嘶嘶声等单调或混杂的响声，如果是持续性耳鸣，尤其是伴有耳聋、眩晕、头痛等其他症状。可分为感音性（源于耳蜗）、周围神经性（源于听神经）及中枢神经性耳鸣。

【临床表现】

1. 感音性耳鸣

耳鸣性质千变万化，常伴有听力损失。耳鸣的严重程度及发生率与听力损失有明显关系。感音性听力损失越重，越易产生耳鸣。且耳鸣的响度也随听力损失加重而增加。但是，耳鸣亦可发生于听力正常者。且约1/3之中度及重度听力损失者不伴有耳鸣，这一点至今尚无法解释。

2. 听神经瘤的耳鸣

为首发症者约占 10%，单侧性耳鸣而听力正常者，一定要排除听神经瘤。

3. 中枢神经性耳鸣

耳鸣常呈现为白噪声样，当耳鸣与脑血管疾病发作同时出现时，如无听力障碍，多为中枢神经性耳鸣。另外，患者自述耳鸣是在头内部时，有可能为中枢性，但也可能是无法描述耳鸣部位的双侧性耳蜗性耳鸣。

4. 耳痛

耳鸣的出现不仅仅是影响听力的问题，急性中耳炎会有持续性隐隐耳痛或时而抽痛，慢性中耳炎患者耳痛则不明显。

5. 精神不振

患者精神不振，情绪比较紧张，所以患者发生耳鸣后不要使情绪再过分的压抑。

【治法】

益肾养窍。

【取穴】

耳门、听会、太溪、照海、中渚。根据症状加八字针法的特定穴位，即十二神针、观形施针穴、病灶对应穴、皮下定向穴。

【穴位位置】

耳门（手少阳三焦经）：在面部，当耳屏上切迹的前方，下颌骨髁突后缘，张口有凹陷处。

听会（足少阳胆经）：在面部，当耳屏间切迹的前方，下颌骨髁突的后缘，张口有凹陷处。

太溪（足少阴肾经）：在足踝区，内踝尖与跟腱之间的凹陷处。

照海（足少阴肾经）：在踝区，内踝尖下 1 寸，内踝下缘边际凹陷中。

中渚（手少阳三焦经）：在手背，第四、五掌骨小头后缘之间凹陷中，当液门穴直上 1 寸处。

【针法】

太溪、照海用补法，耳门、听会、中渚用泻法。

神经性耳聋

【概念】

神经性耳聋，类似于中医的“老年性耳聋”。人体听觉系统中的传音、感音或分析综合部位的任何结构或功能发生障碍，都可表现为听力不同程度的减退，轻者为重听，重者为聋。由于螺旋器毛细胞、听神经、听觉传导经路或各级神经元受损害导致的声音感受与神经冲动传递障碍造成的听力减退，临床上统称之感音神经性耳聋。

【临床表现】

1. 先天性聋：指出生时或出生后不久就已存在的听力障碍。

2. 遗传性聋：指基因或染色体异常所致的感音神经性聋。

3. 非遗传性耳聋：妊娠早期母亲患风疹、腮腺炎、流感等病毒感染性疾病。

4. 老年性耳聋：是人体老化过程在听觉器官中的表现，主要特点为由高频向语频缓慢进行的双侧对称性耳聋，可伴高频耳鸣，言语识别率与纯音测听不成比例等。

5. 传染病源性聋：指由各种急、慢性传染病产生或并发的感音神经性聋。主要有流行性脑脊髓膜炎、猩红热、白喉、腮腺炎等。

6. 全身系统性疾病引起的耳聋：最常见的是高血压和动脉硬化，此类疾病造成内耳供血障碍，血液黏滞性升高，内耳脂质代谢紊乱而引发听力改变。其他还有糖尿病、肾炎、甲状腺功能低下、白血病等等。

7. 耳毒性聋：指误服某些药物或长期接触某些化学制品所致的耳聋。发病率近年有所增多。常见药物有链霉素、卡那霉素、庆大霉素等，这些药物进入内耳首先损害内耳血管纹，血－迷路屏障遭到破坏，进而内淋巴囊受损，听觉和前庭诸感觉细胞发生退行性改变而使听力下降。耳聋呈双侧对称性，多由高频向中、低频发展。

8. 创伤性聋：头部外伤、颞骨骨折、潜水速度过快、爆炸等等可导致内耳损伤，迷路震荡引起听力下降。

9. 特发性耳聋：指无明显原因瞬息间突然发生的重度感音性聋，目前认为本病的发生与内耳供血障碍、病毒感染或圆窗膜、前庭膜破裂有关，大都单耳发病，先有耳鸣，部分病人同时伴有眩晕、恶心、呕吐和耳周围沉重麻木感等，听力损害大都较严重，少数病人可自愈，大多数病人不能获得完全恢复。

10. 自身免疫性聋：为多发于青壮年的双侧同时，或先后出现的、非对称性、波动性、进行性的听力下降，多伴有眩晕。

【治法】

补肝益肾，通经开窍。

【取穴】

耳门、听宫、太溪、照海。根据症状加八字针法的特定穴位，即十二神针、观形施针穴、病灶对应穴、皮下定向穴。

【穴位位置】

耳门（手少阳三焦经）：在面部，当耳屏上切迹的前方，下颌骨髁突后缘，张口有凹陷处。

听宫（手太阳小肠经）：在面部，耳屏正中与下颌骨髁突之间的凹陷中。

太溪（足少阴肾经）：在足踝区，内踝尖与跟腱之间的凹陷处。

照海（足少阴肾经）：在踝区，内踝尖下 1 寸，内踝下缘边际凹陷中。

【针法】

耳门、听宫用补法，太溪、照海用泻法。

过敏性鼻炎

【概念】

过敏性鼻炎即变应性鼻炎，中医叫作“鼻鼽”。是指特应性个体接触变应原后，主要由 IgE 介导的介质（主要是组胺）释放，并有多种免疫活性细胞和细胞因子等参与的鼻黏膜非感染性炎性疾病。其发生的必要条件有 3 个：特异性抗原即引起机体免疫反应的物质；特应性个体即所谓个体差异、过敏体质；特异性抗原与特应型个体二者相遇。变应性鼻炎是一个全球性健康问题，可导致许多疾病和劳动力丧失。

【临床表现】

变应性鼻炎的典型症状主要是阵发性喷嚏、清水样鼻涕、鼻塞和鼻痒。部分伴有嗅觉减退。

1. 喷嚏：每天数次阵发性发作，每次多于 3 个，多在晨起或者夜晚或接触过敏原后立刻发作。

2. 清涕：大量清水样鼻涕，有时可不自觉从鼻孔滴下。

3. 鼻塞：间歇或持续，单侧或双侧，轻重程度不一。

4. 鼻痒：大多数患者鼻内发痒，花粉症患者可伴眼痒、耳痒和咽痒。

【治法】

益气解表，抗敏止涕。

【取穴】

迎香、印堂、太阳、足三里、曲池、外关、少商。根据症状加八字针法的特定穴位，即十二神针、观形施针穴、病灶对应穴、皮下定向穴。

【穴位位置】

迎香（手阳明大肠经）：在鼻翼外缘中点旁，当鼻唇沟中。

印堂（经外奇穴·头颈）：在额部，当两眉头的中间。

太阳（经外奇穴·头颈）：在耳郭前面，前额两侧，外眼角延长线的上方。

足三里（足阳明胃经）：在小腿外侧，犊鼻下 3 寸，犊鼻与解溪连线上。

曲池（手阳明大肠经）：肘横纹外侧端，屈肘，当尺泽与肱骨外上髁连线中点。

外关（手少阳三焦经）：在前臂后区，当阳池与肘尖的连线上，腕背侧远端横纹上 2 寸，尺骨与桡骨间隙中点。

少商（手太阴肺经）：在手拇指末节桡侧，距指甲角 0.1 寸（以取穴者自己拇指的指间关节的宽度为 1 寸）。

【针法】

迎香、印堂、太阳、足三里、曲池、外关用补法，少商用泻法。

鼻出血

【概念】

鼻衄是临床常见的症状之一，俗称鼻出血。可由鼻部疾病引起，也可由全身疾病所致。鼻出血多为单侧，少数情况下可出现双侧鼻出血；出血量多少不一，轻者仅为涕中带血，重者可引起失血性休克，反复鼻出血可导致贫血。

【临床表现】

鼻出血由于原因不同其表现各异，多数鼻出血为单侧，亦可为双侧；可间歇反复出血，亦可呈持续性出血。出血量多少不一，轻者涕中带血、数滴或数毫升，重者可达几十毫升甚至数百毫升以上，导致失血性休克。反复出血可引发贫血。少数少量出血可自止或自行压迫后停止。

出血部位多数发生于鼻中隔前下部的易出血区，有时可见喷射性或搏动性小动脉出血，少年儿童、青年人鼻出血多发生于此区。中老年人的鼻出血，常常与高血压和动脉硬化有关，出血部位多见于鼻腔后部，位于下鼻甲后端附近的吴氏鼻 - 鼻咽静脉丛及鼻中隔后部的动脉。此部位出血一般较为凶猛，不易止血，出血常迅速流入咽部，从口中吐出。局部疾患引起的鼻出血多发生于一侧鼻腔，而全身疾病引起者，可能两侧鼻腔交替或同时出血。

【治法】

滋阴降火。

【取穴】

孔最、上星、印堂、太溪、少商、天府。根据症状加八字针法的特定穴位，即十二神针、观形施针穴、病灶对应穴、皮下定向穴。

【穴位位置】

孔最（手太阴肺经）：在前臂掌面桡侧，当尺泽与太渊连线上，腕横纹上 7 寸。

上星（督脉）：人体的头部，当前发际正中直上 1 寸。

印堂（经外奇穴·头颈）：在额部，当两眉头的中间。

太溪（足少阴肾经）：在足踝区，内踝尖与跟腱之间的凹陷处。

少商（手太阴肺经）：在手拇指末节桡侧，距指甲角 0.1 寸（以取穴者自己拇指的指间关节的宽度为 1 寸）。

天府（手太阴肺经）：垂臂，在上臂内侧，腋前皱襞上端，向外方的水平线下 3 寸，肱二头肌外缘处。

【针法】

孔最、太溪、少商、天府用补法，上星、印堂用泻法。

慢性咽炎

【概念】

慢性咽炎，类似于中医的“慢喉喑”。为咽黏膜、黏膜下及淋巴组织的慢性炎症。弥漫性咽部炎症常为上呼吸道慢性炎症的一部分；局限性咽部炎症则多为咽淋巴组织炎症。本病在临床中常见，病程长，症状容易反复发作。

【临床表现】

慢性咽炎多见于成年人，儿童也可出现。全身症状均不明显，以局部症状为主。各型慢性咽炎症状大致相似且多种多样，如咽部不适感、异物感、咽部分泌物不易咯出、咽部痒感、烧灼感、干燥感或刺激感，还可有微痛感。由于咽后壁通常因咽部慢性炎症造成较黏稠分泌物黏附，以及由于鼻、鼻窦、鼻咽部病变造成夜间张口呼吸，常在晨起时出现刺激性咳嗽及恶心。由于咽部异物感可表现为频繁吞咽。咽部分泌物少且不易咳出者常表现为习惯性的干咳及清嗓子咳痰动作，若用力咳嗽或清嗓子可引起咽部黏膜出血，造成分泌物中带血。

1. 慢性单纯性咽炎

检查可见咽黏膜慢性充血，小血管曲张，呈暗红色，表面有少量黏稠分泌物。

2. 慢性肥厚性咽炎

咽部检查可见咽后壁多个颗粒状滤泡隆起，呈慢性充血状，有时融合为一体，在淋巴颗粒隆起的顶部可形成囊状白点，破溃时可见黄白色渗出物，咽侧索淋巴组织可增厚呈条索状。

3. 慢性萎缩性咽炎或慢性干燥性咽炎

咽部附有干痂，伴有口臭。检查见咽黏膜干燥、菲薄，重者呈鳞状、发亮。可覆盖脓性干痂，病变延续到咽鼓管可引起耳鸣、听力减退。蔓延到喉部，可引起声音嘶哑。

4. 反流性咽喉炎

咽部专科查体同慢性单纯性及肥厚性咽炎，咽喉反流可能伴有声带小结、声带息肉而出现声嘶。

上述症状常在用嗓过度、气候突变、环境温度及湿度变化时加重，尤其以萎缩性及干燥性咽炎为著。

【治法】

滋阴泻火，疏风通络。

【取穴】

照海、廉泉、天鼎。根据症状加八字针法的特定穴位，即十二神针、观形施针穴、病灶对应穴、皮下定向穴。

【穴位位置】

照海（足少阴肾经）：在踝区，内踝尖下1寸，内踝下缘边际凹陷中。

廉泉（任脉）：结喉上方，当舌骨的上缘凹陷处。

天鼎（手阳明大肠经）：在颈侧面，扶突穴直下1寸，当胸锁乳突肌后缘处。

【针法】

照海、廉泉用补法，天鼎用泻法。

急性扁桃体炎

【概念】

急性（腭）扁桃体炎，中医叫作“乳蛾”。是腭扁桃体的一种非特异性急性炎症，常伴有轻重程度不等的咽黏膜及咽淋巴环的急性炎症。多见于10～30岁之间的青少年，且往往是在慢性扁桃体炎基础上反复急性发作。50岁以上，3～4岁以下的患者较少见。春秋两季气温变化时最多见。值得注意的是，急性扁桃体炎有时为某些疾病尤其是某些传染病的前驱症状，如白喉、麻疹及猩红热等，应注意及早发现。

【临床表现】

急性扁桃体炎好发于10～30岁之间的青少年，50岁以上、3～4岁以下的患者少见。成人症状通常较轻，儿童较重。

1. 全身症状

急性滤泡性扁桃体炎及急性隐窝性扁桃体炎较重。表现为急性起病，可伴畏寒、高热，体温最高可达39℃～40℃，可持续3～5天。幼儿可呕吐、因高热而抽搐、昏睡等。部分患者可有头痛、食欲降低、全身乏力、便秘、腰背及四肢疼痛等症状。其全身症状的表现并无特异性。

2. 局部症状

（1）咽痛为最常见的局部症状。起初多为一侧疼痛，继而可发展为双侧。吞咽及咳嗽时疼痛可加重。疼痛剧烈者可致吞咽困难，言语含混不清。疼痛可向同侧耳部放射。

（2）呼吸困难一般不重。常发生于儿童，因儿童气道较成人狭窄，故显著肿大的扁桃体可堵塞气道，影响儿童睡眠，可表现为睡眠打鼾或睡时憋醒等。

（3）软腭运动障碍肿大的扁桃体挤压软腭，引起一过性的软腭功能不全，亦可引起言语含混不清。

（4）炎症向邻近器官蔓延引起的相关症状炎症若向喉部蔓延，可引起喉部异物感、声嘶、喉痛、咳痰、发声力弱甚至失声等症状；向鼻部蔓延，可引起鼻塞、流水样涕或黏脓涕、头痛等症状；向鼻咽部蔓延，可波及咽鼓管，出现耳闷、耳鸣、耳痛及听力下降等症状。

【治法】

通络泻火，消肿止痛。

【取穴】

少商、廉泉、阳溪、合谷。根据症状加八字针法的特定穴位，即十二神针、观形施针穴、病灶对应穴、皮下定向穴。

【穴位位置】

少商（手太阴肺经）：在手拇指末节桡侧，距指甲角0.1寸（以取穴者自己拇指的指间关节的宽度为1寸）。

廉泉（任脉）：结喉上方，当舌骨的上缘凹陷处。

阳溪（手阳明大肠经）：在腕背横纹桡侧，手拇指向上翘起时，当拇短伸肌腱与拇长伸肌腱之间的凹陷中。

合谷（手阳明大肠经）：手背第 1、2 掌骨间，当第 2 掌骨桡侧的中点处。

【针法】

少商、廉泉用补法，阳溪、合谷用泻法。

牙 龈 炎

【概念】

医学上将围绕并覆盖在牙齿周围的软组织称为牙龈，发生于牙龈组织的急慢性炎症称为牙龈炎。中医叫作牙痛。表现为牙龈出血，红肿，胀痛，继续发展侵犯硬组织，产生牙周炎，包括牙龈组织的炎症及全身疾病在牙龈的表现。

【临床表现】

1. 牙龈出血：常为牙龈炎患者的主要自觉症状，多在刷牙或咬硬物时发生，偶也可有自发性出血。

2. 牙龈颜色：正常牙龈呈粉红色，患龈缘炎时游离龈和龈乳头变为深红或暗红色，这是由于牙龈结缔组织内血管充血、增生所致。

3. 牙龈外形：正常牙龈应为菲薄而紧贴牙面，患牙龈炎时，由于组织水肿，使龈缘变厚，不再紧贴牙面，龈乳头变为圆钝肥大，与牙面不再紧贴。在以炎症和渗出为主要病变者，牙龈松软肥大，表面光亮，龈缘有时糜烂渗出；在以纤维增殖为主的病例，牙龈坚韧肥大，有时可呈结节状并盖过部分牙面。

4. 牙龈质地：由于结缔组织内炎症浸润及胶原纤维消失，使原来质地致密的牙龈变得松软脆弱，缺乏弹性。有些慢性炎症时牙龈表面上皮增生变厚，胶原纤维增生，使牙龈表面看来坚硬肥厚，但牙周袋内壁有炎症，探诊有出血。

5. 牙周袋深度：牙周组织健康时，牙周袋深度一般不超过 2～3mm，当牙龈有炎性肿胀或增生时，龈沟可加深达 3mm 以上，形成假性牙周袋。

6. 探诊出血：健康的牙龈在刷牙或探测龈沟时均不引起出血。患牙龈炎时轻触即出血，探诊也出血。探诊后出血是诊断牙龈有无炎症的重要客观指标。

7. 龈沟液增多：牙龈有炎症时，龈沟液渗出增多，其中的白细胞也明显增多，有些患者还可有龈沟溢脓。因此测量龈沟液量可作为判断炎症程度的指标。

8. 有些患者偶尔感到牙龈局部痒、胀等不适，并有口臭等。

【治法】

滋阴降火，活血化瘀。

【取穴】

颊车、合谷、照海、太溪、三阴交、足三里。根据症状加八字针法的特定穴位，即十二神针、观形施针穴、病灶对应穴、皮下定向穴。

【穴位位置】

颊车（足阳明胃经）：在面颊部，下颌角前上方，耳下大约一横指处，咀嚼时肌肉隆起时出现的凹陷处。

合谷（手阳明大肠经）：手背第1、2掌骨间，当第2掌骨桡侧的中点处。

照海（足少阴肾经）：在踝区，内踝尖下1寸，内踝下缘边际凹陷中。

太溪（足少阴肾经）：在足踝区，内踝尖与跟腱之间的凹陷处。

三阴交（足太阴脾经）：在小腿内侧，内踝尖上3寸，胫骨内侧缘后际。

足三里（足阳明胃经）：在小腿外侧，犊鼻下3寸，犊鼻与解溪连线上。

【针法】

照海、太溪、三阴交用补法，颊车、合谷、足三里用泻法。

声门闭合不全

【概念】

声门闭合不全，即中医的“暴喑”。系指突然声音嘶哑或失音的急性喉部病证。本证多与外感有关。或因风热邪毒内犯，引动肺胃积热上升，风火热毒蕴结于喉，以致经脉阻塞而发病；亦可因风寒外袭，壅遏肺气，寒邪凝聚于喉，致气血滞留，声户开合不利而为病。

【临床表现】

发音费力甚则不能出声或出现破音、嘶哑为主。

【治法】

疏风清热，肃肺开音。

【取穴】

通里、廉泉、风池、外关。根据症状加八字针法的特定穴位，即十二神针、观形施针穴、病灶对应穴、皮下定向穴。

【穴位位置】

通里（手少阴心经）：在前臂掌侧，当尺侧腕屈肌腱的桡侧缘，腕横纹上1寸。

廉泉（任脉）：结喉上方，当舌骨的上缘凹陷处。

风池（足少阳胆经）：在项部，当枕骨之下，与风府相平，胸锁乳突肌与斜方肌上端之间的凹陷处。

外关（手少阳三焦经）：在前臂后区，当阳池与肘尖的连线上，腕背侧远端横纹上2寸，尺骨与桡骨间隙中点。

【针法】

风池、外关用补法，通里、廉泉用泻法。

胆道蛔虫

【概念】

胆道蛔虫症是肠道蛔虫病中最严重的一种并发症。多见于6~8岁学龄儿童、农民和晚期孕妇。它是由各种原因引起的肠道蛔虫运动活跃，并钻入胆道而出现的急性上腹痛或胆道感染。发作时病人疼痛难以忍受，大哭大叫，十分痛苦。若治疗措施跟不上，晚期病人可出现不同程度的脱水和酸中毒，甚至危及生命。

【临床表现】

多有不当驱蛔虫史或有全身及消化道紊乱史，曾有便、吐蛔虫史。本病初发时剧烈腹痛与体征不成比例，出现并发症时则症状体征复杂，应仔细分析。

一、症状

（1）腹痛常为突然发作的剑突下钻顶样剧烈绞痛，病人面色苍白、坐卧不宁、大汗淋漓、弯腰捧腹、哭喊不止、十分痛苦，腹部绞痛时可向右肩背部放散，但也可突然缓解。腹痛多为阵发性、间歇发作，持续时间长短不一，疼痛过后，可如常人安静或戏耍，或精神萎靡。这种症状是胆道蛔虫病的特点，有助诊断。绞痛常因虫体嵌顿于括约肌处或多数成虫络绎进入胆道所致，甚至绞痛频频发作、难以缓解。当括约肌疲劳、松弛、蛔虫全部进入胆道或退出胆道，暂时静止时，症状可暂时缓解。出现胆道感染时，则腹痛持续。当合并肝脓肿时，可有肝区、腰背部胀痛。合并急性胰腺炎时，腹痛可扩展到上腹中部、左上腹及腰背部。若蛔虫致胆道穿孔，可出现全腹持续剧烈腹痛及腹膜刺激征。当蛔虫引起胆道出血时，可有上腹爆炸性疼痛、轻度黄疸和上消化道大出血三联征。胆道感染严重时，可出现败血症等。

（2）恶心呕吐：常有发生，多在绞痛时，相伴发生，吐出物中可含胆汁或黄染蛔虫。有的为“干呕”，病人不能正常进食。

（3）全身症状：早期无明显发冷发热，当并发急性化脓性胆管炎、胆囊炎时可有发冷发热和黄疸。如并发肝脓肿、膈下感染、败血症等，则出现寒战高热，甚至中毒性休克等。

二、体征

早期虽然上腹绞痛，但腹软或仅上腹深在轻微压痛，无肌紧张，与其他急腹症显著不同。晚期如出现肝、胆化脓性感染、腹膜炎，可有腹膜刺激征：腹部压痛、反跳痛和肌紧张。或可触及肿大而有压痛的肝脏、胆囊等。由于胆道蛔虫堵塞或胆石并存，或肝脏中毒性损害，可有不同程度的黄疸。

【治法】

解痉利胆，驱蛔止痛。

【取穴】

鸠尾、上脘、足三里、太冲、肝俞、内关、胆囊穴、阳陵泉、迎香、四白、日月。根据症状加八字针法的特定穴位，即十二神针、观形施针穴、病灶对应穴、皮下定向穴。

【穴位位置】

鸠尾（任脉）：在上腹部，前正中线上，当胸剑结合部下 1 寸。

上脘（任脉）：在上腹部，前正中线上，当脐中上 5 寸。

足三里（足阳明胃经）：在小腿外侧，犊鼻下 3 寸，犊鼻与解溪连线上。

太冲（足厥阴肝经）：位于足背侧，第一、二跖骨结合部之前凹陷处。

肝俞（足太阳膀胱经）：在背部，当第 9 胸椎棘突下，旁开 1.5 寸。

内关（手厥阴心包经）：在前臂掌侧，当曲泽与大陵的连线上，腕横纹上 2 寸，掌长肌腱与桡侧腕屈肌腱之间。

胆囊穴（经外奇穴）：正坐或侧卧位时，在小腿外侧上部，当腓骨小头前下方凹陷处（阳陵泉）直下 2 寸。

阳陵泉（足少阳胆经）：在小腿外侧，当腓骨头前下方凹陷处。

迎香（手阳明大肠经）：在鼻翼外缘中点旁，当鼻唇沟中。

四白（足阳明胃经）：在面部瞳孔直下，当眶下孔凹陷处。

日月（足少阳胆经）：乳头直下，前正中线旁开 4 寸，第 7 肋间隙中。

【针法】

鸠尾、上脘、太冲、内关用补法，足三里、肝俞、胆囊穴、阳陵泉、迎香、四白、日月用泻法。

急性肾炎

【概念】

急性肾小球肾炎是以急性肾炎综合征为主要临床表现的一组原发性肾小球肾炎。其特点为急性起病，血尿、蛋白尿、水肿和高血压，可伴一过性氮质血症，具有自愈倾向。常见于链球菌感染后，而其他细菌、病毒及寄生虫感染亦可引起。下面主要介绍链球菌感染后急性肾小球肾炎。本病为自限性疾病，不宜应用糖皮质激素及细胞毒药物。

【临床表现】

急性肾炎多见于儿童，男性。通常于前驱感染后1～3周起病，潜伏期相当于致病抗原初次免疫后诱导机体产生免疫复合物所需的时间，呼吸道感染者的潜伏期较皮肤感染者短。本病起病较急，病情轻重不一，轻者呈亚临床型（仅有尿常规异常）；典型者呈急性肾炎综合征表现，重症者可发生急性肾衰竭。本病大多预后良好，常可在数月内临床自愈。

本病典型者具有以下表现：

1. 血尿、蛋白尿　几乎全部患者均有肾小球源性血尿，约30%患者可有肉眼血尿，常为起病首发症状和患者就诊原因。可伴有轻、中度蛋白尿，约20%患者呈肾病综合征范围的蛋白尿。尿沉渣除红细胞外，早期尚可见白细胞和上皮细胞增多，并可有颗粒管型和红细胞管型等。

2. 水肿　水肿常为起病的初发表现，典型表现为晨起眼睑水肿或伴有下肢轻度可凹性水肿，少数严重者可波及全身。

3. 高血压　多数患者出现一过性轻、中度高血压，常与其钠水潴留有关，利尿后血压可逐渐恢复正常。少数患者可出现严重高血压，甚至高血压脑病。

4. 肾功能异常　患者起病早期可因肾小球滤过率下降、钠水潴留而尿量减少，少数患者甚至少尿（<400ml/d）。肾功能可一过性受损，表现为轻度氮质血症。多于1～2周后尿量渐增，肾功能于利尿后数日可逐渐恢复正常。仅有极少数患者可表现为急性肾衰竭，需要与急进性肾炎相鉴别。

5. 充血性心力衰竭　常发生在急性期，水钠严重潴留和高血压为重要的诱因，需紧急处理。

6. 免疫学检查异常　一过性血清补体C3下降：多于起病2周后下降，8周内渐恢复正常，对诊断本病意义很大。患者血清抗链球菌溶血素“O”滴度可升高。

【治法】

宣肺理脾，分利湿热。

【取穴】

肺俞、三焦俞、偏历、阴陵泉、合谷、曲池、三阴交、照海。根据症状加八字针法的特定穴位，即十二神针、观形施针穴、病灶对应穴、皮下定向穴。

【穴位位置】

肺俞（足太阳膀胱经）：在背部，当第3胸椎棘突下，旁开1.5寸。

三焦俞（足太阳膀胱经）：位于第1腰椎棘突下，旁开1.5寸。

偏历（手阳明大肠经）：在前臂背面桡侧，当阳溪与曲池连线上，腕横纹上3寸。

阴陵泉（足太阴脾经）：在小腿内侧，胫骨内侧下缘与胫骨内侧缘之间的凹陷中。

合谷（手阳明大肠经）：手背第1、2掌骨间，当第2掌骨桡侧的中点处。

曲池（手阳明大肠经）：肘横纹外侧端，屈肘，当尺泽与肱骨外上髁连线中点。

三阴交（足太阴脾经）：在小腿内侧，内踝尖上3寸，胫骨内侧缘后际。

照海（足少阴肾经）：在踝区，内踝尖下1寸，内踝下缘边际凹陷中。

【针法】

阴陵泉、三阴交、照海用补法，肺俞、三焦俞、偏历、合谷、曲池用泻法。

慢性肾炎

【概念】

慢性肾小球肾炎简称慢性肾炎，系指蛋白尿、血尿、高血压、水肿为基本临床表现，起病方式各有不同，病情迁延，病变缓慢进展，可有不同程度的肾功能减退，具有肾功能恶化倾向和最终将发展为慢性肾衰竭的一组肾小球病。由于本组疾病的病理类型及病期不同，主要临床表现可各不相同。疾病表现呈多样化。

【临床表现】

慢性肾炎可发生于任何年龄，但以青中年为主，男性多见。多数起病缓慢、隐袭。临床表现呈多样性，蛋白尿、血尿、高血压、水肿为其基本临床表现，可有不同程度肾功能减退，病情时轻时重、迁延，渐进性发展为慢性肾衰竭。实验室检查多为轻度尿异常，尿蛋白常在1～3g/d，尿沉渣镜检红细胞可增多，可见管型。血压可正常或轻度升高。肾功能正常或轻度受损（肌酐清除率下降或轻度氮质血症），这种情况可持续数年，甚至数十年，肾功能逐渐恶化并出现相应的临床表现（如贫血、血压增高等），进入尿毒症。

如血压控制不好，肾功能恶化较快，预后较差。另外，部分患者因感染、劳累呈急性发作，或用肾毒性药物后病情急骤恶化，经及时去除诱因和适当治疗后病情可一定程度缓解，但也可能由此而进入不可逆慢性肾衰竭。多数慢性肾炎患者肾功能呈慢性渐进性损害，病理类型为决定肾功能进展快慢的重要因素（如系膜毛细血管性肾小球肾炎进展较快，膜性肾病进展常较慢），但也与是否合理治疗相关。

【治法】

健脾温肾，利水消肿。

【取穴】

脾俞、肾俞、水分、气海、太溪、足三里、曲池、合谷、行间、内庭、三阴交、水沟。根据症状加八字针法的特定穴位，即十二神针、观形施针穴、病灶对应穴、皮下定向穴。

【穴位位置】

脾俞（足太阳膀胱经）：在背部，当第11胸椎棘突下，旁开1.5寸。

肾俞（足太阳膀胱经）：在腰部，当第2腰椎棘突下，旁开1.5寸。

水分（任脉）：位于上腹部，前正中线上，当脐中上1寸。

气海（任脉）：在下腹部，前正中线上，当脐下1.5寸。

太溪（足少阴肾经）：在足踝区，内踝尖与跟腱之间的凹陷处。

足三里（足阳明胃经）：在小腿外侧，犊鼻下3寸，犊鼻与解溪连线上。

曲池（手阳明大肠经）：肘横纹外侧端，屈肘，当尺泽与肱骨外上髁连线中点。

合谷（手阳明大肠经）：手背第1、2掌骨间，当第2掌骨桡侧的中点处。

行间（足厥阴肝经）：在足背侧，当第1、2趾间，趾蹼缘的后方赤白肉际处。

内庭（足阳明胃经）：足背第2、第3趾间，趾蹼缘后方赤白肉际处。

三阴交（足太阴脾经）：在小腿内侧，内踝尖上3寸，胫骨内侧缘后际。

水沟（督脉）：位于人中沟正中线上1/3与2/3交界处。

【针法】

脾俞、肾俞、足三里、曲池、合谷、内庭、水沟用补法，水分、气海、太溪、行间、三阴交用泻法。

心神经官能症

【概念】

心脏神经官能症是神经官能症的一种特殊类型，以心血管系统功能失常为主要表现，可兼有神经官能症的其他表现。其症状多种多样，常见有心悸、心前区疼痛、胸闷、气短、呼吸困难、头晕、失眠、多梦等。大多发生于青壮年，20 岁 ~40 岁者最多，多见于女性，尤其是更年期妇女。

【临床表现】

青壮年女性多见，出现心血管系统的症状多种多样，时轻时重但多不严重，一般无器质性心脏病证据，但可与器质性心脏病同时存在或在后者的基础上发生。病史应详细询问有无焦虑、情绪激动、精神创伤或过度劳累等诱因，是否曾被诊断为“心脏病”，心慌、气短或心前区不适等感觉与活动、劳累和心情的相关关系，睡眠状况如何等。

【治法】

补益心气，安神定志。

【取穴】

心俞、巨阙、间使、神门、内关、少海。根据症状加八字针法的特定穴位，即十二神针、观形施针穴、病灶对应穴、皮下定向穴。

【穴位位置】

心俞（足太阳膀胱经）：在背部，当第 5 胸椎棘突下，旁开 1.5 寸。

巨阙（任脉）：位于上腹部，前正中线上，当脐中上 6 寸。

间使（手厥阴心包经）：在前臂掌侧，当曲泽与大陵的连线上，腕横纹上 3 寸，掌长肌腱与桡侧腕屈肌腱之间。

神门（手少阴心经）：位于腕部，腕掌侧横纹尺侧端，尺侧腕屈肌腱的桡侧凹陷处。

内关（手厥阴心包经）：在前臂掌侧，当曲泽与大陵的连线上，腕横纹上 2 寸，掌长肌腱与桡侧腕屈肌腱之间。

少海（手少阴心经）：位于肘前区，横平肘横纹，肱骨内上髁前缘。

【针法】

巨阙、间使、神门、内关、少海用补法，心俞用泻法。

甲状腺功能亢进

【概念】

甲状腺功能亢进症简称“甲亢”，是由于甲状腺合成释放过多的甲状腺激素，造成机体代谢亢进和交感神经兴奋，引起心悸、出汗、进食和便次增多和体重减少的病症。多数患者还常常同时有突眼、眼睑水肿、视力减退等症状。

【临床表现】

甲状腺激素是促进新陈代谢，促进机体氧化还原反应，代谢亢进需要机体增加进食；胃肠活动增强，出现便次增多；虽然进食增多，但氧化反应增强，机体能量消耗增多，患者表现体重减少；产热增多表现怕热出汗，个别患者出现低热；甲状腺激素增多刺激交感神经兴奋，临床表现心悸、心动过速，失眠，对周围事物敏感，情绪波动，甚至焦虑。

甲亢患者长期没有得到合适治疗，会引起消瘦和甲亢性心脏病。患者消瘦常常容易患急性传染病感染致残或死亡。甲亢性心脏病引起心脏扩大，心律失常、心房纤颤和心力衰竭，患者丧失劳动力，甚至死亡。

【治法】

活血化瘀，安神理气。

【取穴】

灵道、郄门、肺俞、尺泽、丰隆、曲泽、少海、气海、血海。根据症状加八字针法的特定穴位，即十二神针、观形施针穴、病灶对应穴、皮下定向穴。

【穴位位置】

灵道（手太阴心经）：在腕横纹上1.5寸，尺侧腕屈肌腱的桡侧缘。

郄门（手厥阴心包经）：位于在前臂掌侧，当曲泽与大陵的连线上，腕横纹上5寸。

肺俞（足太阳膀胱经）：在背部，当第3胸椎棘突下，旁开1.5寸。

尺泽（手太阴肺经）：位于肘横纹中，肱二头肌腱桡侧凹陷处。

丰隆（足阳明胃经）：在小腿前外侧，当外踝尖上8寸，条口外，距胫骨前缘二横指。

曲泽（手厥阴心包经）：在肘横纹中，当肱二头肌腱的尺侧缘。

少海（手少阴心经）：位于肘前区，横平肘横纹，肱骨内上髁前缘。

气海（任脉）：在下腹部，前正中线上，当脐下1.5寸。

血海（足太阴脾经）：屈膝，在大腿内侧，髌底内侧端上2寸，当股四头肌内侧头的隆起处。

【针法】

灵道、郄门、尺泽、曲泽、少海、气海、血海用补法，肺俞、丰隆用泻法。

甲状腺功能减退

【概念】

甲状腺功能减退（简称甲减），是由于甲状腺激素合成及分泌减少，或其生理效应不足所致机体代谢降低的一种疾病。按其病因分为原发性甲减，继发性甲减及周围性甲减三类。

【临床表现】

1. 面色苍白，眼睑和颊部虚肿，表情淡漠，痴呆，全身皮肤干燥、增厚、粗糙多脱屑，非凹陷性水肿，毛发脱落，手脚掌呈萎黄色，体重增加，少数病人指甲厚而脆裂。

2. 神经精神系统：记忆力减退，智力低下，嗜睡，反应迟钝，多虑，头晕，头痛，耳鸣，耳聋，眼球震颤，共济失调，腱反射迟钝，跟腱反射松弛期时间延长，重者可出现痴呆，木僵，甚至昏睡。

3. 心血管系统：心动过缓，心输出量减少，血压低，心音低钝，心脏扩大，可并发冠心病，但一般不发生心绞痛与心衰，有时可伴有心包积液和胸腔积液。重症者发生黏液性水肿性心肌病。

4. 消化系统：厌食、腹胀、便秘。重者可出现麻痹性肠梗阻。胆囊收缩减弱而胀大，半数病人有胃酸缺乏，导致恶性贫血与缺铁性贫血。

5. 运动系统：肌肉软弱无力、疼痛、强直，可伴有关节病变如慢性关节炎。

6. 内分泌系统：女性月经过多，久病闭经，不育症；男性阳痿，性欲减退。少数病人出现泌乳，继发性垂体增大。

7. 病情严重时，由于受寒冷、感染、手术、麻醉或镇静剂应用不当等应激可诱发黏液性水肿昏迷或称“甲减危象”。表现为低体温（T〈35℃），呼吸减慢，心动过缓，血压下降，四肢肌力松弛，反射减弱或消失，甚至发生昏迷，休克，心肾功能衰竭。

8. 呆小病：表情呆滞，发音低哑，颜面苍白，眶周浮肿，两眼距增宽，鼻梁扁塌，唇厚流涎，舌大外伸四肢粗短、鸭步。

9. 幼年型甲减：身材矮小，智慧低下，性发育延迟。

【治法】

养血益气，宁心安神。

【取穴】

心俞、巨阙、间使、神门、膈俞、脾俞、通里、神堂、足三里。根据症状加八字针法的特定穴位，即十二神针、观形施针穴、病灶对应穴、皮下定向穴。

【穴位位置】

心俞（足太阳膀胱经）：在背部，当第5胸椎棘突下，旁开1.5寸。

巨阙（任脉）：位于上腹部，前正中线上，当脐中上6寸。

间使（手厥阴心包经）：在前臂掌侧，当曲泽与大陵的连线上，腕横纹上3寸，掌长肌腱与桡侧腕屈肌腱之间。

神门（手少阴心经）：位于腕部，腕掌侧横纹尺侧端，尺侧腕屈肌腱的桡侧凹陷处。

膈俞（足太阳膀胱经）：在背部，当第7胸椎棘突下，旁开1.5寸。

脾俞（足太阳膀胱经）：在背部，当第11胸椎棘突下，旁开1.5寸。

通里（手少阴心经）：在前臂掌侧，当尺侧腕屈肌腱的桡侧缘，腕横纹上1寸。

神堂（足太阳膀胱经）：位于第5胸椎棘突下，旁开3寸，在肩胛骨脊柱缘。

足三里（足阳明胃经）：在小腿外侧，犊鼻下3寸，犊鼻与解溪连线上。

【针法】

心俞、膈俞、脾俞、神堂、足三里用补法，巨阙、间使、神门、通里用泻法。

脑动脉硬化

【概念】

脑动脉硬化是全身动脉硬化的一部分，同时也是急性脑血循环尤其是脑缺血发作的主要发病基础，是各种因素导致的脑动脉管壁变性和硬化的总称。包括医学上常常提到的脑动脉粥样硬化（大、中动脉）、小动脉硬化、微小动脉的玻璃样变都称为脑动脉硬化。

【临床表现】

1. 头晕：头晕为高血压最多见的症状。有些是一过性的，常在突然下蹲或起立时出现，有些是持续性的。头晕是病人的主要痛苦所在，其头部有持续性的沉闷不适感，严重的妨碍思考、影响工作，对周围事物失去兴趣，当出现高血压危象或椎－基底动脉供血不足时，可出现与内耳眩晕症相类似症状。

2. 头痛：头痛亦是高血压常见症状，多为持续性钝痛或搏动性胀痛，甚至有炸裂样剧痛。常在早晨睡醒时发生、起床活动及饭后逐渐减轻。疼痛部位多在额部两旁的太阳穴和后脑勺。

3. 烦躁、心悸、失眠：高血压病患者性情多较急躁、遇事敏感，易激动。心悸、失眠较常见，失眠多为入睡困难或早醒、睡眠不实、噩梦纷纭、易惊醒。这与大脑皮层功能紊乱及自主神经功能失调有关。

4. 注意力不集中，记忆力减退：早期多不明显，但随着病情发展而逐渐加重。因颇令人苦恼，故常成为促使病人就诊的原因之一，表现为注意力容易分散，近期记忆减退，常很难记住近期的事情，而对过去的事如童年时代的事情却记忆犹新。

5. 肢体麻木：常见手指、足趾麻木或皮肤如虫行感或项背肌肉紧张、酸痛。部分病人常感手指不灵活。一般经过适当治疗后可以好转，但若肢体麻木较顽固，持续时间长，而且固定出现于某一肢体，并伴有肢体乏力、抽筋、跳痛时，应及时到医院就诊，预防中风发生。

6. 出血：较少见。由于高血压可致动脉脑硬化，使血管弹性减退，脆性增加，故容易破裂出血。其中以鼻出血多见，其次是结膜出血、眼底出血、脑出血等，据统计，在大量鼻出血的病人中，大约80%患高血压。

【治法】

健脾和胃，清热安神。

【取穴】

肺俞、心俞、神门、三阴交、大陵、太溪、太冲、中脘、丰隆、厉兑、隐白、行间、足窍阴、风池。根据症状加八字针法的特定穴位，即十二神针、观形施针穴、病灶对应穴、皮下定向穴。

【穴位位置】

肺俞（足太阳膀胱经）：在背部，当第3胸椎棘突下，旁开1.5寸。

心俞（足太阳膀胱经）：在背部，当第5胸椎棘突下，旁开1.5寸。

神门（手少阴心经）：位于腕部，腕掌侧横纹尺侧端，尺侧腕屈肌腱的桡侧凹陷处。

三阴交（足太阴脾经）：在小腿内侧，内踝尖上3寸，胫骨内侧缘后际。

大陵（手厥阴心包经）：在腕掌横纹的中点处，当掌长肌腱与桡侧腕屈肌腱之间。

太溪（足少阴肾经）：在足踝区，内踝尖与跟腱之间的凹陷处。

太冲（足厥阴肝经）：位于足背侧，第一、二跖骨结合部之前凹陷处。

中脘（任脉）：在上腹部，前正中线上，脐上 4 寸处。

丰隆（足阳明胃经）：在小腿前外侧，当外踝尖上 8 寸，条口外，距胫骨前缘二横指。

厉兑（足阳明胃经）：位于足第 2 趾末节外侧，距趾甲角 0.1 寸。

隐白（足太阴脾经）：在足大趾末节内侧，距趾甲角 0.1 寸。

行间（足厥阴肝经）：在足背侧，当第 1、2 趾间，趾蹼缘的后方赤白肉际处。

足窍阴（足少阳胆经）：足第 4 趾节末节外侧，距趾甲角 1 分处。

风池（足少阳胆经）：在项部，当枕骨之下，与风府相平，胸锁乳突肌与斜方肌上端之间的凹陷处。

【针法】

神门、三阴交、大陵、太溪、太冲、中脘、隐白、行间用补法，肺俞、心俞、丰隆、厉兑、足窍阴、风池用泻法。

精神分裂症

【概念】

精神分裂症是一组病因未明的重性精神病，多在青壮年缓慢或亚急性起病，临床上往往表现为症状各异的综合征，涉及感知觉、思维、情感和行为等多方面的障碍以及精神活动的不协调。患者一般意识清楚，智能基本正常，但部分患者在疾病过程中会出现认知功能的损害。病程一般迁延，呈反复发作、加重或恶化，部分患者最终出现衰退和精神残疾，但有的患者经过治疗后可保持痊愈或基本痊愈状态。

【临床表现】

1. 临床表现

精神分裂症的临床症状复杂多样，可涉及感知觉、思维、情感、意志行为及认知功能等方面，个体之间症状差异很大，即使同一患者在不同阶段或病期也可能表现出不同症状。

（1）感知觉障碍：精神分裂症可出现多种感知觉障碍，最突出的感知觉障碍是幻觉，包括幻听、幻视、幻嗅、幻味及幻触等，而幻听最为常见。

（2）思维障碍：思维障碍是精神分裂症的核心症状，主要包括思维形式障碍和思维内容障碍。思维形式障碍是以思维联想过程障碍为主要表现的，包括思维联想活动过程（量、速度及形式）、思维联想连贯性及逻辑性等方面的障碍。妄想是最常见、最重要的思维内容障碍。最常出现的妄想有被害妄想、关系妄想、影响妄想、嫉妒妄想、夸大妄想、非血统妄想等。据估计，高达80%的精神分裂症患者存在被害妄想，被害妄想可以表现为不同程度的不安全感，如被监视、被排斥、担心被投药或被谋杀等，在妄想影响下患者会做出防御或攻击性行为，此外，被动体验在部分患者身上也较为突出，对患者的思维、情感及行为产生影响。

（3）情感障碍：情感淡漠及情感反应不协调是精神分裂症患者最常见的情感症状，此外，不协调性兴奋、易激惹、抑郁及焦虑等情感症状也较常见。

（4）意志和行为障碍：多数患者的意志减退甚至缺乏，表现为活动减少、离群独处，行为被动，缺乏应有的积极性和主动性，对工作和学习兴趣减退，不关心前途，对将来没有明确打算，某些患者可能有一些计划和打算，但很少执行。

（5）认知功能障碍：在精神分裂症患者中认知缺陷的发生率高，约85%患者出现认知功能障碍，如信息处理和选择性注意、工作记忆、短时记忆和学习、执行功能等认知缺陷。认知缺陷症状与其他精神病性症状之间存在一定相关性，如思维形式障碍明显患者的认知缺陷症状更明显，阴性症状明显患者的认知缺陷症状更明显，认知缺陷可能与某些阳性症状的产生有关等。认知缺陷可能发生于精神病性症状明朗化之前（如前驱期），或者随着精神病性症状的出现而急剧下降，或者是随着病程延长而逐步衰退，初步认为慢性精神分裂症患者比首发精神分裂症患者的认知缺陷更明显。

2. 临床分型

（1）偏执型：这是精神分裂症中最常见的一种类型，以幻觉、妄想为主要临床表现。

（2）青春型：在青少年时期发病，以显著的思维、情感及行为障碍为主要表现，典型的表现是思维散漫、思维破裂，情感、行为反应幼稚，可能伴有片段的幻觉、妄想；部分患者可以表现为本能活动亢进，如食欲、性欲增强等。该型患者首发年龄低，起病急，社会功能受损明显，一般预后不佳。

（3）紧张型：以紧张综合征为主要表现，患者可以表现为紧张性木僵、蜡样屈曲、刻板言行，以及不协调性精神运动性兴奋、冲动行为。一般该型患者起病较急，部分患者缓解迅速。

（4）单纯型：该型主要在青春期发病，主要表现为阴性症状，如孤僻退缩、情感平淡或淡漠等。该型治疗效果欠佳，患者社会功能衰退明显，预后差。

（5）未分化型：该型具有上述某种类型的部分特点，或是具有上述各型的一些特点，但是难以归入上述任何一型。

（6）残留型：该型是精神分裂症急性期之后的阶段，主要表现为性格的改变或社会功能的衰退。

【治法】

镇心豁痰，清肝安神。

【取穴】

心俞、肝俞、脾俞、神门、丰隆、大椎、风府、水沟、内关。根据症状加八字针法的特定穴位，即十二神针、观形施针穴、病灶对应穴、皮下定向穴。

【穴位位置】

心俞（足太阳膀胱经）：在背部，当第5胸椎棘突下，旁开1.5寸。

肝俞（足太阳膀胱经）：在背部，当第9胸椎棘突下，旁开1.5寸。

脾俞（足太阳膀胱经）：在背部，当第11胸椎棘突下，旁开1.5寸。

神门（手少阴心经）：位于腕部，腕掌侧横纹尺侧端，尺侧腕屈肌腱的桡侧凹陷处。

丰隆（足阳明胃经）：在小腿前外侧，当外踝尖上8寸，条口外，距胫骨前缘二横指。

大椎（督脉）：在后背正中线上，第七颈椎棘突下凹陷中。

风府（督脉）：在项部，当后发际正中直上1寸，枕外隆凸直下，两侧斜方肌之间凹陷处。

水沟（督脉）：位于人中沟正中线上1/3与2/3交界处。

内关（手厥阴心包经）：在前臂掌侧，当曲泽与大陵的连线上，腕横纹上2寸，掌长肌腱与桡侧腕屈肌腱之间。

【针法】

神门、内关用补法，心俞、肝俞、脾俞、丰隆、大椎、风府、水沟用泻法。

百　日　咳

【概念】

百日咳是小儿常见的急性呼吸道传染病，百日咳杆菌是本病的致病菌。其特征为阵发性痉挛性咳嗽，咳嗽末伴有特殊的吸气吼声，病程较长，可达数周甚至3个月左右，故有百日咳之称。

【临床表现】

1. 潜伏期一般7～10天，可长至21天。

2. 临床病程可分为三期。

（1）卡他期：从发病开始至出现痉咳，一般约 1 ~ 2 周。开始症状类似感冒，除咳嗽外，可有流涕、喷嚏、轻度发热，也可只有干咳，并不引起注意。当其他症状逐渐消失时，咳嗽反而加重，日轻夜重，渐呈痉咳状。

（2）痉咳期：一般为 2 ~ 6 周（自数天至 2 个多月）。阵发性、痉挛性咳嗽为本期特点。发作时频频不间断的短咳十余声或数十声为呼气状态，最后深长吸气，因其时喉部仍呈痉挛状态，故伴有高音调的鸡鸣样吼声，接着又发生下次的痉咳，如此反复发作多次，直至咯出黏稠痰液为止。咳嗽剧烈时，可有大、小便失禁，双手握拳屈肘、两眼圆睁、面红耳赤、涕泪交流，头向前倾、张口伸舌、唇色发绀等，表情极其痛苦，呕吐后方告结束。轻者一日数次，重者一日数十次，以夜间为多。当奔跑、进食、受凉、烟熏、哭吵等均可诱发。发作前一般无明显预兆。

（3）间歇期：情况无特殊。痉咳时，上腔静脉压力增高，回心血流受阻而有瘀血现象，常见颜面及眼睑浮肿，阵咳剧烈时，可出现鼻衄、咯血及眼结膜下出血等，甚至发生颅内出血。痉咳频繁者每影响睡眠，致使患儿疲倦、不喜活动、食欲减退，加上呕吐，继发感染，可致营养障碍。如无继发感染，患儿一般体温正常，肺部无阳性体征或有不固定的啰音。

3. 新生儿和幼婴儿

常无典型痉咳，表现为阵发性屏气发绀，易致窒息、惊厥。呼吸动作可停止在呼气期，心率先增快，继而减慢乃至停止。若不及时行人工呼吸、给氧等积极抢救，可窒息死亡。

4. 成人百日咳

近年来青少年和成人百日咳有增多趋势，可占流行时总病例的 10.2%。一组经细菌培养证实的成人百日咳，平均年龄为 35 岁，有典型症状与痉咳后呕吐，但也可仅有数周干咳，罕有并发症。大多数仍可坚持工作，本人虽无多大痛苦，但可作为传染源，尤其威胁小儿，应予重视。

【治法】

宣肺止咳，清热化痰，补肺益气。

【取穴】

风门、列缺、合谷、大椎、身柱、尺泽、丰隆、肺俞、脾俞、太渊、足三里。根据症状加八字针法的特定穴位，即十二神针、观形施针穴、病灶对应穴、皮下定向穴。

【穴位位置】

风门（足太阳膀胱经）：在背部，当第 2 胸椎棘突下，旁开 1.5 寸。

列缺（手太阴肺经）：在前臂桡侧缘，桡骨茎突上方，腕横纹上 1.5 寸，当肱桡肌与拇长展肌腱之间。或者以左右两手虎口交叉，一手食指押在另一手的桡骨茎突上，当食指尖到达之凹陷处取穴。

合谷（手阳明大肠经）：手背第1、2掌骨间，当第2掌骨桡侧的中点处。

大椎（督脉）：在后背正中线上，第七颈椎棘突下凹陷中。

身柱（督脉）：在背部，当后正中线上，第3胸椎棘突下凹陷中。

尺泽（手太阴肺经）：位于肘横纹中，肱二头肌腱桡侧凹陷处。

丰隆（足阳明胃经）：在小腿前外侧，当外踝尖上8寸，条口外，距胫骨前缘二横指。

肺俞（足太阳膀胱经）：在背部，当第3胸椎棘突下，旁开1.5寸。

脾俞（足太阳膀胱经）：在背部，当第11胸椎棘突下，旁开1.5寸。

太渊（手太阴肺经）：在腕掌侧横纹桡侧，桡动脉搏动处。或仰掌，当掌后第一横纹上，用手摸有脉搏跳动处的桡侧凹陷中。

足三里（足阳明胃经）：在小腿外侧，犊鼻下3寸，犊鼻与解溪连线上。

【针法】

风门、合谷、大椎、身柱、丰隆、肺俞、脾俞、足三里用补法，列缺、尺泽、太渊用泻法。

神经性头痛

【概念】

神经性头痛主要是指紧张性头痛、功能性头痛及血管神经性头痛，多由精神紧张、生气引起，主要症状为持续性的头部闷痛、压迫感、沉重感，有的病人自诉为头部有“紧箍”感。大部分病人为两侧头痛，多为两颞侧、后枕部及头顶部或全头部。头痛性质为钝痛、胀痛、压迫感、麻木感和束带样紧箍感。

【临床表现】

头痛的强度为轻度至中度，很少因头痛而卧床不起或影响日常生活。有的病人可有长年累月的持续性头痛，有的病人的症状甚至可回溯10～20年。病人可以整天头痛，头痛的神经性头痛时间要多于不痛的时间。因为激动、生气、失眠、焦虑或忧郁等因素常使头痛加剧。还有一部分病人，不仅具有肌紧张性头痛的特点，而且还有血管性头痛的临床表现，主诉双颞侧搏动性头痛。这种既有紧张性头痛，又有血管性头痛的临床表现，称为混合型头痛。病人多伴有头晕、烦躁易怒、焦虑不安、心慌、气短、恐惧、耳鸣、失眠多梦、腰酸背痛、颈部僵硬等症状，部分病人在颈枕两侧或两颞侧有明显的压痛点。源于头部肌肉紧张收缩，头部呈紧束或压迫样，有沉重感，常为跳扯痛，吸烟饮酒过度时会加剧。这多是因生活不规律、烟酒无度、睡眠不足引起。

【治法】

祛邪通经，活血止痛。

【取穴】

风池、头维、通天、太阳、合谷、外关、上星、血海、足三里、肝俞、脾俞、肾俞、三阴交、太冲。根据症状加八字针法的特定穴位，即十二神针、观形施针穴、病灶对应穴、皮下定向穴。

【穴位位置】

风池（足少阳胆经）：在项部，当枕骨之下，与风府相平，胸锁乳突肌与斜方肌上端之间的凹陷处。

头维（足阳明胃经）：在头侧部，当额角发际上 0.5 寸，头正中线旁开 4.5 寸。

通天（足太阳膀胱经）：在头部，当前发际正中直上 4 寸，旁开 1.5 寸。

太阳（经外奇穴・头颈）：在耳郭前面，前额两侧，外眼角延长线的上方。

合谷（手阳明大肠经）：手背第 1、2 掌骨间，当第 2 掌骨桡侧的中点处。

外关（手少阳三焦经）：在前臂后区，当阳池与肘尖的连线上，腕背侧远端横纹上 2 寸，尺骨与桡骨间隙中点。

上星（督脉）：人体的头部，当前发际正中直上 1 寸。

血海（足太阴脾经）：屈膝，在大腿内侧，髌底内侧端上 2 寸，当股四头肌内侧头的隆起处。

足三里（足阳明胃经）：在小腿外侧，犊鼻下 3 寸，犊鼻与解溪连线上。

肝俞（足太阳膀胱经）：在背部，当第 9 胸椎棘突下，旁开 1.5 寸。

脾俞（足太阳膀胱经）：在背部，当第 11 胸椎棘突下，旁开 1.5 寸。

肾俞（足太阳膀胱经）：在腰部，当第 2 腰椎棘突下，旁开 1.5 寸。

三阴交（足太阴脾经）：在小腿内侧，内踝尖上 3 寸，胫骨内侧缘后际。

太冲（足厥阴肝经）：位于足背侧，第一、二跖骨结合部之前凹陷处。

【针法】

血海、三阴交、太冲用补法，风池、头维、通天、太阳、合谷、外关、上星、足三里、肝俞、脾俞、肾俞用泻法。

耳源性眩晕

【概念】

耳源性眩晕：系指前庭迷路感受异常引起的眩晕。当发生迷路积水（梅尼埃综合征），晕动病（晕船、车病），迷路炎，迷路出血或中毒，前庭神经炎或损害，中耳感染等都可引起体位平衡障碍，发生眩晕。由于前庭核通过内侧束与动眼神经核之间有密切联系，因此，当前庭器受到病理性刺激时，常发生眼球震颤。当发生迷路积水（梅尼埃综合征），晕动病（晕船、车病），迷路炎，迷路出血或中毒，前庭神经炎或损害，中耳感染等都可引起体位平衡障碍，发生眩晕。

【临床表现】

耳源性眩晕常见者有美尼尔综合征、迷路炎、前庭神经元炎、耳石症等。

前庭神经元炎此病为末梢神经炎的一种。病变发生在前庭神经节或前庭通路的向心部分。病前两周左右多有上呼吸道病毒感染史。眩晕症状可突然发生，持续数日或数月，活动时症状加重。自主神经系的症状一般比梅尼埃病稍轻。无听力改变，即无耳鸣及耳聋的主诉。多数患者两三个月后症状完全缓解，仅少数病例有反复发作的现象。检查时可见有向健侧的自发眼震，患侧前庭功能低下或半规管麻痹。无其他颅神经受损症状。

突发性耳聋伴眩晕30~50岁多见，可能因内耳病毒感染或血管病变或窗膜破裂引起。患者突发一侧耳鸣、耳聋，其中部分病例伴眩晕呕吐，病情似梅尼埃病，但眩晕持续时间较长，以后无反复发作。听力检查呈重度感觉神经性耳聋（多大于60dB），伴眩晕者前庭功能可有损害。此类疾病治疗一定要及时，目前一般行激素、营养神经及活血等综合治疗，有条件的应尽早行高压氧治疗。

迷路炎患急性或慢性化脓性中耳炎者，感染扩散可波及内耳迷路，发生浆液性或化脓性迷路炎，此时患者除耳漏外，会伴有耳鸣、眩晕、恶心、呕吐及听力下降，可出现向患侧的自发眼震，迷路有瘘孔时，外耳道加压可引起眩晕，眼震更加明显，即瘘管试验阳性。当病情进展为化脓性迷路炎时不仅眩晕严重，持续存在，听力可下降为全聋，自发眼震转向健侧，前庭功能检查患侧反应消失。上述情况发生时，应拍耳乳突X线片，最好做颞骨CT扫描，明确是否存在乳突炎、胆脂瘤、迷路瘘管。病毒性迷路炎多因疱疹病毒、腮腺炎病毒、麻疹病毒感染引起。继病毒感染后，患者出现眩晕、步态不稳，明显的恶心呕吐，多伴有重度耳聋。前庭功能检查患侧功能低下或消失。眩晕症状由于患者健侧前庭功能正常，经1~3个月左右眩晕症状可逐渐完全消失。

迷路震荡多由于头外伤引起，常与脑震荡同时存在，因爆炸后产生强大的空气气浪冲击，同样可引起内耳迷路震荡。创伤后患者出现眩晕、恶心、呕吐、受伤耳听力明显下降。耳科检查时部分可见伴有鼓膜外伤，鼓膜出现破裂或出血。听力检查中可见到不同程度和不同性质的单侧或双侧的听阈改变，重者可全聋，有的声导抗测听可提示有听骨链损伤，患侧前庭功能低下。在诊断脑震荡患者时，特别是伴有听力障碍和眩晕主诉者，应注意到同时可有迷路震荡存在。

前庭系药物中毒多在使用链霉素、庆大霉素、卡那霉素等氨基糖甙类抗生素，或用奎宁、水杨酸类药物，或用苯妥英那过量后，可引起内耳中毒。一般在用药后数日或数周出现前庭中毒症状，表现为头晕、步态蹒跚，原来会走路的孩子会出现站立不稳、走路困难，成年人会感到脚下没根及步行困难、夜间尤为明显，坐位或卧床时眩晕不明显，活动时眩晕加重，部分人伴有耳鸣、耳聋，耳蜗中毒的症状可与前庭中毒同时或稍后出现。前庭系药物中毒如发生在儿童期，由于儿童尚在发育期，代偿能力强，经数周后步行困难可明显改善，症状消除，一般预后良好。相对老年人来说，年龄越高，恢复越慢。

耳石膜是指覆盖在椭圆囊斑和球囊斑表面的含碳酸钙颗粒的胶质膜，其中的碳酸钙颗粒称耳石。当头部受到外力撞击，耳石会脱离原来位置，滚到半规管里，称为耳石脱位。

耳石症当头部运动时，耳石会在半规管造成淋巴液不正常流动，产生眩晕，但来得短暂，常不会超过一分钟，特别是头转某一个方向才会，也称为良性阵发性姿势性眩晕。耳石症虽然痛苦，但是现在已经有了很好的治疗方法。该方法不需服药，效果奇特，可以说是立竿见影。这种治疗方法叫作手法复位治疗。具体就是医生根据患者受累部位的不同，给予不同复位治疗，通过改变患者头部位置，让脱落的耳石重新回到原来的地方，使它不能再刺激神经末梢，自然也就不会头晕了。

【治法】

泻肝化痰，益气养血。

【取穴】

中脘、阴陵泉、行间、水泉、印堂、百会、风池、膈俞、肾俞、足三里。根据症状加八字针法的特定穴位，即十二神针、观形施针穴、病灶对应穴、皮下定向穴。

【穴位位置】

中脘（任脉）：在上腹部，前正中线上，脐上4寸处。

阴陵泉（足太阴脾经）：在小腿内侧，胫骨内侧下缘与胫骨内侧缘之间的凹陷中。

行间（足厥阴肝经）：在足背侧，当第1、2趾间，趾蹼缘的后方赤白肉际处。

水泉（足少阴肾经）：在足内侧，内踝后下方，当太溪直下1寸，跟骨结节的内侧凹陷处。

印堂（经外奇穴·头颈）：在额部，当两眉头的中间。

百会（督脉）：头顶正中线与两耳尖连线的交叉处。

风池（足少阳胆经）：在项部，当枕骨之下，与风府相平，胸锁乳突肌与斜方肌上端之间的凹陷处。

膈俞（足太阳膀胱经）：在背部，当第7胸椎棘突下，旁开1.5寸。

肾俞（足太阳膀胱经）：在腰部，当第2腰椎棘突下，旁开1.5寸。

足三里（足阳明胃经）：在小腿外侧，犊鼻下3寸，犊鼻与解溪连线上。

【针法】

中脘、阴陵泉、行间、水泉用补法，印堂、百会、风池、膈俞、肾俞、足三里用泻法。

风　湿　热

【概念】

风湿热是一种与A组R溶血性链球菌感染有关的全身性结缔组织的非化脓性疾病，曾经是危害学龄儿童及青少年生命和健康的主要疾病之一，可累及心脏、关节、中枢神经系统和皮下组织，但以心脏和关节最为明显，临床表现为心肌炎、环形红斑、关节炎、舞蹈症和皮下结节。病变可呈急性或慢性反复发作，可遗留心脏瓣膜病变形成慢性风湿性心瓣膜病。

【临床表现】

风湿热缺乏典型的和特异的临床表现，症状轻重不一。

1. 关节炎

多关节炎是常见的初发症状，发生率达75%以上，急性发作时受累关节出现红、肿、灼热、疼痛和活动受限。典型的关节炎特点为：①游走性，可在十分短暂的数小时或数天内，从一个关节迁移到另一个关节；②常为多发性，常表现为两个以上的关节同时受累；③多侵犯大关节，如膝、踝、肘、腕和肩关节等；④关节疼痛与天气变化关系密切，在潮湿或寒冷时加重，随着环境的改善症状可自然缓解；⑤水杨酸制剂有显效，用药24~48小时后症状可明显缓解，但即使不治疗，关节炎也很少持续4周以上；⑥关节炎随风湿活动消失而消失，关节功能恢复，不遗留强直或畸形。

2. 心肌炎

心肌炎在儿童病例为风湿热最重要的表现，占40%~80%。可表现为心肌炎、心内膜炎、心包炎或全心炎，其中多以心肌和心内膜同时受累，单纯心肌炎或心包炎较少见。

3. 环形红斑

过去发生率为10%~20%，现发生率较少，为2.4%，一般在风湿热的后期出现，常分布于躯干和四肢近端，如大腿内侧，呈淡红色边缘轻度隆起的环形或半环形红晕，环由小变大，中心肤色正常，皮疹可融合为不规则形，不痛不痒，常于数小时或1~2天迅速消失，但消退后又可原位再现，皮疹时隐时现，经历数月。

4. 皮下结节

较少见，2%~10%不等。为1.5cm~2.0cm的硬性无痛性结节，可孤立存在或几个聚在一起，多在关节的伸面骨质隆起部位，与皮肤无粘连，表面无红肿，常伴有严重的心肌炎。

5. Sydenham舞蹈症

Sydenham舞蹈症是由于锥体外系受累所致，为风湿热的后期表现，一般发生在A组溶血性链球菌感染后2个月或以上。多见于女性患者，儿童多于成人。表现为面部肌肉和四肢不自主的动作和情绪不稳定，出现挤眉、伸舌、眨眼、摇头、转颈；肢体伸直和屈曲、内收和外展、旋前和旋后等无节律的交替动作。激动或兴奋时加重，睡眠时消失。

6. 临床分型

（1）急性发作型多见于儿童，起病急骤，病情凶险，表现为严重的心肌炎、关节炎，风湿性肺炎、充血性心力衰竭等，如治疗不及时可造成死亡。此型国内较少见。

（2）反复发作型此型临床最常见，一般多在初发后5年内复发，多重复过去的临床特点，每复发一次心瓣膜的损害就加重一次。

（3）慢性型（迁延型）指病情减轻、缓解和加重反复交替出现，持续半年以上者。常以心肌炎为主要表现，也可伴有关节炎或关节痛。

（4）亚临床型（隐匿性风湿热）病情隐匿，临床表现不典型，可有咽痛或咽部不适、疲乏无力、肢体酸痛、面色苍白等非特征性表现，少数患者可有低热。此型患者可经多年隐匿，逐渐发展为慢性风湿性心脏病，也可因再一次链球菌感染等诱因而加剧，出现典型的临床表现。

【治法】

利湿清热，通经止痛。

【取穴】

大椎、曲池、膝关、委中、足三里、阴市。根据症状加八字针法的特定穴位，即十二神针、观形施针穴、病灶对应穴、皮下定向穴。

【穴位位置】

大椎（督脉）：在后背正中线上，第七颈椎棘突下凹陷中。

曲池（手阳明大肠经）：肘横纹外侧端，屈肘，当尺泽与肱骨外上髁连线中点。

膝关（足厥阴肝经）：在小腿内侧，当胫骨内上髁的后下方，阴陵泉后 1 寸，腓肠肌内侧头的上部。

委中（足太阳膀胱经）：位于膝后区，腘横纹的中点。

足三里（足阳明胃经）：在小腿外侧，犊鼻下 3 寸，犊鼻与解溪连线上。

阴市（足阳明胃经）：在大腿前面，当髂前上棘与髌底外侧端的连线上，髌底上 3 寸。

【针法】

膝关用补法，大椎、曲池、委中、足三里、阴市用泻法。

骨性关节炎

【概念】

骨性关节炎又称退行性关节病、骨关节病或肥大性关节炎，是一种常见的风湿性疾病。其病理特点为关节软骨损伤，关节边缘和软骨下骨反应性增生，主要临床表现为缓慢发展的关节疼痛、僵硬、肿大伴活动受限。本病与中医学的“痹证”相似，可归属于“痹证”范畴。

【临床表现】

本病临床表现随累及关节而异。起病隐匿，进展缓慢。症状多见于 40 岁以后，随年龄增长而发病增多，女性患病率高于男性。

疼痛是本病的主要症状，隐匿发作、持续钝痛，多于关节活动之后发生，负重时疼痛加重，休息后可以缓解是本病的特点。本病晨僵时间较短暂，一般不超过 30 分钟，老年人的负重关节多有黏着感，活动后可缓解。随着病情进展，可出现关节骨性肥大、功能障碍。

本病常见的体征是：关节肿胀伴局部温度增高、积液，严重者可见关节畸形、半脱位，受累关节压痛，伴滑膜炎渗出时，压痛更重。骨摩擦音以膝关节多见。

【治法】

温经散寒，祛风通络，除湿止痛。

【取穴】

水沟、身柱、腰阳关、犊鼻、梁丘、阳陵泉、膝阳关、膈俞、血海、肾俞、关元、足三里、商丘。根据症状加八字针法的特定穴位，即十二神针、观形施针穴、病灶对应穴、皮下定向穴。

【穴位位置】

水沟（督脉）：位于人中沟正中线上 1/3 与 2/3 交界处。

身柱（督脉）：在背部，当后正中线上，第 3 胸椎棘突下凹陷中。

腰阳关（督脉）：在腰部，当后正中线上，第 4 腰椎棘突下凹陷中。

犊鼻（足阳明胃经）：屈膝时，当髌骨下缘，髌骨韧带之外侧凹陷处。

梁丘（足阳明胃经）：在股前区，髌底上 2 寸，髂前上棘与髌底外侧端的连线上。

阳陵泉（足少阳胆经）：在小腿外侧，当腓骨头前下方凹陷处。

膝阳关（足少阳胆经）：在膝外侧，当阳陵泉上 3 寸，股骨外上髁上方的凹陷处。

膈俞（足太阳膀胱经）：在背部，当第 7 胸椎棘突下，旁开 1.5 寸。

血海（足太阴脾经）：屈膝，在大腿内侧，髌底内侧端上 2 寸，当股四头肌内侧头的隆起处。

肾俞（足太阳膀胱经）：在腰部，当第 2 腰椎棘突下，旁开 1.5 寸。

关元（任脉）：在下腹部，前正中线上，当脐下 3 寸。

足三里（足阳明胃经）：在小腿外侧，犊鼻下 3 寸，犊鼻与解溪连线上。

商丘（足太阴脾经）：位于内踝前下方凹陷中，当舟骨结节与内踝尖连线的中点处。

【针法】

水沟、身柱、腰阳关、犊鼻、梁丘、阳陵泉、膝阳关、膈俞、肾俞、足三里用补法，血海、关元、商丘用泻法。

重症肌无力

【概念】

重症肌无力（MG）是一种由神经 - 肌肉接头处传递功能障碍所引起的

自身免疫性疾病，临床主要表现为部分或全身骨骼肌无力和易疲劳，活动后症状加重，经休息后症状减轻。患病率为 77～150/100 万，年发病率为 4～11/100 万。女性患病率大于男性，约 3∶2，各年龄段均有发病，儿童 1～5 岁居多。

【临床表现】

重症肌无力发病初期患者往往感到眼或肢体酸胀不适，或视物模糊，容易疲劳，天气炎热或月经来潮时疲乏加重。随着病情发展，骨骼肌明显疲乏无力，显著特点是肌无力于下午或傍晚劳累后加重，晨起或休息后减轻，此种现象称之为“晨轻暮重”。

1. 重症肌无力患者全身骨骼肌均可受累，可有如下症状

（1）眼皮下垂、视力模糊、复视、斜视、眼球转动不灵活。

（2）表情淡漠、苦笑面容、讲话大舌头、构音困难，常伴鼻音。

（3）咀嚼无力、饮水呛咳、吞咽困难。

（4）颈软、抬头困难，转颈、耸肩无力。

（5）抬臂、梳头、上楼梯、下蹲、上车困难。

2. 临床分型

（1）改良的 Osseman 分型法：①I 型眼肌型；②IIA 型轻度全身型，四肢肌群常伴眼肌受累，无假性延髓性麻痹的表现，即无咀嚼和吞咽困难构音不清。③IIB 型四肢肌群常伴眼肌受累，有假性延髓性麻痹的表现，多在半年内出现呼吸困难。④III 型（重度激进型）发病迅速，多由数周或数月发展到呼吸困难。⑤IV 型（迟发重症型）多在 2 年左右由 I 型、IIA 型、IIB 型演变。⑥V 型肌萎缩型，少见。

（2）肌无力危象：是指重症肌无力患者在病程中由于某种原因突然发生的病情急剧恶化，呼吸困难，危及生命的危重现象。根据不同的原因，MG 危象通常分 3 种类型：①肌无力危象大多是由于疾病本身的发展所致。也可因感染、过度疲劳、精神刺激、月经、分娩、手术、外伤而诱发。临床表现为患者的肌无力症状突然加重，出现吞咽和咳痰无力，呼吸困难，常伴烦躁不安，大汗淋漓等症状。②胆碱能危象见于长期服用较大剂量的“溴吡斯的明”的患者，或一时服用过多，发生危象之前常先表现出恶心、呕吐、腹痛、腹泻、多汗、流泪、皮肤湿冷、口腔分泌物增多、肌束震颤以及情绪激动、焦虑等精神症状。③反拗危象“溴吡斯的明”的剂量未变，但突然对该药失效而出现了严重的呼吸困难。也可因感染、电解质紊乱或其他不明原因所致。

以上 3 种危象中肌无力危象最常见，其次为反拗性危象，真正的胆碱能危象甚为罕见。

【治法】

益肾健脾，养肝化湿。

【取穴】

肩髃、曲池、合谷、阳溪、髀关、梁丘、足三里、解溪、尺泽、肺俞、阴陵泉、脾俞、中脘、胃俞、肝俞、肾俞、悬钟、阳陵泉。根据症状加八字针法的特定穴位，即十二神针、观形施针穴、病灶对应穴、皮下定向穴。

【穴位位置】

肩髃（手阳明大肠经）：在肩部，三角肌上，臂外展，或向前平伸时，当肩峰前下方凹陷处。

曲池（手阳明大肠经）：肘横纹外侧端，屈肘，当尺泽与肱骨外上髁连线中点。

合谷（手阳明大肠经）：手背第1、2掌骨间，当第2掌骨桡侧的中点处。

阳溪（手阳明大肠经）：在腕背横纹桡侧，手拇指向上翘起时，当拇短伸肌腱与拇长伸肌腱之间的凹陷中。

髀关（足阳明胃经）：在股前区，股直肌近端、缝匠肌与阔筋膜张肌3条肌肉之间凹陷中。

梁丘（足阳明胃经）：在股前区，髌底上2寸，髂前上棘与髌底外侧端的连线上。

足三里（足阳明胃经）：在小腿外侧，犊鼻下3寸，犊鼻与解溪连线上。

解溪（足阳明胃经）：足背踝关节横纹中央凹陷处，当拇长伸肌腱与趾长伸肌腱之间。

尺泽（手太阴肺经）：位于肘横纹中，肱二头肌腱桡侧凹陷处。

肺俞（足太阳膀胱经）：在背部，当第3胸椎棘突下，旁开1.5寸。

阴陵泉（足太阴脾经）：在小腿内侧，胫骨内侧下缘与胫骨内侧缘之间的凹陷中。

脾俞（足太阳膀胱经）：在背部，当第11胸椎棘突下，旁开1.5寸。

中脘（任脉）：在上腹部，前正中线上，脐上4寸处。

胃俞（足太阳膀胱经）：在背部，当第12胸椎棘突下，旁开1.5寸。

肝俞（足太阳膀胱经）：在背部，当第9胸椎棘突下，旁开1.5寸。

肾俞（足太阳膀胱经）：在腰部，当第2腰椎棘突下，旁开1.5寸。

悬钟（足少阳胆经）：在小腿外侧，当外踝尖上3寸，腓骨前缘。

阳陵泉（足少阳胆经）：在小腿外侧，当腓骨头前下方凹陷处。

【针法】

肩髃、曲池、合谷、阳溪、髀关、梁丘、足三里、解溪、肺俞、脾俞、胃俞、肝俞、肾俞、悬钟、阳陵泉用补法，尺泽、阴陵泉、中脘用泻法。

周期性瘫痪症

【概念】

周期性瘫痪是指反复发作性的骨骼肌弛缓性瘫痪为主要表现的一组肌病。按发作时血清钾含量的变化可分为低钾型、正钾型和高钾型三类，其中以低钾型最多见。按病因可分为原发性和继发性两类。原发性系指发病机制尚不明了和具有遗传性者；继发性则是继发于其他疾病引起的血钾改变而致病者，见于甲状腺功能亢进、原发性醛固酮增对症、17－α－羟化酶缺乏和钡剂中毒等。

【临床表现】

1. 低血钾型周期性瘫痪

任何年龄均可发病，以青壮年（20～40岁）发病居多，男多于女，男女比例3～4：1，随年龄增长而发病次数减少。饱餐（尤其是碳水化合物进食过多）、酗酒、剧烈运动、过劳、寒冷或情绪紧张等均可诱发。多在夜间或清晨醒来时发病，表现为四肢弛缓性瘫痪，程度可轻可重，肌无力常由双下肢开始，后延及双上肢，两侧对称，近端较重；肌张力减低，腱反射减弱或消失。患者神志清楚，构音正常，头眼面部、咽喉肌肉很少受累，尿便功能正常，但严重病例，可累及膈肌、呼吸肌、心肌等，出现血压下降，严重的心律失常，治疗不及时可能发生心搏骤停或因呼吸肌麻痹而死亡。发作一般持续6～24小时，或1～2天，个别病例可持续一周。最晚瘫痪的肌肉往往先恢复。发作间期一切正常；发作频率不等，可数周或数月1次，个别病例发作频繁，甚至每天均有发作，也有数年1次或终生仅发作1次者。40岁以后发病逐渐减少，直至停发。若并发于肾上腺肿瘤和甲状腺功能亢进者，则发作常较频繁。发作后可有持续数天的受累肌肉疼痛及强直。频繁发作者可有下肢近端持久性肌无力和局限性肌萎缩。发作时血清钾一般降到3.5毫摩尔/升以下，尿钾也减少，血钠可升高。心电图可呈低血钾改变，如出现U波、QT间期延长、S－T段下降等。肌电图显示电位幅度降低或消失，严重者电刺激无反应。

2. 高血钾型周期性瘫痪

较少见，多在10岁前起病，男性居多，常因饥饿、剧烈运动、寒冷或服钾盐诱发，白天发病。肌无力从下肢近端开始，然后影响到上肢、颈部和颅神经支配的肌肉，瘫痪程度一般较轻，但常伴有肌肉痛性痉挛。持续时间较短，不足一小时，一日多次或一年一次。部分患者可有强直体征，累及面、眼睑、舌肌和手部。多数病例在30岁左右趋于好转，逐渐终止发作。发作时心电图改变，T波高尖，QT间期延长，以后逐渐出现R波降低，S波增深，ST段下降，P-R间期及QRS时间延长。对诊断有困难者，可作诱发试验：口服氯化钾（3~8g）常可诱发或使原有瘫痪症状加重。这是因为高钾型周期性瘫痪，对外源性钾的摄入比本身血清钾含量变化更为敏感。

3. 正常血钾型周期性瘫痪

很少见，发作前常有极度嗜盐，烦渴等表现。其症状表现类似低血钾周期性瘫痪，但持续时间大都在10天以上；又类似高血钾型周期性瘫痪，给予钾盐可诱发。但与二者不同之处为发作期间血钾浓度正常，以及给予氯化钠可使肌无力减轻，若减少食盐量可诱致临床发作。

【治法】

补益肝肾，醒脾化湿。

【取穴】

公孙、足三里、绝骨、申脉、昆仑、阳辅、太冲、曲池、大陵、合谷、手三里、中渚、环跳、阴陵泉、阳陵泉、太溪、至阴、列缺。根据症状加八字针法的特定穴位，即十二神针、观形施针穴、病灶对应穴、皮下定向穴。

【穴位位置】

公孙（足太阴脾经）：在足内侧缘，当第一跖骨基底部的前下方。

足三里（足阳明胃经）：在小腿外侧，犊鼻下3寸，犊鼻与解溪连线上。

绝骨（足少阳胆经）：在小腿外侧，当外踝尖上3寸，腓骨前缘处。

申脉（足太阳膀胱经）：位于外踝直下方凹陷中，在腓骨长短肌腱上缘。

昆仑（足太阳膀胱经）：在足部外踝后方，当外踝尖与跟腱之间的凹陷处。

阳辅（足少阳胆经）：位于小腿外侧，当外踝尖上4寸，腓骨前缘稍前方。

太冲（足厥阴肝经）：位于足背侧，第一、二跖骨结合部之前凹陷处。

曲池（手阳明大肠经）：肘横纹外侧端，屈肘，当尺泽与肱骨外上髁连线中点。

大陵（手厥阴心包经）：在腕掌横纹的中点处，当掌长肌腱与桡侧腕屈肌腱之间。

合谷（手阳明大肠经）：手背第1、2掌骨间，当第2掌骨桡侧的中点处。

手三里（手阳明大肠经）：在前臂背面桡侧，在阳溪与曲池穴连线上，肘横纹下2寸处。

中渚（手少阳三焦经）：在手背，第四、五掌骨小头后缘之间凹陷中，当液门穴直上1寸处。

环跳（足少阳胆经）：在臀外下部，当股骨大转子最凸点与骶管裂孔连线的外1/3与中1/3交点处。

阴陵泉（足太阴脾经）：在小腿内侧，胫骨内侧下缘与胫骨内侧缘之间的凹陷中。

阳陵泉（足少阳胆经）：在小腿外侧，当腓骨头前下方凹陷处。

太溪（足少阴肾经）：在足踝区，内踝尖与跟腱之间的凹陷处。

至阴（足太阳膀胱经）：位于足小趾趾甲角旁0.1寸。

列缺（手太阴肺经）：在前臂桡侧缘，桡骨茎突上方，腕横纹上1.5寸，当肱桡肌与拇长展肌腱之间。或者以左右两手虎口交叉，一手食指押在另一手的桡骨茎突上，当食指尖到达之凹陷处取穴。

【针法】

足三里、绝骨、申脉、昆仑、阳辅、曲池、合谷、手三里、中渚、环跳、阳陵泉、至阴用补法，公孙、太冲、大陵、阴陵泉、太溪、列缺用泻法。

癔症性瘫痪

【概念】

以青年女性多见。此病的发生往往存在有癔症特殊性格基础，由于精神刺激、不良的环境暗示和自我暗示的作用而发病。

【临床表现】

癔症性瘫痪可表现为截瘫、偏瘫和单瘫。体格检查时腱反射正常或增强，无病理反射等神经系统阳性体征。无肌肉萎缩。在无人注意时或患者注意力转移时，可出现瘫痪肢体的活动。瘫痪肢体可伴有感觉障碍，但不符合神经解剖分布规律。症状可因暗示而加重或减轻。

【治法】

清肝化痰，补脾益肾。

【取穴】

尺泽、肺俞、中脘、足三里、胃俞、肝俞、肾俞、悬钟、阳陵泉。根据症状加八字针法的特定穴位，即十二神针、观形施针穴、病灶对应穴、皮下定向穴。

【穴位位置】

尺泽（手太阴肺经）：位于肘横纹中，肱二头肌腱桡侧凹陷处。

肺俞（足太阳膀胱经）：在背部，当第3胸椎棘突下，旁开1.5寸。

中脘（任脉）：在上腹部，前正中线上，脐上4寸处。

足三里（足阳明胃经）：在小腿外侧，犊鼻下3寸，犊鼻与解溪连线上。

胃俞（足太阳膀胱经）：在背部，当第12胸椎棘突下，旁开1.5寸。

肝俞（足太阳膀胱经）：在背部，当第9胸椎棘突下，旁开1.5寸。

肾俞（足太阳膀胱经）：在腰部，当第2腰椎棘突下，旁开1.5寸。

悬钟（足少阳胆经）：在小腿外侧，当外踝尖上3寸，腓骨前缘。

阳陵泉（足少阳胆经）：在小腿外侧，当腓骨头前下方凹陷处。

【针法】

尺泽、中脘用补法，肺俞、足三里、胃俞、肝俞、肾俞、悬钟、阳陵泉用泻法。

急性阑尾炎

【概念】

急性阑尾炎是外科常见病，居各种急腹症的首位。转移性右下腹痛及阑尾点压痛、反跳痛为其常见临床表现，但是急性阑尾炎的病情变化多端。其临床表现为持续伴阵发性加剧的右下腹痛、恶心、呕吐，多数病人白细胞和嗜中性粒细胞计数增高。右下腹阑尾区（麦氏点）压痛，则是该病重要体征。急性阑尾炎一般分四种类型：急性单纯性阑尾炎，急性化脓性阑尾炎，坏疽及穿孔性阑尾炎和阑尾周围脓肿。

【临床表现】

1. 腹痛

典型的急性阑尾炎初期有中上腹或脐周疼痛，数小时后腹痛转移并固定于右下腹。早期阶段为一种内脏神经反射性疼痛，故中上腹和脐周疼痛范围较弥散，常不能确切定位。当炎症波及浆膜层和壁腹膜时，疼痛即固定于右下腹，原中上腹或脐周痛即减轻或消失。因此，无典型的转移性右下腹疼痛史并不能除外急性阑尾炎。

单纯性阑尾炎常呈阵发性或持续性胀痛和钝痛，持续性剧痛往往提示为化脓性或坏疽性阑尾炎。持续剧痛波及中下腹或两侧下腹，常为阑尾坏疽穿孔的征象。有时阑尾坏疽穿孔，腹痛反而有所缓解，但这种疼痛缓解的现象是暂时的，且其他伴随的症状和体征并未改善，甚至有所加剧。

2. 胃肠道症状

单纯性阑尾炎的胃肠道症状并不突出。在早期可能由于反射性胃痉挛而有恶心、呕吐。盆腔位阑尾炎或阑尾坏疽穿孔可有排便次数增多。

3. 发热

一般只有低热，无寒战，化脓性阑尾炎一般亦不超过38℃。高热多见于阑尾坏疽、穿孔或已并发腹膜炎。伴有寒战和黄疸，则提示可能并发化脓性门静脉炎。

4. 压痛和反跳痛

腹部压痛是壁腹膜受炎症刺激的表现。阑尾压痛点通常位于麦氏点，即右髂前上棘与脐连线的中、外1/3交界处。随阑尾解剖位置的变异，压痛点可相应改变，但关键是右下腹有一固定的压痛点。反跳痛也称Blumberg征。在肥胖或盲肠后位阑尾炎的病人，压痛可能较轻，但有明显的反跳痛。

5. 腹肌紧张

阑尾化脓即有此体征，坏疽穿孔并发腹膜炎时腹肌紧张尤为显著。但老年或肥胖病人腹肌较弱，须同时检查对侧腹肌进行对比，才能判断有无腹肌紧张。

6. 皮肤感觉过敏

在早期，尤其在阑尾腔有梗阻时，可出现右下腹皮肤感觉过敏现象，范围相当于第10～12胸髓节段神经支配区，位于右髂嵴最高点、右耻骨嵴及脐构成的三角区，也称Sherren三角，它并不因阑尾位置不同而改变，如阑尾坏疽穿孔则在此三角区的皮肤感觉过敏现象即消失。

【治法】

清热化瘀，行气导滞。

【取穴】

阑尾、足三里、大横、陷谷、大肠俞、天枢、上巨虚、中脘、手三里。根据症状加八字针法的特定穴位，即十二神针、观形施针穴、病灶对应穴、皮下定向穴。

【穴位位置】

阑尾（经外奇穴・下肢）：在小腿前侧上部，当犊鼻下5寸，胫骨前缘旁开一横指。

足三里（足阳明胃经）：在小腿外侧，犊鼻下3寸，犊鼻与解溪连线上。

大横（足太阴脾经）：在腹中部，距脐中4寸。

陷谷（足阳明胃经）：在足背，当第2、3跖骨结合部前方凹陷处。

大肠俞（足太阳膀胱经）：在腰部，当第4腰椎棘突下，旁开1.5寸。

天枢（足阳明胃经）：位于腹部，横平脐中，前正中线旁开2寸。

上巨虚（足阳明胃经）：在小腿前外侧，当犊鼻下6寸，距胫骨前缘一横指（中指）。

中脘（任脉）：在上腹部，前正中线上，脐上4寸处。

手三里（手阳明大肠经）：在前臂背面桡侧，在阳溪与曲池穴连线上，肘横纹下2寸处。

【针法】

大横、中脘用补法，阑尾、足三里、陷谷、大肠俞、天枢、上巨虚、手三里用泻法。

软组织损伤

【概念】

软组织损伤指软组织或骨骼肌肉受到直接或间接暴力，或长期慢性劳损引起的一大类创伤综合征。组织受创后出现微循环障碍、无菌性炎症，致使局部肿胀疼痛。

【临床表现】

以肿胀、疼痛为主要表现。急性期，局部渗血、水肿，疼痛剧烈。晚期可能出现肌肉、肌腱的粘连、缺血性挛缩，关节周围炎，甚至引起关节僵直。

1. 扭伤指间接暴力使肢体和关节周围的筋膜、肌肉、韧带过度扭曲、牵拉，引起损伤或撕裂。多发生在关节及关节周围的组织。

2. 挫伤指直接暴力打击或冲撞肢体局部，引起该处皮下组织、肌肉、肌腱等损伤。以直接受损部位为主。

颈、肩、肘、腕、指间、腕、膝、踝、腰等部位都可引起扭挫伤。其中腰部扭挫伤最常见，多见于青壮年。

【治法】

活血化瘀，通络止痛。

【取穴】

肩髃、肩髎、肩贞、曲池、小海、天井、阳池、阳溪、阳谷、肾俞、腰阳关、委中、解溪、昆仑、丘墟、气海、尺泽、人中、束骨、支沟、阳陵泉、皮下定向穴。

【穴位位置】

肩髃（手阳明大肠经）：在肩部，三角肌上，臂外展，或向前平伸时，当肩峰前下方凹陷处。

肩髎（手少阳三焦经）：在肩部，肩髃后方，当臂外展时，于肩峰后下方呈现凹陷处。

肩贞（手太阳小肠经）：在肩关节后下方，臂内收时，腋后纹头上1寸。

曲池（手阳明大肠经）：肘横纹外侧端，屈肘，当尺泽与肱骨外上髁连线中点。

小海（手太阳小肠经）：微屈肘，在肘内侧，当尺骨鹰嘴与肱骨内上髁之间凹陷处。

天井（手少阳三焦经）：位于臂外侧，屈肘时当肘尖直上1寸凹陷处。

阳池（手少阳三焦经）：在腕背部横纹中，指伸肌腱的尺侧凹陷处。

阳溪（手阳明大肠经）：在腕背横纹桡侧，手拇指向上翘起时，当拇短伸肌腱与拇长伸肌腱之间的凹陷中。

阳谷（手太阳小肠经）：在手腕尺侧，当尺骨茎突与三角骨之间的凹陷中。

肾俞（足太阳膀胱经）：在腰部，当第2腰椎棘突下，旁开1.5寸。

腰阳关（督脉）：在腰部，当后正中线上，第4腰椎棘突下凹陷中。

委中（足太阳膀胱经）：位于膝后区，腘横纹的中点。

解溪（足阳明胃经）：足背踝关节横纹中央凹陷处，当拇长伸肌腱与趾长伸肌腱之间。

昆仑（足太阳膀胱经）：在足部外踝后方，当外踝尖与跟腱之间的凹陷处。

丘墟（足少阳胆经）：在足背，外踝前下方，当趾长伸肌腱的外侧，距跟关节间凹陷处。

气海（任脉）：在下腹部，前正中线上，当脐下1.5寸。

尺泽（手太阴肺经）：位于肘横纹中，肱二头肌腱桡侧凹陷处。

人中（督脉）：位于上嘴唇沟的上三分之一与下三分之二交界处，为急救昏厥要穴。

束骨（足太阳膀胱经）：位于第5跖趾关节后方，赤白肉际处，在小趾外展肌下方。

支沟（手少阳三焦经）：位于前臂背侧，当阳池与肘尖的连线上，腕背横纹上3寸，尺骨与桡骨之间。

阳陵泉（足少阳胆经）：在小腿外侧，当腓骨头前下方凹陷处。

皮下定向穴：以痛为腧，凡按压时有酸、麻、胀、痛、重等感觉及皮肤变化处。或关节下方阴阳两侧任取一点，斜刺进针呈向心性，针尖朝向上方关节的方向所取的穴位。

【针法】

肩髃、肩髎、肩贞、曲池、小海、天井、阳池、阳溪、阳谷、肾俞、腰阳关、委中、解溪、昆仑、丘墟、人中、束骨、支沟、阳陵泉用补法，气海、尺泽、皮下定向穴用泻法。

月经不调

【概念】

月经失调也称月经不调，是妇科常见疾病，表现为月经周期或出血量的异常，可伴月经前、经期时的腹痛及全身症状。病因可能是器质性病变或是功能失常。

【临床表现】

表现为月经周期或出血量的紊乱有以下几种情况：

1. 不规则子宫出血

这是一个临床症状，具体包括：月经过多或持续时间过长或淋漓出血。常见于子宫肌瘤、子宫内膜息肉、子宫内膜异位症等疾病情况或功能失调性子宫出血。

2. 功能失调性子宫出血

指内外生殖器无明显器质性病变，而由内分泌调节系统失调所引起的子宫异常出血。是月经失调中最常见的一种，常见于青春期及更年期。分为排卵性和无排卵性两类，约85%病例属无排卵性功血。

3. 闭经

是妇科疾病中常见的症状，可以由各种不同的原因引起。通常将闭经分为原发性和继发性两种。凡年过18岁仍未行经者称为原发性闭经；在月经初潮以后，正常绝经以前的任何时间内（妊娠或哺乳期除外），月经闭止超过6个月者称为继发性闭经。

4. 绝经

绝经意味着月经终止，指月经停止12个月以上。但围绝经期常有月经周期和月经量的改变。表现为月经周期缩短，以滤泡期缩短为主，无排卵和月经量增多。

【治法】

调补肝肾，清热活血。

【取穴】

关元、血海、气海、气穴、气冲、三阴交、行间、间使、照海、天枢。根据症状加八字针法的特定穴位，即十二神针、观形施针穴、病灶对应穴、皮下定向穴。

【穴位位置】

关元（任脉）：在下腹部，前正中线上，当脐下3寸。

血海（足太阴脾经）：屈膝，在大腿内侧，髌底内侧端上 2 寸，当股四头肌内侧头的隆起处。

气海（任脉）：在下腹部，前正中线上，当脐下 1.5 寸。

气穴（足少阴肾经）：位于脐中下 3 寸，前正中线旁开 0.5 寸。

气冲（足阳明胃经）：在腹股沟稍上方，当脐中下 5 寸，距前正中线 2 寸。

三阴交（足太阴脾经）：在小腿内侧，内踝尖上 3 寸，胫骨内侧缘后际。

行间（足厥阴肝经）：在足背侧，当第 1、2 趾间，趾蹼缘的后方赤白肉际处。

间使（手厥阴心包经）：在前臂掌侧，当曲泽与大陵的连线上，腕横纹上 3 寸，掌长肌腱与桡侧腕屈肌腱之间。

照海（足少阴肾经）：在踝区，内踝尖下 1 寸，内踝下缘边际凹陷中。

天枢（足阳明胃经）：位于腹部，横平脐中，前正中线旁开 2 寸。

【针法】

关元、血海、气海、气穴、三阴交、行间、间使、照海用补法，气冲、天枢用泻法。

产后腹痛

【概念】

产后腹痛，中医病名。孕妇分娩后，由于子宫的缩复作用，小腹呈阵阵作痛，于产后 1～2 日出现，持续 2～3 日自然消失，西医学称“宫缩痛”“产后痛”，属生理现象，一般不需治疗。若腹痛阵阵加剧，难以忍受，或腹痛绵绵，疼痛不已，影响产妇的康复，则为病态，应予治疗。

【临床表现】

新产后至产褥期内出现小腹部阵发性剧烈疼痛，或小腹隐隐作痛，多日不解，不伴寒热，常伴有恶露量少，色紫黯有块，排出不畅；或恶露量少，色淡红。

【治法】

调理冲任，温经散寒，化瘀止痛。

【取穴】

关元、气海、膈俞、足三里、三阴交、肾俞、中极、归来、血海、太冲。根据症状加八字针法的特定穴位，即十二神针、观形施针穴、病灶对应穴、皮下定向穴。

【穴位位置】

关元（任脉）：在下腹部，前正中线上，当脐下 3 寸。

气海（任脉）：在下腹部，前正中线上，当脐下 1.5 寸。

膈俞（足太阳膀胱经）：在背部，当第 7 胸椎棘突下，旁开 1.5 寸。

足三里（足阳明胃经）：在小腿外侧，犊鼻下 3 寸，犊鼻与解溪连线上。

三阴交（足太阴脾经）：在小腿内侧，内踝尖上 3 寸，胫骨内侧缘后际。

肾俞（足太阳膀胱经）：在腰部，当第 2 腰椎棘突下，旁开 1.5 寸。

中极（任脉）：在下腹部，前正中线上，当脐下 4 寸。

归来（足阳明胃经）：在下腹部，当脐中下 4 寸，距前正中线 2 寸。

血海（足太阴脾经）：屈膝，在大腿内侧，髌底内侧端上 2 寸，当股四头肌内侧头的隆起处。

太冲（足厥阴肝经）：位于足背侧，第一、二跖骨结合部之前凹陷处。

【针法】

膈俞、足三里、肾俞、归来用补法，关元、气海、三阴交、中极、血海、太冲用泻法。

小儿腹泻

【概念】

小儿腹泻，是多病原、多因素引起的以腹泻为主的一组疾病。主要特点为大便次数增多和性状改变，可伴有发热、呕吐、腹痛等症状及不同程度水、电解质、酸碱平衡紊乱。病原可由病毒（主要为人类轮状病毒及其他肠道病毒）、细菌（致病性大肠杆菌、产毒性大肠杆菌、出血性大肠杆菌、侵袭性大肠杆菌以及鼠伤寒沙门氏菌、空肠弯曲菌、耶氏菌、金葡菌等）、寄生虫、真菌等引起。肠道外感染、滥用抗生素所致的肠道菌群紊乱、过敏、喂养不当及气候因素也可致病。是 2 岁以下婴幼儿的常见病。

【临床表现】

1. 腹泻常伴症状

（1）轻型：起病可缓可急，以胃肠道症状为主，食欲不振，偶有溢乳或呕吐，大便次数增多（3 ~ 10 次/天）及性状改变；无脱水机全身酸中毒症状，多在数日内痊愈，常有饮食因素及肠道外感染引起。在佝偻病或营养不良患儿，腹泻虽轻，但常迁延，可继发其他疾病。患儿可表现为无力、苍白、食欲低下。大便镜检可见少量白细胞。

（2）重型：常急性起病，也可由轻型逐渐加重、转变而来，除有较重的胃肠道症状外，还有较明显的脱水、电解质紊乱和全身中毒症状（发热、烦躁、精神萎靡、嗜睡甚至昏迷、休克）。多由肠道内感染引起。

1）胃肠道症状：常有呕吐，严重者可呕吐咖啡色液体，食欲低下，腹泻频繁，大便每日十至数十次，多为黄色水样或蛋花样便，含有少量黏液，少数患儿也可有少量血便。

2）脱水：由于吐泻丢失液体和摄入量不足，使液体总量尤其是细胞外液量减少，导致不同程度脱水（见表1），由于腹泻患儿丧失的水分和电解质的比例不同，可造成等渗、低渗或高渗性脱水（见表2），以前两者多见。

3）代谢性酸中毒：一般与脱水程度平行。轻者无明显表现，重者可有面色灰白、口唇樱红、呼吸深快、精神萎靡、烦躁不安、甚至昏迷。根据血C02CP分为轻度（18～13mmol/L）、中度（13～9mmol/L）、重度（<9mmol/L）。

4）低钾血症：多见于急性腹泻脱水部分纠正后，或慢性腹泻和营养不良伴腹泻者。临床表现为精神萎靡，肌张力降低、腱反射减弱、腹胀、肠鸣音减弱，心率加快、心音低钝；血清钾<3.5mmol/L；心电图示T波增宽、低平、倒置，出现U波及心律失常。

5）低钙血症和低镁血症：活动性佝偻病患儿脱水酸中毒纠正后出现惊厥，应考虑低钙的可能，当用钙剂无效时，应考虑低镁的可能。血镁正常值为0.74～0.99mmol/L（1.8～2.4mg/dl），<0.58mmol/L（1.4mg/dl）可出现惊厥或手足搐搦。

表1　脱水程度判断

临床表现	脱水程度		
程度	轻度	中度	重度
丢失液体量（%）	5	5～10	10
（ml/kg）	30～50	50～100	100～120
尿量	稍减少	显著减少	极少
脉搏	有力	快而弱	几乎摸不到
神志	稍烦躁	萎靡，烦躁	模糊、嗜睡甚至昏迷
皮肤弹性	尚好	较差	极差＊
前囟	稍凹陷	较凹陷	极凹陷

（续表）

临床表现	脱水程度		
程度	轻度	中度	重度
眼窝	正常或稍凹陷	较凹陷	极凹陷
眼泪	有泪	泪少	无泪
口腔黏膜	稍干	较干燥	极干燥
四肢末端	暖	凉	厥冷，发绀
血压	正常	正常或稍低	降低，休克

表2　脱水性质判断

脱水性质	血清钠 mmol/L	发生率%	主要症状
等渗性	130～150	40～80	重者有循环障碍
低渗性	<130	20～50	口渴不明显，循环障碍更明显
高渗性	>150	较少	烦渴，高热，神经系统症状突出

2. 几种常见类型肠炎的临床特点

（1）轮状病毒性肠炎：多见于6月～2岁婴幼儿，秋冬季发病，常常病初发生呕吐，后出现腹泻，大便呈水样或蛋花汤样，易出现水、电解质紊乱的症状，常伴发热和上感症状，为自限性疾病，病程3～8天，大便镜检偶有少量白细胞，大便轮状病毒检测（ELISA法）可快速诊断。

（2）致病性大肠杆菌肠炎：多见于2岁以下婴幼儿，多发生在气温较高季节，以5～8月份最多。起病较缓，大便呈黄色蛋花汤样便，有腥臭味和较多黏液，常有呕吐，多无发热和全身症状，大便镜检有少量白细胞，细菌培养可明确诊断。

（3）侵袭性大肠杆菌肠炎：主要感染学龄儿童，起病急，腹泻频繁，大便黏冻状含脓血，常伴呕吐、腹痛及里急后重，可有高热，全身中毒症状重，甚至休克。临床表现与菌痢难以鉴别，需做大便培养。

（4）产毒性大肠杆菌肠炎：一年四季均有发病，以9～11月为高发季节。在新生儿室可造成暴发性流行，也是旅游者腹泻的主要病原。本病经粪——口途径传播，潜伏期12～24小时。起病急骤；大便每日10～20次，水样便，腹泻时伴腹痛或绞痛、恶心、呕吐、精神萎靡和发热，严重者伴水、电解质和酸碱平衡紊乱。病程持续数日，有自限性。

（5）出血性大肠杆菌肠炎：好发于夏秋季，各年龄均可发生，潜伏期2～7天。起病急，病情重。有发热、恶心、呕吐、腹痛，大便次数多，开始为水样便，后为血水便，有特殊臭味，大便镜检有大量红细胞，常无白细胞。

(6) 鼠伤寒沙门菌肠炎：大多数为2岁以下小儿，全年发病，以夏季多见，应注意流行病学史；主要症状为腹泻，大便性状多样，不消化便、水样便、黏液样便甚至脓血便；病情轻重不一，重者可发生休克、DIC；部分患儿呈败血症表现，热程较长。半数患儿病后大便排菌约2周，甚至更长。

(7) 金黄色葡萄球菌肠炎：有长期应用广谱抗生素史，大便黄绿色水样，似海水色，黏液多，有腥臭味；伴有不同程度的全身中毒症状；大便镜检有大量脓细胞和成簇的G+球菌，便培养有金葡菌生长，凝固酶阳性。

(8) 真菌性肠炎：多见于营养不良儿或有长期应用广谱抗生素史，患儿常伴鹅口疮；主要症状为腹泻，大便黄稀，泡沫多，有发酵味，有时呈豆腐渣样；大便镜检有真菌孢子体和菌丝，沙氏培养基作真菌培养确诊。

(9) 伪膜性肠炎：由难辨梭状芽孢杆菌引起。除胃肠道外用的氨基糖甙类抗生素和万古霉素外，几乎各种抗生素均可诱发本病。可在用药1周内或早到数小时迟至停药后4~6周发病。亦见于外科手术后、肠梗阻、肠套叠、巨结肠等体弱患者。本菌大量繁殖，产生毒素A（肠毒素）和毒素B（细胞毒素）2种毒素致病。主要症状为发热、腹泻，轻症大便每日数次，停用抗生素后很快痊愈；重症频泻，黄绿色水样便，可有伪膜排出，少数大便带血，可出现脱水、电解质紊乱和酸中毒、中毒性巨结肠，肠穿孔。外周血象增高。伴有腹痛、腹胀和全身中毒症状，甚至发生休克。对可疑病例可行纤维、电子结肠镜检查。大便厌氧菌培养、组织培养法检测细胞毒素可帮助确诊。

【治法】

健脾导滞，清热利湿，和中止泻。

【取穴】

中脘、天枢、足三里、曲池、内庭、建里、气海、脾俞、肾俞、章门。根据症状加八字针法的特定穴位，即十二神针、观形施针穴、病灶对应穴、皮下定向穴。

【穴位位置】

中脘（任脉）：在上腹部，前正中线上，脐上4寸处。

天枢（足阳明胃经）：位于腹部，横平脐中，前正中线旁开2寸。

足三里（足阳明胃经）：在小腿外侧，犊鼻下3寸，犊鼻与解溪连线上。

曲池（手阳明大肠经）：肘横纹外侧端，屈肘，当尺泽与肱骨外上髁连线中点。

内庭（足阳明胃经）：足背第2、第3趾间，趾蹼缘后方赤白肉际处。

建里（任脉）：在上腹部，前正中线上，在脐中上3寸。

气海（任脉）：在下腹部，前正中线上，当脐下1.5寸。

脾俞（足太阳膀胱经）：在背部，当第11胸椎棘突下，旁开1.5寸。

肾俞（足太阳膀胱经）：在腰部，当第2腰椎棘突下，旁开1.5寸。

章门（足厥阴肝经）：位于腹侧，腋中线第十一肋骨端稍下处，屈肘合腋时，当肘尖尽处。

【针法】

天枢、足三里、曲池、内庭、脾俞、肾俞用补法，中脘、建里、气海、章门用泻法。

急性结膜炎

【概念】

正常情况下，结膜具有一定防御能力，但当防御能力减弱或外界致病因素增加时，将引起结膜组织炎症发生，这种炎症统称为结膜炎。按病程可分为超急性、急性、亚急性、慢性结膜炎。

【临床表现】

自觉症状常有眼部异物感、烧灼感、发痒和流泪等。体征常有：①结膜充血和水肿；②分泌物增多；③结膜下出血；④乳头增生；⑤滤泡形成；⑥膜或假膜形成；⑦耳前淋巴结肿大和压痛。

【治法】

清热消肿，祛除风热。

【取穴】

合谷、太冲、睛明、太阳、上星、神庭、足三里。根据症状加八字针法的特定穴位，即十二神针、观形施针穴、病灶对应穴、皮下定向穴。

【穴位位置】

合谷（手阳明大肠经）：手背第1、2掌骨间，当第2掌骨桡侧的中点处。

太冲（足厥阴肝经）：位于足背侧，第一、二跖骨结合部之前凹陷处。

睛明（足太阳膀胱经）：在面部，目内眦角稍上方凹陷处。

太阳（经外奇穴·头颈）：在耳郭前面，前额两侧，外眼角延长线的上方。

上星（督脉）：人体的头部，当前发际正中直上1寸。

神庭（督脉）：在头部，当前发际正中直上0.5寸。

足三里（足阳明胃经）：在小腿外侧，犊鼻下3寸，犊鼻与解溪连线上。

【针法】

太冲用补法，合谷、睛明、太阳、上星、神庭、足三里用泻法。

流行性角结膜炎

【概念】

一种常见的结膜炎，可由多种病毒引起，临床上可归纳为两组。一组以急性滤泡性结膜炎为主要表现，包括流行性角结膜炎、流行性出血性结膜炎、咽结膜热、单疱病毒性结膜炎和新城鸡瘟结膜炎。一组表现为相对的亚急性或慢性结膜炎，包括传染性软疣性睑结膜炎、麻疹性角结膜炎等。轻度的病毒性结膜炎有迅速自限性，严重的可有全身症状。除典型者外，临床表现有较大差异，这和致病病毒毒力及个体免疫状况有关。

【临床表现】

主要表现为急性滤泡性结膜炎，常合并有角膜病变，急性发病，潜伏期5~7天。初发时异物感、水样分泌物、疼痛、畏光和流泪等。眼睑水肿、眼球结膜显著充血、球结膜水肿，睑结膜及穹隆部48小时内出现大量滤泡。结膜滤泡可被水肿的结膜掩盖。耳前淋巴结肿大并有压痛。偶有结膜下出血，少数严重者可出现结膜假膜或膜的形成。也可出现腺病毒性角膜炎，角膜发生上皮下和浅基质层点状浸润。视力可受影响，以后恢复正常。成人多局限于外眼表现；儿童可有全身症状、如发热、咽痛、中耳炎、腹泻等。

【治法】

清泄风热，消肿定痛。

【取穴】

合谷、太冲、睛明、太阳、神庭、上星、囟会、前顶、百会、光明、足三里。根据症状加八字针法的特定穴位，即十二神针、观形施针穴、病灶对应穴、皮下定向穴。

【穴位位置】

合谷（手阳明大肠经）：手背第1、2掌骨间，当第2掌骨桡侧的中点处。

太冲（足厥阴肝经）：位于足背侧，第一、二跖骨结合部之前凹陷处。

睛明（足太阳膀胱经）：在面部，目内眦角稍上方凹陷处。

太阳（经外奇穴·头颈）：在耳郭前面，前额两侧，外眼角延长线的上方。

神庭（督脉）：在头部，当前发际正中直上0.5寸。

上星（督脉）：人体的头部，当前发际正中直上1寸。

囟会（督脉）：在头部，当前发际正中直上3寸（百会前3寸）。

前顶（督脉）：在头部，当前发际正中直上3.5寸（百会前0.5寸）。

百会（督脉）：头顶正中线与两耳尖连线的交叉处。

光明（足少阳胆经）：在小腿外侧，当外踝尖上5寸，腓骨前缘。

足三里（足阳明胃经）：在小腿外侧，犊鼻下3寸，犊鼻与解溪连线上。

【针法】

太冲用补法，合谷、睛明、太阳、神庭、上星、囟会、前顶、百会、光明、足三里用泻法。

上睑下垂

【概念】

上睑下垂系指提上睑肌和Müller平滑肌的功能不全或丧失，以致上睑呈现部分或全部下垂，轻者遮盖部分瞳孔，严重者瞳孔全部被遮盖，先天性者还可造成弱视。为了克服视力障碍，双侧下垂者，因需仰首视物，形成一种仰头皱额的特殊姿态。

【临床表现】

1. 麻痹性上睑下垂

动眼神经麻痹所致。多为单眼，常合并有动眼神经支配其他眼外肌或眼内肌麻痹。

2. 交感神经性上睑下垂

为Müller肌的功能障碍或因颈交感神经受损所致，如为后者，则同时出现同侧瞳孔缩小、眼球内陷、颜面潮红及无汗等，称为Horner综合征。

3. 肌源性上睑下垂

多见于重症肌无力症，常伴有全身随意肌容易疲劳的现象。这种睑下垂的特点是休息后好转，连续瞬目时立即加重，早晨轻而下午重，皮下或肌内注射新斯的明，15～30分钟后症状暂时缓解。

4. 其他

（1）外伤损伤了动眼神经或提上睑肌、Müller肌，可引起外伤性上睑下垂。

（2）眼睑本身的疾病，如重症沙眼、睑部肿瘤等，使眼睑重量增加而引起机械性上睑下垂。

（3）无眼球、小眼球、眼球萎缩及各种原因导致眶脂肪或眶内容物减少，可引起假性上睑下垂。

【治法】

补益中气，祛风通络。

【取穴】

攒竹、丝竹空、阳白、风池、合谷、足三里、三阴交。根据症状加八字针法的特定穴位，即十二神针、观形施针穴、病灶对应穴、皮下定向穴。

【穴位位置】

攒竹（足太阳膀胱经）：在面部，眉头凹陷中，额切际处。

丝竹空（手少阳三焦经）：在面部，面部眉梢后凹陷处。

阳白（足少阳胆经）：在前额部，瞳孔直上，眉上1寸。

风池（足少阳胆经）：在项部，当枕骨之下，与风府相平，胸锁乳突肌与斜方肌上端之间的凹陷处。

合谷（手阳明大肠经）：手背第1、2掌骨间，当第2掌骨桡侧的中点处。

足三里（足阳明胃经）：在小腿外侧，犊鼻下3寸，犊鼻与解溪连线上。

三阴交（足太阴脾经）：在小腿内侧，内踝尖上3寸，胫骨内侧缘后际。

【针法】

攒竹、丝竹空、阳白、风池、合谷、足三里用补法，三阴交用泻法。

听神经病变

【概念】

听神经病变是逐渐为人们所认识的一种有特殊临床表现的听力损失，其诊断处理皆有别于一般的感音神经性聋。

【临床表现】

突然耳聋，或耳中闷眩，鸣声不断，声响如蝉鸣，按之不减。日久耳鸣时作时止，操劳加剧。

【治法】

清肝补肾，活血通窍。

【取穴】

翳风、听会、中渚、侠溪、肾俞、关元、太溪。根据症状加八字针法的特定穴位，即十二神针、观形施针穴、病灶对应穴、皮下定向穴。

【穴位位置】

翳风（手少阳三焦经）：在耳垂后，当乳突与下颌骨之间凹陷处。

听会（足少阳胆经）：在面部，当耳屏间切迹的前方，下颌骨髁突的后缘，张口有凹陷处。

中渚（手少阳三焦经）：在手背，第四、五掌骨小头后缘之间凹陷中，当液门穴直上1寸处。

侠溪（足少阳胆经）：在足背部，第四、五趾缝间，趾蹼缘后方赤白肉际处。

肾俞（足太阳膀胱经）：在腰部，当第2腰椎棘突下，旁开1.5寸。

关元（任脉）：在下腹部，前正中线上，当脐下3寸。

太溪（足少阴肾经）：在足踝区，内踝尖与跟腱之间的凹陷处。

【针法】

关元、太溪用补法，翳风、听会、中渚、侠溪、肾俞用泻法。

急性咽喉炎

【概念】

急性咽喉炎是咽喉黏膜、黏膜下组织和淋巴组织的急性炎症，冬春季节最为多见，通常情况是由病毒或细菌引起。多数继发于急性鼻炎、急性鼻窦炎、急性扁桃体炎。发病前常有受凉、疲劳、化学气体或粉尘的刺激、吸烟过度等诱因，因人体免疫力降低，而容易导致该病的发生。

【临床表现】

急性起病，初起出现咽部干燥、灼热，继之疼痛，吞咽及咳嗽时加重，并可出现声音嘶哑，讲话困难，有时伴发热，全身不适，关节酸痛，头痛及食欲不振等。检查口咽及鼻咽黏膜弥漫性充血、肿胀、腭弓及悬雍垂水肿，咽后壁淋巴滤泡和咽侧壁红肿；表面可出现黄白色点状渗出物，下颌淋巴结可出现肿大并伴有压痛。

【治法】

清泻肺热，滋阴利咽。

【取穴】

少商、尺泽、合谷、曲池、商阳、内庭、天突、丰隆、太溪、照海、鱼际。根据症状加八字针法的特定穴位，即十二神针、观形施针穴、病灶对应穴、皮下定向穴。

【穴位位置】

少商（手太阴肺经）：在手拇指末节桡侧，距指甲角0.1寸（以取穴者自己拇指的指间关节的宽度为1寸）。

尺泽（手太阴肺经）：位于肘横纹中，肱二头肌腱桡侧凹陷处。

合谷（手阳明大肠经）：手背第1、2掌骨间，当第2掌骨桡侧的中点处。

曲池（手阳明大肠经）：肘横纹外侧端，屈肘，当尺泽与肱骨外上髁连线中点。

商阳（手阳明大肠经）：位于人体的手食指末节桡侧，距指甲角0.1寸。

内庭（足阳明胃经）：足背第2、第3趾间，趾蹼缘后方赤白肉际处。

天突（任脉）：在颈部，当前正中线上，胸骨上窝中央。

丰隆（足阳明胃经）：在小腿前外侧，当外踝尖上8寸，条口外，距胫骨前缘二横指。

太溪（足少阴肾经）：在足踝区，内踝尖与跟腱之间的凹陷处。

照海（足少阴肾经）：在踝区，内踝尖下1寸，内踝下缘边际凹陷中。

鱼际（手太阴肺经）：在手拇指本节（第1掌指关节）后凹陷处，约当第1掌骨中点桡侧，赤白肉际处。

【针法】

少商、尺泽、天突、太溪、照海、鱼际用补法，合谷、曲池、商阳、内庭、丰隆用泻法。

低血糖昏迷

【概念】

低血糖昏迷低血糖是指静脉血浆葡萄糖浓度低于2.8mmol/L（50mg/dl），由低血糖导致的昏迷称低血糖昏迷。低血糖昏迷是糖尿病治疗过程中最常见、也是最重要的并发症。随着糖尿病病人日趋增多及人口老龄化老年低血糖昏迷患者逐年增加，某院急诊科5年来统计，急诊就诊的老年昏迷者占9%～12%，部分患者因就诊早而得及时治疗一部分患者因发现及就诊不及时而延误治疗导致不可逆脑损害，甚至死亡。因而低血糖昏迷必须紧急处理。

【临床表现】

1. 交感神经兴奋的表现此组症状在血糖下降较快，肾上腺素分泌较多时更为明显，是一种低血糖引起的代偿反应主要包括大汗（约占1/2冷汗多见）、颤抖（约占1/3）、视力模糊、饥饿、软弱无力（约占有1/4～1/3），以及紧张面色苍白、心悸、恶心呕吐、四肢发冷等。

2. 中枢神经受抑制的表现此组症状在血糖下降较慢而持久者更为常见。临床表现多种多样，主要是中枢神经缺氧、缺糖症群。中枢神经越高级，受抑制越早而恢复越迟。主要表现为：①大脑皮质受抑制；意识朦胧，定向力及识别力逐渐丧失、头痛头晕、健忘、语言障碍、嗜睡甚至昏迷跌倒。有时出现精神失常恐惧、慌乱、幻觉躁狂等；②皮质下中枢受抑制；神志不清躁动不安可有阵挛性舞蹈性或幼稚性动作心动过速，瞳孔散大，阵发性惊厥，锥体束征阳性等。患者可出现癫痫症状；③延脑受抑制；深度昏迷，去大脑性强直各种反射消失呼吸浅弱血压下降，瞳孔缩小。如此种状况历时较久，则患者不易恢复。

如果脑组织长期处于比较严重的低血糖状态下，则可发生细胞坏死与液化，脑组织可萎缩。患者常有记忆力下降，智力减退，精神失常或性格变异等表现。

3. 混合性表现即指患者既有交感神经兴奋的表现，又有中枢神经受抑制的表现，临床上此型更为多见。

4. 原发疾病的症状如肝病、恶性肿瘤和严重感染，多发性内分泌腺瘤病尚有垂体瘤和甲状旁腺疾病的表现等。

【治法】

回阳救逆。

【取穴】

水沟、百会、气海、足三里、中脘。根据症状加八字针法的特定穴位，即十二神针、观形施针穴、病灶对应穴、皮下定向穴。

【穴位位置】

水沟（督脉）：位于人中沟正中线上 1/3 与 2/3 交界处。

百会（督脉）：头顶正中线与两耳尖连线的交叉处。

气海（任脉）：在下腹部，前正中线上，当脐下 1.5 寸。

足三里（足阳明胃经）：在小腿外侧，犊鼻下 3 寸，犊鼻与解溪连线上。

中脘（任脉）：在上腹部，前正中线上，脐上 4 寸处。

【针法】

水沟、百会、足三里用补法，气海用泻法，中脘用灸法。

虚　脱

【概念】

虚脱是以面色苍白、虚汗淋漓、头昏眼花、肢冷汗出、二便失禁、神情淡漠或烦躁甚则不省人事、脉微欲绝等为特征的内科急症。

【临床表现】

虚脱是一种急性症候群，临床可见面色苍白或发绀、四肢发冷，少气乏力，神志淡漠、反应迟钝或昏迷或烦躁不安，尿量减少，血压下降，脉微欲绝或芤大无力。

【治法】

回阳救逆。

【取穴】

合谷、足三里、素髎、水沟、内关、中冲、涌泉、关元、神阙、百会。根据症状加八字针法的特定穴位，即十二神针、观形施针穴、病灶对应穴、皮下定向穴。

【穴位位置】

合谷（手阳明大肠经）：手背第1、2掌骨间，当第2掌骨桡侧的中点处。

足三里（足阳明胃经）：在小腿外侧，犊鼻下3寸，犊鼻与解溪连线上。

素髎（督脉）：在面部，当鼻尖的正中央。

水沟（督脉）：位于人中沟正中线上1/3与2/3交界处。

内关（手厥阴心包经）：在前臂掌侧，当曲泽与大陵的连线上，腕横纹上2寸，掌长肌腱与桡侧腕屈肌腱之间。

中冲（手厥阴心包经）：在手中指末节尖端中央1寸处。

涌泉（足少阴肾经）：足趾卷屈足时，在足心前三分之一的凹陷中。

关元（任脉）：在下腹部，前正中线上，当脐下3寸。

神阙（任脉）：人体的腹中部，脐中央。

百会（督脉）：头顶正中线与两耳尖连线的交叉处。

【针法】

合谷、足三里、素髎、水沟、百会用补法，内关、中冲、涌泉、关元用泻法，神阙隔姜灸。

暴　厥

【概念】

古病名，因气逆于上，而致猝然昏厥，不省人事，脉来洪盛有力或脉来躁急如喘的严重病证。

【临床表现】

卒中者，卒然不省人事，全如死尸，但气不绝，脉动如故，或脉无伦序，或乍大乍小，或微细不绝，而心胸暖者是也。

【治法】

开窍醒神。

【取穴】

水沟、中冲、涌泉、内关、足三里。根据症状加八字针法的特定穴位，即十二神针、观形施针穴、病灶对应穴、皮下定向穴。

【穴位位置】

水沟（督脉）：位于人中沟正中线上 1/3 与 2/3 交界处。

中冲（手厥阴心包经）：在手中指末节尖端中央 1 寸处。

涌泉（足少阴肾经）：足跖卷屈足时，在足心前三分之一的凹陷中。

内关（手厥阴心包经）：在前臂掌侧，当曲泽与大陵的连线上，腕横纹上 2 寸，掌长肌腱与桡侧腕屈肌腱之间。

足三里（足阳明胃经）：在小腿外侧，犊鼻下 3 寸，犊鼻与解溪连线上。

【针法】

中冲、涌泉、内关用补法，水沟、足三里用泻法。

小儿惊厥

【概念】

惊厥是小儿常见的急症，尤多见于婴幼儿。由于多种原因使脑神经功能紊乱所致。表现为突然的全身或局部肌群呈强直性和阵挛性抽搐，常伴有意识障碍。小儿惊厥的发病率很高，5% ~6% 的小儿曾有过一次或多次惊厥。惊厥频繁发作或持续状态危及生命或可使患儿遗留严重的后遗症，影响小儿智力发育和健康。

【临床表现】

1. 惊厥

发作前少数可有先兆：极度烦躁或不时“惊跳”，精神紧张；神情惊恐，四肢肌张力突然增加；呼吸突然急促、暂停或不规律；体温骤升，面色剧变；瞳孔大小不等；边缘不齐。典型表现为突然起病、意识丧失、头向后仰、眼球固定上翻或斜视、口吐白沫、牙关紧闭、面部或四肢肌肉呈阵挛或强直性抽搐，严重者可出现颈项强直、角弓反张，呼吸不整、青紫或大小便失禁。持续时间数秒至数分或更长。继而转入嗜睡或昏迷状态。在发作时或发作后不久检查，可见瞳孔散大、对光反应迟钝，病理反射阳性等体征，发作停止后不久意识恢复。

低钙血症抽搐时，患儿可意识清楚。若意识尚未恢复前再次抽搐或抽搐反复发作呈持续状态者，提示病情严重，可因脑水肿、呼吸衰竭而死亡。如抽搐部位局限且恒定，常有定位意义。

新生儿惊厥常表现为无定型多变的各种各、样的异常动作，如呼吸暂停、不规则，两眼凝视、阵发性苍白或发绀。婴幼儿惊厥有时仅表现口角、眼角抽动，一侧肢体抽动或双侧肢体交替抽动。新生儿惊厥表现为全身性抽动者不多，常表现为呼吸节律不整或暂停，阵发性青紫或苍白，两眼凝视，眼球震颤，眨眼动作或吸吮、咀嚼动作等。

2. 惊厥持续状态

指惊厥持续30分钟以上，或两次发作间歇期意识不能完全恢复者。为惊厥的危重型。由于惊厥时间过长可引起高热、缺氧性脑损害、脑水肿甚至脑疝。

3. 高热惊厥

常见于6个月至4岁小儿，惊厥多在发热早期发生，持续时间短暂，在一次发热疾病中很少连续发作多次，常在发热12小时内发生，发作后意识恢复快，无神经系统阳性体征，热退一周后脑电图恢复正常，属单纯性高热惊厥，预后良好。

复杂性高热惊厥发病年龄不定，常在6个月以前或6岁以后发生，起初为高热惊厥，发作数次后低热甚至无热时也发生惊厥，有时反复发作多次，一次惊厥时间较长，超过15分钟，脑电图检查在惊厥发作2周后仍为异常，预后较差。转变为癫痫的可能性为15%～30%。

【治法】

清热息风，镇惊安神，豁痰开窍。

【取穴】

水沟、大椎、合谷、太冲、阳陵泉、十二井穴（少商、商阳、厉兑、隐白、少冲、少泽、至阴、涌泉、中冲、关冲、足窍阴、大敦）、颅息、中脘、丰隆、神门、前顶、印堂

【穴位位置】

水沟（督脉）：位于人中沟正中线上1/3与2/3交界处。

大椎（督脉）：在后背正中线上，第七颈椎棘突下凹陷中。

合谷（手阳明大肠经）：手背第1、2掌骨间，当第2掌骨桡侧的中点处。

太冲（足厥阴肝经）：位于足背侧，第一、二跖骨结合部之前凹陷处。

阳陵泉（足少阳胆经）：在小腿外侧，当腓骨头前下方凹陷处。

少商（手太阴肺经）：在手拇指末节桡侧，距指甲角0.1寸（以取穴者自己拇指的指间关节的宽度为1寸）。

商阳（手阳明大肠经）：位于人体的手食指末节桡侧，距指甲角0.1寸。

厉兑（足阳明胃经）：位于足第2趾末节外侧，距趾甲角0.1寸。

隐白（足太阴脾经）：在足大趾末节内侧，距趾甲角0.1寸。

少冲（手少阴心经）：穴在小指末节桡侧，距指甲角0.1寸。

少泽（手太阳小肠经）：在手指，小指末节尺侧，指甲根角侧上方0.1寸。

至阴（足太阳膀胱经）：位于足小趾趾甲角旁0.1寸。

涌泉（足少阴肾经）：足跖卷屈足时，在足心前三分之一的凹陷中。

中冲（手厥阴心包经）：在手中指末节尖端中央1寸处。

关冲（手少阳三焦经）：在手环指尺侧端，距指甲角0.1寸。

足窍阴（足少阳胆经）：足第4趾节末节外侧，距趾甲角1分处。

大敦（足厥阴肝经）：正坐或仰卧。在足拇指趾末节（靠第二趾一侧）甲根边缘外侧0.1寸（约2毫米处）。

颅息（手少阳三焦经）：位于耳后，当角孙穴至翳风穴之间，沿耳轮连线的上、中1/3的交点处。

中脘（任脉）：在上腹部，前正中线上，脐上4寸处。

丰隆（足阳明胃经）：在小腿前外侧，当外踝尖上8寸，条口外，距胫骨前缘二横指。

神门（手少阴心经）：位于腕部，腕掌侧横纹尺侧端，尺侧腕屈肌腱的桡侧凹陷处。

前顶（督脉）：在头部，当前发际正中直上3.5寸（百会前0.5寸）。

印堂（经外奇穴·头颈）：在额部，当两眉头的中间。

【针法】

太冲、少商、隐白、少冲、涌泉、中冲、大敦、中脘、神门用补法，水沟、大椎、合谷、阳陵泉、商阳、厉兑、少泽、至阴、关冲、足窍阴、颅息、丰隆、前顶、印堂用泻法。

乳房胀痛症

【概念】

乳房胀痛有多种原因和症状，比如经前太早出现乳房胀痛，月经干净后或排卵后出现乳房胀痛，穿内衣或触摸时皆会疼痛，这种现象是属于病态，在医学上，不能视作专业意见。网上任何关于疾病的建议都不能替代执业医师的当面诊断。

【临床表现】

女性乳房胀痛有生理性和病理性胀痛之分，几种常见的生理性乳房胀痛有：

1. 青春期胀痛

青春期女孩最早的乳房疼痛，一般9～13岁发生。这时女孩乳房开始发育，先是乳头隆起，乳头下的乳房组织出现约豌豆到蚕豆大的圆丘形硬结，有轻微的胀痛。初潮后，随青春乳房的发育成熟会自行消失。

2. 经前乳房痛

半数以上的妇女，月经来潮前有乳房胀满、发硬、压痛；重者乳房受轻微震动或碰撞即可胀痛难受，原有的颗粒状或结节感更加明显。这是由于经前体内雌激素水平增高，乳腺增生，乳腺间组织水肿引起的。月经来潮后，上述变化可消失。

3. 孕期胀痛

一些妇女在怀孕后40天左右，由于胎盘、绒毛分泌大量雌激素、孕激素、催乳素，使乳腺增生，乳房增大，而产生乳房胀痛，重者可持续整个孕期，不需治疗。

4. 产后胀痛

产后3~7天常可出现双乳胀满、硬结、疼痛。这主要是乳腺淋巴潴留，静脉充盈和间质水肿及乳腺导管不畅所致。防治方法：产妇尽早哺乳。有硬结时可在哺乳前热敷并按摩硬结；也可用吸奶器吸引乳汁，促使乳腺导管通畅。

5. 人工流产后

人工流产后，有些妇女主诉乳房胀痛，并可触及肿块。这是由于妊娠突然中断，体内激素水平急骤下降，使刚刚发育的乳腺突然停止生长，造成乳腺肿块及乳房疼痛。

【治法】

疏肝解郁，散结止痛。

【取穴】

屋翳、乳根、膻中、天宗、肩井、期门、肝俞、太冲、血海、三阴交、肾俞。根据症状加八字针法的特定穴位，即十二神针、观形施针穴、病灶对应穴、皮下定向穴。

【穴位位置】

屋翳（足阳明胃经）：位于人体的胸部，当第2肋间隙，距前正中线4寸。

乳根（足阳明胃经）：在胸部，当乳头直下，乳房根部，第5肋间隙，距前正中线4寸。

膻中（任脉）：前正中线，平第4肋间，两乳头连线的中点。

天宗（手太阳小肠经）：在肩胛部，当冈下窝中央凹陷处，与第4胸椎相平。

肩井（足少阳胆经）：在肩上，前直乳中，当大椎穴与肩峰端连线的中点上。

期门（足厥阴肝经）：在胸部，当乳头直下，第6肋间隙，前正中线旁开4寸。

肝俞（足太阳膀胱经）：在背部，当第9胸椎棘突下，旁开1.5寸。

太冲（足厥阴肝经）：位于足背侧，第一、二跖骨结合部之前凹陷处。

血海（足太阴脾经）：屈膝，在大腿内侧，髌底内侧端上2寸，当股四头肌内侧头的隆起处。

三阴交（足太阴脾经）：在小腿内侧，内踝尖上3寸，胫骨内侧缘后际。

肾俞（足太阳膀胱经）：在腰部，当第2腰椎棘突下，旁开1.5寸。

【针法】

膻中、期门、太冲、血海、三阴交用补法，屋翳、乳根、天宗、肩井、肝俞、肾俞用泻法。

乳房纤维腺瘤

【概念】

乳腺纤维腺瘤是发生于乳腺小叶内纤维组织和腺上皮的混合性瘤，是乳房良性肿瘤中最常见的一种。乳腺纤维腺瘤可发生于青春期后的任何年龄的女性，但以18~25岁的青年女性多见。本病的发生与内分泌激素失调有关，如雌激素相对或绝对升高可引起本病。

【临床表现】

1. 肿块

大多在无意中发现乳房有肿块，2/3的肿块大小在1~3厘米，个别有达10厘米以上者，最大可达24厘米。部位多在乳腺外上方，大多为单发性，少数为多发，呈圆形或椭圆形，边界清楚，表面光滑，具韧性，活动良好，与表皮和胸肌无粘连。

2. 疼痛

大多为无痛性肿块，仅14%有轻度疼痛，呈阵发或偶发或月经时激发。

3. 乳头

有清亮溢液，但少见，约占0.75%。

4. 腋窝淋巴结

不肿大。

【治法】

疏肝解郁，化痰消结。

【取穴】

屋翳、乳根、膻中、天宗、肩井、期门、肝俞、太冲、足三里。根据症状加八字针法的特定穴位，即十二神针、观形施针穴、病灶对应穴、皮下定向穴。

【穴位位置】

屋翳（足阳明胃经）：位于人体的胸部，当第 2 肋间隙，距前正中线 4 寸。

乳根（足阳明胃经）：在胸部，当乳头直下，乳房根部，第 5 肋间隙，距前正中线 4 寸。

膻中（任脉）：前正中线，平第 4 肋间，两乳头连线的中点。

天宗（手太阳小肠经）：在肩胛部，当冈下窝中央凹陷处，与第 4 胸椎相平。

肩井（足少阳胆经）：在肩上，前直乳中，当大椎穴与肩峰端连线的中点上。

期门（足厥阴肝经）：在胸部，当乳头直下，第 6 肋间隙，前正中线旁开 4 寸。

肝俞（足太阳膀胱经）：在背部，当第 9 胸椎棘突下，旁开 1.5 寸。

太冲（足厥阴肝经）：位于足背侧，第一、二跖骨结合部之前凹陷处。

足三里（足阳明胃经）：在小腿外侧，犊鼻下 3 寸，犊鼻与解溪连线上。

【针法】

屋翳、乳根、天宗、肩井、肝俞、足三里用补法，膻中、期门、太冲用泻法。

免疫力低下

【概念】

免疫力是人体自身的防御机制，是人体识别和消灭外来侵入的任何异物（病毒、细菌等），处理衰老、损伤、死亡、变性的自身细胞以及识别和处理体内突变细胞和病毒感染细胞的能力。现代免疫学认为，免疫力是人体识别和排除“异己”的生理反应。人体内执行这一功能的是免疫系统。

新生儿的免疫力特征常表现出免疫系统发育不够成熟，功能尚欠完善，尚未接触过子宫外环境的各种病原，也没有接触过食物蛋白等种类繁多的抗原性物质。孕期受到通过胎盘的母亲抗体的影响，使新生儿存在着生理性免疫低下。

【临床表现】

免疫力低下的身体易于被感染或患癌症；免疫力超常也会产生对身体有害的结果，如引发过敏反应、自身免疫疾病等。

各种原因使免疫系统不能正常发挥保护作用，在此情况下，极易招致细菌、病毒、真菌等感染，因此免疫力低下最直接的表现就是容易生病。因经常患病，加重了机体的消耗，所以一般有体质虚弱、营养不良、精神萎靡、疲乏无力、食欲降低、睡眠障碍等表现。每次生病都要很长时间才能恢复，而且常常反复发作。长此以往会导致身体和智力发育不良，还易诱发重大疾病。

【治法】

补益脾肾，益气养血。

【取穴】

肾俞、命门、百会、大椎、中脘、神阙、关元、足三里、三阴交。根据症状加八字针法的特定穴位，即十二神针、观形施针穴、病灶对应穴、皮下定向穴。

【穴位位置】

肾俞（足太阳膀胱经）：在腰部，当第2腰椎棘突下，旁开1.5寸。

命门（督脉）：在腰部，当后正中线上，第二腰椎棘突下凹陷中。

百会（督脉）：头顶正中线与两耳尖连线的交叉处。

大椎（督脉）：在后背正中线上，第七颈椎棘突下凹陷中。

中脘（任脉）：在上腹部，前正中线上，脐上4寸处。

神阙（任脉）：人体的腹中部，脐中央。

关元（任脉）：在下腹部，前正中线上，当脐下3寸。

足三里（足阳明胃经）：在小腿外侧，犊鼻下3寸，犊鼻与解溪连线上。

三阴交（足太阴脾经）：在小腿内侧，内踝尖上3寸，胫骨内侧缘后际。

【针法】

肾俞、命门、百会、大椎、足三里用补法，中脘、关元、三阴交用泻法，神阙隔姜灸。

延缓衰老

【概念】

人体的生长发育衰老和脏腑经络气血的盛衰有着十分密切的关系。如果人的气血不足，经络之气运行不畅，脏腑功能减退，阴阳失去平衡，就会导致或者加快衰老。

【临床表现】

其表现为精神不振，形寒肢冷，纳差少眠，腰膝无力，发脱齿摇，气短乏力，甚至面浮肢肿等。

【治法】

补益脾肾，调理气血。

【取穴】

足三里、关元、百会、神阙、三阴交、肾俞、脾俞、心俞、肺俞。根据症状加八字针法的特定穴位，即十二神针、观形施针穴、病灶对应穴、皮下定向穴。

【穴位位置】

足三里（足阳明胃经）：在小腿外侧，犊鼻下3寸，犊鼻与解溪连线上。

关元（任脉）：在下腹部，前正中线上，当脐下3寸。

百会（督脉）：头顶正中线与两耳尖连线的交叉处。

神阙（任脉）：人体的腹中部，脐中央。

三阴交（足太阴脾经）：在小腿内侧，内踝尖上3寸，胫骨内侧缘后际。

肾俞（足太阳膀胱经）：在腰部，当第2腰椎棘突下，旁开1.5寸。

脾俞（足太阳膀胱经）：在背部，当第11胸椎棘突下，旁开1.5寸。

心俞（足太阳膀胱经）：在背部，当第5胸椎棘突下，旁开1.5寸。

肺俞（足太阳膀胱经）：在背部，当第3胸椎棘突下，旁开1.5寸。

【针法】

足三里、百会、肾俞、脾俞、心俞、肺俞用补法，关元、三阴交用泻法，神阙隔姜灸。

网　球　肘

【概念】

网球肘（肱骨外上髁炎）时肘关节外侧前臂伸肌起点处肌腱发炎疼痛。疼痛的产生是由于前臂伸肌重复用力引起的慢性撕拉伤造成的。患者会在用力抓握或提举物体时感到患部疼痛。网球肘是过劳性综合征的典型例子。网球、羽毛球运动员较常见，家庭主妇、砖瓦工、木工等长期反复用力做肘部活动者，也易患此病。

【临床表现】

本病多数发病缓慢，网球肘的症状初期，患者只是感到肘关节外侧酸痛，患者自觉肘关节外上方活动痛，疼痛有时可向上或向下放射，感觉酸胀不适，不愿活动。手不能用力握物，握锹、提壶、拧毛巾、打毛衣等运动可使疼痛加重。一般在肱骨外上髁处有局限性压痛点，有时压痛可向下放散，甚至在伸肌腱上也有轻度压痛及活动痛。局部无红肿，肘关节伸屈不受影响，但前臂旋转活动时可疼痛。严重者伸指、伸腕或执筷动作时即可引起疼痛。有少数患者在阴雨天时自觉疼痛加重。

【治法】

祛风除湿，散寒通络，活血止痛。

【取穴】

曲池、合谷、天井、外关、尺泽、肾俞、关元、足三里、商丘。根据症状加八字针法的特定穴位，即十二神针、观形施针穴、病灶对应穴、皮下定向穴。

【穴位位置】

曲池（手阳明大肠经）：肘横纹外侧端，屈肘，当尺泽与肱骨外上髁连线中点。

合谷（手阳明大肠经）：手背第1、2掌骨间，当第2掌骨桡侧的中点处。

天井（手少阳三焦经）：位于臂外侧，屈肘时当肘尖直上1寸凹陷处。

外关（手少阳三焦经）：在前臂后区，当阳池与肘尖的连线上，腕背侧远端横纹上2寸，尺骨与桡骨间隙中点。

尺泽（手太阴肺经）：位于肘横纹中，肱二头肌腱桡侧凹陷处。

肾俞（足太阳膀胱经）：在腰部，当第2腰椎棘突下，旁开1.5寸。

关元（任脉）：在下腹部，前正中线上，当脐下3寸。

足三里（足阳明胃经）：在小腿外侧，犊鼻下3寸，犊鼻与解溪连线上。

商丘（足太阴脾经）：位于内踝前下方凹陷中，当舟骨结节与内踝尖连线的中点处。

【针法】

曲池、合谷、天井、外关、肾俞、足三里用补法，尺泽、关元、商丘用泻法。

中　暑

【概念】

热射病（中暑）是指因高温引起的人体体温调节功能失调，体内热量过度积蓄，从而引发神经器官受损。热射病在中暑的分级中就是重症中暑，是一种致命性疾病，病死率高。该病通常发生在夏季高温同时伴有高湿的天气。

遇到高温天气，一旦出现大汗淋漓、神志恍惚时，要注意降温。如高温下发生出现昏迷的现象，应立即将昏迷人员转移至通风阴凉处，冷水反复擦拭皮肤，随后要持续监测体温变化，若高温持续应马上送至医院进行治疗，千万不可以为是普通中暑而小视，耽误治疗时间。

【临床表现】

热射病是一种致命性急症，以高温和意识障碍为特征。起病前往往有头痛、眩晕和乏力。早期受影响的器官依次为脑、肝、肾和心脏。根据发病时患者所处的状态和发病机制，临床上分为两种类型：劳力性和非劳力性（或典型性）热射病。劳力性主要是在高温环境下内源性产热过多；非劳力性主要是在高温环境下体温调节功能障碍引起散热减少。

1. 劳力性热射病

多在高温、湿度大和无风天气进行重体力劳动或剧烈体育运动时发病。患者多为平素健康的年轻人，在从事重体力劳动或剧烈运动数小时后发病，约50%患者大量出汗，心率可达160～180次/分钟，脉压增大。此种患者可发生横纹肌溶解、急性肾衰竭、肝衰竭、弥漫性血管内凝血（DIC）或多器官功能衰竭，病死率较高。

2. 非劳力性热射病

在高温环境下，多见于居住拥挤和通风不良的城市老年体衰居民。其他高危人群包括精神分裂症、帕金森病、慢性酒精中毒及偏瘫或截瘫患者。表现皮肤干热和发红，84%～100%病例无汗，直肠温度常在41℃以上，最高可达46.5℃。病初表现行为异常或癫痫发作，继而出现谵妄、昏迷和瞳孔对称缩小，严重者可出现低血压、休克、心律失常和心力衰竭、肺水肿和脑水肿。约5%病例发生急性肾衰竭，可有轻、中度DIC，常在发病后24小时左右死亡。

【治法】

疏风泻热，醒脑开窍。

【取穴】

曲池、合谷、大椎、外关、风池、人中、十宣、神门、中冲。根据症状加八字针法的特定穴位，即十二神针、观形施针穴、病灶对应穴、皮下定向穴。

【穴位位置】

曲池（手阳明大肠经）：肘横纹外侧端，屈肘，当尺泽与肱骨外上髁连线中点。

合谷（手阳明大肠经）：手背第1、2掌骨间，当第2掌骨桡侧的中点处。

大椎（督脉）：在后背正中线上，第七颈椎棘突下凹陷中。

外关（手少阳三焦经）：在前臂后区，当阳池与肘尖的连线上，腕背侧远端横纹上2寸，尺骨与桡骨间隙中点。

风池（足少阳胆经）：在项部，当枕骨之下，与风府相平，胸锁乳突肌与斜方肌上端之间的凹陷处。

人中（督脉）：位于上嘴唇沟的上三分之一与下三分之二交界处，为急救昏厥要穴。

十宣（经外奇穴）：在手十指尖端，距指甲游离缘0.1寸，左右共10个穴位。

神门（手少阴心经）：位于腕部，腕掌侧横纹尺侧端，尺侧腕屈肌腱的桡侧凹陷处。

中冲（手厥阴心包经）：在手中指末节尖端中央1寸处。

【针法】

神门、中冲用补法，曲池、合谷、大椎、外关、风池、人中用泻法，十宣放血。

溺　　水

【概念】

淹溺又称溺水，是人淹没于水或其他液体介质中并受到伤害的状况。水充满呼吸道和肺泡引起缺氧窒息；吸收到血液循环的水引起血液渗透压改变、电解质紊乱和组织损害；最后造成呼吸停止和心脏停搏而死亡。淹溺的后果可以分为非病态、病态和死亡，其过程是连续的。淹溺发生后患者未丧失生命者称为近乎淹溺。淹溺后窒息合并心脏停搏者称为溺死，如心脏未停搏则称近乎溺死。

【临床表现】

淹溺患者表现神志丧失、呼吸停止及大动脉搏动消失，处于临床死亡状态。近乎淹溺患者临床表现个体差异较大，与溺水持续时间长短、吸入水量多少、吸入水的性质及器官损害范围有关。

1. 症状

近乎淹溺者可有头痛或视觉障碍、剧烈咳嗽、胸痛、呼吸困难、咳粉红色泡沫样痰。溺入海水者口渴感明显，最初数小时可有寒战、发热。

2. 体征

皮肤发绀，颜面肿胀，球结膜充血，口鼻充满泡沫或泥污。常出现精神状态改变，烦躁不安、抽搐、昏睡、昏迷和肌张力增加。呼吸表浅、急促或停止。肺部可闻及干湿罗音，偶尔有喘鸣音。心律失常、心音微弱或消失。腹部膨窿，四肢厥冷。有时可发现头、颈部损伤。

【治法】

开窍醒神，益气活血。

【取穴】

水沟、内关、足三里、太冲、行间、十二井穴（少商、商阳、厉兑、隐白、少冲、少泽、至阴、涌泉、中冲、关冲、足窍阴、大敦）、巨阙、丰隆

【穴位位置】

水沟（督脉）：位于人中沟正中线上1/3与2/3交界处。

内关（手厥阴心包经）：在前臂掌侧，当曲泽与大陵的连线上，腕横纹上2寸，掌长肌腱与桡侧腕屈肌腱之间。

足三里（足阳明胃经）：在小腿外侧，犊鼻下3寸，犊鼻与解溪连线上。

太冲（足厥阴肝经）：位于足背侧，第一、二跖骨结合部之前凹陷处。

行间（足厥阴肝经）：在足背侧，当第1、2趾间，趾蹼缘的后方赤白肉际处。

少商（手太阴肺经）：在手拇指末节桡侧，距指甲角0.1寸（以取穴者自己拇指的指间关节的宽度为1寸）。

商阳（手阳明大肠经）：位于人体的手食指末节桡侧，距指甲角0.1寸。

厉兑（足阳明胃经）：位于足第2趾末节外侧，距趾甲角0.1寸。

隐白（足太阴脾经）：在足大趾末节内侧，距趾甲角0.1寸。

少冲（手少阴心经）：穴在小指末节桡侧，距指甲角0.1寸。

少泽（手太阳小肠经）：在手指，小指末节尺侧，指甲根角侧上方0.1寸。

至阴（足太阳膀胱经）：位于足小趾甲角旁0.1寸。

涌泉（足少阴肾经）：足跖卷屈足时，在足心前三分之一的凹陷中。

中冲（手厥阴心包经）：在手中指末节尖端中央1寸处。

关冲（手少阳三焦经）：在手环指尺侧端，距指甲角0.1寸。

足窍阴（足少阳胆经）：足第4趾节末节外侧，距趾甲角1分处。

大敦（足厥阴肝经）：正坐或仰卧。在足拇指趾末节（靠第二趾一侧）甲根边缘外侧0.1寸（约2毫米处）。

巨阙（任脉）：位于上腹部，前正中线上，当脐中上6寸。

丰隆（足阳明胃经）：在小腿前外侧，当外踝尖上8寸，条口外，距胫

骨前缘二横指。

【针法】

水沟、足三里、商阳、厉兑、少泽、至阴、关冲、足窍阴、丰隆用补法，内关、太冲、行间、少商、隐白、少冲、涌泉、中冲、大敦、巨阙用泻法。

一氧化碳中毒

【概念】

一氧化碳中毒是含碳物质燃烧不完全时的产物经呼吸道吸入引起中毒。中毒机理是一氧化碳与血红蛋白的亲和力比氧与血红蛋白的亲和力高200～300倍，所以一氧化碳极易与血红蛋白结合，形成碳氧血红蛋白，使血红蛋白丧失携氧的能力和作用，造成组织窒息。对全身的组织细胞均有毒性作用，尤其对大脑皮质的影响最为严重。

【临床表现】

临床表现主要为缺氧，其严重程度与HbCO的饱和度呈比例关系。轻者有头痛、无力、眩晕、劳动时呼吸困难，HbCO饱和度达10%～20%。症状加重，患者口唇呈樱桃红色，可有恶心、呕吐、意识模糊、虚脱或昏迷，HbCO饱和度达30%～40%。重者呈深昏迷，伴有高热、四肢肌张力增强和阵发性或强直性痉挛，HbCO饱和度$>50\%$。患者多有脑水肿、肺水肿、心肌损害、心律失常和呼吸抑制，可造成死亡。某些患者的胸部和四肢皮肤可出现水疱和红肿，主要是由于自主神经营养障碍所致。部分急性CO中毒患者于昏迷苏醒后，经2～30天的假愈期，会再度昏迷，并出现痴呆木僵型精神病、震颤麻痹综合征、感觉运动障碍或周围神经病等精神神经后发症，又称急性一氧化碳中毒迟发脑病。长期接触低浓度CO，可有头痛、眩晕、记忆力减退、注意力不集中、心悸。

1. 轻型

中毒时间短，血液中碳氧血红蛋白为10%～20%。表现为中毒的早期症状，头痛眩晕、心悸、恶心、呕吐、四肢无力，甚至出现短暂的昏厥，一般神志尚清醒，吸入新鲜空气，脱离中毒环境后，症状迅速消失，一般不留后遗症。

2. 中型

中毒时间稍长，血液中碳氧血红蛋白占30%～40%，在轻型症状的基础上，可出现虚脱或昏迷。皮肤和黏膜呈现煤气中毒特有的樱桃红色。如抢救及时，可迅速清醒，数天内完全恢复，一般无后遗症状。

3. 重型

发现时间过晚，吸入煤气过多，或在短时间内吸入高浓度的一氧化碳，血液碳氧血红蛋白浓度常在50%以上，病人呈现深度昏迷，各种反射消失，大小便失禁，四肢厥冷，血压下降，呼吸急促，会很快死亡。一般昏迷时间越长，预后越严重，常留有痴呆、记忆力和理解力减退、肢体瘫痪等后遗症。

【治法】

醒神开窍，回阳救逆。

【取穴】

水沟、百会、气海、足三里、关元、神阙。根据症状加八字针法的特定穴位，即十二神针、观形施针穴、病灶对应穴、皮下定向穴。

【穴位位置】

水沟（督脉）：位于人中沟正中线上1/3与2/3交界处。

百会（督脉）：头顶正中线与两耳尖连线的交叉处。

气海（任脉）：在下腹部，前正中线上，当脐下1.5寸。

足三里（足阳明胃经）：在小腿外侧，犊鼻下3寸，犊鼻与解溪连线上。

关元（任脉）：在下腹部，前正中线上，当脐下3寸。

神阙（任脉）：人体的腹中部，脐中央。

【针法】

水沟、百会、足三里用补法，气海、关元用泻法，神阙隔姜灸。

血栓闭塞性脉管炎

【概念】

血栓闭塞性脉管炎是一种少见的慢性复发性中、小动脉和静脉的节段性炎症性疾病，下肢多见。表现为患肢缺血、疼痛、间歇性跛行、足背动脉搏动减弱或消失和游走性表浅静脉炎，严重者有肢端溃疡和坏死。

【临床表现】

本病多见于青壮年，好发于下肢。患肢呈现一时性或持续性苍白、发绀、有灼热及刺痛，病肢下垂时皮色变红，上举时变白，继之足趾麻木，小腿肌肉疼痛，行走时激发，休息时消失；小腿部常发生浅表性静脉炎和水肿。检查时发现足背动脉搏动减弱或消失。随着病情发展可出现间歇性跛行及雷诺现象、夜间疼痛加剧，足趾疼痛剧烈，皮肤发绀，进而趾端溃疡或坏疽而发黑，逐渐向近心端蔓延。

【治法】

温经散寒，活血通络，益气养血。

【取穴】

气海、血海、照海、中脘、膻中、委中、肝俞、脾俞、肾俞、内关、太渊、足三里、阳陵泉、三阴交、神门、环跳、承山、冲阳、申脉、解溪、太溪

【穴位位置】

气海（任脉）：在下腹部，前正中线上，当脐下 1.5 寸。

血海（足太阴脾经）：屈膝，在大腿内侧，髌底内侧端上 2 寸，当股四头肌内侧头的隆起处。

照海（足少阴肾经）：在踝区，内踝尖下 1 寸，内踝下缘边际凹陷中。

中脘（任脉）：在上腹部，前正中线上，脐上 4 寸处。

膻中（任脉）：前正中线，平第 4 肋间，两乳头连线的中点。

委中（足太阳膀胱经）：位于膝后区，腘横纹的中点。

肝俞（足太阳膀胱经）：在背部，当第 9 胸椎棘突下，旁开 1.5 寸。

脾俞（足太阳膀胱经）：在背部，当第 11 胸椎棘突下，旁开 1.5 寸。

肾俞（足太阳膀胱经）：在腰部，当第 2 腰椎棘突下，旁开 1.5 寸。

内关（手厥阴心包经）：在前臂掌侧，当曲泽与大陵的连线上，腕横纹上 2 寸，掌长肌腱与桡侧腕屈肌腱之间。

太渊（手太阴肺经）：在腕掌侧横纹桡侧，桡动脉搏动处。或仰掌，当掌后第一横纹上，用手摸有脉搏跳动处的桡侧凹陷中。

足三里（足阳明胃经）：在小腿外侧，犊鼻下 3 寸，犊鼻与解溪连线上。

阳陵泉（足少阳胆经）：在小腿外侧，当腓骨头前下方凹陷处。

三阴交（足太阴脾经）：在小腿内侧，内踝尖上 3 寸，胫骨内侧缘后际。

神门（手少阴心经）：位于腕部，腕掌侧横纹尺侧端，尺侧腕屈肌腱的桡侧凹陷处。

环跳（足少阳胆经）：在臀外下部，当股骨大转子最凸点与骶管裂孔连线的外 1/3 与中 1/3 交点处。

承山（足太阳膀胱经）：在小腿后面正中，委中穴与昆仑穴之间，当伸直小腿或足跟上提时腓肠肌肌腹下出现尖角凹陷处。

冲阳（足阳明胃经）：在足背最高处，当拇长伸肌腱与趾长伸肌腱之间，足背动脉搏动处。

申脉（足太阳膀胱经）：位于外踝直下方凹陷中，在腓骨长短肌腱上缘。

解溪（足阳明胃经）：足背踝关节横纹中央凹陷处，当拇长伸肌腱与趾长伸肌腱之间。

太溪（足少阴肾经）：在足踝区，内踝尖与跟腱之间的凹陷处。

【针法】

委中、肝俞、脾俞、肾俞、足三里、阳陵泉、环跳、承山、冲阳、申脉、解溪用补法，气海、血海、照海、中脘、膻中、内关、太渊、三阴交、神门、太溪用泻法。

呃　逆

【概念】

呃逆即打嗝，指气从胃中上逆，喉间频频作声，声音急而短促。是一个生理上常见的现象，由横膈膜痉挛收缩引起的。健康人也可发生一过性呃逆，多与饮食有关，特别是饮食过快、过饱，摄入很热或冷的食物饮料、饮酒等，外界温度变化和过度吸烟亦可引起。呃逆频繁或持续 24 小时以上，称为难治性呃逆，多发生于某些疾病。

【临床表现】

呃逆为膈肌痉挛引起的收缩运动，吸气时声门突然关闭发出一种短促的声音。可发于单侧或双侧的膈肌。正常健康者可因吞咽过快、突然吞气或腹内压骤然增高而引起呃逆。多可自行消退。有的可持续较长时间而成为顽固性呃逆。

【治法】

和胃降逆。

【取穴】

中脘、内关、足三里、膈俞、脾俞、合谷、期门。根据症状加八字针法的特定穴位，即十二神针、观形施针穴、病灶对应穴、皮下定向穴。

【穴位位置】

中脘（任脉）：在上腹部，前正中线上，脐上 4 寸处。

内关（手厥阴心包经）：在前臂掌侧，当曲泽与大陵的连线上，腕横纹上 2 寸，掌长肌腱与桡侧腕屈肌腱之间。

足三里（足阳明胃经）：在小腿外侧，犊鼻下 3 寸，犊鼻与解溪连线上。

膈俞（足太阳膀胱经）：在背部，当第 7 胸椎棘突下，旁开 1.5 寸。

脾俞（足太阳膀胱经）：在背部，当第 11 胸椎棘突下，旁开 1.5 寸。

合谷（手阳明大肠经）：手背第 1、2 掌骨间，当第 2 掌骨桡侧的中点处。

期门（足厥阴肝经）：在胸部，当乳头直下，第 6 肋间隙，前正中线旁开 4 寸。

【针法】

中脘、内关、期门用补法，足三里、膈俞、脾俞、合谷用泻法。

泌尿系结石

【概念】

泌尿结石是泌尿系的常见病。结石可见于肾、膀胱、输尿管和尿道的任何部位。但以肾与输尿管结石为常见。临床表现因结石所在部位不同而有异。肾与输尿管结石的典型表现为肾绞痛与血尿，在结石引起绞痛发作以前，病人没有任何感觉，由于某种诱因，如剧烈运动、劳动、长途乘车等，突然出现一侧腰部剧烈的绞痛，并向下腹及会阴部放射，伴有腹胀、恶心、呕吐、程度不同的血尿；膀胱结石主要表现是排尿困难和排尿疼痛。

【临床表现】

泌尿结石的诊断最常用的方法是 B 超检查，可以发现 0、3mm 以上的结石，技术熟练的医务人员，可以利用 B 超检查全泌尿系的结石，直观、方便、无创伤。X 线腹平片，可以看到大部分的泌尿系结石，对阴性结石，X 线可以穿透结石，因而看不到。X 线造影，对于可异的输尿管结石，可以判断是结石还是狭窄。CT 的诊断结果准确率最高。但是费用偏高。MRI 费用高，检出率并不十分理想。对于一些可疑的泌尿系肿瘤有重要的检查依据。

【治法】

利尿排石，降气止痛。

【取穴】

气海、血海、照海、肾俞、委阳、中极、然谷、三阴交、阴陵泉、关元。根据症状加八字针法的特定穴位，即十二神针、观形施针穴、病灶对应穴、皮下定向穴。

【穴位位置】

气海（任脉）：在下腹部，前正中线上，当脐下 1.5 寸。

血海（足太阴脾经）：屈膝，在大腿内侧，髌底内侧端上 2 寸，当股四头肌内侧头的隆起处。

照海（足少阴肾经）：在踝区，内踝尖下 1 寸，内踝下缘边际凹陷中。

肾俞（足太阳膀胱经）：在腰部，当第 2 腰椎棘突下，旁开 1.5 寸。

委阳（足太阳膀胱经）：位于膝部，腘横纹上，肱二头肌腱的内侧缘，在股二头肌腱内侧。

中极（任脉）：在下腹部，前正中线上，当脐下 4 寸。

然谷（足少阴肾经）：在足内侧缘，足舟骨粗隆下方，赤白肉际。

三阴交（足太阴脾经）：在小腿内侧，内踝尖上 3 寸，胫骨内侧缘后际。

阴陵泉（足太阴脾经）：在小腿内侧，胫骨内侧下缘与胫骨内侧缘之间的凹陷中。

关元（任脉）：在下腹部，前正中线上，当脐下 3 寸。

【针法】

气海、血海、照海、中极、然谷、三阴交、阴陵泉、关元用补法，肾俞、委阳用泻法。

脑震荡后遗症

【概念】

脑震荡后遗症的出现可能是脑损伤的病理因素与患者的心理因素相互作用的结果。有证据表明，心理因素可成为脑震荡患者病情迁延不愈的重要因素。因此，在脑震荡的恢复期，患者应适当地参加娱乐活动或进行体育锻炼，这样不但可以增强体质，还可以分散对脑震荡的注意力，促进疾病的康复。

【临床表现】

头部受撞击、暴力或跌倒触地后突然昏仆少时。少则数秒，多则数个小时，方能清醒。清醒后多忘记发生过程。轻者头晕乏力，重者头痛恶心、呕吐，记忆力减退，小便失禁。若其症经常发作，则为后遗之症。常表现为头痛、疲乏、失眠，多梦、精神紧张、注意力不集中、健忘等。头痛多不固定。其性质为重压感，搏动感，紧皱感等，表现不一。

【治法】

通经活络，祛瘀止痛。

【取穴】

合谷、三阴交、太冲、昆仑、百会、列缺、太阳、风池、大椎、印堂。根据症状加八字针法的特定穴位，即十二神针、观形施针穴、病灶对应穴、皮下定向穴。

【穴位位置】

合谷（手阳明大肠经）：手背第 1、2 掌骨间，当第 2 掌骨桡侧的中点处。

三阴交（足太阴脾经）：在小腿内侧，内踝尖上 3 寸，胫骨内侧缘后际。

太冲（足厥阴肝经）：位于足背侧，第一、二跖骨结合部之前凹陷处。

昆仑（足太阳膀胱经）：在足部外踝后方，当外踝尖与跟腱之间的凹陷处。

百会（督脉）：头顶正中线与两耳尖连线的交叉处。

列缺（手太阴肺经）：在前臂桡侧缘，桡骨茎突上方，腕横纹上1.5寸，当肱桡肌与拇长展肌腱之间。或者以左右两手虎口交叉，一手食指押在另一手的桡骨茎突上，当食指尖到达之凹陷处取穴。

太阳（经外奇穴·头颈）：在耳郭前面，前额两侧，外眼角延长线的上方。

风池（足少阳胆经）：在项部，当枕骨之下，与风府相平，胸锁乳突肌与斜方肌上端之间的凹陷处。

大椎（督脉）：在后背正中线上，第七颈椎棘突下凹陷中。

印堂（经外奇穴·头颈）：在额部，当两眉头的中间。

【针法】

三阴交、太冲、列缺用补法，合谷、昆仑、百会、太阳、风池、大椎、印堂用泻法。

尺神经损伤

【概念】

尺神经易在腕部和肘部损伤。尺神经损伤后，手掌的尺侧、小指全部、环指尺侧感觉均消失。尺神经深枝为运动枝，有时受刺伤或贯穿伤。在腕部，尺神经易受到割裂伤。在手指及掌部，尺神经浅支亦易受割裂伤。尺神经损伤属于骨与创伤科疾病。

【临床表现】

腕部损伤主要表现为骨间肌、蚓状肌、拇收肌麻痹所致环、小指爪形手畸形及手指内收、外展障碍和 Froment 征，以及手部尺侧半和尺侧一个半手指感觉障碍，特别是小指感觉消失，手部精细活动受限，手内肌萎缩。肘上损伤除以上表现外，另有环、小指末节屈曲功能障碍。

【治法】

化痰祛湿，通经活络，益气健脾。

【取穴】

少海、小海、阳谷、后溪、少府、肩髃、曲池。根据症状加八字针法的特定穴位，即十二神针、观形施针穴、病灶对应穴、皮下定向穴。

【穴位位置】

少海（手少阴心经）：位于肘前区，横平肘横纹，肱骨内上髁前缘。

小海（手太阳小肠经）：微屈肘，在肘内侧，当尺骨鹰嘴与肱骨内上髁之间凹陷处。

阳谷（手太阳小肠经）：在手腕尺侧，当尺骨茎突与三角骨之间的凹陷中。

后溪（手太阳小肠经）：微握拳，第5指掌关节后尺侧的远侧，掌横纹头赤白肉际处。

少府（手少阴心经）：位于手掌面，第4、5掌骨之间，握拳时，当小指尖处。

肩髃（手阳明大肠经）：在肩部，三角肌上，臂外展，或向前平伸时，当肩峰前下方凹陷处。

曲池（手阳明大肠经）：肘横纹外侧端，屈肘，当尺泽与肱骨外上髁连线中点。

【针法】

小海、阳谷、后溪、肩髃、曲池用补法，少海、少府用泻法。

小儿脑瘫

【概念】

小儿脑性瘫痪又称小儿大脑性瘫痪，俗称脑瘫。是指从出生后一个月内脑发育尚未成熟阶段，由于非进行性脑损伤所致的以姿势各运动功能障碍为主的综合征。是小儿时期常见的中枢神经障碍综合征，病变部位在脑，累及四肢，常伴有智力缺陷、癫痫、行为异常、精神障碍及视、听觉、语言障碍等症状。

【临床表现】

患儿突然僵硬：在某些体位，如在仰卧位时给孩子穿衣，屈曲他的身体或拥抱他时感到困难。松软：婴儿的头颈松软抬不起头来。将他悬空抱时，他的四肢下垂。婴儿很少活动。发育迟缓：学会抬头、坐和运用双手却迟于同龄孩子，可能用身体某一部分多于另一部分，如：有些患儿常用一只手而不用双手。进食差：吸和吞咽差。舌头常将奶和食物推出。闭嘴困难。异常行为：可能好哭、易激怒、睡眠差，或者非常安静，睡得太多，或者3个月时还不会笑。

1. 早期症状

（1）新生儿或3月婴儿易惊、啼哭不止、厌乳和睡眠困难。

（2）早期喂养、进食咀嚼、饮水、吞咽困难，以及有流涎、呼吸障碍。

（3）感觉阈值低，表现为对噪声或体位改变易惊，拥抱反射增强伴哭闹。

（4）生后不久的正常婴儿，因踏步反射影响，当直立时可见两脚交互迈步动作。3 月龄时虽然可一度消退，但到了 3 个月仍无站立表示或迈步者，既要怀疑小儿脑瘫。

（5）过“百天”的婴儿尚不能抬头，4 ~5 月挺腰时头仍摇摆不定。

（6）握拳：一般生后 3 月内婴儿可握拳不张开，如 4 个月仍有拇指内收，手不张开应怀疑小儿脑瘫。

（7）正常婴儿应在3 ~5 月时看见物体会伸手抓，若5 月后还不能者疑为小儿脑瘫。

（8）一般生后 4 ~6 周会笑，以后认人。痉挛型小儿脑瘫患儿表情淡漠，手足徐动型常呈愁眉苦脸的样子。

（9）肌肉松软不能翻身，动作徐缓。触摸小儿大腿内侧，或让小儿脚着床或上下跳动时，出现下肢伸展交叉。

（10）僵硬，尤其在穿衣时，上肢难穿进袖口；换尿布清洗时，大腿不易外展；擦手掌时，以及洗澡时出现四肢僵硬。婴儿不喜欢洗澡。

（11）过早发育：小儿脑瘫患儿可出现过早翻身，但是一种突然的反射性翻身，全身翻身如滚木样，而不是有意识的节段性翻身。痉挛性双瘫的婴儿，坐稳前可出现双下肢僵硬，像芭蕾舞演员那样的足尖站立。

2. 主要症状

（1）运动障碍：运动自我控制能力差，严重的则双手不会抓东西，双脚不会行走，有的甚至不会翻身，不会坐起，不会站立，不会正常的咀嚼和吞咽。

（2）姿势障碍：各种姿势异常，姿势的稳定性差，3 个月仍不能头部僵直，习惯于偏向一侧，或者左右前后摇晃。孩子不喜欢洗澡，洗手时不易将拳头掰开。

（3）智力障碍：智力正常的孩子约占 1/4，智力轻度、中度不足的约占 1/2，重度智力不足的约占 1/4。

（4）语言障碍：语言表达困难，发音不清或口吃。

（5）视听觉障碍：以内斜视及对声音的节奏辨别困难最为多见。

（6）生长发育障碍：矮小。

（7）牙齿发育障碍：质地疏松、易折。口面功能障碍，脸部肌肉和舌部肌肉有时痉挛或不协调收缩，咀嚼和吞咽困难，口腔闭合困难以及流口水。

（8）情绪和行为障碍：固执、任性、易怒、孤僻，情绪波动大，有时出现强迫、自伤、侵袭行为。

(9) 有39% ~50%的脑瘫儿童由于大脑内的固定病灶而诱发癫痫，尤其是智力重度低下的孩子。

【治法】

养肝益肾，活血通络，健脾益气。

【取穴】

百会、大椎、印堂、足三里、三阴交、四神聪、阳陵泉、肝俞、肾俞、合谷、血海、通里、廉泉、听会、听宫、天柱、肩髃、曲池、环跳。根据症状加八字针法的特定穴位，即十二神针、观形施针穴、病灶对应穴、皮下定向穴。

【穴位位置】

百会（督脉）：头顶正中线与两耳尖连线的交叉处。

大椎（督脉）：在后背正中线上，第七颈椎棘突下凹陷中。

印堂（经外奇穴·头颈）：在额部，当两眉头的中间。

足三里（足阳明胃经）：在小腿外侧，犊鼻下3寸，犊鼻与解溪连线上。

三阴交（足太阴脾经）：在小腿内侧，内踝尖上3寸，胫骨内侧缘后际。

四神聪（经外奇穴·头颈）：在百会前、后、左、右各开1寸处。

阳陵泉（足少阳胆经）：在小腿外侧，当腓骨头前下方凹陷处。

肝俞（足太阳膀胱经）：在背部，当第9胸椎棘突下，旁开1.5寸。

肾俞（足太阳膀胱经）：在腰部，当第2腰椎棘突下，旁开1.5寸。

合谷（手阳明大肠经）：手背第1、2掌骨间，当第2掌骨桡侧的中点处。

血海（足太阴脾经）：屈膝，在大腿内侧，髌底内侧端上2寸，当股四头肌内侧头的隆起处。

通里（手少阴心经）：在前臂掌侧，当尺侧腕屈肌腱的桡侧缘，腕横纹上1寸。

廉泉（任脉）：结喉上方，当舌骨的上缘凹陷处。

听会（足少阳胆经）：在面部，当耳屏间切迹的前方，下颌骨髁突的后缘，张口有凹陷处。

听宫（手太阳小肠经）：在面部，耳屏正中与下颌骨髁突之间的凹陷中。

天柱（足太阳膀胱经）：在项部，大筋（斜方肌）外缘之后发际凹陷中，约当后发际正中旁开1.3寸。

肩髃（手阳明大肠经）：在肩部，三角肌上，臂外展，或向前平伸时，当肩峰前下方凹陷处。

曲池（手阳明大肠经）：肘横纹外侧端，屈肘，当尺泽与肱骨外上髁连线中点。

环跳（足少阳胆经）：在臀外下部，当股骨大转子最凸点与骶管裂孔连线的外 1/3 与中 1/3 交点处。

【针法】

百会、大椎、足三里、阳陵泉、肝俞、肾俞、合谷、听会、听宫、天柱、肩髃、曲池、环跳用补法，印堂、三阴交、四神聪、血海、通里、廉泉用泻法。

不孕症

【概念】

不孕的医学定义为一年未采取任何避孕措施，性生活正常而没有成功妊娠。主要分为原发不孕及继发不孕。原发不孕为从未受孕；继发不孕为曾经怀孕以后又不孕。根据这种严格的定义，不孕是一种常见的问题，大约影响到至少 10% ~15% 的育龄夫妇。引起不孕的发病原因分为男性不育和女性不孕。

【临床表现】

不孕症共同的临床表现为夫妻规律性生活 1 年，未避孕未孕。不同病因导致的不孕症可能伴有相应病因的临床症状。

【治法】

温肾益气，疏肝化痰，调补冲任。

【取穴】

气海、血海、关元、曲池、神阙、命门、肾俞、脾俞、三焦俞、三阴交、合谷、太冲、太溪、中极、中脘、地机、行间、归来、腰阳关、公孙、丰隆、志室、复溜、然谷。

【穴位位置】

气海（任脉）：在下腹部，前正中线上，当脐下 1.5 寸。

血海（足太阴脾经）：屈膝，在大腿内侧，髌底内侧端上 2 寸，当股四头肌内侧头的隆起处。

关元（任脉）：在下腹部，前正中线上，当脐下 3 寸。

曲池（手阳明大肠经）：肘横纹外侧端，屈肘，当尺泽与肱骨外上髁连线中点。

神阙（任脉）：人体的腹中部，脐中央。

命门（督脉）：在腰部，当后正中线上，第二腰椎棘突下凹陷中。

肾俞（足太阳膀胱经）：在腰部，当第 2 腰椎棘突下，旁开 1.5 寸。

脾俞（足太阳膀胱经）：在背部，当第11胸椎棘突下，旁开1.5寸。

三焦俞（足太阳膀胱经）：位于第1腰椎棘突下，旁开1.5寸。

三阴交（足太阴脾经）：在小腿内侧，内踝尖上3寸，胫骨内侧缘后际。

合谷（手阳明大肠经）：手背第1、2掌骨间，当第2掌骨桡侧的中点处。

太冲（足厥阴肝经）：位于足背侧，第一、二跖骨结合部之前凹陷处。

太溪（足少阴肾经）：在足踝区，内踝尖与跟腱之间的凹陷处。

中极（任脉）：在下腹部，前正中线上，当脐下4寸。

中脘（任脉）：在上腹部，前正中线上，脐上4寸处。

地机（足太阴脾经）：位于人体的小腿内侧，当内踝尖与阴陵泉穴的连线上，阴陵泉穴下3寸。

行间（足厥阴肝经）：在足背侧，当第1、2趾间，趾蹼缘的后方赤白肉际处。

归来（足阳明胃经）：在下腹部，当脐中下4寸，距前正中线2寸。

腰阳关（督脉）：在腰部，当后正中线上，第4腰椎棘突下凹陷中。

公孙（足太阴脾经）：在足内侧缘，当第一跖骨基底部的前下方。

丰隆（足阳明胃经）：在小腿前外侧，当外踝尖上8寸，条口外，距胫骨前缘二横指。

志室（足太阳膀胱经）：位于第2腰椎棘突下，旁开3寸。

复溜（足少阴肾经）：在小腿内侧，太溪穴直上2寸，跟腱的前方。

然谷（足少阴肾经）：在足内侧缘，足舟骨粗隆下方，赤白肉际。

【针法】

曲池、命门、肾俞、脾俞、三焦俞、合谷、归来、腰阳关、丰隆、志室用补法，气海、血海、关元、三阴交、太冲、太溪、中极、中脘、地机、行间、公孙、复溜、然谷用泻法，神阙隔姜灸。

子宫肌瘤

【概念】

子宫肌瘤是女性生殖器官中最常见的一种良性肿瘤，也是人体中最常见的肿瘤之一，又称为纤维肌瘤、子宫纤维瘤。由于子宫肌瘤主要是由子宫平滑肌细胞增生而成，其中有少量纤维结缔组织作为一种支持组织而存在，故称为子宫平滑肌瘤较为确切。简称子宫肌瘤。

【临床表现】

1. 症状

多数患者无症状，仅在盆腔检查或超声检查时偶被发现。如有症状则与肌瘤生长部位、速度、有无变性及有无并发症关系密切，而与肌瘤大小、数目多少关系相对较小。患有多个浆膜下肌瘤者未必有症状，而一个较小的黏膜下肌瘤常可引起不规则阴道流血或月经过多。临床上常见的症状有：

（1）子宫出血：为子宫肌瘤最主要的症状，出现于半数以上的患者。其中以周期性出血为多，可表现为月经量增多、经期延长或周期缩短。亦可表现为不具有月经周期性的不规则阴道流血。子宫出血以黏膜下肌瘤及肌壁间肌瘤较多见，而浆膜下肌瘤很少引起子宫出血。

（2）腹部包块及压迫症状：肌瘤逐渐生长，当其使子宫增大超过3个月妊娠子宫大小或为位于宫底部的较大浆膜下肌瘤时，常能在腹部扪到包块，清晨膀胱充盈时更为明显。包块呈实性，可活动，无压痛。肌瘤长到一定大小时可引起周围器官压迫症状，子宫前壁肌瘤贴近膀胱者可产生尿频、尿急；巨大宫颈肌瘤压迫膀胱可引起排尿不畅甚至尿潴留；子宫后壁肌瘤特别是峡部或宫颈后唇肌瘤可压迫直肠，引起大便不畅、排便后不适感；巨大阔韧带肌瘤可压迫输尿管，甚至引起肾盂积水。

（3）疼痛：一般情况下子宫肌瘤不引起疼痛，但不少患者可诉有下腹坠胀感、腰背酸痛。当浆膜下肌瘤发生蒂扭转或子宫肌瘤发生红色变性时可产生急性腹痛，肌瘤合并子宫内膜异位症或子宫腺肌症者亦不少见，则可有痛经。

（4）白带增多：子宫腔增大，子宫内膜腺体增多，加之盆腔充血，可使白带增加。子宫或宫颈的黏膜下肌瘤发生溃疡、感染、坏死时，则产生血性或脓性白带。

（5）不孕与流产：有些子宫肌瘤患者伴不孕或易发生流产，对受孕及妊娠结局的影响可能与肌瘤的生长部位、大小及数目有关。巨大子宫肌瘤可引起宫腔变形，妨碍孕囊着床及胚胎生长发育；肌瘤压迫输卵管可导致管腔不通畅；黏膜下肌瘤可阻碍孕囊着床或影响精子进入宫腔。肌瘤患者自然流产率高于正常人群，其比约4∶1。

（6）贫血：由于长期月经过多或不规则阴道流血可引起失血性贫血，较严重的贫血多见于黏膜下肌瘤患者。

（7）其他：极少数子宫肌瘤患者可产生红细胞增多症，低血糖，一般认为与肿瘤产生异位激素有关。

2. 体征

（1）腹部检查：子宫增大超过3个月妊娠大小或较大宫底部浆膜下肌瘤，可在耻骨联合上方或下腹部正中扪及包块，实性，无压痛，若为多发性子宫肌瘤则肿块之外形呈不规则状。

（2）盆腔检查：妇科双合诊、三合诊检查，子宫呈不同程度增大，欠规则，子宫表面有不规则突起，呈实性，若有变性则质地较软。妇科检查时子宫肌瘤的体征根据其不同类型而异，带蒂浆膜下肌瘤若蒂较长，于宫旁可扪及实质性包块，活动自如，此种情况易与卵巢肿瘤混淆。黏膜下肌瘤下降至宫颈管口处，宫口松，检查者手指伸入宫颈口内可触及光滑球形的瘤体，若已脱出于宫颈口外则可见到肿瘤，表面呈暗红色，有时有溃疡，坏死。较大的宫颈肌瘤可使宫颈移位及变形，宫颈可被展平或上移至耻骨联合后方。

【治法】

疏肝解郁，化湿祛痰，散结消癥。

【取穴】

子宫、曲骨、横骨、三阴交、次髎、血海、肾俞、复溜、中极、内庭、关元。根据症状加八字针法的特定穴位，即十二神针、观形施针穴、病灶对应穴、皮下定向穴。

【穴位位置】

子宫（经外奇穴·胸腹）：定位于在下腹部，当脐中下4寸，中极旁开3寸。

曲骨（任脉）：位于腹下部耻骨联合上缘上方凹陷处。

横骨（足少阴肾经）：在下腹部，当脐中下5寸，前正中线旁开0.5寸。

三阴交（足太阴脾经）：在小腿内侧，内踝尖上3寸，胫骨内侧缘后际。

次髎（足太阳膀胱经）：在骶部，当髂后上棘内下方，适对第2骶后孔处。

血海（足太阴脾经）：屈膝，在大腿内侧，髌底内侧端上2寸，当股四头肌内侧头的隆起处。

肾俞（足太阳膀胱经）：在腰部，当第2腰椎棘突下，旁开1.5寸。

复溜（足少阴肾经）：在小腿内侧，太溪穴直上2寸，跟腱的前方。

中极（任脉）：在下腹部，前正中线上，当脐下4寸。

内庭（足阳明胃经）：足背第2、第3趾间，趾蹼缘后方赤白肉际处。

关元（任脉）：在下腹部，前正中线上，当脐下3寸。

【针法】

次髎、肾俞、内庭用补法，子宫、曲骨、横骨、三阴交、血海、复溜、中极、关元用泻法。

牛皮癣

【概念】

寻常型银屑病俗称牛皮癣，是一种常见的具有特征性皮损的慢性易于复发的炎症性皮肤病。初起为炎性红色丘疹，约粟粒至绿豆大小，以后逐渐扩大或融合成为棕红色斑块，边界清楚，周围有炎性红晕，基底浸润明显，表面覆盖多层干燥的灰白色或银白色鳞屑。轻轻刮除表面鳞屑，逐渐露出一层淡红色发亮的半透明薄膜，称薄膜现象。再刮除薄膜，则出现小出血点，称点状出血现象。白色鳞屑、发亮薄膜和点状出血是诊断银屑病的重要特征，称为三联征。寻常型银屑病皮损从发生到最后消退大致可分为三个时期：进行期、静止期、退行期。

【临床表现】

1. 皮疹特点

初起为炎性红色丘疹，约粟粒至绿豆大小，以后逐渐扩大或融合成为棕红色斑块，边界清楚，周围有炎性红晕，基底浸润明显，表面覆盖多层干燥的灰白色或银白色鳞屑。轻轻刮除表面鳞屑，逐渐露出一层淡红色发亮的半透明薄膜，称薄膜现象。再刮除薄膜，则出现小出血点，称点状出血现象。白色鳞屑、发亮薄膜和点状出血是诊断银屑病的重要特征，称为三联征。皮损形态：点滴状、钱币状、地图状、环状、带状、泛发性、脂溢性皮炎样、湿疹样、蛎壳状、扁平苔藓样、慢性肥厚性、疣状等。

2. 好发部位

头皮、四肢伸侧多见，对称分布；指（趾）甲和黏膜亦可被侵，少数可见于腋窝及腹股沟等皱襞部，掌跖很少发生。

3. 病程

慢性病程，反复发作。大部分患者为冬重夏轻，少数患者夏重冬轻。病程一般分三期：①进行期：新皮疹不断出现，旧皮疹不断扩大，鳞屑厚，炎症明显，痒感显著，皮肤敏感性增高，可出现同形反应；②静止期：无新疹，旧疹不退；③退行期：炎症消退，鳞屑减少，皮疹缩小变平，周围出现浅色晕，最后遗留暂时性色素减退或沉着。

【治法】

清肝祛风，养血润燥，祛湿止痒。

【取穴】

曲池、血海、大椎、足三里、合谷、三阴交、阳陵泉、京门、环跳、风

市、中渎、阳交、外丘、光明、足临泣、足窍阴、侠溪、太冲、皮下定向穴

【穴位位置】

曲池（手阳明大肠经）：肘横纹外侧端，屈肘，当尺泽与肱骨外上髁连线中点。

血海（足太阴脾经）：屈膝，在大腿内侧，髌底内侧端上 2 寸，当股四头肌内侧头的隆起处。

大椎（督脉）：在后背正中线上，第七颈椎棘突下凹陷中。

足三里（足阳明胃经）：在小腿外侧，犊鼻下 3 寸，犊鼻与解溪连线上。

合谷（手阳明大肠经）：手背第 1、2 掌骨间，当第 2 掌骨桡侧的中点处。

三阴交（足太阴脾经）：在小腿内侧，内踝尖上 3 寸，胫骨内侧缘后际。

阳陵泉（足少阳胆经）：在小腿外侧，当腓骨头前下方凹陷处。

京门（足少阳胆经）：在侧腰部，章门后 1.8 寸，当第十二肋骨游离端的下方。

环跳（足少阳胆经）：在臀外下部，当股骨大转子最凸点与骶管裂孔连线的外 1/3 与中 1/3 交点处。

风市（足少阳胆经）：在大腿外侧部的中线上，当腘横纹上七寸，或直立垂手时，中指尖处。

中渎（足少阳胆经）：位于在大腿外侧，当风市下 2 寸，或横纹上 5 寸，股外侧肌与股二头肌之间。

阳交（足少阳胆经）：在小腿外侧，当外踝尖上 7 寸，腓骨后缘。

外丘（足少阳胆经）：在小腿外侧，当外踝尖上 7 寸，腓骨前缘，平阳交穴。

光明（足少阳胆经）：在小腿外侧，当外踝尖上 5 寸，腓骨前缘。

足临泣（足少阳胆经）：位于足背外侧，当足 4 趾本节（第 4 趾关节）的后方，小趾伸肌腱的外侧凹陷处。

足窍阴（足少阳胆经）：足第 4 趾节末节外侧，距趾甲角 1 分处。

侠溪（足少阳胆经）：在足背部，第四、五趾缝间，趾蹼缘后方赤白肉际处。

太冲（足厥阴肝经）：位于足背侧，第一、二跖骨结合部之前凹陷处。

皮下定向穴：以痛为腧，凡按压时有酸、麻、胀、痛、重等感觉及皮肤变化处。或关节下方阴阳两侧任取一点，斜刺进针呈向心性，针尖朝向上方关节的方向所取的穴位。

【针法】

血海、三阴交、太冲用补法，曲池、大椎、足三里、合谷、阳陵泉、京

门、环跳、风市、中渎、阳交、外丘、光明、足临泣、足窍阴、侠溪用泻法，皮下定向穴用泻法，刺入病灶下。

白 癜 风

【概念】

白癜风是一种常见的后天性局限性或泛发性皮肤色素脱失病。由于皮肤的黑素细胞功能消失引起，但机制还不清楚。全身各部位可发生，常见于指背、腕、前臂、颜面、颈项及生殖器周围等。女性外阴部亦可发生，青年妇女居多。

【临床表现】

性别无明显差异，各年龄组均可发病，但以青少年好发。皮损为色素脱失斑，常为乳白色，也可为浅粉色，表面光滑无皮疹。白斑境界清楚，边缘色素较正常皮肤增加，白斑内毛发正常或变白。病变好发于受阳光照射及摩擦损伤部位，病损多对称分布。白斑还常按神经节段分布而呈带状排列。除皮肤损害外，口唇、阴唇、龟头及包皮内侧黏膜也常受累。

本病多无自觉症状，少数患者在发病前或同时有患处局部瘙痒感。白癜风常伴其他自身免疫性疾病，如糖尿病、甲状腺疾病、肾上腺功能不全、硬皮病、异位性皮炎、斑秃等。具体分型如下：

1. 局限型

（1）局灶型：一处或多处白斑局限在一个区域，但不呈节段分布；

（2）单侧型（节段型）：一处或多处白斑呈节段分布，在中线处突然消失；

（3）黏膜型：仅累及黏膜。

2. 散在型

（1）寻常型：广泛且散在分布的白斑；

（2）面部肢端型：分布于面部和四肢；

（3）混合型：节段型、面部肢端型和/或寻常型混合分布。

3. 泛发型

全部或几乎全部色素脱失。

90% 以上的白癜风是散在型，剩余的白癜风中局限型比泛发型更多。

据病损处色素脱失情况又可将该病分为完全型与不完全型两种。前者对二羟苯丙氨酸（DOPA）反应阴性，黑素细胞消失，治疗反应差。后者对DOPA 反应阳性，黑素细胞未消失仅为数目减少，治愈概率大。

【治法】

益气养血，补益肝肾，化湿祛瘀，温阳化滞。

【取穴】

郄穴（孔最、郄门、阴郄、温溜、会宗、养老、金门、外丘、梁丘、水泉、中都、地机、筑宾、交信、阳交、跗阳）、膈俞、外关、三阴交、肝俞、太冲、阴陵泉、合谷、风池、中脘、曲池、血海

【穴位位置】

孔最（手太阴肺经）：在前臂掌面桡侧，当尺泽与太渊连线上，腕横纹上7寸。

郄门（手厥阴心包经）：位于在前臂掌侧，当曲泽与大陵的连线上，腕横纹上5寸。

阴郄（手少阴心经）：在前臂掌侧，当尺侧腕屈肌腱的桡侧缘，腕横纹上0.5寸。

温溜（手阳明大肠经）：在前臂背面桡侧，当阳溪与曲池连线上，腕横纹上5寸。

会宗（手少阳三焦经）：在前臂背侧，当腕背横纹上3寸。支沟尺侧，尺骨的桡侧缘。

养老（手太阳小肠经）：在前臂背面尺侧，当尺骨小头近端桡侧凹陷中。

金门（足太阳膀胱经）：位于人体的足外侧部，当外踝前缘直下，骰骨下缘处。

外丘（足少阳胆经）：在小腿外侧，当外踝尖上7寸，腓骨前缘，平阳交穴。

梁丘（足阳明胃经）：在股前区，髌底上2寸，髂前上棘与髌底外侧端的连线上。

水泉（足少阴肾经）：在足内侧，内踝后下方，当太溪直下1寸，跟骨结节的内侧凹陷处。

中都（足厥阴肝经）：在小腿内侧，当足内踝尖上7寸，胫骨内侧面的中央。

地机（足太阴脾经）：位于人体的小腿内侧，当内踝尖与阴陵泉穴的连线上，阴陵泉穴下3寸。

筑宾（足少阴肾经）：在小腿内侧，当太溪穴与阴谷穴的连线上，太溪穴上5寸，腓肠肌肌腹的内下方。

交信（足少阴肾经）：位于人体的小腿内侧，当太溪穴直上2寸，复溜穴前0.5寸，胫骨内侧缘的后方。

阳交（足少阳胆经）：在小腿外侧，当外踝尖上7寸，腓骨后缘。

跗阳（足太阳膀胱经）：位于人体的小腿后面，外踝后，昆仑穴直上3寸。

膈俞（足太阳膀胱经）：在背部，当第7胸椎棘突下，旁开1.5寸。

外关（手少阳三焦经）：在前臂后区，当阳池与肘尖的连线上，腕背侧远端横纹上2寸，尺骨与桡骨间隙中点。

三阴交（足太阴脾经）：在小腿内侧，内踝尖上3寸，胫骨内侧缘后际。

肝俞（足太阳膀胱经）：在背部，当第9胸椎棘突下，旁开1.5寸。

太冲（足厥阴肝经）：位于足背侧，第一、二跖骨结合部之前凹陷处。

阴陵泉（足太阴脾经）：在小腿内侧，胫骨内侧下缘与胫骨内侧缘之间的凹陷中。

合谷（手阳明大肠经）：手背第1、2掌骨间，当第2掌骨桡侧的中点处。

风池（足少阳胆经）：在项部，当枕骨之下，与风府相平，胸锁乳突肌与斜方肌上端之间的凹陷处。

中脘（任脉）：在上腹部，前正中线上，脐上4寸处。

曲池（手阳明大肠经）：肘横纹外侧端，屈肘，当尺泽与肱骨外上髁连线中点。

血海（足太阴脾经）：屈膝，在大腿内侧，髌底内侧端上2寸，当股四头肌内侧头的隆起处。

【针法】

温溜、会宗、养老、金门、外丘、梁丘、阳交、跗阳、膈俞、外关、肝俞、合谷、风池、曲池用补法，孔最、郄门、阴郄、水泉、中都、地机、筑宾、交信、三阴交、太冲、阴陵泉、中脘、血海用泻法。

下篇　常用的中医外治法

穴位注射疗法

【概述】

穴位注射疗法，针刺疗法之一。即水针疗法。“水针”又称“穴位注射”，是选用中西药物注入有关穴位以治疗疾病的一种方法。它是以中医基本理论为指导，以激发经络、穴位的治疗作用，结合近代医药学中的药物药理作用和注射方法而形成的一种独特疗法。

【操作方法】

用具

使用消毒的注射器和针头。根据使用药物的剂量大小及针刺的深度选用不同的注射器和针头。常用的注射器为1ml（用于耳穴和眼区穴位）、2ml、5ml、10ml、20ml；常用针头为4～6号普通注射针头，牙科用5号长针头，及封闭用长针头。

常用药物

水针的常用药物有以下几类——①中草药制剂：复方当归注射液、丹参、板蓝根、威灵仙、徐长卿、夏天无、肿节风、丁公藤、鱼腥草、银黄注射液等多种中草药注射液。②维生素制剂：如维生素B_1、B_6、B_{12}，维生素C、K_3等。③其他常用药物：如葡萄糖注射液、生理盐水、盐酸普鲁卡因注射液，注射用水等。许多供肌肉注射用的药物也可考虑作小剂量穴位注射。

穴位选择

1. 一般可根据针灸治疗时的处方原则进行辨证选穴。

2. 作为水针的特点，临床上常结合经络、经穴的触诊法选取阳性反应点进行治疗——即用拇指或食指以均匀的力量在患者体表进行按压、触摸、滑动，以检查其有无压痛、条索状或结节等阳性反应物，以及皮肤的凹陷、隆起、色泽的变化等。触诊检查的部位一般是背腰部的背俞穴，四肢部则沿经络循行路线触摸，尤其是原穴、郄穴、合穴等特定穴部位及一些经验穴。有压痛等阳性反应者，注入反应点往往效果较好，反应不明显者，也可取有关俞、募、郄穴进行治疗。

3. 软组织损伤者可选取最明显的压痛点；较长肌肉的肌腹或肌腱损伤时，可取肌肉的起止点；腰椎间盘突出症，可将药液注入神经根附近。

4. 耳穴根据耳针疗法中耳穴的探查方法选取有关穴位。

操作程序

根据所选穴位及用药量的不同选择合适的注射器和针头。局部皮肤常规消毒后，用无痛快速进针法将针刺入皮下组织，然后缓慢推进或上下提插，探得酸胀等“得气”感应后，回抽一下，如无回血，即可将药物推入。

一般疾病用中等速度推入药液；慢性病体弱者用轻刺激，将药液缓慢轻轻推入；急性病体强者可用强刺激，快速将药液推入。如需注射较多药液时，可将注射针由深部逐步提出到浅层，边退边推药，或将注射针更换几个方向注射药液。

注射角度与深浅

根据穴位所在部位与病变组织的不同要求，决定针刺角度及注射的深浅。同一穴位可从不同的角度刺入。也可按病情需要决定注射深浅度，如三叉神经痛于面部有触痛点，可在皮内注射成一“皮丘”；腰肌劳损多在深部，注射时宜适当深刺等。

药物剂量

穴位注射的用药剂量决定于注射部位及药物的性质和浓度。头面部和耳穴等处用药量较小，每个穴位一次注入药量为0.1～0.5ml，四肢及腰背部肌肉丰厚处用药量较大，每个穴位一次注入药量为2～15ml；刺激性较小的药物，如葡萄糖、生理盐水等用量较大，如软组织劳损时，局部注射葡萄糖液可用10～20ml以上，而刺激性较大的药物（如乙醇）以及特异性药物（如阿托品、抗生素）一般用量较小，即所谓小剂量穴位注射，每次用量多为常规用量的1/10～1/3。中药注射液的常用量为1～2ml。

疗程

每日或隔日注射一次，反应强烈者亦可隔2～3日一次，穴位可左右交替使用。10次为一疗程，休息5～7天再进行下一个疗程的治疗。

【适用范围】

水针疗法的应用范围较广，凡针灸的适应证大部分都可用本法治疗。

1. 运动系统疾病：痹证（肩周炎、风湿性关节炎）、腰腿痛（腰肌劳损、骨质增生、椎间盘突出）、扭伤等。

2. 神经系统疾病：头痛、不寐、口眼歪斜、痿证、三叉神经痛、坐骨神经痛、肋间神经痛、癫狂痫证等。

3. 消化系统疾病：胃痛（胃下垂、溃疡病、胃肠神经官能症）、腹泻、痢疾等。

4. 呼吸系统疾病：咳嗽（急慢性支气管炎、上呼吸道感染）、哮喘、肺痨等。

5. 心血管病：心悸（心动过速）、心痛（冠心病、心绞痛）、高血压等。

6. 外科、皮肤科疾病：乳痈、肠痈、腹痛（溃疡病穿孔、肠梗阻、胆石证、胆道感染）、淋证（尿路结石）、风疹、痤疮、银屑病等。

7. 五官科疾病：咽喉肿痛、目赤肿痛、中耳炎、鼻炎等。

8. 妇产科、小儿科疾病：阴挺（子宫脱垂、催产；小儿肺炎、小儿腹泻等）。

9. 用于外科手术的麻醉：穴位注射施行针麻的在五官科中用的最多，用穴有体穴、耳穴，用药有生理盐水，维生素 B_1 注射液及洋金花等中药制剂。

【注意事项】

1. 治疗时应对患者说明治疗特点和注射后的正常反应。

2. 严格遵守无菌操作、防止感染，最好每注射一个穴位换一个针头。使用前应注意药物的有效期，不要使用过期药。并注意检查药液有无沉淀变质等情况，如已变质即应停止使用。

3. 注意药物的性能、药理作用、剂量、配伍禁忌、副作用和过敏反应。凡能引起过敏反应的药物（如青、链霉素，盐酸普鲁卡因等）必须先做皮试，皮试阳性者不可应用。副作用较严重的药物，不宜采用。刺激作用较强的药物，应谨慎使用。

4. 一般药液不宜注入关节腔、脊髓腔和血管内。注射时如回抽有血，必须避开血管后再注射。如误入关节腔可引起关节红肿热痛等反应；如误入脊髓腔，会损害脊髓，切须注意。

5. 在神经干旁注射时，必须避开神经干，或浅刺以不达神经干所在的深度。如神经干较浅，可超过神经干之深度，以避开神经干。如针尖触到神经干，患者有触电感，就须退针，改换角度，避开神经干后再注射，以免损伤神经，带来不良后果。

6. 躯干部穴位注射不宜过深，防止刺伤内脏。背部脊柱两侧穴位针尖可斜向脊柱，避免直刺而引起气胸。

7. 年老体弱者，注射部位不宜过多，用药剂量可酌情减少，以免晕针。孕妇的下腹、腰骶部和三阴交、合谷等孕妇禁针穴位，一般不宜作穴位注射，以免引起流产。

埋线疗法

【概述】

穴位埋药线疗法是根据针灸学理论、中药学和现代物理学相结合的产物，它通过针具和药线在穴位内产生的生物物理作用和生物化学变化，将其刺激信息和能量以及中药通过经络传入体内，而达到治疗疾病的目的。实际上埋线疗法是一种融多种疗法，多种效应于一体的复合性治疗方法。

主要效应

1. 穴位封闭效应

埋线前进行的局部麻醉，作用于皮肤，相当于穴位封闭的方法。皮肤上的穴位通过经络沟通和联系脏腑，局麻产生的刺激冲动可起到调整脏腑，平衡阴阳，调和气血的作用。

2. 针刺效应，埋针效应

埋线时的针刺入穴位，通过刺激手法，均可产生酸胀感觉，埋入的药线，可代替针灸针在穴位内产生针刺效应。同时药线需要较长一段时间才能吸收，也达到埋针作用。

3. 组织疗法效应

药线作为一种异体蛋白，埋入穴位以后相当于异种组织移植，可使人体产生变态反应，使淋巴细胞致敏，其细胞又配合体液中的抗体，巨噬细胞等，反过来破坏分解、液化药线，使之变成多肽、氨基酸等，最后被吞噬吸收，同时产生多种淋巴因子。这些抗原刺激物对穴位产生生理物理及生物化学刺激，使局部组织产生变态反应和无菌性炎症，及至出现全身反应，从而对穴位局部产生刺激作用的同时提高人体的应激能力，激发人体免疫功能，调节身体有关脏腑器官功能，使活动趋于平衡，疾病得到治愈。

总之，埋线疗法集多种刺激效应于一体，互相配合，相形益彰，共同发挥作用，形成一种复杂而持久柔和的非特异性刺激冲动，一部分传入神经到相应节段的脊髓后角，抑制相邻的病理信息，内传脏腑起调节作用，另一部分脊髓后角上传大脑皮层，加强中枢对病理刺激传入兴奋的干扰、抑制和替代，再通过神经——体液调节来调整脏腑，使疾病达到治愈的目的。

主要作用

1. 协调脏腑，平衡阴阳

埋线的各种效应及刺激过程，形成一种复杂的刺激信息，通过经络的输入，作用于机体，导致功能亢进者受到抑制，衰弱者产生兴奋，起到调整人体脏腑功能，纠正阴阳的偏胜或偏衰的作用，使之恢复相对平衡。

2. 疏通经络，调和气血

疼痛与经络闭塞，气血失调有关，有“痛则不通，通则不痛”之说，埋线疗法有“制其神，令气易行”，它能转移或抑制与疼痛有关的“神”的活动，使“经气”通畅而达镇静止痛的效果，故可疏通经络中壅滞的气血，使气滞血瘀的病理变化得以恢复正常。

3. 补虚泻实，扶正祛邪

埋药线的多种效应，一般具有兴奋的作用，对身体功能减退，免疫力低下者有一定效果，即具有提高免疫功能，补虚扶正的作用。

总之，埋线疗法的三大作用，相互关联，其作用方式是双向的功能调整，调整的结果是提高了机体抗病力，消除了病理因素，从而促使人体恢复正常功能。

穴位埋线疗法是针灸的延伸，即是一种经络疗法。它是将人体可吸收的生物蛋白线埋入穴位，达到长效刺激穴位，疏通经络，从而防治疾病的一种现代针灸替代疗法。

【操作方法】

1. 穿刺针埋线法：常规消毒局部皮肤，镊取一段约 1～2 厘米长已消毒的羊肠线，放置在腰椎穿刺针针管的前端，后接针芯，左手拇、食指绷紧或提起进针部位皮肤，右手持针，刺入所需深度，当出现针感后，边推针芯，边退针管，将羊肠线埋填在穴位的皮下组织或肌层内，针孔处敷盖消毒纱布。也可用9 号注射针针头作套管，28 号2 寸长的毫针剪去针头作针芯，将00 号羊肠线 1～1. 5 厘米放入针头内埋入穴位，操作方法同前。用特制的埋线针埋线时，局部皮肤消毒后，以 0. 5～1% 盐酸普鲁卡因作浸润麻醉，剪取羊肠线一段（约 1 厘米长），套在埋线针尖缺口上，两端用血管钳夹住，右手持针，左手持钳，针尖缺口向下以 15°～40°方向刺入，待针头完全埋入皮下，再进针 0. 5 厘米，随后把针退出，用棉球或纱布压迫针孔片刻，再用纱布敷盖保护创口。

2. 三角针埋线法：在距离穴位两侧 1～2 厘米处，用甲紫作进出针点的标记。皮肤消毒后，在标记处用 0. 5%～1% 产盐酸普鲁卡因作皮内麻醉，用持针器夹住带羊肠线的皮肤缝合针，从一侧局麻点刺入，穿过穴位下方的皮下组织或肌层，从对侧局麻点穿出，捏起两针孔之间的皮紧贴皮肤剪断两端线头，放松皮肤，轻轻揉按局部，使肠线完全埋入皮下组织内，敷盖纱布3～5 天，每次可用 1～3 个穴位，一般 20～30 天埋线 1 次。

3. 切开埋线法：在选定的穴位上用 0. 5% 盐酸普鲁卡因作浸润麻醉，用刀尖划开皮肤（0. 5～1 厘米），先将血管钳探入穴位深处，经过浅筋膜达肌层探找酸感点按摩数秒钟，休息1~2分钟，然后用0.5~1厘米长的羊肠线4~5根埋于肌层内，羊肠线不能埋在脂肪层或过浅，以防不易吸收或感染，切口处用丝线缝合，盖上消毒纱布，5~7天后拆去丝线。

埋线多选用肌肉比较丰满的部位穴位，以腰部及腰部穴最常用，选穴原则与针刺疗法相同，但取穴要精简。每次埋线1~3穴，可间隔2~4周治疗1次。

【适用范围】

穴位埋线疗法的适应范围非常广泛，目前主要用于各种慢性疾病，需要较长时间进行针灸治疗者。如慢性肠炎、胃炎、腰椎间盘突出、坐骨神经痛等等，也常常用于美容、减肥、保健等项目，将这种疗法用于治疗痤疮、黄褐斑、肥胖以及人体疲劳综合征等。适应工作压力比较大，生活节奏比较快的现代人。

穴位埋线疗法是用特制的针将医用羊肠线埋入穴位，通过羊肠线这种异种蛋白组织对穴位产生持久而柔和的生理、物理和生物化学的刺激，以此达到治疗疾病的目的。人的每一条经脉都分属于某一脏腑，当某个内脏有病变或内脏之间关系失调，经脉气血运行不畅，经脉阻滞呈现经脉气血不足，都可以通过经脉反映到面部来，因此通过穴位埋线疗法在穴位上产生多种刺激效应，以达到协调脏腑、平衡阴阳、调和气血、祛病强身、延缓衰老、养颜美容之目的。如对于痤疮患者采用埋线疗法，辨证取穴，以通督脉、利湿热为主，达到美容的目的；对于黄褐斑患者以滋补肝肾、养阴泻火为主，并配合外用中药面膜护理，达到美容目的；对肥胖患者则以抑制胃壁功能、降低饥饿感、促进能量代谢、调理脏腑功能为主，达到减肥的目的。

【注意事项】

1. 严格无菌操作，防止感染，三角针埋线时操作要轻、准、防止断针

2. 埋线最好在皮下组织与肌肉之间，肌肉丰满的地方可埋入肌层，羊肠线头不可暴露在皮肤外面。

3. 根据不同部位，掌握埋线的深度，不要伤及内脏、大血管和神经干，以免造成功能障碍和疼痛。

4. 羊肠线用剩后，可浸泡75%酒精中，或用新洁尔灭处理，临用时再用生理盐水浸泡。

5. 在一个穴位上做多次治疗时，应偏离前次治疗的部位。

6. 注意术后反应。一种属于正常反应，由于刺激损伤及羊肠线刺激，在1~5天内，局部出现红、肿、热、痛等无菌性炎症反应。少数病例反应较重，切口处有少量渗出液，亦属正常现象，一般不需要处理，若渗液较多凸出皮肤表面时，可将乳白色渗液挤出，用70%酒精棉球擦去，覆盖消毒纱

布。施术后患肢局部温度也会升高，可持续 3 ~7 天。少数病人可有全身反应，即埋线后 4 ~24 小时内体温上升，一般约在 38℃左右，局部无感染现象，持续 2 ~4 天后体温恢复正常。埋线后还可有白细胞总数及中性多形粒细胞计数的增高现象，应注意观察。

7. 皮肤局部有感染或有溃疡时不宜埋线，肺结核活动期骨结核、严重心脏病或妊娠期等均不宜使用本法。

另一种则是异常反应，有以下几种情况：

1. 少数病人因治疗中无菌操作不严或伤口保护不好，造成感染，一般中治疗后 3 ~4 天出现局部红肿，疼痛加剧，并可伴有发热，应予局部热敷及抗感染处理。

2. 个别病人对羊肠线过敏，治疗后出现局部红肿、瘙痒、发热等反应，甚至切口处脂肪液化，羊肠线溢出，应适当作抗过敏处理。

3. 神经损伤。如感觉神经损伤，会出现神经分布区皮肤感觉障碍。运动神经损伤，会出现神经支配的肌肉群瘫痪。如损伤坐骨神经、腓神经，会引起足下垂和足大趾不能背屈。发生此种现象，应及时抽出羊肠线，并经予适当处理。

直肠点滴疗法

【概述】

直肠点滴疗法是直肠给药的一种方法，是在中医辨证施治原则指导下，将中药液从肛门点滴入直肠，以治疗疾病的一种方法。它是中医自然疗法之一，是除口服和注射给药之外的第三种重要给药途径，是一项新的临床给药技术。直肠点滴也称肛门点滴，它是以类似点滴输液的方式，将中药煎剂或中成药液体制剂，通过直肠滴入器械滴入直肠，通过直肠黏膜的迅速吸收进入大循环，发挥药效以治疗全身或局部疾病的给药方法，是中医内病外治法之一。直肠点滴疗法实际上是中药保留灌肠法的一种改良用法。它较一般保留灌肠法病人不适感轻，注入药液量大，便于保留和吸收，操作方法简单且疗效确切。

【操作方法】

器械用具

1. 一次性输液管

2. 橡皮导尿管

3. 胶布

4. 酒精棉球
5. 红霉素软膏
6. 输液架
7. 空液体瓶

具体操作

1. 先让患者排空大小便，然后行左侧卧位，稍屈双膝，或行俯卧位，精神放松，恰当配合。

2. 充分暴露肛门，局部消毒。

3. 事先将点滴液装入消毒过的空高温瓶中，加温至摄氏度40度左右。

4. 用一次性输液管去掉针头部分，接上橡皮导尿管，导尿管的头部涂上适量红霉素软膏，起润滑消毒作用。

5. 用输液的方法，排净管内空气，关闭控制阀，将导尿管缓慢地插入肛门内，成人10~20cm，小儿5~15cm，用胶布固定之。

6. 把开关打开，以每分钟30~40滴的速度，开始点滴。

7. 点滴完毕后拔出导尿管，让患者平卧30分钟，2小时内尽量不解大便，使药液充分吸收。

8. 每日一次，每次点滴药液100~200ml，7日为一疗程，疗程与疗程之间间隔3日。

【适用范围】

1. 西药片剂以及对黏膜无损伤的注射剂
2. 中药水煎剂的浓缩液
3. 中药的发酵酿制剂
4. 无配伍禁忌的中西药混合剂

【注意事项】

1. 不能采用俯卧位以及左侧卧位者。
2. 直肠疾病无法插管者。
3. 因其他原因不便操作者。
4. 心、肝、肾严重疾患者。
5. 孕妇以及月经期妇女患者。
6. 病人不能配合者。
7. 要让患者姿势舒适自然，注意消毒，以防感染。
8. 妊娠病人以及月经期患者禁用此法。
9. 根据病情、年龄、辨证结果确定每次的用药量和疗程数。
10. 插管时，动作宜轻柔缓慢，防止损伤肠黏膜。
11. 药液的温度应为40摄氏度左右，不可过低，也不可过高，冷者易引起腹痛，热者有烧灼感，均可刺激肠道，引起排便。

12. 滴速不可过快亦不可过慢，慢则时间太长，病人不能坚持，快则刺激肠道，易发便意。

13. 必须排净空气，否则易引起患者矢气频作。

14. 药液必须用七层纱布过滤，否则不易吸收。

15. 滴前应排尽大便，滴后 2 ~3 小时内尽量不解大便。

16. 注意中西药物的配伍禁忌，用量、有效期、毒副作用以及其他应注意的有关事项。

中药涂擦疗法

【概述】

中风患者偏瘫一侧肢体出现肿胀，多因为静脉回流障碍和营养代谢障碍，血液不能较快的返回心脏，而瘀滞与静脉中的血液量增多，静脉管腔内的压力也随着增大，液体很容易被挤压到血管壁外，滞留于组织间隙中，于是便产生了肿胀。中药涂擦疗法以其特制中药涂擦患处，以充分发挥外用药性能，具有活血化瘀、消散瘀血、消肿止痛、行气之功效，通过不同的制作和使用方法，配合精心的护理，对治疗中风偏瘫肢体肿胀有显著的效果。

【操作方法】

药液的配制

红花 50g，冰片 10g，羌活 10g，独活 10g，浸泡于 500ml 75% 的酒精内 24h，再使用浸泡后的酒精肢体肿胀疼痛处。

物品

治疗盘　治疗碗　弯血管钳　弯盘　纱布　治疗巾

具体操作

1. 检查物品，对患者病情进行评估。

2. 携物品到病人床前，核对，向病人解释，说明中药涂擦的目的。

3. 评估皮肤情况。

4. 关门窗，开暖气，必要时屏风遮挡。根据病情选择合适的体位，暴露涂擦的部位，在其周围垫治疗巾。

5. 用纱布蘸取适量药液来回擦拭，时间 15 分钟左右。必要时以无菌纱布覆盖，胶布或绷带固定。

6. 擦拭结束后，换干净纱布将涂擦部位擦拭干净，协助患者穿衣，取舒适的体位，盖被，整理用物。

7. 根据医嘱，详细记录涂擦治疗后的客观情况。

8. 用法：每日 1 ~2 次，14 天为一疗程。

【适应范围】

1. 中风肩手综合征

2. 中风偏瘫肢体肿胀

【注意事项】

1. 注意遮挡患者，保护患者隐私。

2. 注意保暖，勿使患者受凉。

3. 根据不同的涂擦部位采用合适的体位，以防时间过久患者不能耐受。

4. 药液温度适宜，不能过热或过冷。

5. 有皮疹、开放性伤口及感染性病灶者。

6. 年龄过大或体质虚弱不能耐受者。

7. 对酒精及中药液中任一药物过敏者。

按摩疗法

【概述】

按摩是一种适应证十分广泛的民间物理疗法。有正骨按摩、伤科按摩、小儿按摩、经络按摩、脏腑按摩、急救按摩、保健按摩、点穴按摩等。按摩又称推拿，是祖国医学宝库中最具特色的一种医疗保健方法。它是施术者用双手或肢体的其他部位，在受术者的体表一定部位或穴位上施以各种手法操作，以达到防病治病、延年益寿等目的的一种物理疗法，以其简单易学、便于操作、疗效显著、费用低廉、无毒副反应等特点而备受人们的喜爱。

按摩疗法的机理

1. 是使局部血管扩张，增加血液和淋巴液等循环，以改善局部组织的营养状态，促进新陈代谢及滞留体液或病理渗出物的吸收。

2. 是诱导深部组织的血液流向体表，或使一部分血液瘀滞于局部，或使深部组织充血，以减低体内或其他部位的充血现象，促进病理产生物的消散。

3. 是调节肌肉机能，增强肌肉弹性，张力和耐久性，缓解病理紧张并促进排出有毒代谢产物；四是影响神经机能，使其兴奋或镇静，振奋精神，或解除疲劳，从而达到治疗的目的。

【操作方法】

临床上使用按摩手法的种类很多，学派不一，动作不同，据之有几十种甚至达百余种，但一般常用的不过二三十种。这些手法在实际应用中有一定的规律。按其作用力的方向可分为如下5种。

1. 推揉类（平面用力手法）

有推法、揉法、摩法、擦法、抹法。

推法：用手指或手掌在人体某一个部位或穴位上做前后、上下或左右的推动。推法在应用时所用的力量须由轻而重，根据不同部位而决定用力大小。用力大时，作用达肌肉、内脏；用力小时，作用达皮下组织。一般频率50～150次/分，开始稍慢，逐渐加快。推法根据不同的部位和病情可分为拇指推、手掌推、肘尖推、拳推。

推法的主要作用是舒筋活血，解痉止痛，增加皮肤强性，促进肌肉生长，消除疲劳和使肌肉放松。

揉法：用手指或手掌面在身体某个部位做回旋揉动。

揉法的作用力一般不大，仅达到皮下组织，但重揉时叫作用到肌肉。频率较慢50～100次/分，一般是由轻到重再至轻。此种手法较温和，多在疼痛部位或强手法刺激后使用，也可在放松肌肉、解除局部痉挛时用。操作时手指和手掌应紧贴皮肤，与皮肤之间不能移动，而皮下的组织被揉动，幅度可逐渐扩大。根据按揉的部位不同可分为拇指揉、大鱼际揉、肘揉、掌揉等等。

揉法的主要作用是消肿止痛，活血化瘀，消积理气，助消化等。

摩法：用手指或手掌在身体某一部位或穴位上，做皮肤表面顺、逆时针方向的回旋摩动。操作时指或掌不要紧贴皮肤，在皮肤表面做回旋性的摩动，作用力温和而浅，仅达皮肤与皮下。摩法的频率根据病情的需要而定，一般慢的30～60次/分，快的100～200次/分左右。此法多用单手摩，也可用双手摩。常用在按摩的开始，或疼痛较剧烈的部位及用强手法按摩后，使肌肉放松。摩法的转动方向一般是顺时针方向运动，摩法根据不同部位有指摩、掌摩、掌根摩三种。

摩法的主要作用是疏气活血，消肿止痛，消积导滞，健脾和胃，调补脏腑，增强皮肤弹性等。

抹法：用手指或手掌平伏按于按摩部位后，以均衡的压力抹向一边的一种手法。其作用力可浅在皮肤，深在肌肉。其强度不大，作用柔和。一般常用双手同时操作，也可单手操作。根据不同的部位有指抹、掌抹、理筋三种方法。抹法不同于推法，它的着力一般较推法为重，推法是单方向的移动，抹法则可根据不同的治疗位置任意往返移动。抹法的频率也较推法慢。

抹法的主要作用是开窍，镇静，清醒头目，扩张血管和增加皮肤弹性等。

擦法：是用手指或手掌在皮肤上来回摩擦的一种手法。其作用力浅，仅作用于皮肤及皮下。其频率较高，达100～200次/分。对皮肤引起反应较大，常要擦到皮肤发红，但不要擦破皮肤，故在操作时多用介质润滑，防止皮肤受损。此法可单手操作，根据不同的部位有指擦和手掌擦。

擦法的主要作用是益气养血，活血通络，加快血液循环，消肿止痛，祛风除湿，湿经散寒等。

2. 按拍类

有按法、掐法、拨法、振法、弹法、拍捶法、踩跷法、滚法。

按法：用手指或手掌在身体某处或穴位上用力向下按压。按压的力度可浅到皮肉，深达骨骼、关节和部分内脏处。操作时按压的力量要由轻而重，使患部有一定压迫感后，持续一段时间，再慢慢放松。也可以有节律的一按一松，这种按压法在操作时一定要注意按压的强度与频率，不可过重、过急，应富有弹性。按法在施术时根据不同部位，不同疾病及不同治疗目的，可分为拇指按、中指按、拳按、掌按、肘按。图23。此外，尚有利用按摩工具按压等。

按法的主要作用是通经活络，散瘀止痛，矫正畸形等等。

掐法：是用拇指、中指或食指在身体某个部位或穴位上，做深入并持续的掐压。图24。掐法刺激较强，常用于穴位刺激按摩。操作时用力须由小到大，使其作用为由浅到深。掐法用在穴位时，可有强烈的酸胀感觉称“得气”反应。掐法也可称指针法，是以指代针的意思。另与掐法近似的一种指切法，是用一手或两手拇指做一排排轻巧而密集的掐压，边掐边向前推进。这一方法一般用于组织肿胀时，将其向前方推散，而使肿胀散开。

掐法的主要做法是刺激穴位，疏通经脉，消肿散瘀，镇静安神，开窍等。

拨法：是将手指端嵌入软组织缝隙中，然后做横向的拨动。拨法的刺激很强，局部可有酸胀反应，用的力更应以病人能忍受为度。另有一种称刮法，也是用手指端摸到软组织有肥厚或硬结处做刮拨的手法。刮拨的方向可根据病变部位走向而定。

拨法和刮法的主要作用是缓解肌肉痉挛，松解组织粘连，舒筋通络，滑利关节，消肿止痛等。

振法：用指端或手掌紧压身体某一部位或穴位上做持续震颤的一种手法。操作时主要依靠前臂和手都的肌肉持续用劲发力，使力量集中于指端或手掌，形成震动力，使按摩部位随之而发生震颤。操作时要着力实而频率快，使其有向深部渗透的感觉。有些部位的穴位振法，用手振比较累，可以使用电振器做治疗。但最好个做头、面部的电动按摩器治疗。通常每个穴位可做1分钟左右。振法可单手操作，也可用双手重叠操作。根据治疗部位不同可分为指振法、掌振法、电振法三种。

振法的主要治疗作用是放松肌肉，调节神经，解痉止痛，消除疲劳等。

弹法：用手指背面弹打身体某一部位的方法。弹时用拇指或中指扣住食指，然后食指发出拨动滑脱，使食指指背在思部着力弹打。弹打的强度需由轻而重，着力也要有弹性，以不引起疼痛为宜。此手法多用单手操作，适用于关节部位，弹时可沿关节周围进行。

弹法的主要作用是通利关节，放松肌肉，祛风散寒，消除疲劳等。

拍捶法：用手指或手掌轻巧地拍打身体某一部位的方法，叫拍法。用空心拳或拳侧面捶击身体某部位的方法为捶法。拍法着力较轻，多用于胸廓、背部及表浅的关节部位；捶法作用力较重，可达肌肉、关节与骨骼。捶法轻而缓慢的操作可使筋骨舒展；重而快速的捶击可使肌肉兴奋。不论拍、捶在操作时要以腕发力，由轻而重，由慢而快，或一阵快，一阵慢交替操作。动作要协调、灵活，着力要有弹性。可单手操作，也可双手操作。根据病变部位不同而分别选用拍、捶的治疗方法。拍法可分为指拍、指背拍和掌拍。捶法可分为直拳捶、握拳捶和侧拳锤。

捶法的主要作用是行气活血，放松肌肉，祛风散寒，消除肌肉疲劳，缓解局部酸胀等。

踩跷法（也称脚踩法）：是用脚掌踩踏人体某一部位并做各种动作的一种方法。可以脚同时踩按，也可两脚交替踩按。在踩踏时以脚掌前部着力于治疗部位，一松一踩，力量要适宜，切不可过力。频率要慢，做腰部治疗时应与患者呼吸相配合，切忌迸气。在治疗时，若病人不愿配合或要求停止治疗，决不能勉强。此法多用于腰骶部及四肢的近侧部。一般常用于腰椎间盘病变的治疗。踩跷法是按、压、揉、推几种手法的结合，且按摩强度较大。此法应用时要慎重，对年老体弱、小儿均不宜用。

滚法：是用手背部着力在身体上滚动的一种手法。操作时将掌指关节略为屈曲，以手掌背部近小指侧部分，紧贴于治疗部位上，连续摆动腕掌部，进行前臂旋转和腕关节屈伸的协调运动。为了使滚动力集中到手指，在滚动前将手腕稍屈，各指略微伸开，手背平贴推拿部位以助发力。然后点揉气海、神阙、曲池、内关、神门、合谷、足三里、太冲，每穴约半分钟。

病人俯卧位

推法。医生两手全掌着力，分别置于脊柱两侧，沿足太阳膀胱经从第一胸椎至腰骶部反复推摩 5 ~7 次。

滚揉法。医生两手掌指交替着力，置于脊柱两旁自上而不，自下而上反复擦揉 5 ~7 次。

点按肝俞、肾俞、命门，每穴约半分钟。

病人坐位

捏拿法。医生一手扶一侧肩部，另一手拇、食、中、无名指对称捏拿后颈部，自上而下反复施术 2 分钟。

点按风池、印堂、太阳、人迎，每穴约半分钟。

叩法。医生两手四指交替叩击颈项和肩、臂部，反复施术5~7次。要求叩击手法要轻巧，速度要快。

嘱咐患者生活要有规律，不能过度劳累，适当锻炼，保持心情愉快，避免精神刺激，少食或无食刺激的食物。后再将手收回成原半握拳状。如此一滚一回有节律地着力按压，滚动向前．频率100次/分左右。滚动时力量要均匀，使手背之滚动压力持续作用于被按摩部位上。均不可发生跳动、击打或摩擦。滚法的作用较深，以达肌肉层为度。其作用面也较大，多用于软组织面积较大和肌肉较丰满的部位。此法一般单手与双手交替操作，也可双手同时进行，或借助器械操作。

滚法主要作用是舒筋活血，解痉止痛，强筋壮骨，滑利关节，缓解肌肉，筋膜的痉挛，消除疲劳。

3. 捏拿类

有捏法、拿法、搓法、捉法。

捏法：将皮肤提起，作用于皮肤与皮下组织。捏法有两种。一种是用拇指和食、中两指相对，挟提皮肤，双手交替捻动，向前推进。手法强度可轻可重。轻的，患者感到温和舒展；重的，患者则感到酸胀。频率可快可慢，快老100次/分以上，慢者30~60次/分。另一种手握空拳状，用食指中节和拇指指腹相对，挟提皮肤，双手交替捻动，向前推进。捏法可用单手操作，也可用双手操作。捏法常用于治疗小儿疾患，如食欲不振、消化不良、腹泻，也可用于成年人按摩。

拿法：用拇指与食、中指或其他手指相对做对应钳形用力，捏住某一部位或穴位，做一收一放或持续的揉捏动作。拿法不同于捏法，力量集中指尖上，而是指腹和手指的整个掌面着力。使用拿法时，腕要放松灵活，要由轻到重，再由重到轻。在拿法的同时可结合提法，提拿并用。多在提拿某~肌腹时用，作用力要与肌腹时用，作用力要与肌腹相垂直。即纵行肌腹横向提拿，横行肌腹纵向提拿。此类手法强度比较大，被治疗者反应明显，一般以提拿时感觉酸胀、微痛，放松后感觉舒展、轻快的手法强度合适。通常是做定点拿、揉、提的手法，也可做移动拿、揉手法。拿法可根据不同疾病、不同部位，采用指拿、四指拿、五指拿和抖动拿等。速度可快可慢，要有节奏，要连续，不可忽快忽慢，忽轻忽重。

拿法的主要作用是缓解肌肉痉挛，调节、兴奋神经，通络散寒，消除疲劳等。

搓法：是用双手在肢体上相对用力进行搓动的一种手法。其作用力可达肌肉、肌腱、筋膜、骨骼、关节囊、韧带等处。强度轻时感觉肌肉轻松，强度大时则有明显的酸胀感。频率一般 30 ~ 50 次/分左右，搓动速度开始时由慢而快，结束时由快而慢。搓法有掌搓和侧掌搓两种。

搓法的主要作用是疏散经络，调和气血，通利关节，松弛肌肉，消除疲劳等。

提法：提法是指医者用双手对按而向上提，或双手按于施治部位使劲向上（反方向）提，或垂手拿起的手法。在临床分为顿提法和端提法两种。

（1）顿提法。患者正坐。医者立于患例，嘱患肢抬举过头并伸直（手心向内），医音的左手握食指、拇指，右手握无名指、中指、小指，先缓慢导引放松局部，再使劲上提 3 次，每提 1 次关节可发出 1 次弹响。但操作时避免使用暴力。

（2）端提法。患者正坐。医者立于患者背后，双手虎口置于患者同侧耳垂下，拇指于耳后高骨处，食指于下颌角缘，置准贴实后，双手同时用力向内合立并向上提。但施本法时，必须注意双手虎口必须对准患者同侧耳垂下后侧，并将患者头部卡于两手之中，同时应严密观察患者，切勿压及颈总动脉，造成危险。

4. 牵抖类

有抖法、引申法等。

抖法：是抖动身体的一种方法，也是属于被动运动按摩。操作时握住患者远端，在牵拉的同时做上下，或左右的抖动。即像抖动绳子一样用柔劲来抖动肢体，使肢体随着抖动的力量似波浪样的起伏。根据不同部位、不同疾病，抖动的次数也不同。抖法一般多应用于腕、上肢、下肢和腰部。图 38。此法的力量作用于肌肉、关节、韧带，具有舒展筋骨、滑利关节，消除疲劳、整复和恢复解剖位置的异常。如腰椎间盘突出症常采用抖法来进行治疗。

引申法：是在肌肉放松时被动地牵伸关节的一种方法。本法属于特殊的被动性运动按摩。此种方法的作用力，可使关节发生一时性超过正常生理活动幅度的运动。这种操作技巧较难，要顺势而行，使引申的动作有劲而不蛮，幅度大而不野，达到恰如其分，恰到好处的程度。引申法可有上肢引申、下肢引申、腰部引申等多种。图 40。引申法的治疗作用，是牵伸关节挛缩，纠正关节错位，增强肢体的活动能力等。

5. 运动类

有屈伸法、摇法、板法、背法。

屈伸法：是对有活动障碍的关节，帮助其伸展和屈曲波动活动的一种方法、屈伸法也可称展法或伸展法，属于被动运动按摩。此法必须顺其势，不可用暴力，伸展力要作用在引起关节挛缩的软组织上，以克服其牵拉力，利用反向作用力而使关节活动范围加大。运动的方向要按各关节正常的运动方向和角度进行。在活动时一定要用缓慢、均衡、持续的力量慢慢加大其可能屈伸的幅度，并在此幅度范围内连续活动，使其逐渐增加同伸活动的角度。当屈伸到最大角度后要固定1～2分钟，然后再慢慢放松还原。如此反复数次。此法在操作时要注意病人的体位，应置于能使被运动的关节达到充分活动，并保证被按摩者不会因疼痛的闪躲而发生意外的体位。伸展法适用于人体各个关节。

屈伸法的作用是松解粘连，滑利关节，增加肢体活动能力等。

摇法：是以关节为轴心，做肢体顺势轻巧的缓慢回旋运动。本法属于被动运动按摩。在施术时要将体位安置合适，摇动的动作要缓和稳妥，速度要慢，幅度应由小到大，并要根据病情，适可而止。同时也要注意被运动关节的正常生理活动范围。摇法常用来预防和治疗各种关节活动功能障碍。双轴和多轴关节都可做环绕运动治疗，如腕关节摇动等等。

摇法的作用是松解粘连，滑利关节，增加肢体活动能力。恢复体力等。

扳法（又名搬法）：扳法可以在人体几个部位应用，如肩、髓、腰、颈等。是用一手压住人体某一部位，另一手扳动其他部位，两者使用力量相等、作用相反的外力，使关节旋转或伸展。图44。扳法也属于被动运动按摩手法，常用于治疗四肢关节的功能障碍及脊椎小关节的交锁与错位等症。故此也可以认为是正骨干法的一种。扳法不是一个大幅度的被动运动，在施术时必须将要扳动的关节极度伸展或旋转，在保持这一位置的基础上，再做一个稍微加大幅度的运作。扳动时一定要因势利导，了解正常关节活动范围，不可超出生理功能。根据用力方向和施行方法的不同，有侧扳、后扳、斜扳等几种。

扳法的主要作用松解粘连，帮助复位，滑刮关节，缓解痉挛，消除疼痛，牵伸肌肉、韧带之作用。

背法：医者和患者背靠背站立。医者两肘屈曲挽住患者肘弯部，然后弯腰屈膝，以臀部着力顶住患者腰部，将患者背起，使其双脚离地。做左右方向的摆动和上下方向的抖动，使腰部有牵动感。在施术时要注意肘部勾紧不要滑脱，嘱患者不要打挺。背法常用于治疗急性腹扭伤、腰椎间盘病变、腰肌劳损等病症。

【适用范围】

妇、儿、内、外各科相关疾病。

【注意事项】

禁忌：传染性疾病，严重感染性疾病，脓毒血症，精神病，疾病的急性期病情危重，有高热，神志不清，血液病有出血倾向，结核，恶性肿瘤，按摩局部有较严重的皮肤病、皮肤损伤或炎症（如蜂窝组织炎、丹毒、脓肿、骨髓炎等），均不适应按摩治疗；孕妇不能按摩肩井穴、合谷穴、三阴交穴、昆仑穴、小腹部、腰骶部和髋部；女性经期不应做腰骶部与双髋部的按摩。另外，骨折未愈合、韧带和肌肉断裂的固定期，均不宜按摩治疗；年老体弱、血压过高，以及心、肺、肾等重要脏器功能严重损害者，应慎用或禁用按摩治疗。

1. 明确诊断，选用穴位，确定手法，做到心中有数，考虑全面，有中心有重点。

2. 根据不同疾病与按摩部位的不同，采用合适的按摩体位。这个体位要使病人舒适，治疗方便，有利于各种手法的操作。不论是自我按摩或由别人按摩，都要注意。

3. 按摩的操作程序、强度、时间，需根据治疗中病人的全身与局部反应及治疗后的变化随时调整。并应掌握急则治“标”，缓则治“本”的原则。

4. 做好病人的解释工作，嘱病人不要紧张，肌肉要放松，呼吸自然，宽衣松带。做腰背和下腹部的按摩，应先排空大小便。病人在过饥、过饱以及醉酒后均不适宜按摩，一般在餐后 2 小时按摩较妥。对病人要耐心、认真、亲切、负责，使病人对医生既信任又能配合治疗。自我按摩时也要注意放松和时间安排。

5. 按摩时操作者的双手要保持清洁、温暖、勤修指甲，不要损伤被按摩部位的皮肤。并要注意室温及被按摩部位的保暖。

6. 在单独检查异性病人和进行按摩时，要态度庄重、严肃。尤其给女病人按摩时，应避开乳房、阴部。如治疗上需要，应先与病人讲明，取得病人同意后进行治疗，同时要有第三者在场（病人家属或其他女同志）。

7. 对于保健按摩（不论是自我按摩，还足由别人操作），一定要持之以恒，方能达到防治疾病、强壮身体的目的。

8. 在按摩结束之后，被按摩者应感到全身轻松舒适，原有症状改变。有时会有不同程度的疲劳感，这是常见反应。按摩后要注意适当休息，避免寒凉刺激，更不要再度损伤。应配合治疗，保持治疗效果。

艾灸疗法

【概述】

艾灸疗法简称灸法，是运用艾绒或其他药物在体表的穴位上烧灼、温熨，借灸火的热力以及药物的作用，通过经络的传导，以起到温通气血、扶正祛邪，达到防治疾病的一种治法。

所谓艾灸疗法，是利用艾叶做原料，制成艾绒，在一定的穴位上，用各种不同的方法燃烧，直接或间接地施以适当温热刺激，通过经络的传导作用而达到治病和保健目的的一种方法。

作用

灸法能够活跃脏腑功能，旺盛新陈代谢，产生抗体及免疫力，所以长期施行保健灸法，能使人身心舒畅，精力充沛，祛病延年。施灸对于血压、呼吸、脉搏、心率、神经、血管均有调整作用；能使白细胞、血红蛋白、红细胞、血小板等明显增高，胆固醇降低，血沉沉降速率减慢，凝血时间缩短，对血糖、血钙以及内分泌系统的功能也有显著的调节作用。

灸法能抗休克、抗感染、抗癌，对心脑血管疾病、桥本氏甲状腺炎、硬皮病、支气管哮喘、肺结核、乙型肝炎等均有良好的效果。

艾灸可以改变体液免疫功能，同时还能够影响T淋巴细胞数目与功能，活跃白细胞、巨噬细胞的吞噬能力。特别是经灸后T淋巴细胞高值可以降低，低值可以升高，说明艾灸有双向调节免疫作用。

灸法的特点是既能抑制功能亢进，也能使衰退的机能兴奋而趋向生理的平衡状态，因此灸法对人体是一种良性刺激，对增强体质大有裨益，不论病体、健体都可以使用，尤其对衰弱儿童有促进发育的作用，所以灸法的使用范围是很广泛的。

【操作方法】

常用穴位

足三里、关元穴、气海穴、肾俞穴、膏肓俞穴、风门穴、三阴交、神阙穴、风池穴、大椎穴、涌泉穴

艾灸工具

艾条、艾灸盒、艾灸器、好轻松艾灸器具、火龙罐灸、随身灸、悬灸、中华经络温灸棒

直接灸

是将大小适宜的艾炷，直接放在皮肤上施灸。若施灸时需将皮肤烧伤化脓，愈后留有瘢痕者，称为瘢痕灸。若不使皮肤烧伤化脓，不留瘢痕者，称为无瘢痕灸。

瘢痕灸

又名化脓灸：施灸时先将所灸腧穴部位，涂以少量的大蒜汁，以增加黏附和刺激作用，然后将大小适宜的艾炷置于腧穴上，用火点燃艾炷施灸。每壮艾炷必须燃尽，除去灰烬后，方可继续易住再灸，待规定壮数灸完为止。施灸时由于火烧灼皮肤，因此可产生剧痛，此时可用手在施灸腧穴周围轻轻拍打，借以缓解疼痛。在正常情况下，灸后1周左右，施灸部位化脓形成灸

疮，5~6周左右，灸疮自行痊愈，结痂脱落后而留下瘢痕。临床上常用于治疗哮喘、肺结核、高血压、心脑血管病和瘰疬等慢性疾病。

无瘢痕灸

施灸时先在所灸腧穴部位涂以少量的凡士林，以使艾炷便于黏附，然后将大小适宜的艾炷，置于腧穴上点燃施灸，当灸炷燃剩五分之二或四分之一而患者感到微有灼痛时，即可易炷再灸。若用麦粒大的艾炷施灸，当患者感到有灼痛时，医者可用镊子柄将艾炷熄灭，然后继续易位再灸，按规定壮数灸完为止。一般应灸至局部皮肤红晕而不起泡为度。因其皮肤无灼伤，故灸后不化脓，不留瘢痕。一般虚寒性疾患，均可此法。

间接灸

是用药物将艾炷与施灸腧穴部位的皮肤隔开，进行施灸的方法。如生姜间隔灸、隔盐灸等。

隔姜灸

是用鲜姜切成直径大约2~3厘米、厚约0.2~0.3厘米的薄片，中间以针刺数孔，然后将姜片置于应灸的腧穴部位或患处，再将艾炷放在姜片上点燃施灸。当艾住燃尽，再易炷施灸。灸完所规定的壮数，以使皮肤红润而不起泡为度。常用于因寒而到的呕吐、腹痛、腹泻及风寒痹痛等。图148。

隔蒜灸

用鲜大蒜头，切成厚0.2~0.3厘米的薄片，中间以针刺数孔，然后置于应灸俞腧或患处，然后将艾炷放在蒜片上，点燃施灸。待艾炷燃尽，易炷再灸，直至灸完规定的壮数。此法多用于治疗瘰疬，肺结核及初起的肿疡等症。

隔盐灸

用纯净的食盐填敷于脐部，或于盐上再置一薄姜片，上置大艾炷施灸。多用于治疗伤寒阴证或吐泻并作，中风脱证等。

隔附子饼灸

将附子研成粉末，用酒调和做成直径约3厘米、厚约0.8厘米的附子饼，中间以针刺数孔，放在应灸腧穴或患处，上面再放艾炷施灸，直到灸完所规定壮数为止。多用治疗命门火衰而致的阳痿、早泄或疮疡久溃不敛等症。

艾条灸

是取纯净细软的艾绒24g，平铺在26厘米长、20厘米宽的细草纸上，将其卷成直径约1.5厘米圆柱形的艾卷，要求卷紧，外裹以质地柔软疏松而又坚韧的桑皮纸，用胶水或浆糊封口而成。也有每条艾绒中渗入肉桂、干姜、丁香、独活、细辛、白芷、雄黄各等分的细末6g，则成为药条。施灸的方法分温和灸和雀啄灸。

温和灸

施灸时将艾条的一端点燃，对准应灸的腧穴部位或患处，约距皮肤 2～3 厘米左右，进行熏烤。熏烤使患者局部有温热感而无灼痛为宜，一般每处灸 5～7 分钟，至皮肤红晕为度。对于昏厥、局部知觉迟钝的患者，医者可将中、食二指分开，置于施灸部位的两侧，这样可以通过医者手指的感觉来测知患者局部的受热程度，以便随时调节施灸的距离和防止烫伤。

雀啄灸

施灸时，将艾条点燃的一端与施灸部位的皮肤并不固定在一定距离，而是像鸟雀啄食一样，一上一下活动地施灸。另外也可均匀地上、下或向左右方向移动或作反复地施转施灸。

温针灸

是针刺与艾灸结合应用的一种方法，适用于既需要留针而又适宜用艾灸的病症。操作时，将针刺入腧穴得气后，并给予适当补泻手法而留针，继将纯净细软的艾绒捏在针尾上，或用艾条一段长约 2 厘米左右，插在针柄上，点燃施灸。待艾绒或艾条烧完后，除去灰烬，取出针。

温灸器灸

是用金属特制的一种圆筒灸具，故又称温筒灸。其筒底有尖有平，筒内套有小筒，小筒四周有孔。施灸时，将艾绒或加掺药物，装入温灸器的小筒，点燃后，将温灸器之盖扣好，即可置于腧穴或应灸部位，进行熨灸，直到所灸部位的皮肤红润为度。有调和气血，温中散寒的用。

疗程

每燃烧一个艾炷为之一壮，每灸一次少则 3～5 壮，多则可灸数十壮、数百壮。至于施灸的时间长短原则是：灸从久，必须长期施行方能见功，这是指慢性病而言。一般前三天，每天灸一次，以后间隔一日灸一次，或间隔两日灸一次，可连续灸治一个月、二个月、三个月，甚至半年或一年以上。如果用于健身灸，则可以每月灸三五次，终生使用，效果更好。如果是急性病、偶发病，有时只灸一、二次，就结束了，以需要而定，不必限制时间和次数。如果是慢性病、顽固性疾病，间日或间隔三、五、七日灸一次均可。要根据具体情况全面考虑，这样和用药的分量一样，无太过不及之弊。

【适用范围】

妇、儿、内、外各科相关疾病。

【注意事项】

以下为不良反应。

皮肤潮红：艾灸时，由于热力的作用，会使局部的毛细血管扩张，刺激血液流动，所以会出现皮肤潮红的现象。

灸泡：灸泡是灸疮的前一个阶段，多见于化脓灸。

灸疮：灸疮是艾灸的特征性表现，只有有灸疮，疗效才好。灸疮期间也要坚持温和灸，让艾灸效力持续，否则会出现病情反复。

口渴：很多人艾灸之后会口渴，这是正常的。艾灸后可以喝红糖水或温开水，不要喝菊花茶等寒凉性质的饮料，否则会影响艾灸的效果。

灸感传导：施灸部位或远离施灸部位产生其他感觉，例如酸、胀、麻、热、重、痛、冷等

排病反应：出现其他脏腑的疾病，一般没有诱因或身体疲劳的现象，是体内病邪通过其他出口排出体外的表现。

艾灸之后口渴，最好是喝红糖水或开水，红糖水可以补气血，白开水没有任何添加剂，不会对人造成伤害。

点穴疗法

【概述】

点穴疗法是治疗疾病的一种方法。既不用药物，又不用工具，仅凭双手在患者的体表穴位上，运用一定的手法，就能达到治疗疾病的目的。

点穴的手法分为平揉法、压放法、皮肤点打法、经络循按法、五行联用法等五种基本手法。此外，还有头部推运法、背部循压法、四肢摇运法等及其他辅助手法。

【操作方法】

1. 平揉法

平揉法是指平而揉之之意。所谓平，即不许偏斜，保持适当的水平。“揉”是按着摩的动作，是“按劲”和“摩劲”两者互相结合的动作。按劲是重手按住肌肉不动，摩劲是轻手摩着皮肤不停；不动为静属阴，不停为动履阳。而揉是“按”“摩”结合的发挥，具有调节阴阳的作用。

平揉法的具体操作是：术者的中指端点在患者的穴位上，继从拇指端抵中指内侧第一指关节，再以食指与无名指紧压中指第一指关节的外侧，以作辅助中指之势，便于中指的操作。然后，用中指端在穴位上，作圆卷形的平揉，含有按、摩两者之意。因而，揉的指端面，应陷入穴位皮肤之下，这样揉动，就可以不离开皮肤。平揉1个圆圈为1次，一般以50～100次为标准。而次数的增减，应随着病情来决定。

平揉法的揉转，虽然是在穴位上操作，但由于连续平揉的刺激，在穴位组织中，也引起酸麻或酸困等感觉，能使穴位组织发生变化，引起生理上的

机能调节，而发生抵抗疾病的作用。同时，在揉的动作上，不论速度的快慢，都会直接地促进血液的循环。根据血液循环在人体组织的生理关系，这一手法，在整个点穴中是非常重要的。

手法的轻重，要根据病人体质的肥瘦、病情的新久而定。体质瘦弱和病情长者，用轻手法；体质肥壮和新病者，用重手法。但有时肥壮者也有用轻手法，瘦弱者也有用重手法。这样的变化方法，是根据疾病的特殊情况而灵活决定的。

左右平揉的标准

向左手揉，或是向右平揉，是以患者的位置来决定左右的。揉患者的左侧或右侧穴位时，不论是阳经的穴，或是阴经的穴，从右往左向上揉转，为之向左平揉。反之，从左往右向上揉转。为之向右平揉。

左右平揉与补泻

左与向有平揉的补泻方法，可加强其调节阴阳之不足。这是根据十四经，在人体循行起止关系，及左阳右阴升降问题，结合具体操作方法，进行迎随补泻。

手三阳经从手走头：揉左侧穴位时，向左平揉，即从右往左揉；向上随着轻揉转为之补，向下迎着经揉转为之泻。揉右侧穴位时，向右平揉，即从左往石揉；向上随着轻揉转为之补，向下迎着轻揉转为之泻。

手三阴经从胸走手：揉左侧穴位时，向右乎揉，即从左往右揉；向上迎着轻揉转为之泻，向下随着经揉转为之补。揉右侧穴位时，向左手揉，即从右往左揉；向上迎着轻揉转为之泻，向下随着轻揉转为之补。

足三阳经从头走足：揉左侧穴位时，向右手揉，即从左往右揉；向上迎着轻揉转为之泻，向下随着经揉转为之补。揉右侧穴位时，向左平揉，即从右往左揉；向上迎着轻揉转为之泻，向下随着轻揉转为之补。

足三阴经从足走胸：揉左侧穴位时，向左平揉，即从右往左揉；向上随着轻揉转为之补，向下迎着经揉转为之泻。揉右侧穴位时，向右平揉，即从左往右揉；向上随着轻揉转为之补，向下迎着经揉转为之泻。

督脉经从尾骨上走头部，向左平揉，即从右往左揉；向上随着经揉转为之补，向下迎着经揉转为之泻。

任脉经从小腹中线向上走：向右平揉，从左往右平揉；向上随着轻揉转为之补，向下迎着轻揉转为之泻。

平揉补泻，是以男性为例。如果对女性用平揉补泻时，左右相反。即男性向左平揉为补，女性则向右平揉为补；男性向右平揉为泻，女性则向左平揉为泻。

手揉法的作用

平揉在穴位上所起的作用，是使经络的本属得到调整，改变了气血在经脉中的循行现状，使人体生理机能产生一种新的变化，影响到本经有关表里脏腑等各方面。总的来说，平揉是调节阴阳不平衡现象，能补虚，能泻实，可升，可降，消积，除满，具有推陈致新等作用，为点穴中的主要手法。

平揉法的应用

在临床上，不论用补法，或是用泻法，或是平补平泻法，必须配合手法的轻重，揉转速度的快慢，并结合病势的轻重缓急、患者体质的强弱胖瘦以及男女老少等不同关系，随机掌握，临症应变。

平揉法在临床应用上

平揉法在临床应用极为广泛，一般疾病都可选用。在手法配合上，常与压放法配合使用，与其他手法也可配合。在操作上，单手中指可以揉，双手中指也可以揉；向左平揉也可，向右平揉也可，以术者手顺为是。如果对于某一种病不见效或收效不大时，即可选用平揉补泻方法。

2. 压放法

压放法是在穴位上进行的一种手法，“压”是向下压位；“放”是往上放开，互相对立，又互相结合的动作。

在平揉法操作完毕时，仍以中指端在原穴位上，向着穴位的深部下压，使指端在穴位的皮肤水平之下，压下即放，放后再压，一压一放为1次，一般以50～100次为标准。其次数的增减，仍须结合病情来决定。

压放法的标准

压和放，在压后放开和放开再压的距离过程中，一定要保持着适当的快慢速度。如果快慢不匀，就会失去压和放的协调性。压在深处，劲在穴位的里层；放开与皮肤相平，劲在穴位的表层。但在这个原则下，由于病情的不同，还可把压放过程缩短。但不得把指端离开皮肤。压是用中指端压，不要用指甲压。用指甲压就成为切了。也不要用指头肚压，用指头肚压就成为按了。压下、放开的两种过程，要保持着穴位的中心，使动的劲和穴位中心成垂直线，不然，就减弱了本手法应起的作用。

压放法的补泻

压放法对于补泻的关键，主要是掌握压下的动作。但必须按照十四经的循行关系，以便做到“迎”和“随”，达到“补”和“泻”的手段。

手三阳经的气血，由手走头，运用补法时，压劲在穴位中微往上；运用泻法时，压劲在穴位中微往下。手三阴经的气血，由胸走手，运用补法时，压劲在穴位中微往下；运用泻法时，压劲在穴位中微往上。足三阳经的气血，由头走足，运用补法时，压劲在穴位中微往下；运用泻法时，压劲在穴位中微往上。足三阴经的气血，由足走腹，运用补法时，压劲在穴位中微往卜；运用泻法时，压劲在穴位中微往下。此外，压劲保持在穴位中心，就属于平补平泻法。

压放法的作用

压是压迫穴位的组织，使他收缩、抑制，趋向于静止状态。放是把压迫的穴位放开，使它扩张、兴奋，趋向于活动状态。

压下去的深浅，以放来控制，所以压放结合，以放制压。压深，在体内为营分；压浅，在体内为卫分。因而，压放有调节营、卫、气、血的功能。压是压止一切病势的活动性，具有收敛、止逆、止吐、止汗、止血、止痛之效。放是维持其压后所起的作用，不至由压而引起不良现象。

压放法的应用

压放法在临床应用上和平揉法一样的重要。在操作上也须结合患者体质的强弱、胖瘦，保持适当的轻、重手法。按照病情的轻重，及得病时期的久暂，掌握压与放的速度。压的深或浅，与压的轻或重有关系。而压的轻或是压的重，又与经穴的部位有关系。因此，压放在应用上，要联系到各方面，才能发挥出应有的作用。

3. 皮肤点打法

皮肤点打法，仍是以中指端进行操作，先把中指提起，离开皮肤约一、二寸远，再将中指端对准穴位中心，向下点打。在点打的时候，要把劲提位，似有弹性。这样，点打的指力，点在皮肤表层，不致使打的重要不平衡。一打一提为 1 次。点打的次数，仍以 100 次为标准。而点打的轻重，同样要依据病情来决定。至于点打的速度，一般点打都是快手法。因为快了能够产生热，这就相当于艾灸的作用了。

皮肤点打法的作用

皮肤点打法，是在患者的体表穴位上进行点打，可以引起局部皮肤毛细血管的扩张，使穴位周围发生微红微热。这种微红微热现象持续时间不久，就逐渐消散，这就是毛细血管的收缩过程。由于局部皮肤毛细血管经过点打后的扩张转为收缩，很显然给穴位外层组织，增加了力量，代偿了循环，对生理机能起到强壮性作用。

点打过的穴皮肤微红微热，和艾灸后的微红微热相似。艾灸热为外部供给热，点打热则是本身引起的热。而艾灸热多燥，禁忌证较多；点打热少燥，禁忌证也较少。

此外，点打法有促进机能吸收水分的作用。例如，治疗小儿腹泻中的点打法，一经治疗，即可使一天腹泻 20 多次，减为 10 次以下。又如，点打法对于大便干燥的患者，反而引起大便秘结。这证明点打法能够促进肠机能对水分的吸收。从临床实践中证明，皮肤点打法是具有止泻、祛风、止痒等作用。

皮肤点打法的应用

皮肤点打法能够强壮机能，对于虚弱症极为有效。如小儿麻痹症，每个穴位都不可缺少点打法。失血症用隐白穴，也必须有点打法才能发挥止血的作用。

皮肤点打法的重点，主要在皮肤的表层，因而，对一般风寒感冒等病症，效验颇佳。对皮肤瘙痒，收效更为显著。

总之，皮肤点打法常与前两种手法配合并用。但对一般皮肤病和荨麻疹等可以单独使用。对湿疹需要配合平揉手法。热性病少用，便秘者禁忌。

4. 经结循按法

循按法是以中指或拇指，在点过的经穴和它的经络线上或揉或压或点，往返的进行为之循按。例如，合谷为大肠经穴，为了加强本经的作用，就在合谷穴至肩髃穴之间，选择数穴，往返的揉或压或点。另外，有经络循推补泻以及循按辅助手法，搓捻、压按、摩擦等法，以便临床酌情配合选用。

经络循按法的补泻

循按法的补泻，是按照经络的循行经路进行循按手法。行循按补法的操作，顺着经络去的方向多，逆着经络来的方向少，一般是2与1之比。例如，手阳明大肠经合谷穴至肩髃穴之间，或揉或压或点作2次，肩髃穴至合谷穴则作1次。或由合谷穴循按至肩髃穴，再由肩髃穴至曲池穴，这也是2与1之比。

行循按泻法，则与上述补法相反，即由肩髃穴至合谷穴作2次，由合谷穴至肩髃穴则作1次。或是由肩髃穴至合谷大，再由合谷穴至曲池穴。

循按法的平补平泻法，来去相等，往返操作。

经络循按法的作用

循按法由于在经络的范围内操作，可直接促进气血的循环。同时，由于补泻的不同，还可改变气血在经络中的来去状况。这样，就更能发挥前面几种手法的补泻作用。

循按在配合上，则是辅助性质。如单用循按，则亦有通经络、活气血、止疼痛、治麻木等之效验。因为循按中，有兴奋手法，也有抑制手法。由于手法轻、重、快、慢的不同，还可使用平揉、压放两种手法的性能有所改变。如手法操作慢而重，就能把兴奋性的作用，变为抑制性。反之，手法操作快而轻，也可把抑制性作用，变成兴奋性。这是因为兴奋的对立面是抑制，兴奋减弱了就会变为抑制的。

经络循按法的应用

循按法在临床上的应用，主要是依据经络分布和循行的关系，一般用于风湿性疼痛和麻痹性机能障碍。在操作的次数与部位方面，须根据患者的病情范围，进行局部性循按，或全身性循按，以5～8次或更多一些的适宜。手法的配合，须结合病情来选择，并不是把全部循按法都用上。

循按法的轻、重、快、慢，也须根据患者病势轻重及新久，并结合体质强弱和胖瘦，灵活掌握，自可达到循按预期之效。

5. 五行联用法

五行，即木、火、土、金、水。五行相互关系，即相生、相克、相乘、相侮。按五脏之五行所属（肝与胆属木，心与小肠属火，脾与胃属土，肺与大肠属金，肾与膀胱属水），五脏所主（肝主筋，肾主骨，心主血，肺主气，脾主肌肉）等组成的互相联系的整体，与内部五脏部位是一致的。心、肺在上，与气血在肢体浅层相一致；肝、肾在下，与筋骨在肢体深层相一致；脾、胃在中，与肌肉在气血筋骨之间相一致。五行联用法，就是按照上述的理论，分为如下。

五行联用法：骨压放；筋震颤；肌肉左右揉；血脉摩推；皮肤点打。

因为这五种手法是配合五个俞穴，即井、俞、经、合连续操作。所以，称为五行联用法。

五行联用法操作次序

根据气血、筋骨、肌肉等不同深浅组成的相互整体关系，并结合手足阴阳经脉循行的方向，把这一手法分别先后次序进行操作。由于手的阴阳经脉循行趋势，是从上往下的，手法的次序是：点打、摩推、压放、震颤、左右平揉。足的阳经和阳经循行趋势，是从下往上的手法的次序是：压放、震颤、点打、摩推、左右手揉。任脉和督脉循行，都是从下往上的，手法次序与足经相同。

五行联用法的具体操作和理论

（1）点打。点打的操作是与穴位的皮肤接触，属于肺，肺为金主气。手法的过程是：一手中指在所选的主穴进行点打；另一手中指切压住配穴经脉范围内的金穴不动，为配合主穴增强点打的作用，有似肺脉之短涩的点打，一般为100次。

（2）摩推。摩推的操作是与穴位的血脉接触，属于心，心为火。手法过程是：一手的手掌或拇指本节的侧面，在所选主穴部位，顺着经脉往返摩推为一次；另一手切压住配穴本经的火穴不动，为配合主穴增强摩推的作用。摩推的范围超过穴位，有似心脉浮大而散，每穴共摩推100次。

（3）骨压放。压放的操作是按到骨的部分（假如是腹部，临时酌情压放，重压感到好，则重压；重压难受，则减轻压力)，属于肾，肾为水。手法过程是：一手中指在主穴向下深压，达到骨的部分，然后缓缓地微放到筋的部分。一压一放为1次。手法慢而且重，所以一般只压放5～7次即可。压放的力量在深部，动作且缓，有似肾脉沉而软。在压放的同时，另一手的中指切压住本经的水穴（扶突），如配穴，以增强压放的作用。

（4）震颤。本手法是与筋的部分接触，属于肝，肝为木。手法的过程是：一手中指在主穴作震颤，先作摇振7～9次，每次摇振一二下，稍停，再作前法，继而作震颤70～90次。摇振或震颤，都要含有弹动性，有似肝脉之弦长。在震颤的同时，另一手的中指切压住本经的木穴，为配穴，以增强主大的震颤作用。

（5）左右手揉。左右手揉的操作是与肌肉接触，属于脾，脾为土。手法的过程是：一手的中指在主穴作正揉、倒揉各100次，不轻不重的揉而且要匀，有似脾腺之和缓，对慢性胃肠炎较好。如果对风湿性疾病或神经痛，可作稍轻柔和稍重揉。稍轻揉，即肌肉连血脉，这是阴济阳；稍重揉，即肌肉连筋骨，这是阴济阳。稍重揉，即肌肉连筋骨，这是阳济阴。能止痛，能促进机能的恢复。

6. 其他辅助方法

点穴疗法中的辅助手法，是为了帮助以上几种手法不足的一种局部性手法。分为头部、背部、腹部、四肢、穴位等各个方面。兹就其性能和方法，分别叙述如下：

（1）头部推运法

头部推运时，先令患者坐端正，术者以两手按在患者两鬓部，再以两手拇指由患者的眉心交替上推24数，继由眉棱骨上方，分向两鬓旁推，经两耳上际达头部枕骨下风池穴处。上推时两指尖朝上，推2次；旁推至两鬓处，两指尖相对朝里、向上推至两头角经头维穴向后，推2次。再在发际中线，两拇指侧面相合，指尖朝上，或指尖着于皮肤，一齐上压，随压随移位置，直到百会穴处，压2次。以上推运方法，可以往返推运数次。手力轻、重、快、慢，以患者感到舒适为宜。此法对于头痛、头昏、气上逆、呕吐等症有效。

（2）背部循压法

本法是用拇指在患者的胸椎两侧，即足太阳经的第一侧线、第二侧线，向上而下，先右后左，上轻而下重的循压。这样就是抑制和诱导作用，对于呃逆、呕吐等上冲性症状，最为相宜，为一般内脏疾患的辅助手法。每线可循压8～9次。在压完两侧的第一侧线和第二侧线后，并宜循压脊柱中线。循压两侧足太阳经时，由上约与第一胸椎平，向下约至第七胸椎以下。

（3）震颤法

腹部震颤。用手掌按在患者的腹部，如中脘、神阙、关元穴等处。按着稍停，微作震颤，有止痛作用。震颤几分钟即可。

穴位震颤。用中指点在穴位上，重压穴位的深处，略停，作摇振动作，对风湿性关节痛，或神经痛，有止痛作用。

肩、膝关节震颤。用两掌心合按在肩关节，或膝关节的两侧，按上几分钟以后，两手就可同时摇动震颤。此法虽然是局部手法，确有止痛、活血之效。

（4）四肢摇运法

四肢摇运法，如用于上肢，有二种手法。一种是以一手托患者之肘，一手持其手腕，使患者作伸肘和屈肘动作，往返数次；另一种手法是以一手按着患者肩关节，拇指在臑俞穴处，中指压在云门穴处，即拇指在肩关节后，中指在肩关节前，一手持腕，使患者上举，继而放下，转向后背，或缓慢地做环绕状运动，继续做 8～9 次即可。

如用于下肢，以一手按于膝盖部，拇指在外侧，食、中等指在内侧；另一手持患者的足掌，使下肢作屈回和伸直的动作，并可作外转伸屈和内转伸屈等动作。次数各以 8～9 次为适宜。四肢摇运法，主要是对运动机能障碍症，用之有效。

（5）压穴法

压穴法是利用两手或一手的拇指、食指和中指，同时压着适应证的 2 个或 3 个穴位。头部多用此法。在压着穴位时，指端需作揉压和震颤动作数分钟。

前头痛压穴法。以拇指压着两攒竹穴，两食指压着头维穴，两中指压着太阳穴或丝竹空穴。

偏头痛压穴法。以拇指压着太阳穴或丝竹空穴，食指压着头维穴。

后头痛压穴法。两拇指齐压风府穴，两食指压着风池穴，两中指压着完骨穴。

（6）切穴法

不论是经穴或是奇穴、阿是穴，都可用切穴法。具体切法是用拇指或食指、中指等指甲，在穴位上切。切穴和压穴不同，一定要注意切穴的部位。如果用力重，容易切破皮肤。除头面手足等处的穴位外，一般最好隔着衣服切。切穴手法的轻重，应根据患者的自觉情况而定。此法，有止痛之效。如切十二井穴与人中穴，对于急救及醒脑有良好的作用。

（7）抖振法

抖振法分为局部抖振法和全身抖振两种。通过抖振，活动了机体组织，能达到舒经络、活血脉的目的。可用于运动机能障碍病症。

抖振法用于手指、上肢、下肢及足趾等部。如做手指和足趾抖振时，术者用一手的拇指和食指，捏住患者的手指前端或足趾端，上下的摇动抖振，使被抖振的关节发生振动活动，连续抖振数次即可。

作上肢抖振时，术者用两手紧握患者的手腕关节部，即两手拇指相靠在患者手背例的腕关节，其余手指相合在掌侧的腕关节，然后用力抖振，使整个臂部和肩关节受到抖振，连续抖 5～10 次左右。

作下肢抖振时，术者一手托着患者的足跟，拇指在内踝下照海穴处，其余四指在外踝下，使食指适当在申脉穴处；另一手握着足掌，拇指在足掌下涌泉穴处，其余四指在足背上，使食指适当在太冲穴处。然后，握足掌的手用力摇振，托足跟的手用力固定，这样就能使整个下肢发生抖振活动，连续抖振 5～10 次。

（8）切摇法

本法的操作，是在手与足的每一条经络的金穴和木穴部位。根据全身气血循环所出肺金和所入为肝木的理论，每一经的金穴和木穴，是气血循环的关键所在。手法是：一个手指切住穴位，做环状的摇；另一个手指压住穴位揉，以摇指环绕一圈为 1 次，共做 100 次左右。本法具有通关节、活气血的作用。本手法可与其他手法配合，适用于落枕、扭伤等病。

（9）捏穴法

本法主要用于肌肉能捏的部位，操作是用拇指和食指，把穴位上的皮肉捏住提起再放松为 1 次。一般为 100 次。本法有宣通活血作用，可用于慢性病症。

（10）推颈项法

用一个拇指或两个拇指交换推，从风府穴推到大椎穴为 1 次，共推 18 次；再从风池穴推到肩井穴，也推 18 次。

（11）压颈动脉弹人迎法

让患者坐在一个方凳上，医者在患者身后，用右手四个手指压在患者的颈动脉处，从上向下移着震颤，有如提抖口袋似的，使物从口袋内向下沉，这样往返操作 3 次；继而用中指在人迎穴处颤弹 3 次。这个方法连续做 3 回。然后，左手四个手指在患者左侧颈部，照右侧也做 3 回。

（12）抚背法

两手中指重压肩并穴，继压臑俞穴，压穴的同时并作震颤动作；继而以拇指从胛背边沿向下抚推到膈关穴处；然后，由膈俞、膈关穴处，两手掌向下抚推到肾俞、志室等穴处，当即变拳着力在这两侧的志室穴处，压住震颤 3～5 次，为抚背法 1 次。此法，可做 3～4 次。

（13）压脊法

两拇指相并，用指端从大椎穴向下，一节一节从上往下压，压到阳关穴处为1次。此法可压2～4次，适用于高血压患者。

（14）另一压脊法

用两拇指在患者病例的腰椎边沿压，如腰椎间盘脱出症，脱出大部分在腰三、四椎部位，压时即在腰三、四椎上下往返分压十数次。

（15）按住分绷法

此法专用于腰椎间盘脱出症，医者一手掌按在五腰椎以下病侧部位，另一手掌按在第2腰椎以上病侧部位，两手掌用力按住，同时向上下分绷为1次。此法，可做50～100次。

（16）举摔法

此法专用于腰椎间盘脱出症。让患者蹲下，并使患者两手向上抱头成固定姿势；医者从患者后边，用两臂从腋下伸向前方，两手由前向上相搭于患者的颈椎部；这时医者全身力量与姿态保持固定，继而起身挺立，患者亦随着医者上举，在这挺立上举的时刻，一定事先告患者保持下蹲姿势，这样就能使患者两脚离地；医者即时由上举，变为下摔，举摔过程可连续做1～2次。在这上举下摔的过程中，患者的腰椎部位，就形成牵引过程。患者的抱头固定与医者举摔的用力固定，目的是防止患者须根发生扭闪。

【适用范围】

妇、儿、内、外各科相关疾病。

【注意事项】

1. 患者精神极度紧张或极度疲劳的时候，应休息30分钟。这样，就可缓解紧张，解除疲劳，有利于点穴的疗效。

2. 在患者饭后和饭前，不能用重手法。否则，容易使患者趋于疲劳。饭后点穴，须相隔30分钟。

3. 患者过饥过饱，不点穴，否则有害。

4. 患者在惊恐、愤怒时，禁忌点穴。

5. 凡是远路而来的患者，须休息15分钟，再给点穴。遇到急救，可以灵活运用。

放血疗法

【概述】

放血疗法又叫刺络疗法、刺血疗法、泻血疗法、针刺放血疗法，是用针具或刀具刺破或划破人体特定的穴位和一定的部位，放出少量血液，以治疗疾病的一种方法。《素问·血气形志篇》说："凡治病必先去其血。"《灵枢·热病篇》中说："心疝暴痛，取足太阴、厥阴尽刺去其血络。"

放血疗法根据经络学说和针刺原理，用三棱针、粗毫针或小尖刀刺破穴位浅表脉络，放出少量血液，以外泄内蕴之热毒，疏通经脉，调气理血，促邪外出以达到治疗疾病的一种方法，具有消肿止痛，祛风止痒、开窍泄热、镇吐止泻、通经活络、镇定、止痛、泻热、消肿、急救、解毒、化瘀等功效。

普通放血疗法是按"滴"计算，一般是3至5滴即可，放的部位通常为指尖、耳尖、太阳穴、尾中穴。血瘀、消化不良等病症放血在10滴左右，合5毫升。治疗静脉炎等病症会在腿部放较多的血，最多不超过50毫升。

【操作方法】

常用穴位

太阳：主治头痛，眼红肿；

上星：主治头痛，目痛，鼻衄，热病；

水沟：主治癫痫，小儿惊风，中风昏迷，中暑，口眼歪斜，牙关紧闭，急性腰扭伤；

龈交：主治齿龈肿痛；内地仓：主治面瘫；

金津、玉液：主治口疮，舌肿，呕吐；

十宣：主治昏迷，癫痫，癔症，乳娥，小儿惊风，中暑；

四缝：主治小儿疳疾，百日咳；八邪：主治烦热，目痛，毒蛇咬伤手指肿痛；

曲泽：主治烦热，胃痛，呕吐；

少商：主治急性咽喉肿痛，急性扁桃体肿大，鼻衄，发热，昏迷；

商阳：主治急性咽喉肿痛，齿痛，手指麻木，昏迷；

委中：主治腹痛，吐泻，腰痛（急性腰扭伤疗效好）；

丹毒、八风：主治脚气，趾痛，毒蛇咬伤足跗肿痛。

针具选择

1. 三棱针：由不锈钢制成，分为粗细两种，针尖部有三面三棱，十分锋利，粗针长7~10厘米，针柄直径2毫米，适用于四肢、躯干部位放血。细针长5~7厘米，针柄直径1毫米，适用于头面部及手足部放血。

2. 小眉刀：长7~10厘米，刀刃长1厘米，十分锋利。

放血方法

刺络法。该法又分点刺、挑刺、丛刺三种刺法。点刺有速刺（对准放血处，迅速刺入1.5~3毫米，然后迅速退出，放出少量血液或黏液。该法运用较多，大多数部位都宜采用）、缓刺（缓慢地刺入静脉1~2毫米，缓慢地退出，放出少量血液，适用于腘窝、肘窝、头面部放血）之分；挑刺是针刺入皮肤或静脉后，随即针身倾斜，挑破皮肤或静脉放出血液或黏液，适用于胸、背、耳背静脉等处的放血；丛刺是用集束针在一定的部位做叩刺，刺数多、刺入浅，以有血珠渗出为度，适用于扭挫伤、脱发、皮肤病等。同时还经常配合拔罐疗法。

点刺法先在针刺部位上下推按，使瘀血积聚。右手拇、食两指持针柄，中指紧靠针身下端，留出 1 ~2 分针尖，对准已消毒的穴位迅速刺入 1 ~2 分，立即出针，轻轻挤压针孔周围，使出血数滴（对重症患者有时可出血十数滴，血由黑紫变红为止），然后用消毒棉球按压针孔（针刺曲泽、委中穴，在孔穴周围上下推按之后，可先在孔穴近心端扎紧止血带或布带，这样静脉暴露的更明显，更容易出血，刺出血后，再将止血带放松）。

散刺法又称围刺法，是在病灶周围点刺出血，主要用于丹毒、痈疮。

挑刺法以左手按压施术部位的两侧，使皮肤固定，右手持针，将腧穴或反应点的表皮挑破出血（如治疗红丝疔，应在红丝近心端尽头处以及红丝之上寸寸挑刺出血）。有时需挑破部分纤维组织，然后局部消毒，覆盖敷料。常用于目赤肿痛、痔疮等证的治疗。

划割法。多采用小眉刀等刀具，持刀法以操作方便为宜，使刀身与划割部位大致垂直，然后进刀划割。适用于口腔内膜、耳背静脉等处的放血。

放血分类

缓刺。适用于静脉放血。如曲泽、委中、太阳等穴，先用橡皮带在应刺的位上束扎，术者用右手持三棱针对准穴位或静脉胬起处，徐徐刺入 0.5 ~1 分，然后将针缓缓退出，待黑色血出尽变为红赤色，可将橡皮带解开，用消毒棉球揉按针孔片刻。

速刺。适用于咽痛、目赤肿痛、中暑、中风等病症。咽痛刺少商；中暑刺十宣；中风刺十二井等穴。刺时先用拇指、食指和中指捏紧应刺的穴位。右手持三棱针或毫针迅速刺入 0.5 ~1 分，立即退针，然后用手挤压局部，使之出血。

挑刺。这种刺法适用于手、胸、背部或头面及肌肉浅薄的穴位。针刺时对准局部红疹点，用左手将红疹点周围肌肉捏起来，右手持三棱针横挑出血。

围刺。适用于痈肿、痹症、瘟毒等症。围绕红肿处周围用三棱针点刺几针或几十针，然后用两手轻轻挤压或者用火罐吸拔，使恶血出尽，以消肿痛。

密刺。适用于皮肤病，如顽癣等。刺时用梅花针扣打患处，使局部微微出血。

【适用范围】

1. 退热。中医认为发热主要有两种，一为阳盛发热，一为阴虚发热。放血的退热作用，则适用于前一种。因为阳气盛必然会血盛，放血可以减少血盛，从而减少了血脉中的邪热，使机体的气血趋于正常。

2. 止痛。中医认为“通则不痛”“痛则不通”。意思是内有疼痛症状的疾病，在其经脉中必有闭塞不通的地方。放血疗法可以直接带出经脉中的瘀滞的病邪，调整闭塞的壅阻的局面，经脉畅通了，疼痛立时可止。临床许多急性病，例如咽喉痛及偏头痛等，应用放血疗法，能迅速收到很好的效果。

3. 解毒。中医所说的解毒作用，是指机体在病理的状况下，由于自身机能障碍不能抵抗毒邪而出现的证候，如因毒火亢盛而致的“红丝疔”，以及毒邪浸淫而生的疮疡痈疽。放血不仅能使侵及机体的毒邪随血排出，而更重要的是通过“理血调气”的作用，使人体机能恢复正常，以抑制病邪扩展与再生。

4. 泻火。中医认为，火热内扰，可致多种病症，常表现为心烦不安、口舌生疮、肢体疼痛肿胀、急躁易怒，甚至发热、神昏、谵语等症状。放血疗法可以直接使火热之邪随血而泻，适用于多种热证。

5. 消肿。肿痛多由于气滞血涩，使经络瘀滞而造成的。放血能直接排除局部经脉中瘀滞的气血与病邪，促使经脉畅通无阻，从而达到消肿目的。

6. 止痒。痒是风邪存在于血脉之中的表现，故此有“治风先治血，血行风自灭”的治疗原则。放血就是理血调气，使血脉流畅迫而风邪无所留存，达到祛风止痒的作用。

7. 缓解麻木。气虚不能帅血达于四末，或者血虚失于濡养，则往往出现麻木的症状。用毫针点刺患侧肢体的穴位，使其出少量血，治疗麻木之症，是以血行气至的理论为指导的，效果较好。

8. 镇吐。急性呕吐多属胃热炽盛或肝气横逆犯胃或食滞停留，放血能泻热平肝逆，并有疏导肠胃积滞下行的作用，故能镇吐止呕。

9. 止泻。放血治疗泄泻的范围，一般是指肠胃积滞化热而成的热泻，或者感触流行时疫，造成清浊不分的泄泻等。其机制是泻火降热而达到升清降浊的作用。

10. 急救。所谓急救作用，是指猝然昏倒，惊厥不省人事的闭证而言。放血能改善血液循环的状况，是一种很好的有效的抢救方法。

【注意事项】

1. 首先给患者做好解释工作，消除不必要的顾虑。

2. 放血针具必须严格消毒，防止感染。

3. 针刺放血时应注意进针不宜过深，创口不宜过大，以免损伤其他组织。划割血管时，宜划破即可，切不可割断血管。

4. 一般放血量为 5 滴左右，宜 1 日或 2 日 1 次；放血量大者，1 周放血不超过2次。1~3次为一疗程。如出血不易停止，要采取压迫止血。

5. 如本疗法仅为对症急救应用，待病情缓解后，要全面检查，再进行治疗。切不可滥用放血疗法。

拔罐疗法

【概述】

拔罐法又名“火罐气”“吸筒疗法”，古称“角法”。这是一种以杯罐作工具，借热力排去其中的空气产生负压，使吸着于皮肤，造成瘀血现象的一种疗法。

方法类型

1. 火罐法。利用燃烧时的火焰的热力，排去空气，使罐内形成负压，将罐吸着在皮肤上。有下列几种方法：

（1）投火法：将薄纸卷成纸卷，或裁成薄纸条，燃着到1/3时，投入罐里，将火罐迅速扣在选定的部位上。投火时，不论使用纸卷和纸条，都必须高出罐口一寸多，等到燃烧一寸左右后，纸卷和纸条，都能斜立罐里一边，火焰不会烧着皮肤。初学投火法，还可在被拔地方，放一层湿纸，或涂点水，让其吸收热力，可以保护皮肤。

（2）闪火法：用7~8号粗铁丝，一头缠绕石棉绳或线带，做好酒精捧。

使用前，将酒精棒稍蘸95%酒精，用酒精灯或蜡烛燃着，将带有火焰的酒精棒一头，往罐底一闪，迅速撤出，马上将火罐扣在应拔的部位上，此时罐内已成负压即可吸住。闪火法的优点是：当闪动酒精棒时火焰已离开火罐，罐内无火，可避免烫伤，优于投火法。

（3）滴酒法：向罐子内壁中部，少滴1~2滴酒精，将罐子转动一周，使酒精均匀地附着于罐子的内壁上（不要沾罐口），然后用火柴将酒精燃着，将罐口朝下，迅速将罐子扣在选定的部位上。

（4）贴棉法：扯取大约0.5厘米见方的脱脂棉一小块，薄蘸酒精，紧贴在罐壁中段，用火柴燃着，马上将罐子扣在选定的部位上。

（5）架火法：准备一个不易燃烧及传热的块状物，直径2~3厘米，放在应拔的部位上，上置小块酒精棉球，将棉球燃着，马上将罐子扣上，立刻吸住，可产生较强的吸力。

2. 水罐法。一般应用竹罐。先将罐子放在锅内加水煮沸，使用时将罐子倾倒用镊子夹出，甩去水液，或用折叠的毛巾紧扪罐口，乘热按在皮肤上，即能吸住。

3. 抽气法。先将青、链霉素等废瓶磨成的抽气罐紧扣在需要拔罐的部位上，用注射器从橡皮塞抽出瓶内空气，使产生负压，即能吸住。或用抽气筒套在塑料杯罐活塞上，将空气抽出，即能吸着。

4. 单罐。用于病变范围较小或压痛点。可按病变或压痛的范围大小，选用适当口径的火罐。如胃病在中脘穴拔罐；冈上肌肌腱炎在肩髃穴拔罐等。

5. 多罐。用于病变范围比较广泛的疾病。可按病变部位的解剖形态等情况，酌量吸拔数个乃至拾数个。如某一肌束劳损时可按肌束的位置成行排列吸拔多个火罐，称为“排罐法”。治疗某些内脏或器官的瘀血时，可按脏器的解剖部位的范围在相应的体表部位纵横并列吸拔几个罐子。

6. 闪罐。罐子拔上后，立即起下，反复吸拔多次，至皮肤潮红为止。多用于局部皮肤麻木或机能减退的虚证病例。

7. 留罐。拔罐后，留置一定的时间，一般留置 5 ~ 15 分钟。罐大吸拔力强的应适当减少留罐时间，夏季及肌肤薄处，留罐时间也不宜过长，以免损伤皮肤。

8. 推罐。又称走罐，一般用于面积较大，肌肉丰富的部位，如腰背、大腿等部，须选口径较大的罐子，罐口要求平滑，最好用玻璃罐，先在罐口涂一些润滑油脂，将罐吸上后，以手握住罐底，稍倾斜，即后半边着力，前半边略提起，慢慢向前推动，这样在皮肤表面上下或左右来回推拉移动数次，至皮肤潮红为止。

9. 药罐。常用的有两种：

（1）煮药罐：将配制成的药物装入布袋内，扎紧袋口，放入清水煮至适当浓度，再把竹罐投入药汁内煮 15 分钟，使用时，按水罐法吸拔在需要的部位上，多用于风湿痛等病。常用药物处方：麻黄、蕲艾、羌活、独活、防风、秦艽、木瓜、川椒、生乌头、曼陀罗花、刘寄奴、乳香、没药各二钱。

（2）贮药罐：在抽气罐内事先盛贮一定的药液（约为罐子的 2/3 ~ 1/2）。常用的为辣椒水、两面针酊、生姜汁、风湿酒等。然后按抽气罐操作法，抽去空气，使吸在皮肤上。也有在玻璃罐内盛贮 1/3 ~ 1/2 的药液，然后用火罐法吸拔在皮肤上。常用于风湿痛、哮喘、咳嗽、感冒、溃疡病、慢性胃炎、消化不良、牛皮癣等。

10. 针罐。先在一定的部位施行针刺，待达到一定的刺激量后，将针留在原处，再以针刺处为中心，拔上火罐。如果与药罐结合，称为“针药罐”，多用于风湿病。

11. 刺血（刺络）拔罐法。用三棱针、陶瓷片、粗毫针、小眉刀、皮肤针、滚刺筒等，先按病变部位的大小和出血要求，按刺血法刺破小血管，然后拔以火罐，可以加强刺血法的效果。适用于各种急慢性软组织损伤、神经性皮炎、皮肤瘙痒、丹毒、神经衰弱、胃肠神经官能症等。

【操作方法】

1. 准备材料：玻璃火罐二个（备用一个），根据部位，选择号型，镊子一把，95%酒精一小瓶（大口的），棉花球一瓶，火柴一合，新毛巾一条，香皂一块，脸盆一个。

2. 术前检查：检查病情，明确诊断，是否合乎适应证。检查拔罐的部位和患者体位，是否合适。检查罐口是否光滑和有无残角破口。

3. 操作方法：先用干净毛巾，蘸热水将拔罐部位擦洗干净，然后用镊子捏紧棉球稍蘸酒精，火柴燃着，用门火法，往玻璃火罐里一闪，迅速将罐子扣住在皮肤上。

4. 留罐时间：过去留罐时间较长，有从10分钟留到30分钟以上的，这种长时间留罐，容易使局部黑紫一片，瘀血严重，增加吸收困难，因此，现在留罐时间一般较前缩短了，根据身体强弱的浅层毛细血管渗出血液情况，可以考虑改从3分钟到6分钟比较合适。实践证明，短时间留罐比长时间留罐好处多。严重瘀血减为轻微渗出血或充血，便于吸收，增强抗病能力；不留斑痕；防止吸过度，造成水泡伤引起感染；时间虽短，疗效较高。

5. 起罐：左手轻按罐子，向左倾斜，右手食、中二指按准倾斜对方罐口的肌肉处，轻轻下按，使罐口漏出空隙，透入空气，吸力消失，罐子自然脱落。

6. 火力大小：火力大小，也要掌握好。酒精多，火力大则吸拔力大；酒精少，火力小则吸拔力小。还有罐子扣得快则吸力大；扣得慢则吸力小。这些都可临时掌握。

7. 间隔时间；可根据病情来决定。一般讲来，慢性病或病情缓和的，可隔日一次。病情急的可每日一次，例如发高烧，急性类风湿，或急性胃肠炎等病，每卧一次、二次，甚至三次，皆不为过，但留罐时间却不可过长。

8. 疗程。一般以12次为一疗程，如病情需要，可再继续几个疗程。

9. 部位：肩端、胸、背、腰、臀、肋窝以及颈椎、足踝、腓肠肌等肌肉丰厚、血管较少的部位，皆可拔罐。另外还可根据病情，疼痛范围，可拔1～2个火罐，或4～6个甚至10个玻璃火罐。

【适用范围】

呼吸系统：急性及慢性支气管炎、哮喘、肺水肿、肺炎、胸膜炎。主穴：大杼、风门、肺俞、膺窗。

消化系统：急性及慢性胃炎、胃神经痛、消化不良症、胃酸过多症。主穴：肝俞、脾俞、胃俞、膈俞、章门。急性及慢性肠炎。主穴：脾俞、胃俞、大肠俞、天枢。

循环系统：高血压。主穴：肝俞、胆俞、脾俞、肾俞、委中、承山、足三里。重点多取背部及下肢部。心脏供血不足。主穴：心俞、膈俞、膏肓俞、章门。

运动系统：颈椎关节痛、关节及肩胛痛、肘关节痛。主穴：压痛点及其关节周围拔罐。背痛、腰椎痛、骶椎痛，髋痛。主穴：根据疼痛部位及其关节周围拔罐。膝痛、裸部痛、足跟痛。主穴：在疼痛部位及其关节周围，用小型玻璃火罐，进行拔罐。

神经系统：神经性头痛、枕神经痛。主穴：大椎、大杼、天柱（加面垫）、至阳。肋间神经痛。主穴：章门、期门及肋间痛区拔罐。坐骨神经痛。主穴：秩边、环跳、委中。因风湿劳损引起的四肢神经麻痹症。主穴：大椎、膏肓俞、肾俞、风市，及其麻痹部位。颈肌痉挛。主穴：肩井、大椎、肩中俞、身柱。腓肠肌痉挛。主穴：委中、承山及患侧腓肠肌部位。面神经痉挛。主穴：下关、印堂、颊车，用小型罐，只能留罐 6 秒钟，起罐，再连续拔 10 次到 20 次。膈肌痉挛。主穴：膈俞、京门。

妇科：痛经。主穴：关元、血海、阿是穴。闭经。主穴：关元、肾俞。月经过多。主穴：关元、子宫。白带。主穴：关元、子宫、三阴交。盆腔炎。主穴：秩边、腰俞、关元俞。

外科疮疡：疖肿。主穴：身柱及疖肿部位，小型罐面垫拔。多发性毛囊炎。主穴：至阳、局部小型罐加面垫拔。下肢溃疡。主穴：局部小型罐加面垫拔。急性乳腺炎。主穴；局部温开水新毛巾热敷后，用中型或大型火罐拔，可连续拔 5 ~ 6 次。

【注意事项】

1. 首先，要确定拔罐者的体质。如体质过于虚弱者就不宜拔罐，因为拔罐中有泻法，反而使虚者更虚，达不到治疗的效果。

2. 孕妇及年纪大且患有心脏病者拔罐应慎重。因孕妇的腰骶部及腹部是禁止拔罐部位，极易造成流产。在拔罐时，皮肤在负压下收紧，对全身是一种疼痛的刺激，一般人完全可以承受，但年老且患有心脏疾病的患者在这种刺激下可能会使心脏疾病发作。所以此类人群在拔罐时也要慎重。

3. 局部有皮肤破溃或有皮肤病的患者，不宜拔罐。

4. 拔罐时不易留罐时间过长（一般拔罐时间应掌握在 8 分钟以内），以免造成起泡（尤其是患有糖尿病者，应尽量避免起泡所带来的感染概率）。

5. 若在拔罐后不慎起泡，一般直径在 1 毫米内散发的（每个罐内少于 3 个），可不用处理，自行吸收。但直径超过 1 毫米，每个罐内多于 3 个或伴有糖尿病及免疫功能低下者，应及时到医院处理。

6. 注意罐子的清洁。如 1 人应专用 1 套罐具，一般每使用 5 次后应对罐具进行1次清洗。以防止感染。

7. 儿童是否适用于拔罐，目前没有系统性研究，因儿童皮肤娇嫩，且发育未完全，拔罐前需要咨询临床中医师，确保安全。

8. 体位须适当，局部皮肉如有皱纹、松弛、疤痕凹凸不平及体位移动等，火罐易脱落。

9. 根据不同部位，选用大小合适的罐。应用投火法拔罐时，火焰须旺，动作要快，使罐口向上倾斜，避免火源掉下烫伤皮肤。应用闪火法时，棉花棒蘸酒精不要太多，以防酒精滴下烧、伤皮肤。用贴棉法时，须防止燃着棉花脱下。用架火法时，扣罩要准确，不要把燃着的火架撞翻。用煮水罐时，应甩去罐中的热水，以免烫伤病人的皮肤。

10. 在应用针罐时，须防止肌肉收缩，发生弯针，并避免将针撞压入深处，造成损伤。胸背部腧穴均宜慎用。

11. 在应用刺血拔罐时，针刺皮肤出血的面积，要等于或略大于火罐口径。出血量须适当，每次总量成人以不超过10ml为宜。

12. 在使用多罐时，火罐排列的距离一般不宜太近，否则因皮肤被火罐牵拉会产生疼痛，同时因罐子互相排挤，也不宜拔牢。

13. 在应用走罐时，不能在骨突出处推拉，以免损伤皮肤，或火罐漏气脱落。

14. 起罐时手法要轻缓，以一手抵住罐边皮肤，按压一下，使气漏人，罐子即能脱下，不可硬拉或旋动。

15. 拔罐后针孔如有出血，可用干棉球拭去。一般局部呈现红晕或紫绀色（瘀血），为正常现象，会自行消退。如局部瘀血严重者，不宜在原位再拔。如留罐时间过长，皮肤会起水泡，小的不需处理，防止擦破引起感染；大的可以用针刺破，流出泡内液体，涂以碘氟，覆盖消毒敷料，防止感染。

膏药疗法

【概述】

膏药疗法是利用中药制成的膏药、敷药（糊膏）、药粉、膏剂等贴敷于人体外表一定部位或穴位以达到治疗疾病的一种疗法。由于损伤多由外侵内，故外用膏药治法尤为重要。其作用原理主要是活血祛瘀、行气通经、消肿止痛、舒筋活络、接骨续损等。

膏药是以食用植物油与黄丹或铅粉等经高温炼制而成的铅硬膏为基质，并含有药物或中药材提取物的外用制剂。膏药是我国中药制剂中的一种传统剂型，早在晋代葛洪所著的《肘后备急方》中已有“油、丹熬炼成膏”的记载。刘宋《刘涓子鬼遗方》中亦有多种“薄贴”的记载，“薄”指软膏，“贴”指膏药。唐、宋以来对膏药的应用更加广泛，清代吴师机所著《理瀹骈文》为膏药在应用方面的专著，目前中医临床及民间仍然广泛使用膏药。

膏药常应用于消肿、拔毒、生肌等外治方面，但它通过外贴，还能起到内治作用，如驱风寒、和气血、消痰痞、通经活络、祛风湿、治跌打损伤等。膏药的种类有多种，以油与黄丹为基质的为黑膏药；以油与宫粉为基质的为白膏药；以松香等为基质的为松香膏药。

【操作方法】

正确贴法

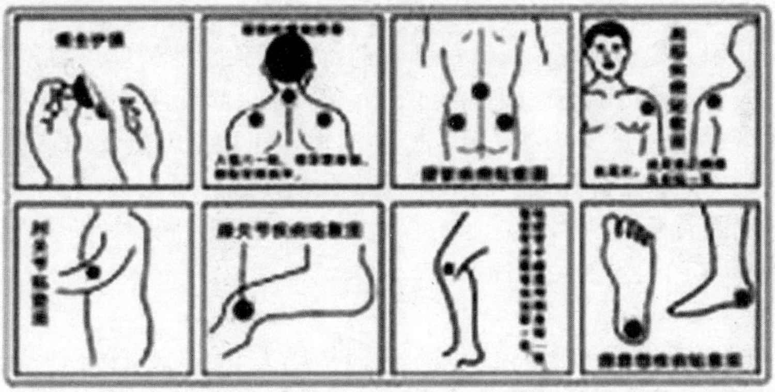

先在红肿痛部位，膏药贴敷示意图用75%酒精消毒，或用生姜片擦拭；如有伤口，可用稀高锰酸钾溶液洗净脓血后拭干，再将折合的膏药摊开，放在小火上烘软，有时因病情需要，在烘软的膏药上均匀撒上一些药粉，再反复折合，摊开膏药，使药粉混入其间，以便更快、更好地发挥疗效。

如出现患部发痒时，需在膏药外面按摩，如果不见效，可将膏药揭下，用酒精棉球涂擦发痒处，再将膏药加温贴上。如出现患处脓液时，可在膏药表面加些纱布，或在膏药被纸中夹剪一小孔，使孔与伤口对应贴敷，以便排脓。对已糜烂，疼痛不止，或出现水泡者，可贴拔毒膏治疗，或将膏药揭下，用酒精消毒，再涂红药水，用纱布包扎。

贴橡皮膏药，应先将患处用酒精棉球擦净，撕去膏药上的薄膜进行贴敷。但如皮肤发生糜烂及外伤合并感染者，不宜贴用。

膏药中常含有芳香走窜的成分，因此孕妇要慎用，尤其忌在脐、腰、腹部贴用；皮肤过敏者也不宜贴用。在贴膏药期间，应忌食生冷食物。不用的膏药可贮放在阴凉干燥处，以防夏季溶化或被虫蛀。

方法要正确：用热毛巾或生姜片将患处皮肤擦净，拭干后再贴膏药。一般一贴膏药最长不要超过 24 小时，时间长了，不仅药物已经失去效用，而且还对皮肤不好。贴膏药应避开毛发较多处，否则一是粘不住，二是撕揭时带起毛发引起疼痛。在头面部特别是近眼处、口鼻处等附近也不宜贴。冬天寒冷，橡皮膏药不易粘贴住，可将膏药贴好后用热水袋敷一下，以便粘贴牢靠，以确保治疗效果。另外，使用黑膏药类膏药时，应先将膏药背敷在热水壶（杯）外或酒精灯、蜡烛的微火上熨烤化开，等膏药不烫皮肤时再贴于患处，可持续贴 1～2 周。有的人使用此类膏药时，直接在煤炉上烘烤，此法是不可取的。煤炉燃烧时产生的苯并芘等致癌物质及一氧化碳、二氧化碳、二氧化硫等有害气体，会被膏药基质及水分吸收，经皮肤渗入人体，给人带来一定危害。

【适用范围】

膏药使用方便，疗效显著。每种膏药都有其独特的药理作用，故一定要掌握好适应证，不可随便通用。例如，因受风寒引起慢性腰痛、跌打损伤等，可用狗皮膏或追风膏药散寒祛风、舒筋活血、止痛；因热毒郁结引起痈疽，初起时硬结不消、红肿疼痛、脓成不溃或久溃不愈，可用拔毒膏消肿、去腐生肌。橡皮类膏药具有消炎止痛的作用，对风湿痛、腰痛、肌肉痛、扭伤、挫伤等均有一定的疗效。

【注意事项】

1. 平时运动或劳动时不慎造成肌肉挫伤或关节、韧带拉伤时，不要立即用伤湿止痛膏、麝香追风膏贴于受伤部位。因这类膏药具有活血散瘀的作用，伤后即贴不能达到消肿、止痛的目的。

2. 局部有破损者，不可将膏药直接贴在破损处，以免发生化脓性感染。

3. 凡是含有麝香、乳香、红花、没药、桃仁等活血化瘀成分的膏药，孕妇均应禁用。

4. 如果贴膏药后局部皮肤出现丘疹、水疱，自觉瘙痒剧烈，说明对此膏药过敏，应立即停止贴敷，进行抗过敏治疗。

5. 过敏不能贴，如果贴上膏药后，10 分钟左右感到被贴部位的皮肤出现发痒、灼热、刺痛时，要赶紧揭掉。这说明患者对膏药过敏。过敏体质者，通常不宜贴膏药，因为他们的皮肤很容易出疹子，贴上后不仅不利于药物吸收，反而会带来皮肤问题。

6. 不超过 24 小时　由于膏药用于肌表，因此膏药一般取气味厚重的药物，贴于体表刺激神经末梢，通过反射，扩张血管，促进局部血液循环，改善周围组织营养，达到消肿、消炎和镇痛的目的。一般一剂膏药最长不要超过 24 小时，时间长了，不仅药物已经失去效用，而且还对皮肤不好。

穴位贴敷疗法

【概述】

穴位贴敷疗法，是指应用穴位敷贴原理，对于疾病的治疗，一般情况下是采用冬病夏治的治疗原理进行。属于灸法治疗的延伸，根据人体穴位，运用透皮吸收原理，缓解病痛。

穴位贴敷是中医治疗疾病的一种外治方法，治疗疾病依据祖国医学的经络学说。选取一定的穴位贴敷某些药物，起到腧穴刺激和特定药物在特定部位的吸收，发挥明显的药理作用。它属灸法的延伸。药物组方多选生猛燥烈，具有刺激性及芳香走窜的药物，如“消喘膏”等制剂，具“天灸”“发泡疗法”特征。

【操作方法】

辨证选穴用药

1. 腧穴选择及配伍：

（1）选择离病变局部器官，最近、最直接的相应穴位敷贴。局部选穴如，肾衰外敷方，取肾俞、关元穴。

（2）选择阿是穴贴药阿是穴是指病变的局部或内脏病理现象在体表的反映，也称病理反应穴。

（3）选择针灸学中的传统有效经穴这些传统的有效经穴，是前人在实践中发现并验证有效的穴位。如肺俞、风门、膈俞等穴治疗咳嗽、哮喘；神阙、足三里治肠炎、痢疾、腹胀、腹痛等。

（4）取穴施治药物外敷取穴，与针灸取穴法相同，需辨证选用，灵活掌握，因其施药范围略大，所选取之穴是一个片而不是点，即使选穴不十分准确，也同样有利于药物吸收。

（5）远端取穴根据上下相引的原则，上病下取，下病取上，如鼻衄、口疮取涌泉，脱肛取百会穴等。

2. 敷贴法选药规律（药物组方）：

（1）气味俱厚的选药特点

多选气味俱厚之品，一则易透入皮肤起到由外达内之效；二则气味俱厚之品经皮透入，对穴位局部起到针灸样刺激作用；其三是所含芳香性物质，能促进药物的透皮吸收，也即起到皮肤渗透促进剂的作用。有人做过研究，用离体皮实验表明，芳香性药物敷于局部，可使皮质类固醇透皮能力提高8 ~ 10 倍。《理瀹骈文》中的膏药处方，几乎每方都用姜、葱、韭、蒜、槐枝、柳枝、桑枝、桃枝、风仙、菖蒲、木鳖、山甲、蓖麻、皂角等气味俱厚之品，含上述药物的处方约占97%以上。

（2）多效联合的组方特点——广略以取胜

敷贴药常以药不止走一经治一症，用多味药物汇而集之，以一膏统治多种病，疾病虽有多种，而其病机则不外气滞血凝及阴有寒湿，阳有燥热而已，关键在于把握其要害，而把握要害的方法，可用一个“通”字概括，“理通则治自通”。

（3）辨证加药的穴位配药特点

外治穴位贴敷疗法是以单验方外治形式而问世的，但后来辨证施治治疗原则逐渐渗透于这一治法中，经这一治法赋以辨证施治的选药思想，使其疗效更加肯定。在临床应用时，常需辨证论治、三因制宜，而在临症灵活加入糁药，一般要求加药与膏药相应，膏统治而加药专治，重症还可加入劫药如巴豆等，所加糁药物原则上选用治疗这一病症的主要药或选效验方和单方为主以提高疗效。如治热秘除用膏敷贴外，常在膏上掺以芒硝、大黄等，再贴于脐腹部。

贴敷方法

1. 贴法：将已制好的药物直接贴压于穴位，然后外裹胶布粘贴；或先将药物置于胶布粘面正中，再对准腧穴进行粘贴。巴布剂、硬膏剂可直接将巴布剂或是硬膏中心对准穴位贴牢即可。适用于膏药、巴布剂、丸剂、饼剂、磁片的腧穴贴敷。

2. 敷法：将已制备好的药物，直接敷在穴位上，外复塑料薄膜，并以纱布，医用胶布固定即可。适用于散剂、糊剂、泥剂、浸膏剂的腧穴贴敷。对胶布过敏者，可选用低过敏胶带或用绷带固定贴敷药物。

贴敷时间

根据疾病种类、药物特性以及身体状况而确定贴敷时间。一般情况下老年、儿童、病轻、体质偏虚者贴敷时间宜短，出现皮肤过敏如瘙痒、疼痛者应即刻取下。

1. 刺激小的药物每次贴敷4～8小时，可每隔1～3天贴治一次。

2. 刺激性大的药物，如蒜泥、白芥子等，应视患者的反应和发泡程度确定贴敷时间，约数分钟至数小时不等（多在1～3小时）；如需再贴敷，应待局部皮肤基本恢复正常后再敷药，或改用其他有效腧穴交替贴敷。

3. 敷脐疗法每次贴敷的时间可以在3～24小时，隔日1次，所选药物不应为刺激性大及发泡之品。

4. 冬病夏治腧穴贴敷从每年夏日的初伏到末伏，一般每7～10天贴1次，每次贴3～6小时，连续三年为一疗程。

【适用范围】

常用于咳喘、痹症、腹泻、喉喑、口疮、小儿遗尿等病症。

【注意事项】

1. 凡用水、酒、醋、鲜药汁调敷药，或用姜、葱、蒜等制作药饼时，需随调配随敷用，以防蒸发，并按时更换。

2. 使用膏剂贴敷时，应注意膏的软硬度，以防药膏干燥，裂伤皮肤，引起疼痛或溃烂。温化膏药时，应掌握好温度，及时贴敷，勿致烫伤或贴不住。

3. 贴药后不要过分活动以免药物移动脱落。个别病人有时局部起小水泡，一般不做处理，但需预防感染，保持皮肤干燥、清洁。必要时来医院门诊诊治。

4. 贴敷前，要详细询问病史，对胶布过敏者，可改用肤疾宁、皮炎膏或用绷带固定等其他封固方法。

5. 贴药后，应随时注意药物的过敏反应，一旦出现过敏现象，应立即停用，并予以及时处理。

6. 小儿使用贴敷疗法时，要注意做好护理，防止小儿将药抓掉或抓破皮肤。由于小儿皮肤娇嫩，贴药时间可适当缩短。

7. 应掌握剧毒及强烈药物的使用方法，严禁入口，用后宜妥善处理。

8. 贴药后当禁食生冷、肥甘、厚味、海鲜及辛辣刺激之品。

中药热敷疗法

【概述】

中药热敷疗法是深入挖掘古老的中医文化，继承、整理前人临床医案、疗疾效方，结合现代科学技术而开创的一种独特治疗方法，是中草药方剂的体表热敷、口服和患者体温控制等多项技术的综合应用。该方法用于肿瘤、癌症、顽固性疼痛病的治疗和美容、强身、益智、延年等自我保健，具有国内外上其他方法尚不能比拟的优势。热源可采用热毛巾、热水袋、具有加热作用的治疗仪器及寒痛乐等热敷药，中药热敷法结合药物与热敷的双重作用，疗效明显，是临床中常用的热疗方法。

【操作方法】

可直接将草药放入大盆内煎煮，也可以将药物包入口袋内再放入盆中煎煮，煮好后，可先用热蒸汽熏蒸患处，待药液温度下降适中时，用毛巾蘸取中药液敷于患处，或直接将装药的口袋敷于患处，每次治疗时间为 20 ~ 30 分钟，每日 1 ~ 2 次。

【适用范围】

中药热敷疗法适合于妇、儿、内、外各科疾病。

【注意事项】

1. 应注意温度的掌握，以免烫伤。

2. 热敷所用中药，一般用量大，药物毒性大，千万叮嘱病人不得误服，以免药物中毒。

3. 皮肤破损、开放性损伤等疾病不适宜采用热敷疗法。

中药溻渍疗法

【概述】

溻渍法是中医传统疗法，溻是将含有药液的纱布或棉絮敷于患处，渍是将患处浸泡于药液中。四肢远端能浸泡的病变部位适用渍法，不能浸着的部位适用溻法，因两法往往同时进行，故合称为溻渍法。

溻渍法具有疏通腠理，调和气血，祛邪消毒之作用，可用于外科疮疡及骨伤科诸多疾患。如治疮疡初肿未溃的葱归溻肿汤，治诸疮已溃的猪蹄汤；用活血化瘀，消肿止痛药物组成的熏洗剂以治疗骨伤停瘀，用祛风除湿、温经活络药治疗痹证等。类似现代的水疗法，属当今物理疗法之一种。

【操作方法】

根据病症及患病部位不同，将所选药物煎汤去渣后，趁热将患处浸泡于药液中或以纱布蘸满药液固定在患处。

【适用范围】

1. 外伤疼痛

黄酒煎（《中医简易外治法》）鲜大蓟 120g（干者 60g），黄栀子 120g，黄酒 120g。将大蓟和栀子放砂锅或搪瓷锅中，兑水 5 茶杯，煎开后再兑入黄酒，稍煎 1 分钟，过滤取汁，用新毛巾 2 条轮蘸药汁溻渍患处，每日 3 ~ 5 次，7 天为 1 疗程。功能清热活血止痛。主治跌扑摔伤，局部血肿作痛者。

2. 雷诺氏病

回阳止痛洗药（《熏洗疗法》）透骨草 30g，当归、赤芍、川椒、苏木各 15g，生南星、生半夏、生甘草、川牛膝、白芷、海桐皮各 9g。上药浓煎取汁，趁热将手指浸入药液浸渍，每日 2 次，每次 1 ~ 2 小时，每日 1 剂，15 ~ 30 日为 1 疗程。功能温经散寒，活血止痛。主治雷诺氏病。

3. 疖

芫花椒柏汤（《疖肿的中医调治》）芫花、川椒各 15g，黄柏 30g。上药共研细末，装纱布袋内加水 2500～3000ml，煮沸 30 分钟，用软毛巾蘸汤溻渍局部，每日 2 次，10 次为 1 疗程。功能清热解毒化湿。主治疖、疔痈肿、毛囊炎等。

4. 斑秃

海艾汤（《外科正宗》）海艾、菊花、薄荷、防风、藁本、藿香、甘松、蔓荆子、荆芥穗各 6g。将上药水煎取液，用毛巾或纱布蘸取药液溻敷患处，每日 2～3 次，每次 30 分钟，10 日为 1 疗程。功能疏风清热。主治各型斑秃。

5. 硬皮病

软皮 1 号（《中医外科学》）透骨草 30g，桂枝 15g，红花 10g。

软皮 2 号（同上）制草乌 15g，川椒、桂枝、艾叶各 10g。

上药各煎成药液，以毛巾或纱布蘸药液溻渍患处，每次 30～60 分钟。一功能温经活血通络。主治硬皮病。

6. 化脓性骨髓炎

黄连液［中西医结合杂志 1985；5（10）：604］黄连 65g。上药加水 2000ml 煮沸 3 次，每次 15 分钟，将病灶全部浸浴入药液 1～3 小时，每日 1 次。功能清热解毒化湿。主治指（趾）骨骨髓炎。

7. 足跟骨刺

骨刺消(《大众医学》1982；（5）：37）米醋 1000g。将米醋适当加热后溻渍患足，每次 1 小时，每日 1 次，15～20 次 1 疗程。功能活血散结。主治足跟骨刺。

【注意事项】

1. 在为患者进行中药塌渍治疗前，首先要对患者局部的皮肤进行评估，若有破溃或皮肤过敏时禁用中药塌渍治疗。

2. 操作时要注意将纱布用温水浸湿，膏药要均匀覆盖在湿纱布上，避免了中药颗粒与皮肤的直接接触，将不能溶解的部分与皮肤隔离，减少了对皮肤的刺激。

3. 药液温度要适中，不可过热，以免烫伤皮肤；若药液已冷，可再加热后浸泡。

4. 本法对四肢远端能浸泡着的病变部位，应用渍法，不能浸着的部位用溻法。

5. 冬季应注意保暖，浸泡后要立即拭干，盖被保暖。

中药热奄包疗法

【概述】

中药热奄包疗法是将加热好的中药包置于身体的患病部位或身体的某一特定位置（如穴位上）。通过奄包的热蒸气使局部的毛细血管扩张，血液循环加速，又可通过热蒸气促使奄包内中药内离子渗透到患者病痛所在，利用其温热达到温经通络、调和气血、祛湿驱寒目的。

【操作方法】

物品准备

治疗盘、药桶、配置好的中药、布袋、毛巾、治疗巾、屏风等。

具体操作

1. 备齐用物携至床旁做好解释核对医嘱评估病人。

2. 协助患者取舒适位暴露热奄部位再次检查局部皮肤情况温水擦净。

3. 将药包加热用毛巾将热药包包好敷于病患部位用治疗巾盖好将被子盖好。

4. 协助患者整理衣着取舒适体位。

5. 清理用物记录并签字。

【适用范围】

退行性骨关节炎，风湿、类风湿关节炎，强直性脊柱炎，滑膜炎，肋软骨炎，腰椎间盘突出症，颈椎病、眩晕，股骨头坏死，骨质增生，肩周炎，腰肌劳损，急性腰扭伤，扭挫伤后期等疾病。痛经，风寒咳喘。

【注意事项】

1. 留药 20~30 分钟勿剧烈活动。留药时间结束揭开被子祛除药包擦干局部。

2. 温度不宜过烫，一般温度为 50~70℃，用药时间每次应间隔 5 小时。

3. 冬季注意患者的保暖。

4. 24 小时急性期内用冷敷禁止热敷。

5. 沟通有效，关爱病人，注意保护病人隐私。

6. 对药物过敏者，皮肤溃疡、不明肿块或有出血倾向者，严重的糖尿病、截瘫、偏瘫、脊髓空洞等感觉神经功能障碍的患者，孕妇的腹部及腰骶部禁用。

中药封包疗法

【概述】

中药封包技术是近些年来推广应用的实用新技术。其选用具有活血逐瘀、温经止血、通络止痛、散寒通痹的药物成分，通过远红外线、磁场共同作用，将治疗包中的中药活化物质转化为离子状态，透过皮肤直接作用于患病部位。发挥活血化瘀、疏通通络、祛风除湿、消肿止痛、强筋壮骨、行气止痛等作用。可调和气血、祛风散寒、解除疼痛。对腹痛、腰肌劳损、关节痛、肾虚肾亏等病症有立竿见影的舒缓效果。

治疗作用

1. 通过远红外线、磁场共同作用，消除无菌性炎症及水肿，改善无氧代谢功能。把有效的中药活化物质转化为离子状态，通透皮肤，直接渗入病灶，克服血脑屏障，用药集中。对症用药、辨证施治、针对不同的疾病导入不同的中药活化物质。见效快、无毒副作用、疗效稳定。

2. 用于患处解除或缓解中风引起的各种肢体麻木乏力、活动不利

颈椎病引起的头晕，腰椎间盘突出引起的腰痛、腰酸等。通过运用温通经络、消肿散结、祛湿散寒等法，以达到防病保健、治病强身的目的。

【操作方法】

1. 评估患者当前主要症状、临床表现及既往史、过敏史，局部皮肤情况，有无感觉迟钝或障碍，对热的耐受程度、心理状态。

2. 备齐用物，携至床旁，做好解释，核对医嘱。

3. 取合理体位协助大小便。

4. 将患者的衣裤整理好，封包外罩一次性清洁套，置封包于患处，隔着病人的衣物。

5. 根据不同部位，选用绷力绷带、胶布或沙袋固定（瘦弱患者骨突处尽量不做封包，若要做时，注意稍绑松一点，随时询问患者感觉）。

6. 予红外线治疗仪、TDP、照射封包，告知病人封包约几分钟就会有温热的感觉，稍有药味，勿擅自调节药包温度。

7. 做封包的过程中，经常询问患者感觉，若患者自觉温度过高或不能耐受，及时将封包稍放松或在封包与患处之间再垫一层布，随时观察患者局部皮肤情况。

8. 做完封包治疗，检查患者局部皮肤情况，嘱患者暂不吹风。

意外情况及预防

1. 药物过敏　指患者敷药后局部皮肤出现红疹、瘙痒、水泡症状。预防

及处理：操作前详细询问过敏史应注意封包治疗时间勿过长，以 30 分钟为宜。观察病情，发现患者有皮肤发红、瘙痒等现象时及时给予停止治疗，并予温水擦净患处。

2. 烫伤　指因封包温度过高或病人耐受温度低而致病人局部皮肤发红或起水泡、脱皮等。预防及处理　注意药包的温度，勿过度烘烤造成病人烫伤。若发生烫伤，小水疱可注意保护，不用处理。大水疱予以无菌抽液换药处理。

3. 告知　治疗过程中局部皮肤可能出现烫伤等情况。药包开始加热后会有的淡淡的中药气味。治疗过程中局部皮肤产生烧灼、热烫的感觉　应立即停止治疗。治疗过程中局部皮肤可能出现水疱。

【适用范围】

1. 妇科疾病　乳腺增生、子宫炎症、痛经、月经不调、不孕等。

2. 呼吸系统疾病　痰喘咳嗽、支气管炎、伤风感冒等。

3. 消化系统疾病　胃肠道炎症、肝炎等。

4. 运动系统疾病　肩周炎、腰肌劳损、腰痛、骨折、外伤肿痛、落枕、股骨头坏死等。

5. 神经系统疾病　肌体麻木、肢体萎软、口眼歪斜等。

6. 男性疾病　前列腺增生、不育症。

【注意事项】

1. 药物温度不能太烫，太烫会烫伤患者皮肤。

2. 用药后，若出现红疹、瘙痒、水泡等过敏现象，应暂停使用。

3. 孕妇腹部及腰骶部不宜治疗。对药包药物过敏患者不宜治疗。

中药蒸汽浴疗法

【概述】

中药蒸汽浴疗又叫中药熏蒸，是用中草药煎煮产生的药汽熏蒸人体来治病或健身的一种外治疗法。

特点

由皮肤给药，避免药物对口腔黏膜、消化道及胃肠的刺激，减轻肝脏、肾脏负担。有内服药物所不能发挥的医疗作用，对服药嫌苦的人尤其适宜。

作用机理

皮肤是人体最大的器官，除有抵御外邪侵袭的保护作用外，还有分泌、吸收、渗透、排泄、感觉等多种功能。中药气疗利用皮肤这一生理特性，使药物通过皮肤表层吸收，角质层渗透和真皮层转运进入血液循环而发挥药效。

皮肤的吸收渗透与湿度有关，药汽的湿度正好增强吸收渗透的效果。

药汽的温热刺激使皮肤温度升高，皮肤毛细血管扩张，促进血液及淋巴液的循环，促进新陈代谢，使周围组织营养得以改善，药汽的温热刺激还使毛孔开放，全身出汗，让体内“邪毒”随汗排出体外，既扶元固本又消除疲劳，给人以舒畅之感；同时又能刺激皮肤的神经末梢感受器，通过神经系统形成新的反射，从而破坏了原有的病理反射联系，达到治愈疾病的目的。

药汽在由下至上的途径上，还同时渗透穴位、疏通经络，故能益气养血，调节机体阴阳平衡。治疗过程成为“桑拿”一般的享受过程，有助于消除患者的紧张感、不适感，提高对药物治疗的接受度，从“心理”和“意识”的层面上调动患者自身“正气”的抗病祛病能力。

全身蒸汽浴疗法

【操作方法】

1. 治疗前须将药物放入锅内，加水至水面高出药物为宜，煮沸 30min，使治疗室有浓郁的气味，使室温升至 40℃左右即可治疗。治疗前服盐开水或姜糖水一杯。

2. 室温主要通过调节蒸汽管开关控制，按病情分组进行。一般 40℃左右，15～20min，也可增至 30～40min，每次治疗结束前 3min 将室温渐降至 37℃左右。

3. 治疗结束，用温水淋浴或盆浴洗净、擦干，休息 10～20min。每日或隔日 1 次，10～15 次为 1 疗程。

【适用范围】

风湿性关节炎、类风湿性关节炎、支气管炎、感冒、皮肤瘙痒症、荨麻疹等。

【注意事项】

1. 治疗前测体重、体温、血压。对初治患者应说明注意事项。治疗中，严密观察，防止事故，如有心慌、头昏、恶心等不能忍受者，应停止治疗。

2. 严格掌握适应证，蒸疗室必须备有急救药品，以防意外。治疗后应注意保温，以防感冒。

3. 禁忌证　年老体弱、严重心血管疾患、出血倾向、恶性贫血、活动性结核、高热、恶性肿瘤。

局部蒸汽浴疗法

【操作方法】

1. 蒸熏法　将配好的药物放入锅内，加水煮沸 30min，打开锅盖，将裸露之治疗部位直接在蒸汽上熏，锅边与治疗部位距离 10～20cm。

2. 喷熏法　先将药物煎剂过滤后，放在蒸汽发生器内加热，使其喷出药物蒸汽，将喷头对准治疗部位进行治疗。

3. 疗程　每次治疗 20～40min，1/d，10～20 次为 1 疗程。

【适用范围】

慢性盆腔炎、腰肌劳损、扭挫伤、扁桃体炎、咽喉炎、支气管炎、急性乳腺炎、关节炎、肌纤维鞘炎等。

【注意事项】

1. 喷熏治疗时，距离应由远而近，以患者感觉舒适为度。

2. 急性炎症已化脓者勿用本法治疗。

3. 出血倾向。

中医定向透药疗法

【概述】

中医定向透药治疗技术（离子导入）是根据生物电药导理论，仿生论，热敷医学，磁场学，中国古典中医医学及现代微电脑技术，结合多年临床实践和大量用户反馈意见的基础上研制开发的新一代医疗技术。引用了先进的中频技术，成功地把中频药物导入技术、中频仿生按摩治疗技术以及热、磁治疗技术融为一体。调制的中频电流能促进皮肤电阻下降，扩张小动脉和毛细血管，改善局部血液循环，比低频电流更能达到人体组织深部，并且皮肤感觉舒适，其镇痛和消炎作用明显优于单一中频电疗和低频电疗。

治疗原理

通过独创的非对称中频电流产生的电场，对药物离子产生定向的推动力，使药物中的有效成分更深入、更有效地透过皮肤黏膜快速地进入人体，作用与患部病灶，具有消炎、消肿、镇痛、疏经通络、松解粘连、调节和改善局部循环的作用，能缓解和消除由于骨质增生压迫或刺激造成的交感神经及神经根的麻木、刺痛等症状。

中医定向透药治疗是利用直流电流将药物离子经由电极定位导入皮肤或黏膜，进入局部组织或血液循环的一种生物物理方法。有些情况下，离子导入技术亦可改善不荷电药物的渗透，这主要是在电场的作用下，增加了水对皮肤的渗透、增加了皮肤的水合，而非电流的直接作用。

直流中医定向透药治疗导入疗法是根据直流电场内同性电荷相斥，异性电荷相吸的原理，将药物离子导入体内。将所需导入的药物离子放在极性与该离子极性相同的电极下，即将带正电荷的药物离子放在阳极下，带负电荷的离子放在阴极下，通过直流电，药物离子即通过完整的皮肤黏膜和伤口进入体内。

特点

1. 导入的药物只有需要发挥药理作用的那一部分，而不是混合剂。而采用皮下或皮内注射方法就要注入大量没有治疗价值的溶液和基质。

2. 能够将药物直接导入需要治疗的部分。特别是对表层的病灶，对于较深层的组织同样也可以使用体内导入法。

3. 直流中医定向透药治疗导入的药物在体内停留时间比其他给药方法停留时间更长，药物导入法所形成的药物储存库，能逐渐消散进入血液和淋巴液而产生全身性作用。

4. 直流中医定向透药治疗导入时，直流电和药物离子作用于内、外感受器，然后通过反射途径产生局部和全身的治疗作用。

5. 能避免药物内服或注射等方法的副作用。如肠胃刺激，注射后吸收不良等。

6. 具有直流电和药物离子的综合作用，但又不是简单的两者作用加合。在某些情况下，离子导入与单纯直流电治疗的作用甚至截然不同。如单纯直流电阴极领区治疗，能使皮层兴奋过程加强，而直流电溴离子领区导入时，使皮层抑制过程加强。

【操作方法】

1. 衬垫法：将浸有药液的滤纸或绒布在作用极衬垫上与皮肤接触，适用于较平坦部分。

2. 水浴法：将药液放在水槽中，一般用碳质电极，治疗部位浸于水槽内，非作用电极置于身体相应部位。本法适用于肢体末端及眼部治疗。水浴法用药量比衬垫法要多。

3. 体腔法：将特制的体腔电极插入治疗部位，往电极内灌注一定量药液，非作用电极置于临近部位的皮肤上。

4. 体内电泳法：讲药物根据需要以不同方式输入体内，然后在体表相应部位放置电极进行直流电治疗。在直流电的作用下，体内药物离子朝一定方向移动，这样治疗部位可以聚集较高浓度的药物。

5. 眼部离子导入法：眼电极有衬垫法和眼杯法两种。如目的是治疗眼病，最好用眼杯电极。眼杯法导入后，房水、晶状体、玻璃体、视网膜、脉络膜等眼部组织的药物比衬垫法高十几倍。眼部离子导入法入药量高于角膜浴、结膜滴眼及结膜下注射等给药法十数倍。而衬垫法离子导入眼部浅层及深层组织的药量均不如上述三种临床给药法。

眼杯法：眼杯电极 1 只或 2 只，固定于眼部盛满药液，插入白金电极，非作用极于枕部。

输入电流强度：1～1.5mA

治疗时间：10～15分钟，每日1次，10～15次为1个疗程。

眼杯法离子导入药液浓度不宜过高，电量也少。治疗时患者要睁开眼，如不适应，可先滴入0.5%丁卡因2滴，麻醉角膜和结膜。

衬垫法：先用药液点眼，然后闭眼，再在眼睑上放浸有药液的滤纸或绒布，最后放上衬垫和电极板。作用极为直径5cm的圆形电极1个或2个。非作用极置于枕后。

输入电流强度：1～3mA

治疗时间：10～20分钟，每日1次，10～15次为1个疗程。

【适用范围】

妇、儿、内、外各科相关疾病。

【注意事项】

直流中医定向透药治疗导入疗法并不是所有药物都适用的。要考虑以下几点：

1. 药物必须能电离出离子或是胶体质点。如果不能电离就不可能利用电离导入体内。

2. 必须明确导入药物的极性。如不知其带有何种电荷就不能确定应从哪一直流电极导入。

3. 药物成分应当纯。若除药物离子外，还有其他带电性质与药物接近的离子，通电后势必都会进入体内，而减少了药物离子导入量。

4. 药物最好易溶于水，且不易被酸碱破坏平衡。

5. 尽量选择局部应用也能发挥作用的药物。若要求作用全身，则应选择量少而能显少的药物，否则导入时过少达不到预期效果。

6. 药物溶液的pH值应适合，阴极导入药物pH值不宜≤6，阳极导入药物pH值不宜≥8。

7. 针对具体情况采用药物浓度。一般药物导入常用浓度2%～5%。

8. 中草药导入，常用煎剂浓度的10%～20%。因其成分复杂，要先进行药物化学和药理分析，把有效成分提纯，再根据其有效成分测定导入极性。

电　针

【概述】

用针刺入腧穴得气后，在针上通以（感应）人体生物电的微量电流波，以刺激穴位来治疗疾病的一种疗法。电针分为连续波和断续波。连续波用于治疗疼痛，如：颈、肩、腰、腿痛。断续波：用于治疗胃肠病，如胃下垂、腹胀等。

电针疗法适用于毫针刺法的主治病证。器械包括毫针和电针机两部分。毫针一般选用26～28号针。有时为了集中在针尖上放电，可在针体上涂一层高强度绝缘漆，将针尖处的漆刮掉后使用。电针机的种类有：①蜂鸣式电针机。特点是利用电铃振荡原理使直流电变成脉冲直流电，再经感应线圈而产生脉冲电流。所发出的电流波形窄如针状，适用于临床。但有输出电量不稳定、频率调制困难、耗电量大和噪声高等缺点，目前已很少应用。②电子管电针机。特点是利用电子管产生多种震荡。优点是振荡波形种类多、频率调制范围广、工作性能较稳定。缺点是要用交流电源、安全性不高、体积较大、防震能力差，目前已少用。③半导体电针机。用半导体元件制作而成。因其不受电源种类限制，具有安全、省电、体小、量轻、耐震等优点，目前临床上最常用。

【操作方法】

在使用电针机前，必须先把强度调节旋钮调至零位（无输出），再将电针机上每对输出的两个电极分别连接在两根毫针上。一般将同一对输出电极连接在身体的同侧，在胸、背部的穴位上使用电针时，不可将两个电极跨接在身体两侧，更不应让电流从心脏部位穿过。通电时调节电钮，使电量从无到有，由小到大。切忌由大到小，或忽有忽无，忽小忽大。电量的大小因人而异，一般以患者感到舒适为度。临床治疗，一般持续通电15分钟左右，从低频到中频，使病人出现酸、胀、热等感觉或局部肌肉做节律性的收缩。

单穴使用电针时，可选取有主要神经干通过的穴位（如下肢的环跳穴等），将针刺入后，接在电针机的一个电极上，另一极则接在用水浸湿的纱布上，作为无关电极，固定在同侧经络的皮肤上。如果在互相邻近的一对穴位上进行电针时，两根毫针之间要以干棉球相隔，以免短路，影响疗效，损坏机器。

治疗结束后，应先将电量降至零值，关闭电源，然后从针柄上除去电极夹，并将刺入组织的毫针拔出。术终还要注意清点针数，检查针刺部位，以免发生遗针或继发出血。

处方选穴

可按传统针灸理论，循经选穴，辨证施治；也可用阿是穴作为电刺激点；还可结合神经的分布选取有神经干通过的穴位及肌肉神经运动点。例如，头面部的听会、翳风（面神经），下关、阳白、四白、侠承浆（三叉神经）。上肢部的颈夹脊6～7、天鼎（臂丛神经），青灵、小海（尺神经），手五里、曲池（桡神经），曲泽、郄门（正中神经）。下肢部的环跳、殷门（坐骨神经），委中（胫神经），阳陵泉（腓总神经），冲门（股神经）。腰骶部的气海俞（腰神经），八椈（骶神经）。在选穴时要注意电流回路要求，做到邻近配对取穴。如胃痛在选足阳明胃经的足三里穴时，亦应取同侧足太阴脾经的公孙穴以配成对。

疗程

一般5～7次为1疗程，每天或隔天1次；慢性病的疗程可稍长，每10天或10次为1疗程；急症、新发病疗程可缩短，以治愈为准，每天可电针治疗2次。两疗程之间可休息3～5天。

【适用范围】

凡用针灸治疗有效的病症均可用电针治疗。其中对癫痫、神经官能症、神经痛、神经麻痹、脑血管意外后遗症、小儿麻痹后遗症、胃肠疾病、心绞痛、高血压等疗效较好。在针刺麻醉手术中，电针更有独特的优点。

【注意事项】

1. 每次治疗前，检查电针机输出是否正常。治疗后，须将输出调节电钮等全部退至零位，随后关闭电源，撤去导线。

2. 电针感应强，通电后会产生肌收缩，须事先告诉病人，使其思想上有所准备，配合治疗。

3. 对患有严重心脏病的病人，治疗时应严加注意，避免电流回路经过心脏；不宜在延髓、心前区附近的穴位施用电针，以免诱发癫痫和引起心跳、呼吸骤停。

4. 曾作为温针使用过的毫针针柄表面往往氧化，而导电不良；有的毫针针柄由铝丝绕制，并经氧化处理成金黄色，导电性能也不好。这类毫针最好不用，如使用时须将输出电极夹在针身上。

5. 治疗时，如遇到输出电流时断时续，往往是电针机发生故障或导线断损，应修理后再用。

6. 毫针多次使用后，易缺损，在消毒前应加以检查，以防断针。

运动疗法

【概述】

运动疗法，是指利用器械、徒手或患者自身力量，通过某些运动方式（主动或被动运动等），使患者获得全身或局部运动功能、感觉功能恢复的训练方法。康复医学所要解决的最常见问题是运动功能障碍，因此运动疗法已成为康复治疗的核心治疗手段，属于物理疗法两大组成部分之一（另一组成部分为物理因子疗法）。

运动疗法主要采用“运动”这一机械性的物理因子对患者进行治疗，着重进行躯干、四肢的运动、感觉、平衡等功能的训练，包括：关节功能训练、肌力训练、有氧训练、平衡训练、易化训练、移乘训练、步行训练。

【操作方法】

1. 医疗体操

医疗体操是运动疗法中最常用的方法，能按所需运动方式、速度、动作的幅度、协调性与肌肉的力量进行训练，做到循序渐进。医疗体操可以是全身性的，也可是局部性的，或全身性与局部性相结合。在进行医疗体操时可使用器械，也可徒手。分为主动运动，即利用患者自身主动进行，被动运动是利用外力来增大关节的活动范围及肌肉力量。外力包括健侧肢体、旁人的力量或器械的力量。医疗体操可用于预防疾病，以促进身体健康，可用于损伤与疾病的治疗，根据疾病与伤残的特点、功能状况和要达到的治疗目的，有针对性地选择合适的医疗体操进行训练。可选用不同的方式，例如肌肉力量的训练、关节活动度的训练、耐力训练、放松训练、呼吸训练、平衡运动等。关于运动量、运动强度、活动范围，应根据患者对运动的耐受情况，及时予以调节。也可根据病情及情况分阶段进行训练。

2. 有氧训练

有氧训练是以增加人体吸入、输送和使用氧气能力为目的的耐力性训练。也是提高机体有氧代谢能力的健身方法。此种训练方法简便、易行，运动方式对技巧的要求不高，易于推行，其运动方式有步行、健身操、游泳、自行车、原地跑、登楼梯、跳绳等。人体生理负荷量是由锻炼的强度、训练的次数、每次训练持续时间等决定的，而人体可以自监自控训练，因而安全有效。一般采用中等强度的耐力性训练，对心肺功能有良好作用，可提高负荷量，增加携氧能力，并且对改善机体有氧的分解代谢与合成代谢的进程有促进作用，还可以增加肌肉的收缩力。有氧训练方法较多，但以库柏训练法具有代表性，各种训练水平的人都可采用。

3. 民族形式的体疗

有武术、气功、推拿、行走、跑步、保健体操、五禽戏，太极拳、八段锦、钓鱼、爬竿等许多方法，应用器械健身的有拔河、跳绳、踢毽球、秋千、划龙舟，以及武术中使用的刀、枪、剑、棍棒等。

4. 体疗处方

医师根据患者的心血管及运动器官的功能状态以及整体健康状况，提出适当的医疗体育方法及运动量，并指出在进行医疗体育活动时应注意的事项等，即为体疗处方。

5. 开处方前的准备

为使体疗处方更为合理，开列体疗处方前应进行体疗处方讨论或体疗查房，由临床经治医师与体疗医师共同协商、讨论。因临床经治医师了解病情，而体疗医师则掌握针对病情的体疗知识，有利于开出更合适的体疗处方。必须全面询问病史或健康状况，有无参加运动的禁忌证，进行全面体格检查、功能检查与评定。对接受体疗的心脏病患者，要做运动试验，对骨关节功能障碍或神经肌肉疾病者，要进行关节活动度及肌力检查与评定，有条件者应作肌电图及神经传导速度等检查。要书写完备的病历，包括主诉、现病史、家族史、个人生活、职业、心理及社会交往史、体格检查、功能检查及功能评估、综合性功能检查与评估。

6. 运动处方的内容

（1）运动种类：有耐力性运动、放松性练习，医疗体操、器械练习等，应指明以哪一种为主或者兼而有之。在根据病情的要求下，避免患者感到单调、枯燥。

（2）运动强度、时间与频度：运动疗法最重要的是运动量，包括强度、持续时间及频度三因素。上述三种因素可以互相调整，如强度过大，时间与频度则适当减小。

控制运动强度方法根据不同的疾病而不一样，治疗脏器疾病时一般采用中等强度，但最适合的运动强度应通过运动试验决定，常用运动时的心率，运动时的吸氧量与最大吸氧量表示。而对另一类疾病，如骨关节功能障碍者，一般以每次运动后局部有轻微酸胀感及不出现疼痛为适宜。对于神经系统所引起的瘫痪部位在进行活动后，以不发生肌肉明显疲劳感为宜。

运动持续时间，一般为15～30min，耐力性运动15～60min。运动时间的长短，还应考虑运动强度，如运动强度较大，则运动持续时间可以适当减少。

频度即运动的间隔时日，一般每日或隔日1次，但对神经系统或骨关节功能障碍者，除每天运动1次外，还应增加自我锻炼时间。另外，间隔不要超过4日。因运动间隔时间太长，运动效应会消失，影响治疗效果。

经过一定时期运动后，根据身体功能改善的情况，对原处方可作适当修改，或制定新的运动处方，以便取得更好疗效。

【适用范围】

1. 外科疾病　骨折，肌肉韧带劳损或撕裂，腰椎间盘突出症或其摘除术后，颈椎病、肩关节周围炎、人工关节术后，膝关节半月板或游离体摘除术后，截肢术后、断肢再植术后，胸腔腹腔大手术后，外翻足、内翻足、扁平足，脑震荡、脑挫伤，烧伤、冻伤，静脉曲张及其术后等。

2. 内科疾病　冠心病，心脏瓣膜病，心力衰竭代偿期，高血压病；慢性气管炎，支气管炎，肺炎，支气管哮喘，肺气肿，肺结核，肺不张；胃和十二指肠溃疡病，内脏下垂，胃肠功能紊乱，慢性胃炎，慢性胆囊炎，慢性肝炎；肥胖病，糖尿病；风湿性关节炎，类风湿性关节炎等。

3. 神经科疾病　脑血管疾病后遗症，周围神经损伤，腰神经根炎，多发性周围神经炎，神经官能症，面神经麻痹，进行性肌萎缩，脊髓空洞症等。

4. 妇产科疾病　子宫脱垂，慢性盆腔炎，产后等。

【注意事项】

1. 运动的益处是肯定的，但运动疗法潜在的副作用也应引起重视。

2. 由于运动加重心脏负担，因此可能使缺血性心脏病或高血压（常无症状）加重，引起心脏功能不全或心律失常。也可能诱发心绞痛甚至心肌梗死。

3. 本身血压过高，而运动后可能会发生体位性低血压。

4. 视网膜病变者，运动后视网膜出血的可能性增加，增殖性视网膜病变进展。

5. 糖尿病肾病的患者，运动会减少肾血流量，使尿蛋白排出增加，加重肾脏病变。

6. 部分糖尿病患者，尤其是1型糖尿病患者，在未很好控制血糖的情况下，运动会使血糖上升，出现尿酮体，甚至酮症酸中毒。

7. 采用胰岛素或磺脲类药物治疗的患者，在运动中易发生低血糖。

鉴于上述潜在的副作用，专业人员在指导糖尿病人运动时应按不同病情选择适当的运动量和运动方式，尤其对于老年糖尿病患者，更要严格掌握适应证。

作业疗法

【概述】

作业疗法是让病人参与不同的作业，参加一定的生产劳动，来治疗疾病的一种方法。本疗法又称劳动疗法，简称“工疗”。作业疗法不仅能促进人体身心健康，减轻或纠正病态状况，为将来重返生产岗位做准备，而且可以恢复与加强病人社会性活动的能力，学习一定的生产技能，帮助患者建立一个良好的社会环境，使病人感到生活丰富多彩，幸福愉快，从而增进健康，促进疾病康复。

生产劳动的内容可分为室内作业和室外作业两种。室内作业如编织、刺绣、雕塑、油漆、缝纫、做花、糊纸盒、糊纸袋、做家具、做儿童玩具、磨豆腐、做糕点等。室外作业如种植树木、花草、蔬菜，饲养鸡、兔、牛、羊及田间劳动等。采用作业疗法，就是根据病人的性别、年龄、爱好、职业、体力、志趣、文化水平等具体情况，确定具体的、符合病情需要的生产劳动。

作业治疗有助于帮助患者恢复或取得正常、健康、有意义的生活方式和能力，有以下几个特点。

1. 用于治疗的作业是经过选择的、有目的的活动，治疗师要以患者的需要为中心进行作业的选择，而患者作为一个社会上的成员，其需要不仅有个人日常生活，而且还有家庭生活、社会和职业生活等方面的需要。所谓“有目的的活动”就是与患者所处的环境有关的活动，进行这些活动可改善患者与其所环境之间的关系。

2. 完成一项作业活动，常需协调地、综合地发挥躯体的、心理和情绪的、认知的等因素的作用，故可根据患者训练和治疗的重点目标，并运用作业分析的知识，选择以躯体运动为主的，或以情绪调节为主的，或以认知训练为主的作业。

3. 对残疾人的作业治疗，重视利用各种辅助器械，工具，以补偿功能的不足，用新的方式以器械为帮助完成生活和劳动所必需的作业。

4. 作业治疗着眼于帮助恢复或取得正常的、健康的、有意义的生活方式和生活能力，可能的话还要恢复或取得一定的工作能力（不一定恢复原来的职业），而正常的、健康的生活方式有赖于以下各基本因素之间的相互协调和平衡，即：①生活自理能力；②对外界环境的适应力和影响力；③工作；④娱乐；⑤社会活动。因此，作业治疗的目标是使患者掌握日常生活技能，能适应居家（住房、居住环境）条件下的生活，以及适应在新的环境和条件下工作。

换句话说，作业治疗是座桥梁。把患者个人和他的家庭环境及社会连接起来，从患者的个人功能的潜力和需要出发，经过作业的训练和治疗，逐步适应家庭和社会环境，通向正常生活方式的彼岸。

作业活动的分类

1. 维持日常生活所必需的活动如穿衣、进食、行走、个人清洁卫生等，这些日常生活作业是生活自理和保持健康所必需的。

2. 能创造价值的工作活动　通过从事这种作业活动，人们可以取得报酬在经济上自给和抚养家庭；作业的成果又能为社会提供服务或增加精神财富和物质财富，例如各种职业性的工作活动。

3. 消遣性作业活动　业余和闲暇时进行，主要满足个人兴趣，消遣时间，并保持平衡的、劳逸结合的生活方式，如集邮、种花、听音乐、看电视、下棋、打球、游戏等。

作业活动功能及生活环境的评估

1. 运动方面　关节活动范围、肌力、肌张力、耐力、协调性、粗大运动及精细运动。

2. 感觉方面　视觉、听觉、触觉、痛觉、本体感觉、实体觉、平衡觉、感觉运动觉。

3. 智能方面　记忆力、注意力、判断力、理解力、抽象推理能力、解决问题能力，学习接受程度、行为。

4. 心理及社交方面　独立性、积极性、自制力、自尊心、集体活动的适应性、人际关系。

5. 日常生活活动能力评估　评估方法有：五级分法、八级分法、Katz 分级法、Barthel 指数分级、Kenny 自理评估等，主要内容有 1，个人卫生、洗浴、整理、穿衣、床上活动、体位转移、行走、进食。

【操作方法】

1. 日常生活活动训练　如穿着衣物、使用餐具进食、个人卫生、洗浴、整容、如厕等。训练患者用新的活动方式，方法或应用辅助器具的帮助和使用合适的家用设施，以完成日常生活活动。

2. 职业技巧训练基本劳动和工作的技巧，如木工作业、车缝作业、机械装配、纺织作业、办公室作业（打字、资料分类归档）等，作业恢复工作前或就业前的训练。

3. 家务活动训练　如烹调、备餐、洗熨衣服、家具布置、居室清洁装饰、家用电器使用、幼儿抚育等作业的训练，并指导患者如何省力、减少家务活动的能量消耗，如何改装家用设备以适应患者的功能水平。

4. 工艺疗法应用手工艺进行治疗：泥塑、陶器、工艺编织（藤器、竹器、绳器等），具有身心治疗价值，即既能改善手的细致功能活动，训练创造性技巧，又可转移对疾病的注意力，改善情绪。

5. 文娱疗法组织患者参加有选择的文娱活动，改善身心功能，促进健康恢复，常用的文娱项目包括旅行、舞蹈、戏剧表演或欣赏、划船、钓鱼、棋艺音乐表演或欣赏。

6. 游戏疗法，通过有选择的游戏，对残疾儿童进行教育和训练，促进其运动智能和社会—心理能力的发展，常用于智能低下、脑性瘫痪、自闭症和其他肢体残疾的儿童。

7. 工作疗法简称工疗，组织患者在专人指导下参加适当的工作和生产劳动，以转移患者注意力，调整精神和心理状态及进行社会能力的训练，多用于精神病患者的康复。

8. 书画疗法，中国传统作业疗法，通过书法练习和绘画改善精神和心理状态，抒发情感，用一般慢性病和抑郁、焦虑等患者。

9. 感知训练对周围及中枢神经系统损害患者进行触觉、实体觉，运动觉、感觉运动的训练。

10. 认知训练包括注意力、记忆力、理解力、复杂操作能力、解题能力等方面的训练。

11. 园艺疗法通过种植花草、栽培盆景、园艺设计等作业进行治疗，对身体和精神和训练均有好外。

12. 日常生活自助器具的订购和指导作用　对有运动障碍的患者提供订制或购买自助器具的咨询，并指导患者使用这些器具，以方便患者借助器具的帮助能完成日常生活的一些动作如梳洗，穿着鞋袜、备餐、进食、步行等。

13. 轮椅处方为需要轮椅代步的患者写出订购处方，以选择适当类型的轮椅及必要的附件，并进行使用轮椅的训练。

14. 手矫形器和夹板的制作和使用指导　为手功能障碍的患者提供简单的矫形器（如矫正腕下垂和手指挛缩）或夹板，经过训练，使手保持在功能位下进行一些简单的活动。

15. 家居环境咨询　根据瘫痪或其他严重功能障碍的情况，为患者提供有关出院后住宅条件的咨询（包括进出通路、房屋建筑布局、设备等），提出必需的装修意见。

16. 就业咨询根据患者的技能、专长、身体功能状况、兴趣和就业的可能性，向患者提供有关就业的意见和建议。

17. 职前训练在正式从事职业工作前，先进行技能、心理等方面的训练。

18. 卫生教育　举办专题讲座，向患者进行有关功能障碍的预防和康复的教育，如对关节炎患者讲如何保护关节、如何使活动做得省力等。卫生教育不但面向患者，而且还面向其家人，使能配合做好家庭康复。

以上作业治疗项目由康复医师和作业治疗师根据治疗目标和需要和设备技术的条件进行选择，其中最重要的和常用的项目是：日常生活活动训练、职业技巧训练、公益活动和日常生活自助器具的订购和指导作用。

19. 深呼吸放松疗法在安静的房屋，坐到一个舒适的板凳上，打开轻音乐，慢慢地坐下来，闭上眼睛，有节奏的慢呼慢吸，在呼的时候，尽量呼到最大限度，然后紧接着全部吐出去，吐干净。彻底。在呼吸的同时脑子里面跟着轻音乐的节奏缓缓地飘荡，随意、自然的冥想。

【适用范围】

作业疗法的适应证是十分广泛的。凡需要改善手的运动功能（特别是日常生活活动和劳动能力）、身体感知觉功能、认知功能和改善情绪心理状态、需要适应住宅、职业、社会生活条件，都适宜用作业疗法进行训练。目前，作业疗法多用于以下几个方面。

1. 内科和老年病方面　脑血管意外的遗症、关节疾患、老年性认知功能减退。

2. 骨科方面　骨关节损伤后遗症，手外伤、截肢后、脊髓损伤、周围神经损伤。

3. 儿科方面　肢体残疾、发育缺陷、学习困难或残疾、类风湿性关节炎。

4. 精神科方面　精神分裂症康复期，焦虑症、抑郁症、情绪障碍。

【注意事项】

在作业疗法中，医生和亲友要做好精神鼓励和思想工作，并注意劳动安全。

腕踝针疗法

【概述】

腕踝针是在腕部或踝部的相应点用毫针进行皮下针刺以治疗疾病的一种简易方法。

分区与主治病症以前后正中线为标线，将身体两侧面由前向后划为六个纵行区。

1 区：前正中线两侧的区域，包括额部、眼、鼻、舌、咽喉、气管、食管、心脏、腹部、会阴部。

主治病症：前额痛、目赤痛、鼻塞、流涎、咽喉肿痛、咳喘、胃脘痛、心悸、痛经、白带、遗尿等。

2 区：躯体前面的两旁（1 区的两侧），包括颞部、颊部、后牙、颌下部、乳部、肺、侧腹部。

主治病症：后牙痛、哮喘、胸胁痛等。

3 区：躯体前面的外缘（2 区的外缘），范围狭窄。包括沿耳郭前缘的头面部、胸腹部、沿腋窝前缘向下的垂直线。

主治病症：颞浅动脉痛，沿腋前缘垂直线部位的胸痛或腹痛（本区病症较少）医学教育网搜集整理。

4 区：躯体前后面交界处，包括头项、耳以及腋窝垂直向下的区域。

主治病症：头顶痛、耳鸣；耳聋、腋中线部位的胸腹痛。

5 区：躯体后面的两旁（与 2 区相对），包括头、颈后外侧、肩胛区、躯干两旁、下肢外侧。

主治病症：颈后部痛、落枕、肩背部痛、侧腰痛等。

6区：躯体后正中线两侧的区域（与1区相对），包括后头部、枕项部、脊柱部、骶尾部、肛门等。

主治病症：后头痛、项强痛、腰脊痛等。

四肢分区：当两上、下肢处于内侧面向前的外旋位、两下肢靠拢时，四肢的内侧面相当于躯干的前面；外侧面相当于躯干的后面；前面靠拢的缝相当于前正中线；后面靠拢的缝相当于后正中线，这样四肢的分区就可按躯干的分区类推。

又以胸骨末端和肋弓交界处为中心划一条环绕身体的水平线称横膈线，将身体六区分成上下两半，横膈线以上各区加“上”字，横膈线以下各区加“下”字。如上1区、下1区，以此类推，用称各区。

进针点及其适应证分区查明病症所在区，即在腕踝部选取相应同一区的进针点。腕与踝部各有六个点，分别代表上下六个区。下面将各点位置以及适应证介绍如下：

1. 腕部：进针点共6个，约在腕横纹上二横指（内关、外关）一圈处。从掌间尺侧至桡侧，再从腕背桡侧至尺侧，依次称作为上1、上2、上3、上4、上5、上6. 上1：

位置：在小指侧的尺骨缘前方，用拇指端按压觉得凹陷处。

适应证：前额部、目疾、鼻疾、面神经炎、前牙肿痛、咽喉肿痛、咳喘、胃脘痛、心悸、眩晕、盗汗、失眠、郁证、癫痫等。

上2：

位置：在腕掌侧面的中央，掌长肌腱与桡侧腕屈肌腱之间，即内关穴。

适应证：治疗上2区病证，颌下肿痛、胸闷、胸痛、回乳、哮喘等。

上3：

位置：位于桡动脉外侧。

适应证：治疗上3区病症，如高血压、胸痛等。

上4：

位置：手掌向内，在拇指侧的桡骨缘上。

适应证：治疗上4区病症，如头顶痛、耳疾、颞下颌关节炎、肩周炎、胸痛等。

上5：

位置：腕背的中央，即外关穴。

适应证：治疗上5区病症，如后颞部痛、肩周炎、上肢麻木、痹证、上肢运动障碍、肘、腕和指关节痛等。

上 6：

位置：小指侧尺骨缘背医学教育网搜集整理。

适应证：治疗上 6 区病症，如后头痛、枕项痛、脊柱（颈胸段）痛。

2. 踝部：踝部进针点，共有六个。约在内、外踝最高点上三横指（相当悬钟、三阴交）一圈处，从跟腱内侧起向前转到外侧跟腱依次为下 1、下 2、下 3、下 4、下 5、下 6、下 1。

位置：位于跟腱内缘。

适应证：治疗下 1 区病症，如上腹部胀痛、脐周痛、痛经、白带多、遗尿、阴部瘙痒症、足跟痛等。

下 2：

位置：在内侧面中央，位于胫骨后缘。

适应证：治疗下 2 区病症，如胁痛、侧腹痛、过敏性肠炎。

下 3：

位置：胫骨前缘向内 1cm 处。

适应证：治疗下 3 区病症，如膝关节痛等。

下 4：

位置：胫骨前缘与腓骨前缘的中点。

适应证：治疗下 4 区病症，如股四头肌部痛、膝关节炎、下肢痿痹证、下肢瘫痪、趾关节痛。

下 5：

位置：在外侧面中央。

适应证：治疗下 5 区病症，如髋关节痛、踝关节扭伤等。

下 6：

位置：位于跟腱外缘。适应证：治疗下 6 区病症，如急性腰扭伤、腰肌劳损、骶髂关节痛、坐骨神经痛、腓肠肌痉挛、脚前掌趾痛。

【操作方法】

选定进针点后，皮肤常规消毒，医生左手固定进针点上部（拇指拉紧皮肤），右手拇指在下，食、中指在上夹持针柄，针与皮肤呈 30 度角，快速进入皮下，针体贴近皮肤表面，针体沿皮下表层刺入一定深度，以针下有松软感为宜。若病人有酸、麻、胀、沉感觉，说明针体深入筋膜下层，进针过深，须要调针至皮下浅表层。针刺深度约为 1.5 寸。针刺方向一般朝上，如病变在四肢末端则针刺方向朝下。

针刺沿皮下浅表层进达一定深度后留针 20～30min，不做捻转提插。一般隔日一次，十次为一疗程。急症可每日一次。

选进针点时：对局部病症，选病症所在的同侧分区的进针点，对全身性病症，如失眠、盗汗等可选两侧相应进针点。

【适用范围】

妇、儿、内、外各科相关疾病。

【注意事项】

1. 腕踝针进针一般应不同，进针痛时要调针，至不痛为度。调针时应将针退至皮下表浅部位，再重新进针。或检查针尖是否沿纵行直线方向插入。

2. 若出现头昏，心慌等症需将针退出以防晕针。

发泡疗法

【概述】

发泡疗法，是中医灸治疗法中非火热灸法中的主要方法，又称天灸。天灸疗法是中医传统的外治疗法，是借助药物对穴位的刺激，使局部皮肤发红充血，甚至起泡，以激发经络、调整气血而防治疾病的一种方法。通过将特殊调配的药物贴敷于特定的穴位，可使药物持续刺激穴位，通经入络，达到温经散寒，疏通经络，活血通脉，调节脏腑功能的效果，既可改善临床症状，又可提高机体免疫力。

【操作方法】

1. 将中草药（如灵仙叶、毛莨、大蒜等）适量洗净，切碎，捣烂。

2. 将药物敷于一定部位。一般痹证敷于关节肿胀处；坐骨神经痛敷于承山、环跳穴；疟疾敷陶道穴；黄疸敷一侧内关穴（病情发转再敷另一侧）；哮喘敷天突或膻中穴。上覆盖纱布、塑料纸，用胶布固定。

3. 待局部自觉有蚁行感，皮肤红、灼、疼痛时，即将药取下。几小时后皮肤起泡胀满。经常规消毒，用消毒针刺入水泡下方，抽出泡内液体。上覆以无菌纱布并固定。若有液体渗出，可继续抽吸。

【适用范围】

痹证、黄疸、哮喘、疟疾、水肿初起等。

【注意事项】

1. 施术前要向病员说明该疗法的作用、操作过程及可能发生的反应及变化情况。

2. 药饼不宜过湿，敷的范围不宜过大。敷药后要密切观察局部皮肤反应。

3. 发泡后嘱患者注意休息，切勿碰破水泡，抽液时要做到无菌操作，防止感染。若已感染、按感染伤口处理。

4. 体弱者慎用本法，皮肤有病变的部位禁止发泡。

温针疗法

【概述】

针刺与艾灸相结合的一种方法。又称针柄灸。即在留针过程中，将艾绒搓团捻裹于针柄上点燃，通过针体将热力传入穴位。每次燃烧枣核大艾团1～3团。本法具有温通经脉、行气活血的作用。适用于寒盛湿重，经络壅滞之证，如关节痹痛，肌肤不仁等。

【操作方法】

温针灸的主要刺激区为体穴、阿是穴。先取长度在1.5寸以上的毫针，刺入穴位得气后，在留针过程中，于针柄上或裹以纯艾绒的艾团，或取约2cm长之艾条一段，套在针柄之上，无论艾团、艾条段，均应距皮肤2～3cm，再从其下端点燃施灸。在燃烧过程中，如患者觉灼烫难忍，可在该穴区置一硬纸片，以稍减火力。每次如用艾团可灸3～4壮，艾条段则只需1～2壮。近年，还采用帽状艾炷行温针灸。帽状艾炷的主要成分为艾叶炭，类似无烟灸条，但其长度为2cm，直径1cm，一端有小孔，点燃后可插于针柄上，燃烧时间为30min。因其外形像小帽，可戴于毫针上，故又称帽炷灸。帽炷温针灸，既无烟，不会污染空气；同时，它的作用时间又长，是一种较为理想的温针灸法。

【适用范围】

风寒湿痹症、骨质增生、腰腿痛、冠心病、高脂血症、痛风、胃脘痛、腹痛、腹泻、关节痛等。

【注意事项】

1. 温针灸要严防艾火脱落灼伤皮肤。可预先用硬纸剪成圆形纸片，并剪一至中心的小缺口，置于针下穴区上。

2. 温针灸时，要嘱咐患者不要任意移动肢体，以防灼伤。

3. 热性病（如发热和一切急性感染等），高血压，凡不能留针的病证，如抽搐、痉挛、震颤等均不宜用温针疗法。

4. 针尾上装裹的艾绒，一定要装好，以免燃烧时艾团和火星落下，造成烧伤。

5. 如用银针治疗，装裹的艾团宜小，因银针导热作用强。

6. 点燃艾绒时，应先从下端点燃，这样可使热力直接向下辐射和传导，增强治疗效果。

7. 如有艾火落下，可随即将艾火吹向地下，或直接熄灭。同时嘱咐病人不要更动体位，以免针尾上装裹的艾绒一起落下，加重烧伤，同时也为了防止造成弯针事故。为了防止可能发生的烧伤，可在温针的周围皮肤上垫上湿巾或毛巾、衣物等。

火针疗法

【概述】

火针疗法，古称“焠刺”“烧针”等，是将针在火上烧红后，快速刺入人体，以治疗疾病的方法。

《灵枢·寿夭刚柔》云：“刺布衣者，以火焠之。”《灵枢·官针》云：“焠刺者，刺燔针则取痹也。”张仲景《伤寒论》中有“烧针令其汗”，“火逆下之，因烧针烦躁者”，“表里俱虚，阴阳气并竭，无阳则阴独，复加烧针……”等记载。直到唐代孙思邈《千金要方》才正式定名为“火针”。明代杨继洲的《针灸大成》记述最详：“频以麻油蘸其针，针上烧令通红，用方有功。若不红，不能去病，反损于人。”明代高武《针灸聚英》云：“人身诸处皆可行针，面上忌之。凡季夏，大经血盛皆下流两脚，切忌妄行火针于两脚内及足……火针者，宜破痈毒发背，溃脓在内，外皮无头者，但按肿软不坚者以溃脓。”说明火针在明代已广泛应用于临床。近代火针使用一般有两种情况：长针深刺，治疗瘰疬、象皮腿、痈疽排脓；短汁浅刺，治疗风湿痛、肌肤冷麻。

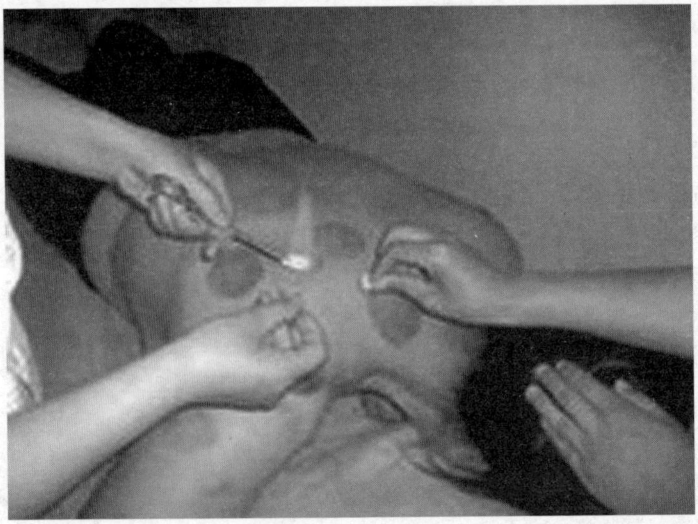

【操作方法】

1. 选用22～28号不锈钢针，针柄用布包裹，以不导热为宜。施术时，在患部及其周围用碘酒、酒精消毒，然后用2%～10%普鲁卡因（可混入0.2%的盐酸肾上腺素以防出血）作浸润麻醉，约2分后，将针在酒精灯上烧红，左手固定患部，右手持针。迅速刺入患部或其周围，然后立即将针拔出。

2. 针刺的深度，视溃疡种类和病变深浅而定。每次针数的多少，根据病变局部面积的大小而定，一般1～3针。

3. 针刺间隔，1～2周针1次为宜。

【适用范围】

妇、儿、内、外各科相关疾病。

【注意事项】

1. 施行火针后，针孔要用消毒纱布包敷，以防感染。

2. 使用火针时，必须细心慎重，动作敏捷、准确，避开血管、肌腱、神经干及内脏器官，以防损伤。

3. 火针必须把针烧红，速刺速起，不能停留，深浅适度。

4. 用本法治疗前，要做好病人思想工作，解除思想顾虑，消除紧张心理，取得病人配合，然后方可进行治疗。

5. 火针刺激强烈，孕妇及年老体弱者禁用。

6. 火热证候和局部红肿者不宜用。

7. 高血压、心脏病、恶性肿瘤等禁用。

铁落疗法

【概述】

铁落是将生铁煅至红赤，外层氧化时被锤落的铁屑，主要成分是四氧化三铁。铁落疗法是以铁落或辅以其他药物治疗疾病的一种方法。

在《黄帝内经》中载有“有病怒狂者，……以生铁落为饮。夫生铁落者，下气急也。”我国第一部药学专著《神农本草经》也收入了铁落，谓其功用“主风热恶疮，疡疽疮痂，气在皮肤中”。以后历代医籍如《千金要方》《唐本草》《本经逢原》《本草纲目》《方脉正宗》《本草汇言》《医学心悟》多有记述。

【操作方法】

本疗法可分为内服与外用两种。内服可以将铁落入煎剂，制成丸剂，也可将铁落炒热，浸酒饮用等；外用则多将铁落炒热，装布袋或用布包放于患处热熨等。

【适用范围】

本疗法主要用于癫狂、神志疾病和关节疼痛、扭伤等。

1. 暴怒发狂　取铁落30g（研碎先煎），甘草3g，水煎服。

2. 癫狂（一般指精神失常）

（1）取生铁落30g研碎，先煎半小时然后取汁加入天冬、麦冬各15g，知母12g，胆南星45g，橘红、远志、朱茯神、连翘壳、白茯苓、玄参、钩藤各6g，石菖蒲3g，再煎半小时，滤出药汁，加水又煎45分钟，分成两份，早晚2次服用，同时冲服1.5g朱砂。

（2）取玄参60g，半夏24g，金礞石30g，青礞石30g，芒硝、天门冬、胆星、朱砂各15g，石菖蒲30g，茯神、远志、钩藤各60g，琥珀24g，麦门冬、橘红、川贝各90g，同研为细末；取1200g生铁落，加水2000毫升煎煮，取药汁500毫升，加入药末，制成药丸了如梧桐子大。每日3次，每次9g。

3. 关节疼痛，转动不利　取铁落30～50g炒热，趁热投入酒中，待酒温后饮酒。

4. 扭伤　取铁落500g，加醋200毫升（以后每次加醋150毫升即可）拌匀，按治疗部位大小，取适量铁落装入布袋，外加两层毛巾，待温度至60℃，放于患处，每日1次，每次40～50分钟，5～10次为一疗程。

【注意事项】

1. 所用铁落，要剔除煤土等杂质，以提高疗效。

2. 用铁落拌醋外治，注意搅拌动作轻缓。铁落重复使用10余次后应换用新的铁落。

3. 使用铁落熨敷时，温度以患者能忍受为度，防止烫伤。

割涂疗法

【概述】

割涂疗法是划割和外涂药物相结合的综合疗法，通过割耳前小血管，患部涂抹特制的药物，以治疗顽癣。

【操作方法】

分耳郭划割和外涂药物两部分。

1. 耳郭划割

（1）划割部位耳前面耳脊与耳郭之间的沟中有小细血管，划破出血即可。

（2）划割方法施术部位先用75%的酒精常规消毒，然后用刀片划小血管，使之出血，少许放血，最后用1×1cm的小胶布贴住刀口，能防止继续出血即可。每20～30天划割1次。如1次不愈，可再次划割。

2. 外涂药物

一般需先行耳部划割，划割之后，再外涂药物。如果只涂药，不划割，效果不佳。外涂药物有的撒在划割放血处，有的涂在患部。外用药物有以下几种处方，针对不同的病症，施用不同的方药。

（1）白胡椒100粒、枣树上虫罐（虫结成的窝壳，骨胶质，形如罐，如蜗牛外壳一样，如梧桐子大。冬天内有黄白色嫩虫，春天虫出，剩下空壳。药用虫出之后的空外壳）10个、桑螵蛸2个，共研极细末，装瓶密封备用。在耳部划割放血后，取此药粉少许，撒在划割处，用胶布封贴固定。此药粉也可撒在湿癣患处。确定湿癣的标志是：患处经常流水，奇痒难忍，生长在面部、颈部、手部等处，将药粉撒在癣上流水处。

（2）牛皮（焙干焦黄）、羊角（焙焦黄）、狼毒各等份，共研细末，再用醋或凡士林和匀，备用。治疗时先将癣疾患处用炉甘石水洗净，再用生姜擦，最后将药膏涂在癣上。主治面部，颈部、手部等处的湿癣流水者。

（3）牛蹄甲（焙焦黄）、黄丹、芦荟各等份，共为细末，香油调涂患处。主治腿癣。

（4）鸡蛋壳、黄丹、雄黄各等份，共研细末，香油调和，涂患处，主治头癣。

（5）桃仁、狼毒各等份，研面，用醋或凡士林调和，涂患处。主治干癣。干癣的症状是：不流水，奇痒难忍，抓之脱屑，常年不愈。

【适用范围】

各种顽癣。

【注意事项】

1. 治疗期间忌食酒、蒜、大葱、辣椒等刺激性食物。
2. 划割可20～30天1次，局部外涂每天1次。直至痊愈为止。
3. 用此法治疗时，不必再用其他药物。

白降丹划点疗法

【概述】

白降丹划点法是用利刃轻轻划破人体的表皮，然后在划破的皮肤刀口处涂上适量的白降丹，通过局部的化学腐蚀和持续性的物理刺激作用，从而达到蚀腐坚皮，拔毒外出，调和气血，通畅血脉的作用。它是以针刺、放血与涂药相结合的一种疗法。

【操作方法】

1. 划点方法

医者用右手拇指和食指持刀片，刀刃向上，划刺时顺体由下向上，在划刺点轻轻挑划。每个挑划口的长度，一般以0.5cm左右为宜，也可根据病情适当延长或缩小，最长不超过1cm。划刺时手腕用力要匀，动作要轻、准、隐，以有少量渗血为宜。挑划后点药，以无菌的细木棒，先蘸蒸馏水或凉开水，再黏附少量的白降丹，然后将细木棒放平，把药涂在刀口上，刀口无须敷盖。

2. 划点部位

（1）经穴划点　与常规针灸取穴相同。依经脉循行，脏腑络属，循经取穴。所取穴位就是划点部位。

（2）阿是穴划点　即在病变部位所出现的痛点或压痛敏感点划点。划点的刀数，依病情轻重及病变范围大小而定。一般以不超越病变范围为宜。

（3）划线划点　背部三条线：脊柱正中线由长强穴起经腰俞、命门、脊中、身柱、大椎至后发际哑门穴。脊柱侧线由脊柱两旁自白环俞穴起，经膀胱俞、小脑俞、气海俞、三焦俞、脾俞、肝俞、膈俞、心俞、肺俞至大杼各画一条线。

（4）胸腹三条线：胸腹正中线从耻骨联合上缘曲骨穴起，经中极、关元、气海、中脘、膻中至天突穴。腹斜线从曲骨穴至两侧髂前上棘各画一条线。上肢四条线：第一条线由食指商阳穴起，经合谷、阳溪、手三里、曲池、臂臑至肩髃，然后再延长至肩井穴。第二条线由无名指关冲穴起，经中渚、阳池、外关、天井、至肩髎穴。第三条线由小指的少泽穴起，经后溪、养老、小海至臑俞穴。第四条线由手臂内侧的内关穴起，经曲泽至天泉穴。

（5）下肢四条线：第一条线由足小趾外侧的至阴穴起，经京骨、昆仑、阳陵泉、风市至环跳穴。第二条线由足第二趾外侧的厉兑穴起，经内庭、解溪、上巨虚、足三里、伏兔至腹股沟的中点。第三条线由足大趾内侧的隐白穴起，经公孙、商丘、三阴交、血海至冲门穴。第四条线由足跟正中起，经承山、委中至大肠俞。

（6）背部三条线主治脏腑疾病、腰背疾病。胸腹三条线，中脘以上主治胸部疾病，中脘以下主治下腹部及泌尿、生殖系统疾病。上、下肢四条线主治局部关节的病变及某些脏腑病变。

3. 疗程

疗程的长短依病情而定。一般而言，急性病疗程宜短，慢性病疗程宜长。如急性腰、膝、踝扭伤，隔日划点1次，连划点3次即可。而痿证、卒中后遗症隔日划点1次，20天为1疗程，需3~5个疗程。疗程之间休息7~14天为宜。

【适用范围】

1. 神经性皮炎

白降丹划点止痒方（《山西中医》）白降丹。用刮脸刀片在皮损部位进行划点，依皮损大小而定，一般划点2~5cm，并划小口（以渗血为度），白降丹少许撒于划点部位。2天1次，依病情决定疗程。功能解毒活血止痒。主治牛皮癣。

2. 腰椎间盘突出症

白降丹划点止痛方（《中国医学疗法大全》）白降丹适量。选取患处阿是穴及肾俞、命门、承山和委中穴。按白降丹划点法常规操作，2天1次，10次为1疗程。功能解毒散寒，活血止痛。主治腰椎间盘突出症。

3. 肩关节周围炎

白降丹划点活肩方《（中国医学疗法大全》）白降丹适量。选取肩髃、肩贞、肩井、阿是穴等，按白降丹划法常规操作施治，2天1次，5次为1疗程。功能活血通络止痛。主治各型肩周炎。

4. 膝关节骨性关节炎

白降丹划点活膝方（《中国医学疗法大全》）白降丹适量。

选取阿是穴、足三里、阳陵泉及犊鼻穴。按白降丹划点法常规操作，2~3天1次，20次为1疗程。功能活血通络，散寒止痛。主治膝关节炎。

5. 小儿遗尿

白降丹划点止遗尿方（《白降丹划点疗法》）白降丹少许，圆刃手术刀片1个，无菌棉签1根。按白降丹划点法操作，由耻骨联合至左右髂前上棘各划1条线，划点曲骨、中极、关元、气海穴，并配合肾俞、膀胱俞、阳陵泉、三阴交。第一次划点后，隔1天作第二次划点，以后每隔2天作1次，10次为1疗程。疗程之间休息10~15天。一般1个疗程见效，2~3个疗程可痊愈。功能补益脾肺，温补肾阴。主治小儿遗尿。

6. 哮喘

白降丹划点定喘方（《中国医学疗法大全》）白降丹适量。划点胸腹三条线（只划点脐以上部位）及背部三条线。配划肺俞、定喘、膻中、劳宫、气户等穴。隔日划点1次，20天为1疗程。功能宣肺化痰定喘。主治哮喘。

7. 前列腺炎

白降丹划点消炎方（《中国医学疗法大全》）白降丹适量。划点腹斜线。配肾俞、膀胱俞、阳陵泉、三阴交治前列腺炎。配膀胱俞、关元、曲骨、气海治膀胱炎。配阳池、中极、肾俞、三阴交治睾丸炎。

【注意事项】

1. 操作时，划点器具及手术指手指的消毒。

2. 白降丹含汞、砒成分，有毒性。凡对汞、砒过敏者禁用。对初诊者可先作小范围的皮肤试验，若发生过敏则停止治疗。

3. 口、眼、鼻等接近黏膜部位应慎用。

4. 饥饿或劳累过度者，应在进食或休息后治疗。

5. 划点过程中，凡见不明原因的高热、乏力、口有金属味等汞中毒症状时，应立即停药，全身中毒症状明显者，应做急救处理。

6. 划点后，个别病人由于汗出或搔抓破溃而继发感染者，轻者可用生理盐水局部清洗，2~3 天可自行消退。重者可内服或外涂消炎药。

7. 个别病人，若见头晕、心慌、胸闷、冷汗等晕刀现象，应立即停止治疗。轻者饮些热茶，严重者针刺人中、内关、涌泉等穴，必要时中西医结合急救。

热熨疗法

【概述】

热熨疗法是用一些中草药或其他传热的物体，加热后用布包好，放在人体一定的部位上，作来回往返或旋转的移动而进行治疗的一种方法。

【操作方法】

1. 铁屑加醋热熨法

取工厂机床刨下的纯生铁屑，用醋或 5% 稀盐酸，按 10：1 的比例渗入，即 5 千克的铁屑加入 250 毫升的食醋或 5% 的稀盐酸溶液，充分搅拌均匀。配好后，放置 15 分钟，便可装入布袋内。每袋装 750g。布袋大小约 25X20 厘米，最好用粗布或帆布制成，以防磨破。然后将装好的药袋重叠地放在一起，用棉垫保温，待发热至 50℃时即可用于治疗。

铁屑加醋热熨疗，用治肚腹冷痛、关节酸痛、妇女痛经、夜间小腿抽筋、坐骨神经痛等症，有缓解的作用。

使用铁屑加醋热熨疗法时，需注意以下几点：

（1）醋的浓度必须适宜，过浓或过稀都会影响铁屑发热。在使用自醋时，最好先做试验，以确定哪一种浓度接近合适。一般陈醋含醋酸浓度高，因此加入醋量应该少些；反之，如果醋的质量差、醋酸浓度较低，则加入的醋量应该多些。

（2）应用铁屑加醋熟熨法的铁屑，可以重复应用。但使用3～4次后，需用铁筛除去已受氧化的铁粉。一般情况下，铁屑可重复使用10次左右，但每次都应加进适量的新铁屑，以确保治疗效果。

（3）每次治疗结束后，都需及时清洗布袋，防止布袋被醋酸侵蚀腐坏。

2. 坎离砂热熨法

用净铁末50000g，米醋3000g，防风400g，当归300g，川芎400g，透骨草400g，加清水3千克配制而成。本法与铁屑加醋热熨法相比，又进了一步，坎离砂热熨法里面加有中草药，通过发热，可充分发挥其药物效能，具有良好的镇痛解痉作用和活血化瘀、祛风散寒、止痛消肿等功效。用治慢性风湿性关节炎、慢性肺炎、肥大性脊椎炎、肌肉纤维组织炎、腰肌劳损、关节扭挫伤、关节手术后功能障碍、神经痛、慢性腰痛等。

3. 葱熨法

根据受伤部位的大小，取葱白150～250g，切碎，然后杵烂，并立即放火锅中炒热。热度应以皮肤能够耐受为准，然后取出敷于施治部位上。冷却后，可再炒热继续熨烙，如此反复2～3次。葱熨疗法适用于跌打损伤后的陈旧性外伤疼痛、气滞血瘀，以及因受寒而引起的小便不畅、慢性膀胱炎、产后腰腿痛等疾病。

跌打损伤致肿胀疼痛等应用本法时，需在受伤24小时以后再行葱熨。刚刚发生损伤时，不宜应用此法。对于跌打损伤后淤积不散，甚至血瘀化热，出现脓肿、全身发热比较明显的病人，也不适用葱熨。

4. 麸熨法

用麦麸或棉籽壳500g炒热，也可加入苍术50g，木香50g，乳香25g，没药25g，再炒1～2分钟。炒时可加入一些水，使锅内产生热气，以充分发挥药力。炒好后装入布袋，熨烙患处。此法常用于治疗消化不良、急慢性腹痛、腹泻和单纯性因寒而引起的腹痛。

5. 蚕沙熨法

取蚕屎500g，黄酒200毫升搅拌均匀，分装在2个布袋内，放入开水锅内的竹笼上蒸10分钟，然后取出，趁热熨烙患处或四肢关节；也可应用炒法，将蚕沙炒热后，再加黄酒拌炒，装袋熨烙。本法活血止痛，对风湿性关节酸痛有显著疗效。

6. 砖熨法

取青砖2块，放于炉口烧红，待砖不烫手时，即用布包好。先在患处垫上4～5层旧布，然后把垫砖放上，随着砖热减弱，逐渐抽掉垫布。也可在热砖下放葱白、姜片，或扎上一条浸透陈醋的毛巾，醋浸毛巾上放热砖熨烙，可以充分发挥陈醋的作用。砖熨常用于手足疾患的治疗；放置葱姜熨烙，多用于手足部跌打损伤后的陈旧性外伤疼痛；用醋浸毛巾砖熨，常用于手部或足部的关节酸痛。

7. 瓶熨法

用500毫升的医用盐水空瓶装满热开水，先在患处放上一个装满葱白切成丝的布袋，布袋上再放一块厚布，然后放上热水瓶作局部熨烙。开始时瓶的热度较高，可用手垫上干布或戴上绒手套拿热水瓶做一起一落的反复熨烙，瓶内热度降低后，可将瓶放于患处不动，进行固定熨烙。瓶熨常用于治疗跟骨刺引起的疼痛，或适用于一般性腹痛。

8. 盐熨法

用食盐250g，爆炒加热后，加入陈醋200毫升，随洒随炒，经均匀地加入锅内后，再炒半分钟。然后马上装入布袋，将袋口扎紧，放于患处熨烙。此法缓解痉挛，用治妇女痛经、夜间小腿抽筋和坐骨神经痛等症。单纯盐熨治疗胃痛、腹痛、吐泻。

9. 电熨法

电熨疗法，常用于过敏性耳炎。采用局部电熨，操作简便，每次只需2～3分钟，病人无痛苦，施治后不影响鼻腔的正常功能。一般经过2～3次电熨，鼻炎即可痊愈或明显减轻。

【适用范围】

妇、儿、内、外各科相关疾病。

【注意事项】

1. 热熨时，尤其要防止局部烫伤。开始时熨器热度过高，应采用起伏放置式熨烙，或者加厚垫布。

2. 热熨后，病人可在室内散步，但暂时不得外出，要注意避风，防止着凉。

3. 凡热性病、高热、神昏、谵语、神经分裂症患者，均不可用本法。

4. 有出血性疾病，如血小板减少性紫癜、过敏性血小板减少性紫癜、月经过多、崩漏等，不宜用本法。

熏洗疗法

【概述】

熏洗疗法是利用药物煎汤的热蒸气熏蒸患处，待温后以药液淋洗局部的一种治疗方法。它是借助药力和热力，通过皮肤黏膜作用于肌体，促使腠理疏通，脉络调和，气血流畅。药液的淋洗能使疮口洁净，祛除毒邪，从而达到了治疗疾病的目的。

本疗法起源甚早。马王堆汉墓出土的《五十二病方》中已载有熏洗方8首。张仲景《金匮要略》曰："蚀于下部则咽干，苦参汤熏洗之"。晋代葛洪《肘后备急方》有"渍之""淋洗"的论述。唐代《千金翼方》《外台秘要》中，熏洗疗法已推广应用于痈疽、瘾疹、白屑、丹毒、漆疮、烫伤、冻疮、手足皲裂以及发科、眼科等疾病。宋代《太平圣惠方》有熏洗方163首，其中眼科24首，阴疮阴部湿疹24首，扭伤骨折11首。金元时期张子和把熏洗疗法列为治病之大法。齐德元《外科精义》著有"溻渍疮肿法"专论："疮肿初生，经一二日不退，即须用汤水淋射之，其在四肢者溻渍之，其在腰腹背者淋射之……稍凉，则急令再换，慎勿冷用"。明代《外科正宗》《证治准绳》《景岳全书》《外科启玄》《奇效神书》等著作中都有所阐述。清代吴尚先将熏洗分为熏法、蒸法、淋法、坐浴和烫熨等法。本疗法主要是通过湿热药液熏蒸洗浴的方法来治疗疾病，有别于熏蒸疗法单纯以药液的热蒸气熏蒸治疗疾病。

现代医学研究证明，熏洗时湿润的药液，能加速皮肤对药物的吸收，同时皮肤温度升高，皮肤毛细血管扩张，促进血液和淋巴液的循环，有利于血肿和消肿消散。由于温热的刺激能促进活跃网状内皮系统的吞噬功能，提高新陈代谢等作用，对霉菌、细菌感染性引起的疾病，药物熏洗能直接起到抑制与杀灭作用。

【操作方法】

本疗法可分为全身熏洗法和局部熏洗法。局部熏洗法又可细分手部熏洗法、足部熏洗法、眼熏洗法，坐浴熏洗法等。

按病症配制处方经煎煮后，倒入容器，外罩布单，将患部与容器盖严，进行熏疗，药液不烫时再进行淋洗、浸渍。若熏洗眼部，可将药液放入保温瓶中，先熏后洗，以消毒棉花蘸药频频热洗患眼，亦可用洗眼杯洗眼。本疗法一般每日2次，每次20～30分钟。

【适用范围】

1. 风寒感冒

（1）取麻黄9g，桂枝6g，生姜9g，紫苏15g，甘草3g，煎汤熏洗头面，得汗而解。

（2）取荆芥9g，防风9g，白芷12g，柴胡12g，前胡12g，羌活9g，独活9g，生姜9g，煎汤熏洗头面部，先熏后洗，每日2次。

（3）取紫苏30g，川芎12g，花椒6g，葱白12枚，藿香15g，茶叶9g，煎汤熏洗头面。

2. 风湿性关节炎

（1）取虎杖、桃树枝、杨柳枝、桑树枝、槐树枝各250g，煎煮后倒入桶内，先熏后洗。每日2次，每次30～60分钟。

（2）取羌活、独活、威灵仙、松树针、狗脊各60g，煎煮后趁热熏洗患处。每日1～2次，每次30～60分钟。

（3）取制川乌、制草乌、透骨草、片姜黄、海桐皮、威灵仙、苏木、五加皮、杜红花各15g，共研粗末，用纱布包后，加水煮沸20分钟，趁热熏洗患处。每日1～2次，每次30～60分钟。

3. 寒冷性多形红斑、冻疮　取甘遂、甘草各15g，加水煎煮30分钟后，先熏后洗。每日2次，14天一疗程。

4. 脱发　取侧柏30g，生山楂15g，生首乌30g，黑芝麻梗30g，枇杷叶15g，加水煎沸20分钟，趁热熏洗患部。每日1～2次，每次20分钟。熏洗后用干毛巾覆盖半小时，避风，10天为一疗程，可连续3个疗程。

5. 疖肿、毛囊炎

（1）取连翘15g，黄柏15g，苦参片15g，牛膝15g，川椒6g，水煎熏洗。用于坐板疮。

（2）取野菊花15g，黄芩5g，蒲公英30g，生草5g，水煎熏洗。用于发际疮。

（3）取金银花15g，蒲公英30g，紫花地丁30g，苦参30g，黄芩15g，水煎熏洗，每日3次。用于脓疱疮。

6. 手足癣

（1）取皂荚30g，苦参15g，蛇床子15g，土槿皮30g，大枫子15g，凌霄花藤30g，煎汤熏洗。

（2）取大枫子15g，花椒9g，皂荚15g，土槿皮15g，地骨皮6g，藿香15g，白矾12g，野蔷薇根30g，煎煮20分钟后，加醋半斤，先熏后浸洗30分钟。用于鹅掌风。

（3）取马齿苋60g，百部30g，黄柏15g，川椒10g，明矾10g，煎煮先熏后浸30分钟。用于足癣。

7. 湿疹皮炎

（1）取苦参片30g，白鲜皮30g，地肤子30g，土茯苓30g，蛇床子30g，蝉蜕12g，黄芩15g，蒲公英30g，煎汤熏洗。每日2次，每次20分钟。

（2）取黄柏15g，五倍子30g，土槿皮15g，蛇床子15g，苦参片15g，枯矾15g，煎后熏洗，用于肛门湿疹，肛门瘙痒。

（3）取蛇床子15g，黄柏15g，川椒9g，鹤虱30g，百部15g，明矾12g，煎后熏洗。每日 2 次，每次 20 分钟。用于女阴瘙痒。

（4）取大枫子 15g，露蜂房 15g，薄荷 12g（后下），黄芩 15g，土茯苓 30g，桉树叶 15g，香樟木 30g，枯矾 15g，葎草 30g，煎汤先熏洗。每日 2 次，每次 20 分钟。用于皮肤瘙痒症。

8. 肛门病

（1）取马齿苋 30g，石榴皮 15g，五倍子 15g，明矾 9g，煎汤熏洗，先熏后洗。每日 2 ~ 3 次，每次 20 分钟。主治内痔便血、脱肛、外痔水肿等。

（2）取生槐花 15g，生地榆 15g，蒲黄 15g，莲蓬壳 30g，朴硝 15g，蒲公英 30g，侧柏叶 15g，煎汤熏洗。主治内痔便血及嵌顿性痔疮。

（3）取五倍子 30g，石榴皮 30g，陈艾 30g，皮硝 15g，乌梅 15g，明矾 12g，煎煮 20 分钟后熏洗。每日 2 次，每次 20 分钟。主治脱肛、痔疮水肿等肛门病。

9. 跌打损伤

（1）取透骨草 30g，艾叶 60g，独活 30g，桂枝 15g，刘寄奴 30g，煎汤熏洗。

（2）取当归 12g，鸡血藤 15g，石楠藤 30g，落得打 30g，乳香 10g，没药 10g，独活 15g，苏木 30g，煎汤熏洗。

（3）取制川乌 15g，制草乌 15g，甘松 30g，艾叶 30g，细辛 5g，海桐皮 15g，络石藤 30g，透骨草 30g，刘寄奴 30g，五加皮 15g，煎汤熏洗。

10. 眼科疾病

（1）取菊花 15g，银花 15g，蒲公英 30g，黄芩 15g，先熏后洗，每日 2 次。主治急性结膜炎。

（2）取桑叶 15g，菊花 15g，黄连 10g，生地 15g，连翘 15g，先熏后洗，每日 2 次。主治睑腺炎。

（3）取木贼草 30g，石决明 30g，青葙子 15g，桑叶 15g，菊花 15g，桔梗 10g，薄荷 6g，先熏后洗。主治沙眼、目糊及眼痒。

【注意事项】

1. 药物煎煮加水适量，太多则浓度降低。蒸煮时间据药物性质而定。芳香性药物一般煮沸 10 ~ 15 分钟，块状和根茎类药物则须煮沸 30 分钟。

2. 应用时药液温度要适宜，防止烫伤皮肤。

3. 熏洗后要用干毛巾擦干患部，并注意避风和保暖。

4. 妇女经期和妊娠期不宜坐浴和熏洗阴部。

5. 熏洗药不可内服。

熏蒸疗法

【概述】

熏蒸疗法，又称“汽浴疗法”，是利用药物加水煮沸后所产生的药蒸汽熏蒸患处，以治疗疾病的一种方法。

马王堆汉墓出土的《五十二病方》已载有用韭和酒煮沸，以其热气熏蒸，治疗伤科疾病。《内经》记录了用椒、姜、桂和酒煮熏治疗关节肿胀、疼痛、伸屈不利等痹证。在《伤科补要》中则更为详细地记载了熏蒸疗法的具体操作方法，“凡宿伤在皮里膜外，虽服行药不能除根，服瓜皮散，次用落得打草、陈小麦、艾叶三味，用河水共煎一锅，滚透，入小口缸内，横板一块，患人坐在板上，再将单被盖身，其汗立至，不可闪开，恐汗即止，病根不清也。”说明陈伤者用熏蒸的方法可以起到疏通气血、活血化瘀、祛风寒湿邪功效。本疗法素为医家所习用，是一种有效的外治法。

治疗机理

熏蒸疗法是通过热、药的双重作用而取效。热能疏松腠理，开发汗孔，活血通经，松弛痉挛的肌筋；药能对症治疗，疗病除疾，两者配合而用，则事半功倍。

现代科学研究证明，通过热、药的共同作用可以加速血液、淋巴液的循环，促进新陈代谢，加快代谢产物的清除，同时由于热能的作用，促使皮肤、黏膜的充血，有利于对药物的吸收，提高体内药浓度，有利于疾病的治疗。

【操作方法】

熏蒸分类

根据熏蒸部位，可分为二类：

1. 全身熏蒸法：是利用药物的蒸汽对全身进行的一种气雾沐浴法。适用于全身性疾病或用于保健。

2. 局部熏蒸法：是利用药物的蒸汽对患病的某一部位进行熏蒸，促使局部症状缓解，功能康复。适用于局部损伤性疾病或某一特定部位的病症。

熏蒸方法

1. 熏蒸药物的配制：根据中医辨证施治原则，对病症辨证后配制相应的药物。药物不宜过多，以 4 ~ 8 味为宜。

2. 熏蒸设施配备：全身熏蒸法应配备熏蒸室，内置熏蒸器，使药物的气雾能充满熏蒸室，但要注意通风，以调节室内的空气和温度。

局部熏蒸法的要求较为简单，可取盆一只或恒温加热器，放入适量的药物和清水，然后加热至一定温度，患部置盆上的栅格上，使蒸汽直接与患侧机体相接触。亦可制成专用的熏蒸床，局部床板可御除，其下为配有恒温加热器的药盆，盆内添置水和药后，调节加热器至适宜的温度。患者卧于床上，暴露患部，御除床板，盖被熏蒸适当时间。

【适用范围】

骨伤科疾病

1. 颈、项部疾病：常见有落枕、颈部软组织扭伤、颈椎病等，可选用羌活、独活、防风、川芎、红花、延胡索、苏木等。

2. 肩部疾病：常见有肩关节周围炎、冈上肌肌腱炎、肩部软组织劳损等。可选用海桐皮、透骨草、乳香、没药、当归、红花、防风、白芷等。

3. 腰部疾病：常见有腰部急性扭伤、慢性腰肌劳损、腰椎管狭窄症、腰椎间盘突出症等。可选用独活、秦艽、牛膝、细辛、延胡索、川芎、千年健等。

4. 上肢外伤疾病：如上肢的伤筋、脱位、骨折后期等。可选用伸筋草、透骨草、荆芥、红花、苏木、刘寄奴、桂枝等。

5. 下肢外伤疾病：如下肢的各种骨折或伤筋、脱位的后期。可选用伸筋草、海桐皮、五加皮、牛膝、木瓜、三棱、莪术等。

6. 关节疾病：常见有骨关节炎、风湿性关节炎、类风湿性关节炎。可选用透骨草、红花、川芎、苏木、延胡索、川乌、草乌、路路通等。

其他疾病

感受风寒可用祛风散寒药物作全身熏洗，病证随汗而去，邪泄而除。轻中度高血压病可用活血通络等药物全身熏蒸以缓解之。皮肤病按辨证用药，通过全身熏蒸，可缓解症状。

【注意事项】

1. 采用全身熏蒸者要注意室温，尤其是在炎热的夏季，以防汗出过多，室内窒闷而晕厥。局部熏蒸如用熏蒸床时亦须防止汗出过多、熏蒸后离床站立即虚脱跌倒，体质虚弱者尤须审慎。

2. 局部熏蒸时要注意温度，不可过烫，以防烫伤皮肤。水温一般在70℃左右为宜，最好能保持恒温。药水直接接触皮肤亦易烫伤，当予避免。

3. 严寒季节应用本疗法，要注意保暖，尤其是局部熏蒸者，应在患部盖上毛巾或棉毯，防止受冷感冒。

4. 全身熏蒸者在治疗结束后应适当休息，待恢复后再离开。

5. 熏蒸时，为防止汗出过多所带来的不良后果，可在熏蒸时适当饮水。

6. 医务人员应随时观察治疗经过，遇到情况及时处理。

7. 应用本疗法，熏蒸器具一般应专人专用，特别是用于皮肤病治疗，更当注意。

蒸汽疗法

【概述】

蒸汽疗法，又称中药蒸气浴，系利用药液加热蒸发的气体进行治疗的方法。此法很多中医书籍中均有记载，如吴尚先《理瀹骈文》中就载有20余首熏蒸方药，分别治疗伤风感冒、中风、便秘、痢疾、癃闭、脱肛等病证。本法主要是借药液轻清氤氲之气，直透腠理，同时可通过口鼻吸入，以发汗祛风、散寒除湿、温通经络、除痛止痒，从而达到治疗的目的。

【操作方法】

全身蒸熏

1. 在一密闭小室中，将所用药物加热煮沸，蒸发气体，病人裸露（只穿短裤）坐或卧于室中，治疗室内气温从30～35℃开始，渐增至40～45℃，一般蒸熏时间15～30分钟。蒸熏后病人要安静卧床休息，不要冲洗。治疗可每日或隔日1次，5～10次为1疗程。

2. 简易蒸熏法将加热煮沸的中药煎剂倾入较大容器中，容器上置木板，病人裸坐其上，用被单围住全身，仅露头面进行蒸熏。

局部蒸熏

将加热煮沸的中药煎剂，倾入适当大小的容器中，约1/2～2/3，让病人将患部置于容器中，离药液一定距离，上覆毛巾，不使热气外透，进行蒸熏。

【适用范围】

1. 外伤疼痛

透骨草蒸熏方（《中医简易外治法》）羌活、透骨草、连翘各30g。上药兑水4大碗放搪瓷盆中，煮沸离火，将病人患部放在瓷盆中，离水约10cm高，上覆毛巾，不使热气外透，进行熏蒸。每日3～5次，7天为1疗程。功能散寒活血止痛。主治外伤疼痛。

2. 凝脂翳

五倍子煎（《医方类聚》）五倍子30g，以五倍子煎汤，以厚纸中剪一大孔如眼，覆汤盏上，用眼对孔，令蒸气熏目。冷则再热，每日3～5次。功能清热解毒。主治凝脂翳。

3. 痹证

荆防汤［安徽医学1988；（3）：50］荆芥100g，防风100g，苏叶50g，

麻黄 40g，羌活 100g，独活 100g，秦艽 60g，苍耳子 50g，干姜 100g，伸筋草 40g，菖蒲根 500g，葱白 300g，细辛 30g，苍术 100g，川芎 80g，白芷 40g。将上药置于锅中水煮沸 15 分钟，使其温度保持在 45 ~ 55℃之间，以熏蒸病变部位。每次可熏 30 分钟 ~ 1 小时，7 日为 1 疗程。熏蒸时以大汗淋漓为度。功能祛风散寒，除湿通络。主治一切风寒湿痹证。

4. 癃闭

梧桐皂角蒸熏方（《中国民间疗法》）臭梧桐子、皂角各 120g，将上药加水煎煮 60 分钟，加麝香 1.5g 冲入瓷瓶中。将尿道口对准瓷瓶口，熏蒸。蒸气熏时，热度以病人能耐受为度，时 I 司司 30 ~ 40 分钟。功能开郁通淋。主治肝气郁滞之癃闭。

5. 痔疮

（1）马齿苋熏方（《民间中草药验方选》）马齿苋 1 把，和米醋煎沸，以药汤的蒸气熏肛门，每日 1 次，每次 20 分钟，3 天为 1 疗程。功能清热利湿，凉血解毒。主治痔疮。

（2）冰片樟脑熏方［浙江中医杂志 1982；（2）：83］冰片、樟脑各 3g，开水溶化，趁热熏患处。功能凉血解毒。主治痔疮。

6. 腰椎间盘突出症

红花蒸熏方［中华理疗杂志 1982；5（1）：64］红花、透骨草、刘寄奴、土鳖虫、秦艽、荜茇、川芎、艾叶各 10g。上述药勿加水置于功率 700W 的电炉上加温，并将其放在治疗床下，相距治疗洞口（直径 25cm 约 20 ~ 50cm）。病人卧于治疗床上接受蒸汽熏蒸，每次 30 分钟，每日 1 次，6 次为 1 疗程。功能活血通络止痛。主治各型腰椎间盘突出症。

7. 腰肌劳损

红藤煎［中西医结合杂志 1981；4（4）：251］红花 15g，当归 90g，活血龙 90g，五加皮 90g，防风 120g，牛膝 120g，金刚刺 120g，红藤 120g。上药加水过药面，煎煮沸 30 分钟，置于治疗床的洞孔（直径约 30cm）下 15 ~ 20cm 处。病人卧床上，腰部对准治疗洞口直接蒸熏，每次治疗 20 ~ 30 分钟，每日 1 次，15 ~ 20 次为 1 疗程。功能活血通络。主治风寒湿型腰肌劳损。

8. 手脚挫伤

手脚挫伤方（《中医简易外治法》）松木锯末 500g，陈醋 500ml。上药加水 400ml 煮沸后，将患足置于药盆上，约距 20cm，上覆盖宽大毛巾，进行蒸熏 20 ~ 40 分钟，每日 1 ~ 2 次，5 ~ 7 次为 1 疗程。功能理气止痛。主治气滞型手脚挫伤。

9. 头痛

（1）苏茶煎（《理瀹骈文》）紫苏、川芎、川椒、葱白、细茶各 15g，上药煎汤熏头面。功能温经散寒。主治寒湿头痛。

（2）补血止疼汤（《理瀹骈文》）当归60g，川芎30g，荆芥穗120g，上药共煎汤熏头面。功能活血祛风，通络止痛。主治血虚头痛。

10. 产后中风

荆芥汤（《理瀹骈文》）黑荆芥穗30g，童便500ml，上药同煎熏患者口鼻。功能祛风通络。主治产后中风。

11. 带下病

蛇床子甘草汤（《理瀹骈文》）蛇床子、甘草各等份，研末，水煎熏会阴处。功能燥湿杀虫。主治带下症。

12. 昏迷

醋熏方［江西中医药1984；（5）：42］食醋1匙，入烧红铁器，淬取醋烟，熏病人口鼻。功能开窍醒神。主治产后晕厥或大出血后昏厥。

【注意事项】

1. 蒸气浴室设有观察窗口，治疗时工作人员应随时注意病人情况，以便作相应处理；本法不宜出汗太多，否则容易引起感冒、虚脱等。用简易蒸熏法治疗时，应注意避风保暖。

2. 局部蒸熏时，患部与药液之间要保持适当距离，可根据药液的温度不断调整，以温热舒适，不烫皮肤为度。

3. 恶性肿瘤、癫痫、急性炎症、心脏功能不全、慢性肺心病等，禁用此法。

敷脐疗法

【概述】

敷脐疗法简称“脐疗”，是将药物放在脐中（神阙穴），上面用胶布或纱布等覆盖固定，以防治疾病的一种方法。

【操作方法】

1. 根据病情选定方药。

2. 将选定的药物研细末，或作散剂用，或用调和剂调匀作膏剂用。如为新鲜湿润药物，可直接捣如泥，作膏剂用。

3. 将患者脐部洗净擦干，然后将配制好的药粉或药膏置入脐中，然后用脐布或纱布垫敷盖固定。

4. 根据病情，或1~2天换药二次，或3~5天换药1次。

【适用范围】

妇、儿、内、外各科相关疾病。

【注意事项】

1. 明确疾病，辨证施治，正确选用和配制敷脐药物。

2. 敷脐后如局部有皮疹痒痛，应暂停 3 ~ 5 天；如出现局部溃疡，应停止敷脐，改用其他疗法。

3. 敷脐疗法主要靠局部吸收产生治疗作用，治疗效果较慢，对于一些全身性疾病如免疫疾病的调节则更慢，需治疗一段方可产生治疗效果，早期更换治疗方案是不科学的。

4. 此法对有些病收效较慢，可配合药物内服、针灸、推拿等疗法同时治疗，以提高疗效。

推伤疗法

【概述】

推伤疗法，是利用药物、温热和机械刺激的综合作用，以治疗内伤疾病的一种方法。

祖国医学中的伤科，在临床上一般分为内伤与外伤两种。外伤是以伤骨、伤筋为主，如骨折及裂伤；内伤则是因各种因素而致的气血停滞，从而出现伤气和伤血的一系列症状。内伤在治疗上遵循辨证施治和内外兼治的原则，虽为内伤，而外治疗法也占有重要地位。推伤疗法，就是内伤的一种外治法。有人用此法治疗各种新旧内伤，结果有效率达 86. 3%，疗效较好。

推伤疗法能改善血液循环和淋巴循环，增强机体免疫机能，同时还能调节神经和内分泌功能，增强机体的自修能力、局部组织的弹力和肌肉张力，这也就是中医所说的理气活血、舒筋活络、化瘀通经等作用。

【操作方法】

1. 根据病情选取适当药物。一般以活血化瘀，理气通经的药物为主。如桃仁、红花、苏木、归尾、水蛭、血竭、儿茶、白芷、丝瓜络、川芎、丹参、降香、小茴香、檀香、广木香等。

2. 将选取的药物加工处理，或煎汤沐浴，或熏洗，或热熨，或热敷，酌情而定。

3. 根据病情适当配合器械刺激，如泥疗、蜡疗、捏筋、拍打、点穴、指针、推拿、牵引等。

【适用范围】

一切新旧内伤疾患。

【注意事项】

1. 外伤疾患不宜用。

2. 本法属于综合疗法，各种疗法的使用要合理。
3. 选取的药物及采取的器械刺激应符合疾病需要等。

按脊疗法

【概述】

按脊疗法是以手指按压脊柱及其两旁的穴位，以治疗疾病的一种疗法。一般常选用督脉穴或夹脊穴。

按脊疗法临床应用广泛，古代文献中屡有记载。如清代沈金鳌《杂病源流屡烛痧胀源流》："若犯痧，先循其七节骨缝中，将大指甲重掐入，候骨节响方止。"所取督脉穴位，既可在上下椎棘突之间定位，也可在棘突高起处定位。如明代张介宾《类经图翼》说："凡取脊间督脉诸穴，当于骨节突处取之。"

【操作方法】

本疗法的基本手法是"指按法"，主要用手指指端或螺纹面按压穴位，可按而静止不动，也可以按而左右拨动，按而轻轻揉动，按而微微颤动，按而滑行移动，按而起伏松动。此外，还有爪掐、肘压、叩点、鍉针等法。"爪掐"即用指甲掐切。"肘压"是用肘尖为着力点进行按压，作用力较强。"叩点"是将手指微曲，食指按于中指背，拇指抵住中指掌侧面的远端指间关节，小指及无名指握紧（或中、食指并齐微屈，拇指抵住中指、食指掌侧面的远端指间关节），利用腕臂之力，指端快速地反复叩点穴位。鍉针是一种针压工具，《灵枢·九针十二原》中描述其形态是末端钝圆无锋。在治疗时，以鍉针轻压穴位皮肤呈现红晕，或重压至针感扩散为度。也可用硬币的边缘按压。

【适用范围】

第7颈椎棘突至第7胸椎棘突间的穴位，常用于治疗上焦心肺病症，如心绞痛、心律失常、心动过速、咳嗽、哮喘、胸闷、胸痛等。第7胸椎棘突至第12胸椎棘突间的穴位，常用以治疗中焦肝胆脾胃病症，如胃痛、腹痛、呃逆、溃疡病、肝炎、胆囊炎、胆石症、腹泻、便秘、消化不良等；第1腰椎棘突至第4骶椎棘突间的穴位，常用于治疗下焦肾膀胱盆腔脏器及下肢部的病症，如小便不利、遗尿、遗精、阳痿、肾绞痛、腰痛、腿痛、月经不调、痛经、盆腔炎等；骶尾部穴位，常用于治疗肛门病症，如腹泻、脱肛、痔疾等。

疟疾：在第1~8胸椎棘突上寻找压痛点进行按压，以压痛难忍为度，连续按压 15～20 分钟，每日早晨按压 1 次，连续 3～4 天。有数个压痛点者，可轮流进行按压。

心绞痛：按压至阳穴，进行预防性按压可防止心绞痛发作。

胸痛：按压身柱穴。

痧症：按压至阳穴。

胃痛：按压筋缩穴。

月经不调、痛经：按压十七椎穴。

癫痫：按压大椎、身柱、腰俞穴。

【注意事项】

1. 按脊时用力要适当，当重则重，当轻则轻，不可损伤皮肤。

2. 按脊疗法主要按压督脉经穴，也可以按其两侧的夹脊穴，或共同应用。本疗法对胸腹部急性疼痛有明显的镇痛效果，最简便的方法是在与疼痛部位相平或稍高的脊柱部上取穴治疗，待疼痛缓解后停止按压。

捏脊疗法

【概述】

捏脊疗法是连续捏拿脊柱部肌肤，以防治疾病的一种治疗方法，常用于治疗小儿“疳积”之类病症，所以又称“捏积疗法”。

晋代葛洪《肘后备急方·治卒腹痛方》“拈取其脊骨皮，深取痛引之，从龟尾至顶乃止，未愈更为之”的描述，是目前见诸文献的最早记录。经后世医家不断的临床实践，逐渐发展成为捏脊疗法。

【操作方法】

两手沿脊柱两旁，由下而上连续地挟提肌肤，边捏边向前推进，自尾骶部开始，一直捏到项枕部为止（一般捏到大椎穴，也可延至风府穴）。重复 3～5 遍后，再按揉肾俞穴 2～3 次。

捏脊的具体操作方式有两种：一种是用拇指指腹与食指、中指指腹对合，挟持肌肤，拇指在后，食指、中指在前。然后食指、中指向后捻动，拇指向前推动，边捏边向项枕部推移。另一种是手握空拳，拇指指腹与屈曲的食指桡侧部对合，挟持肌肤，拇指在前，食指在后。然后拇指向后捻动，食指向前推动，边捏边向项枕部推移。上述两种方法可根据术者的习惯和使用方便而选用。

在捏脊的过程中，用力拎起肌肤，称为“提法”。每捏 3 次提一下，称“捏三提一法”；每捏 5 次提一下，称“捏五提一法”；也可单捏不提。其中，单捏不提法刺激量较轻，“捏三提一法”最强。此外，也可根据脏腑辨证，在相应的背俞穴部位上用力挟提，以加强针对性治疗作用。

【适用范围】

本疗法有疏通经络、调整阴阳、促进气血运行、改善脏腑功能以及增强机体抗病能力等作用。在健脾和胃方面的功效尤为突出。临床常用于治疗小儿疳积、食滞、厌食、腹泻、呕吐、便秘、咳喘、夜啼等症，对成人的失眠、神经衰弱、肠胃病症以及月经不调、痛经等症也有一定效果。此外，也可作为保健按摩的方法使用。

一般每天或隔天捏脊 1 次，6 次为一个疗程。慢性疾病在一个疗程后可休息 1 周，再进行第二个疗程。

除常规捏脊法外，不同病症也可在相应背俞穴处应用重提法。如厌食提大肠俞、胃俞、脾俞；呕吐提胃俞、肝俞、膈俞；腹泻堤大肠俞、脾俞、三焦俞；便秘提大肠俞、胃俞、肝俞；多汗提肾俞、厥阴俞、肺俞；尿频提膀胱俞、肾俞、肺俞；烦躁提肝俞、厥阴俞、心俞；夜啼提胃俞、肝俞、厥阴俞；失眠提肾俞、脾俞、肝俞；月经不调提关元俞、脾俞、膈俞；呼吸系统病症提肾俞、肺俞、风门等。

提脊一般捏至大椎穴，如头面部症状明显（目红赤、痒涩羞明、鼻腔红赤、牙齿松动、牙龈溃烂、面黄肌瘦、唇红烦渴、面红烦急、惊悸咬牙等）者，可捏至风府穴。

【注意事项】

1. 如脊柱部皮肤破损，或患有疖肿、皮肤病者，不可使用本疗法。
2. 饭后也不宜立即应用本疗法，需休息 2 小时后再进行。
3. 伴有高热、心脏病或有出血倾向者慎用。
4. 施术时室内温度要适中。

捏脊疗法通过捏提等法作用于背部的督脉、足太阳膀胱经。由于督脉总督诸阳，背部足太阳膀胱第一侧线分布区又为脏腑背俞穴所在，“迫藏近背”，与脏腑密切相关，所以捏脊疗法在振奋阳气、调整脏腑功能方面的作用比较突出。近年来的实验观察证实，捏脊能提高患儿的血红蛋白、血浆蛋白、血清淀粉酶指数，加强小肠的吸收功能。

整脊疗法

【概述】

整脊疗法，又称“脊柱（定点）旋转复位法”，是以分筋弹拨、按压疏理等整复手法作用于脊椎背膂，以促进督脉气血和畅，使病椎恢复正常，从而治疗脊椎伤损等疾病的一种方法。

本疗法很早就为医家所应用。清代《医宗金鉴·正骨心法要旨》称："脊梁骨……先受风寒，后被跌打损伤者，瘀聚凝结。若脊筋陇起，骨缝必错，则成伛偻之形，当先揉筋，令其和软；再按其骨，徐徐合缝，背膂始直。"对损伤性脊椎病变的病因、临床表现及整复手法等已有较明确的载述。近代以来，本疗法的治疗范围有不少发展，不仅对颈椎、腰椎棘突偏歪等伤骨科疾病有较好疗效，而且还可广泛应用于由脊椎病变引起的某些疾病。

治疗机理

通过脊椎（定点）旋转复位手法的治疗，促使患椎椎间隙及纤维环、椎间韧带发生旋转、牵拉，从而对突出的髓核产生周边压力，使突出物易于回纳，通过拨正偏歪棘突，椎体关节得以恢复正常（或代偿性）的解剖位置，使之与周围肌肉群相适应（即古医籍所称"骨合缝""筋入槽"），解除关节囊、黄韧带对神经根的压迫，改善椎动脉血流。此外，对合并小关节僵凝者施以旋转手法，还能松解粘连，增加活动范围，缓解疼痛。

【操作方法】

在应用本疗法时，术者应先用手指触患者脊椎，检查各相关椎体棘突位置是否正常，患椎棘旁有无压痛，其椎旁筋肉是否变厚、挛缩、剥离等，然后采用相应的整复手法进行治疗。

触按检查方法

1. 术者以两手拇指指腹桡侧（或另以一手拇指亦可）呈"八"字形分布，沿患者脊柱纵轴由上至下，左右分拨按摩，以了解椎旁筋肉（棘上韧带）有无变厚、挛缩、钝厚及条索样剥离等病变情况。

2. 用拇指触按患者脊椎棘突，观察其是否偏歪。在正常情况下，棘突侧缘连线应与脊柱中心线平行，各脊椎棘突上下角的连线和各棘突上下角尖的连线应与脊柱中心线重叠。棘突偏歪时，患椎棘突上下角连线偏离脊柱中心线，患椎棘突上下角尖与其上下棘突的角尖连线同中心线呈相交斜线，棘突侧缘向外成角；患椎棘旁有明显的压痛。在触按过程中，可一手触按脊椎，另一手扶持其躯体，使患者身体前屈后仰，左右旋转，以反复比较。

整复手法

术者以左（右）手拇指顶住患椎偏歪的棘突，用力向对侧推按，以拨正偏歪棘突；右（左）手扶持患者躯体，使脊柱逐渐屈曲，并在向棘突偏歪一侧侧弯的情况下作顺时针或逆时针方向旋转。两手协同动作，推按一手先捺定顶住患椎棘突，在旋转的最后几度用力推按，偏歪棘突复位时指可下扪及有弹跳感。此外，在施行复位手法前后，还应根据患椎筋肉伤损及病变情况，分别采用分筋梳理、拿点摩揉等手法以舒筋活血。

【适用范围】

本疗法对损伤性脊椎病变，如颈椎综合征、腰椎间盘突出症、某些损伤性截瘫等均有较好的疗效。有些病人甚而能收立竿见影之效。此外，对由脊椎病引起的高血压、心律失常、脑外伤后综合征，视力减弱或失明、耳聋等疾病也可在修复过程中获得一定的疗效。

应用脊椎（定点）旋转复位疗法获效的前提，是明确诊断和确定病椎部位。对椎间盘突出症的检查和诊断，有以下四个特征：①患椎棘突位置偏歪。医者用拇指做脊柱触诊时，可查知偏歪棘突的一系列体征；②患椎上下棘间隙一宽一窄；③患椎棘突旁压痛，或伴有向下肢放射痛；④患处棘上韧带有条索样剥离，触及钝厚，压痛明显。凡临床具备其中一二个特征者，即可触诊。

对颈椎病、外伤后头晕、脑外伤后缩合征、耳目失聪及肩臂疼痛麻木等表现为头、面、颈、臂部位症状为主者，应在颈椎段检查和确定病椎部位，并施以相应的整复手法。

对心律失常、胃痛、肋间神经痛、腹泻等表现为以胸、腹部症状为主者，应在胸椎段检查和确定病椎部位，并施以相应的手法。

对腰痛、下肢疼痛麻木、大小便障碍等患者，检查及整复手法应侧重于腰椎段。

【注意事项】

1. 应用本疗法，病椎定位准确是获效的前提，熟练的整复手法则是提高疗效的关键。检查病椎定位不准或疏漏，偏歪棘突方向判断错误，均可使疗效不显，甚至加重病情。整复手法必须准确，用力柔和，切忌粗暴。

2. 治疗时一次整复不能拨正偏歪棘突，不宜连续整治，可以配合分筋梳理、拿点摩揉等推拿手法解除痉挛，然后再施以整复手法。某些病人要间隔数日施治 1 次，连续 4、5 次治疗才能拨正偏歪棘突，切忌急于求成。

3. 年老体弱者，妇女妊娠、月经期，伴有急性感染性疾病或严重心肺肝肾等器质性疾患、肿瘤及骨结核等患者，即使术者手法极其娴熟，也须慎用本疗法整复手法。

4. 在颈椎部位施用本疗法整复时，手法不当可能会刺激椎动脉而产生虚脱症，个别患者或可造成医源性脊椎伤损而导致高位截瘫等严重后果。

临床资料表明，颈椎综合征、腰椎间盘突出症等疾病患者平均施治本疗法四五次即可缓解或显效；有些病例一次治疗竟能霍然而愈。自从临床报道有数例颈椎病患者应用本疗法出现高位截瘫后，有人认为考虑到颈部解剖结构特点，不宜使用本疗法的整复手法。但多数意见认为颈椎病是一种综合征，对小关节交锁、紊乱及棘突偏歪所引起的颈部症状，本疗法不失为一种针对性的治疗方法。一般说来，只要严格掌握其适应证和治疗手法的规律，即使初学者应用本疗法，给患者造成医源性损伤也是极为罕见的。此外，手法治疗后注意适当休息与功能锻炼相兼顾的原则，也是巩固治疗效果所必不可少的。近年来，本疗法主治范围的拓展，更表明它是一种很有发展前景的中医独特疗法，有待于进一步研究和提高。

刮背疗法

【概述】

刮背疗法是用边缘光滑的嫩竹板，瓷器片、铜钱，硬币等为工具，蘸上食油或清水在体表有关部位剖动来治疗疾病的一种方法。

【操作方法】

1. 常用工具：陶瓷碗、汤匙、嫩竹板、铜钱、硬币、玻璃棍等要求边缘光滑无破损。

2. 操作方法：根据病情，暴露并用肥皂水擦治疗部位，术者右手持操作工具，蘸植物油或水，一使用手腕力量；均匀用力，施术部位单向刮动，一般 5 ~ 8 次，以见紫红色斑块或条痕为度。

3. 刮沾部位：

（1）背部、人体后正中线，第七颈椎至第五腰椎以及第一胸椎旁开两侧沿肋骨向外斜刮。

（2）颈项部：颈项两侧及肩胛骨部。

（3）胸部：第 2 ~ 4 肋间，从胸骨向外侧刮。

（4）四肢：上、下肢内外侧，前后部。

顺序一般是先颈项，再背、胸，后四肢。

【适用范围】

中暑，感冒，咳嗽，咽喉肿痛，呕吐泻泄；风湿痹证，湿温初起等。

【注意事项】

1. 采用由轻到重的手法，不可用力过猛。

2. 有气泡现象时，局部消毒，再用一次性注射器平皮肤刺入，抽出水液，使水泡塌陷，可自愈。切莫弄破水泡。

药枕疗法

【概述】

药枕疗法属中医外治法范畴，是基于中医传统理论，本着阴阳五行、脏腑经络、生物全息等有关理论，加以逐步完善的一种外治方法。它是将具有疏通经络、调畅气血、芳香开窍、益智醒脑、强壮保健等作用的药物经过炮炙后装入枕芯，制成药枕。通过药物作用于经络、血管、神经，达到防治疾病和延寿抗衰的目的。

【操作方法】

将药物装入枕中，睡时枕之。

【适用范围】

多用于治疗头颈部疾病，如头痛、目赤、耳鸣、项强及颈椎病等。治疗失眠的药枕，最早见于晋代葛洪《肘后备急方》中记载的。用蒸大豆装枕治失眠，宋代有人用决明子装枕治失眠，民间还有取灯芯、琥珀宁心安神作用，制成“灯芯枕”“琥珀枕”，用来息梦安眠，用黑豆、磁石粉装的枕头也有防治失眠多梦的作用。值得一提的是，一般药枕需要枕上1～2月才有效，有人主张将药枕一年一换，以保证其防治作用。

【注意事项】

1. 由于病人头部直接放于药枕之上，部分患者开始可能不适应中草药的芳香气味，可在药枕之上放置一层薄棉枕或多放几层枕巾。

2. 夏天容易出汗，注意经常晾晒药枕以免发霉。

3. 药枕植物油容易挥发，导致药效减低，应每三月或半年更换一次。

热蜡疗法

【概述】

热蜡疗法是用液态或半固态的黄蜡、石蜡或地蜡，热敷局部以治疗疾病的一种方法。简称“蜡疗”，属于温热疗法的一种。蜡在加热熔化后，加入祛风除湿、通经活络的中药，涂敷在局部，使皮肤微小血管扩张，促进血液和淋巴液的循环，增加汗腺的分泌，有利于血肿和水肿的消散。

【操作方法】

刷腊法：石蜡的熔点只有54～56℃，在常温下为固态，加热到一定温度时成为液态。将加热到55～65℃的液状石蜡，用毛刷蘸取迅速在治疗部位上均匀地涂擦几层薄蜡。薄蜡冷却后，凝结成紧缩的软蜡壳，形成导热性低的保护层。保护层形成后，病人不要乱动，以免保护层破裂后，外面热蜡液进入蜡壳内烫伤皮肤。然后再在保护层外涂刷0.5厘米厚的石蜡壳，外面用蜡纸或油布盖好，再依次用床单和棉被裹保温。每日或隔日治疗1次，每次治疗30~60分钟，20次为1疗程。

蜡饼敷贴法：取一蜡盘，大小依病变部位的面积而定。盘内铺一层胶布。将石蜡加热熔化，倒入盘内，厚约2~3厘米。待表层石蜡冷却凝固后（表层温度约为50~530C，内层温度约为54~580C），连同胶布一起取出，敷在患处。也可将熔化的石蜡液倒入无胶布的盘中，待冷却成饼之后，用刀子将石蜡与盘边分开，取出放在患处。然后，盖上油布，再用布单、棉被包裹保温。每次治疗30~60分钟，每日或隔日1次，20次为1疗程。

【适用范围】

腰部扭伤及腰肌劳损、神经炎和神经痛、关节炎、腱鞘炎、滑囊炎、关节强直、疤痕挛缩、术后粘连、颈椎病、膝、踝关节术后康复，骨关节病、肩周炎、腰椎间盘突出症、膝、踝关节运动损伤。具有明显的通络止痛、祛风除湿的作用。

【注意事项】

1. 石蜡加热必须采用隔水加热的方法，以免烧焦或燃饶。注意防火、防浇烫伤。

2. 用过的蜡，可塑性及黏滞性均降低，影响蜡疗的机械作用，所以每次重复使用时，应加入15%~25%的新蜡。

3. 应用在创面、溃疡面和体腔部（如阴道内）的蜡不可再用于蜡疗。

4. 蜡疗的温度要因人因病翻宜，过热过冷都不好。

5. 医用蜡中不含有水分，以免引起烫伤。如在加热熔化时，出现啪啪声和泡沫，则表示有水分。脱水的方法是将蜡加热至100~110℃；同时不断搅拌，泡沫及啪啪声即消失。

鳝血疗法

【概述】

鳝血疗法是用鳝鱼血涂敷患部或滴入耳、鼻内，以治疗某些疾病的方法。鳝血法早在唐代陈藏器所著的《本草拾遗》中就已记载，鳝血“主癣及瘘、断取血涂之。”以后本法应用范围又有扩大，使用方法也有所发展。元代危亦林在《世医得效方》中载有治口眼喁斜，取“大鳝鱼一条，以针刺头上血，左斜涂右，右斜涂左，以平即洗去”；明代李时珍在《本草纲目》中记载，“鳝鱼血，治耳痛，滴数点入耳。治鼻衄滴数点入鼻。治疹后生翳，点少许入目。治赤疵，同蒜汁、墨汁频涂之，又涂赤游风。”现代有人沿用本法治疗面神经麻痹、慢性化脓性中耳炎，亦取得较好疗效。

【操作方法】

1. 局部涂敷法

主要用于口眼㖞斜（面神经麻痹），癣、瘘等病证也可参照应用。

（1）将鳝血涂于患侧（口向左歪，右为患侧；向右歪，左为患侧），30分钟后洗去，3天后再进行第二次治疗。

（2）先用面粉加水调搓成细长面条，做成圆圈形置于面部患侧（防止鳝血流掉），然后用消毒注射针头，在消毒过的地仓穴上划一“十”字，略使渗出血液，接着取鳝鱼1条，将头切去，滴血于面圈范围内（地仓穴处滴厚些），2天后擦去，每隔2~5天1次。

2. 滴耳、鼻法

可用于治疗耳痛（如慢性化脓性中耳炎）、鼻衄等。将黄鳝放在清水中养6~8小时，用时以镊子或止血钳将黄鳝颈部夹住，以消毒过的剪刀将其尾巴剪断，将鲜血滴耳中或鼻中。滴鼻后要仰头数分钟；滴耳后则需侧卧20~40分钟，滴耳前要先用3%过氧化氢或生理盐水将患耳洗净、擦干。

【适用范围】

1. 口眼㖞斜（面神经麻痹）

鳝血乳香牵正膏［浙江中医杂志1982；（1）：37］鲜鳝鱼血、乳香末适量。上药拌匀成膏状，涂敷患侧地仓、颊车、下关、颧髎、大迎、巨髎等穴，也可涂患侧全面，每日1次，连用5~15次或至愈。功能活血除风。主治口眼歪斜。

2. 麻木

鳝血消麻方（《俞穴敷药疗法》）鳝血30滴，麝香0.15g。用铁锥刺鳝鱼的头部，取滴出之稠血30滴，加入麝香调匀，涂患侧地仓穴周围，直径2era，每隔15分钟涂1次，共4次，3~4小时后洗去。若不效第二天或隔日再涂，直至病愈。功能除风活血通络。主治面部麻木。对其他部位（如四肢）麻木，可根据经络循行选取适当的穴位涂敷。

【注意事项】

治疗口眼㖞斜时，注意观察病情变化，发现口眼㖞斜已恢复正常，应及时去掉药物。

点刺疗法

【概述】

用锋利的针，在人体皮肤表面，或关节周围，脊椎两旁，轻轻一点儿一点地刺激，叫作点刺疗法。因为此法又快又利落，可以在3~5分钟内完成，故又叫“快速浅刺法”。《黄帝内经》中的“皮刺”“毛刺”，就是记载最早的对人体浅层部位刺激的一种方法。民间流传的浅刺法有多种，概括地说：分为两大类。一类是单针浅刺，另一类是多针浅刺。单针浅刺是用一根针进行浅刺。针虽一根，其形式则有多种多样。如圆锥形、禅杖形、龙头形、三棱针、四棱针等。多针浅刺，是用多针结扎在一起来治病，如七星针、梅花针。因为针多，故又称丛针。本文介绍的点刺，是由单针浅刺发展而来的。

【操作方法】

1. 针的选择

最好选择小四棱针或小三棱针。针长2.5厘米，粗0.12厘米。针柄不要缠任何东西。这样既可以防止污物附着，而且消毒也方便，针尖不要太尖利。

2. 手法

手法在点刺疗法中特别重要，要求比体针更严。

（1）手法练习术者以食指、中指、拇指紧握针体，在纸垫上反复练习。练好手法后，才能给病人治疗。给病人治疗时，要精力集中，运气手指，眼明手快，在皮肤上一点即起，再点再起，按照应刺的部位，连续点刺下去。若在大血管附近，可用左手将皮肤捏起，然后右手食指、拇指持针，微斜而迅速地点刺。这种方法也叫“夹持进针法”。

（2）技术要求点刺在技术上的唯一要求是刺得准、快、排列均匀、深浅适度。这样，患者才不会感到痛苦。人由于劳动、职业、年龄、性别等不同，皮肤的厚薄各有差异。冬天、夏天气温不同，对皮肤的紧张度亦有影响。因此，在刺入深浅上应灵活掌握，一般以0.05cm或0.1cm的深度为宜。

（3）点刺的强度一般分弱刺激与强刺激两种。弱刺激系点刺最轻微的一种方法，刺后以皮肤不出血为度。对于人体生理机能减弱者，可发生促进作用，也就是“兴奋作用”，适用于慢性病和体质衰弱的年老病人；强刺激系点刺中较强的频刺激，刺至皮肤微有血迹，由于连续刺激，可以缓解机能之亢进，达到所谓“抑制作用”，适用于急性病或局部病变。

（4）点刺的线距点刺一般按线、圈、点进行，如四肢、胸腹、腰背可按经络路线进行，并主要以经络线上的穴位为点刺点。以足太阳膀胱经为例，即从第一胸椎棘突下旁开 1.5 寸的大杼穴顺序而下，肺俞、心俞、膈俞、会阳。关节病、皮肤病，则绕关节周围进行基本等间距点刺。如大椎治疗肩凝症时，大椎周围 0.5cm；上下左右皆为常用的点刺部位。四肢末梢疾病，主要点刺指（趾）端穴位，如少商、商阳、中冲、关冲、少泽、少冲等。如果在同一点刺线上需要重复点刺，必须间隔几分钟，并注意点刺部位有否出血和是否消毒。

【适用范围】

点刺疗法有活血消肿、开窍泻热、通经活络的作用，故主要用于急性病的实热证。但是轻针散刺又可疏通经络、调和气血，通过局部影响全体，从而达到扶正祛邪的作用，故又可适用于部分慢性病。

1. 发热。刺大椎及其周围，风池及肺俞的两条竖连线，少商点刺放血。

2. 咽痛。乳蛾：点刺承浆、少商。

3. 牙痛。点刺颊车、商阳。

4. 痹证。点刺病变关节或肌肉，循经远端取相应穴位。

5. 胁痛。治疼痛之肋间和背部俞穴点刺。

6. 腹痛、胃痛、泄泻、痢疾。可点刺巨阙、中脘、神阙、关元连线；幽门、膏肓俞、大赫连线；不容、滑肉门、归来连线；夹脊穴。

7. 小儿麻痹后遗症、偏瘫、肌萎缩。上肢可按手三阴、手三阳经穴点刺；下肢可按足三阴、足三阳经络点刺。

8. 痈毒、肿块。围绕病变周围点刺。

9. 淋巴管炎。沿红线的经络进行截断式点刺。

10. 顽癣。①局部点刺，并点刺耳穴肺、内分泌、皮质下、肾上腺等，此法可治疗牛皮癣和皮炎。②点刺耳根穴（取穴方法：将两耳翼向前用力卷折，以耳根部取之）和内中魁穴（取穴方法：中指第二横纹中央，伸指取之）。耳根穴及内中魁穴，金钱癣、干癣、湿癣、神经性皮炎等。

11. 腱鞘囊肿。将囊肿常规消毒。医者一手掐持囊肿，另一手持三棱针，对准囊肿之高点快速刺入，勿透过囊肿的下层，然后快速拔针，同时以掐持囊肿的手掐挤囊肿（拔针与掐挤要同时进行），使囊肿内胶性黏液全部排出净尽，局部擦净，常规消毒，最后包扎即可。

【注意事项】

1. 注意无菌操作，以防感染。皮肤病、传染病（如乙型传染性肝炎等）患者所用针弃而不用，或经高压消毒后再用，以免造成交叉感染。

2. 点刺一般宜轻、浅、快、勿刺伤深部动脉。

热敷疗法

【概述】

热敷疗法是用热的物体如热水袋或热毛巾置于痛处来消除或减轻疼痛，这就是一种古老的热敷疗法。它能使局部的毛细血管扩张，血液循环加速，起到消炎、消肿、祛寒湿、减轻疼痛、消除疲劳的作用。由于此法简便易行，收效迅速，不仅从古沿用至今，还成为人们的日常生活中自我防病治病的常用疗法之一。热敷疗法一般可分为药物热敷疗法、水热敷疗法、盐热敷疗法、沙热敷疗法、砖热敷疗法、蒸饼热敷疗法等。

治疗原理

一是单纯的物理（温热）作用。皮肤层充满血管和毛细血管，当热的物质接触皮肤时，皮肤的血管即扩张充血，使机体代谢加快，促进炎症的消散、吸收。热敷后肌肉内的废物也加快排泄而减少疲劳，缓解僵硬和痉挛，使肌肉松弛而舒服。热也可使汗腺分泌增加，促进身体散热。另一种则是药理和物理的双重作用。由于热敷的作用，增强了局部新陈代谢，可使伤口迅速修复，形成新的皮肤。如用药液敷于患部，因水分和药液与皮肤的直接接触，药物有效成分就会渗透到组织中去，起到外治给药的作用。

【操作方法】

1. 取一个布袋，将中药置入布袋内，然后用短绳将布袋口扎紧。

2. 准备一口直径 72cm 的锅，药袋放入此锅内，再往锅内注入冷水，使水平面离顶端边缘约 3 厘米，浸泡药袋约半小时。

3. 将药液煮沸，改用小火续煮，使药液保持于 90～100 度温度。

4. 用二条毛巾横向对折后再对折，以两手的拇指和食指、中指，分别捏住毛巾的右上角和左上角，让毛巾浸入锅内热的药液中数秒钟或十数秒钟后，将毛巾从药液中取出，卷拢、拧干。

5. 将拧干的毛巾敷于局部，若患者感到毛巾过热而难以忍受，医者应将毛巾取起，等待片刻后，再敷于患者的皮肤上。待毛巾不太热时，再换一条从锅内热的药液中浸过而拧干的毛巾，如此轮换 2～4 次。

【适用范围】

热敷法特别是应用中药热敷适应证十分广泛，对于痹证，如风湿性关节炎引起的疼痛；跌打损伤，尤其是软组织损伤；消化系统疾病，如胃痛、胃胀、粘连性肠梗阻、肠胀气等以及妇女痛经、乳腺炎等病症有较好疗效。

【注意事项】

1. 被热敷者必须精神状态正常；对于局部皮肤知觉迟钝者，对其进行热敷时，必须注意防止烫伤。

2. 被热敷的部位，主要是项背和四肢；胸胁迸伤者的胁部，也可加用热敷。

3. 被热敷的局部必须没有皮肤损害。

4. 在进行热敷的室内，需保持暖和无风。

5. 在热敷时，被热敷的局部应暴露，可在局部先用推拿手法治疗，然后再在此处加用湿热敷；这样做，既可以加强手法的治疗效果，又能减低因手法刺激不当而引起的不良反应。根据传统习惯，在热敷前可于局部先用擦法治疗，但不必拘泥。

6. 作热敷用的毛巾应折叠平整，若是新毛巾，在放于药液中浸而拧干后，应先将毛巾用手掌拍打一下，然后以此面敷贴于患者体表，这样不易烫伤皮肤，热量传递也均匀缓和。

7. 在对患者进行热敷的过程中，医者应自始至终观察患者，以防止发生烫伤和晕厥。

外敷疗法

【概述】

外敷方法，又名敷贴，是将药物敷在体表特定部位来治疗疾病的一种民间疗法。

【操作方法】

1. 如果所用的药物属于干品，不含有汁液，就将药物研为细末，然后加入适量的调和剂（如鸡蛋清、酒、水、蜜等），调成干湿适当的糊状敷用。如果所用的药物本身含有汁液，如大蒜，就将药物捣成糊状敷用。

2. 让病人采取适当的体位，先将所要敷药的部位用水洗净，待干后将药敷上。若所敷部位毛发较密，可先剪去一些毛发再敷药。有的敷后接治疗要求，还要用纱布或胶布固定，以防药物脱落。

【适用范围】

妇、儿、内、外各科相关疾病。

【注意事项】

1. 根据病情，确定用外敷疗法作主要治疗还是作为辅助治疗。

2. 注意调好药物干湿程度，以既不易流脱，又可以黏着为适当。若药物变干，则应随时更换，或加调和剂调匀后再敷上。

3. 敷药的温度要适当，一般治寒证宜热（注意不要烫伤皮肤），治热证宜凉。

4. 在穴位敷药时，要尽量对准穴位。

5. 皮肤过敏，易起血疹、水泡的患者，慎用外敷疗法。

6. 如果敷药后出现血疹、水泡等，则应洗去药物，暂停外敷，并注意保持皮肤清洁，以防感染。若水泡较大，可用注射器抽去积水，再涂上碘伏，盖上消毒敷料。

冷敷疗法

【概述】

冷敷疗法是用冷的物体放置在人身体的某个部位上，使局部的毛细血管收缩，起到散热、降温、止血、止痛及防止肿胀等作用的一种方法。

【操作方法】

治疗时，病人取合适的体位（既能暴露需要冷敷的部位，又能舒适地保持一段时间），将预先准备好的冷敷用具放置在患处，每次冷敷大约 20 分钟。如果使用冷巾、冷袋者，4 ~6 分钟更换 1 次，以保证冷敷效果，可延长冷敷时间约至 30 分钟。冷敷完毕后，用于毛巾将冷敷部位的皮肤擦干。

【适用范围】

妇、儿、内、外各科相关疾病。

【注意事项】

1. 外伤处已出现红肿热痛时，不能再作冷敷。

2. 炎症的后期，不宜冷敷。

3. 患者在劳累后，感到疲乏时，不宜做冷敷。

4. 已有水肿者，不能做冷敷。

5. 禁止在心前区（即左锁骨中线，第五肋间隙处）附近做冷敷，以避免引起冠状动脉痉挛而发生危险。

6. 眼病患者，角膜发炎时，冷敷会加重病情，故不宜用冷敷疗法。

7. 作冷敷时，要了解病人的感觉，观察患处皮肤的反应，如果有感到不适或疼痛，皮肤发灰，出现紫斑或水泡时，应立即停止冷敷。

8. 每次冷敷时间不宜过长，一般以 20 分钟为好。如果需要长时间冷敷时，应在每冷敷 20 分钟后，停敷 1 小时左右再冷敷，使局部有恢复的时间。

9. 对老人、幼儿、身体极虚弱者，或失去知觉，或瘫痪病人要特别小心。

10. 一般冷敷不在肢体的末端进行，以免引起循环障碍，而发生组织缺血缺氧。

11. 对有伤口或手术后以及眼部冷敷，冷敷用具一定要严格消毒使用，以防止污染，引起交叉感染。

湿敷疗法

【概述】

湿敷疗法，是指用纱布蘸药汤敷患处来治疗疾病的一种方法。此法有抑制渗出、收敛止痒、消肿止痛、控制感染、促进皮肤愈合等作用。

从现有文献看，湿敷（溻）方首见于《肘后备急方》，该书载："又丹痈疽始发浸淫进长并少小丹擒方"。《刘涓子鬼遗方》称本方为"擒汤方"，并叙述有"令极冷，擒肿上"及"温洗疮上"，"令恒湿"的冷敷和热敷两种方法。至唐·孙思邈所著《备急千金要方》已载有数种溻方，如"揄肿方""治痈疽始作，肿赤掀热长甚速方""升麻揄汤方""大黄擒洗方"等。对于具体应用方法也有论述："故帛四重内汁中"，"故帛两重内汤中"，"擒肿上，干易之，日夜数百度"，"常令湿"。这和现在临床常用的湿敷法是完全一致的。

【操作方法】

本法是根据病情配方，将配方的药物加工成药散，或水煎汤，或用95%的酒精浸泡5~7天，即可使用。使用时用消毒纱布蘸药液敷在患处，1~2小时换药1次，或3~5小时换药1次。有些疾病（如痈肿）可先熏洗，后湿敷，这样可增强疗效。

【适用范围】

1. 急性肠梗阻

葛根皂角汤（《俞穴敷药疗法》） 葛根、皂角各500g。上药加水4000ml，煮40分钟，去渣，取4块10层30cm见方的纱布，浸药液交替在腹部湿热敷，每次1小时，每日2~3次。功能理气通便。主治急性肠梗阻。

2. 胁痛

麻菜汤（《常见病验方研究参考资料》） 鲜麻菜1棵。草药切碎，煎汤，以毛巾或纱布浸药液，趁热湿敷痛处。每日3~4次。每次20分钟。药液不可内服。功能理气活血止痛。主治胁痛。

3. 癫狂

礞石癫狂汤（经验方） 透骨草20g，礞石20g，艾叶、菖蒲、远志、郁金、胆南星、茯苓、法半夏各10g。上方礞石先煎30分钟，再加入其余药物煎煮30分钟，去渣，将一块洁净纱布浸泡于药汁中，使之湿透。取出，温度适中后敷于患者神阙、气海、关元穴处15分钟。然后再浸泡于药汁中再敷于心俞15分钟，每日1次。功能清热化痰，重镇安神。主治各型癫狂。

4. 失眠

刺五加安神汤（经验方）　刺五加、磁石各20g，茯神20g，五味子10g。先煎煮磁石30分钟，然后加入其余药物再煎30分钟，去渣取汁。将一块洁净纱布浸泡于药汁中，趁热敷于患者前额及太阳穴，每晚1次，每次20分钟。功能镇惊安神。主治各型失眠。

5. 不育症

生精汤（经验方）　熟地、枸杞子、山药、楮实子、菟丝子各15g，淫羊藿12g，泽泻、山萸、丹皮、茯苓、透骨草各10g，丁香9g。上药加水2000ml，煎至药液约1000ml时去渣，将毛巾浸泡于药液中，取出毛巾绞去多余药汁至不自然滴水为度，将其敷于丹田穴。敷3次后再同法热敷命门、肾俞共3次。此法可于先内服上述中药2次后进行。每日1次。功能补肾生精。主治阴阳两虚之精子缺乏症。

6. 坐骨神经痛

干姜乌头汤（《中药贴敷疗法》）　干姜60g，乌头20g，干辣椒30g，木瓜25g。上药加水2000ml，煮30～40分钟，趁热熏患部，水温后以纱布浸药汁热敷患部，反复2～3次，每日2次，7天1疗程。功能散寒止痛。主治寒痹型坐骨神经痛。

7. 失语

玉蝴蝶汤（经验方）　玉蝴蝶、桔梗、薄荷各10g，白芷6g。上药加水煎煮后去渣取汁。将洁净纱布浸泡于药汁中，取出敷于神阙穴、肺俞穴，每日1次。功能宣利肺气。主治各型失语。

8. 痈

一味消肿汤（《中药贴敷疗法》）　黄芩6g。将晒干的黄芩切碎，投入500ml水中，火煎20分钟过滤；然后放入无菌纱布浸泡3天，即得黄芩纱条敷料。将患处用过氧化氢消毒后，覆上黄芩纱条，再覆以消毒纱布，用胶布固定，每日2次，2日1疗程。功能清热解毒，消肿止痛。主治痈、疽、疔、疖。

9. 颜面痈肿

三黄汤［湖北中医杂志1985；（1）：20］　黄芩、黄柏、黄连各10g。上药煎沸5～20分钟，待冷却到40℃左右，视病灶大小，取敷料块或毛巾折4～5层，面积稍大于病灶范围，浸透药液敷于患部。每次1小时左右，每日3次。

10. 婴儿奶癣

常用1：10000高锰酸钾溶液湿敷（注意一定要使高锰酸钾完全溶解，未溶解的高锰酸钾会烧伤宝宝的皮肤），即使创面清洁，又起到杀菌收敛及氧化作用。

4~6层细纱布，以不滴水为适度，将湿纱布敷于创面，根据湿疹渗出物的多少来决定更换的时间和次数，当纱布吸收的渗出物已达半饱和程度，将纱布更换。每日二至三次。渗出物多时，湿敷时更应勤更换敷料，避免吸满渗出物的敷料久停留于创面上，刺激周围的正常皮肤，致使创面扩大。

对大面积的湿疹，应对药物的性质、浓度和湿敷面积的大小，给以适当的注意。

如创面红肿逐渐消退、渗液减少，创面已干燥，即可停止湿敷，改用糊剂。

【注意事项】

1. 纱布从药液中捞出时，要拧挤得不干不湿，恰到好处。过干了效果不好，过湿了药液漫流。

2. 药液不要太烫，防止烫伤。

3. 药物组成可根据不同的疾病，作适当的调整和化裁。

4. 在应用湿敷疗法的同时，还可根据病情适当配合熏洗、药物内服和针灸等疗法，以增强疗效。

5. 一般内科疾病不宜使用。

手针疗法

【概述】

手针疗法，针刺疗法之一。即针刺手部穴位以治疗疾病的方法，为远道取穴法的应用。本法可用于全身各部的病症，但主要应用于各种急慢性疼痛疾患的治疗如关节扭伤、风湿痹痛、神经性头痛、三叉神经痛、胆绞痛等。临床操作时，用短毫针在选定部位快速进针，但不可刺伤骨膜，给予中强刺激后，留针5~15分钟，并可加用电针。

手针疗法是针刺手部一些特定穴位，用以治疗全身各部疾病的方法。是以中医经络理论为基础发展而来的。早在《内经》中即有手与脏腑经络联系的记载。《灵枢·逆顺肥瘦》论述：“手之三阴，从胸走手，手之三阳，从手走头”而更详细的经络循行衔接，在《灵枢·经脉》中有所阐述，如手太阴经行于手大鱼际处，止于拇指桡侧端，手阳明经受太阴脉气之交，起于食指桡侧端，上行手掌出合谷两骨之间等。《素问·太阴阳明论》指出："阴气……循臂至指端，阳气从手上行。"《灵枢·动输》说："夫四末阴阳之会者，此气之大络也。"手为上肢之末端，为手三阴、三阳经络气血交会联系之处，对经气的接通具有重要作用。《灵枢·卫气失常》又说："皮之部，输于四末。"这样手部经脉又与全身经脉密切联系。按照十二经的标本、根结学说，手亦是经脉之气生发、布散之处。运用手针疗法，针刺手部特定穴位，易于激发经气，调节脏腑经络功能，从而可对全身各部的疾病进行治疗。

【操作方法】

穴位定位

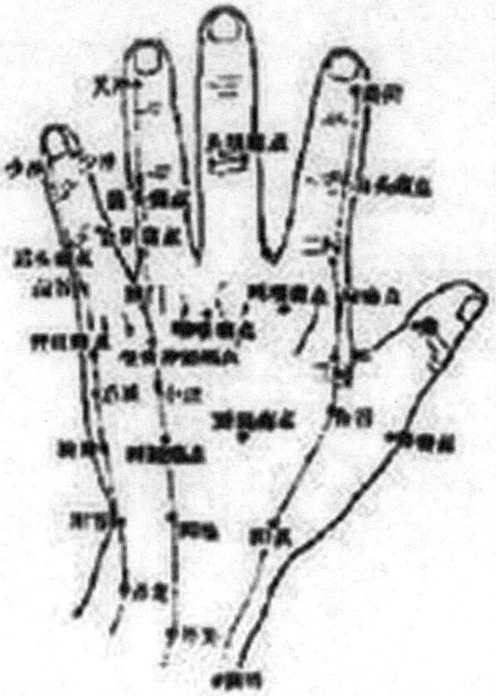

手针穴位图（背面）

手背侧

1. 手背侧

（1）踝点：位于拇指掌指关节桡侧赤白肉际。

（2）胸点：拇指指关节桡侧赤白肉际。

（3）眼点：拇指指关节尺侧赤白肉际。

（4）肩点：食指掌指关节桡侧赤白肉际处。

（5）前头点（胃肠穴、阑尾炎穴）：食指第1指关节桡侧赤白肉际。

（6）头顶点：中指第1关节桡侧赤白肉际。

（7）偏头点：无名指第 1 指关节尺侧赤白肉际。

（8）会阴点：小指第 1 指关节桡侧赤白肉际。

（9）后头点（扁桃体穴）：小指第 1 指关节尺侧赤白肉际。

（10）脊柱点：位于小指掌指关节尺侧赤白肉际处。

（11）坐骨点：位于第 4、5 掌指关节间，靠近第 4 掌指关节处。

（12）咽喉点：位于第 3、4 掌指关节间，靠近第 3 掌指关节处。

（13）颈项点：位于第 2、3 掌指关节间，靠近第 2 掌指关节处。

（14）腰腿点：位于手背腕横纹前 1.5 寸、第 2 伸指肌腱桡侧、第 4 伸指肌腱尺侧处。

（15）升压点：位于手背腕横纹中点。

（16）呃逆点：位于手背中指第 2 指关节横纹中点。

（17）退热点：位于手背中指桡侧指蹼处。

（18）腹泻点：位于手背第 3、4 掌指关节间，上 1 寸。

（19）止痒点：位于腕横纹尺侧缘前 1 寸，赤白肉际处。

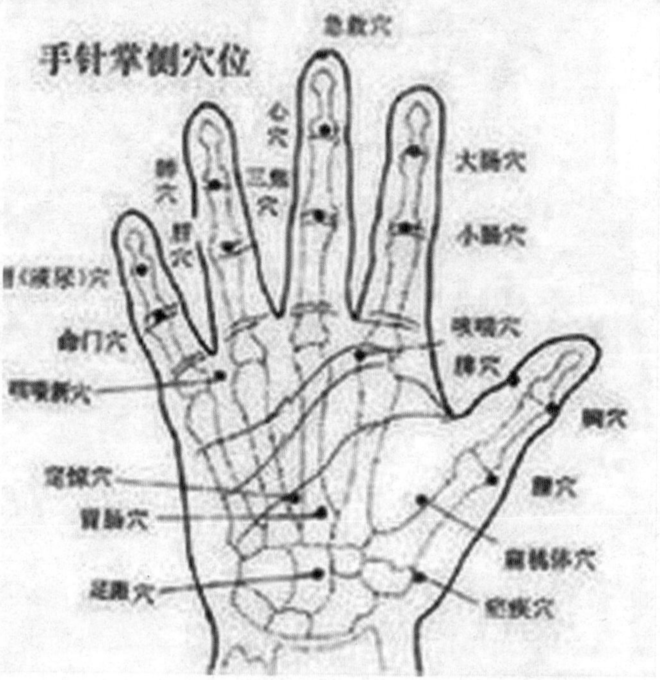

手掌侧

2. 手掌侧

（1）胃肠点：位于劳宫穴与大陵穴连线中点处。

（2）哮喘、咳嗽点：位于手掌食指指掌关节尺侧处。

（3）夜尿点：位于掌面小指第2指关节横纹中点处。

（4）腱跟痛点：位于胃肠点与大陵穴连线中点处。

（5）疟疾一点：位于第1掌骨与腕关节结合处，大鱼际桡侧缘。

（6）扁桃体点（鱼际点）：位于掌面第1掌骨尺侧中点。

（7）急救点：位于中指尖距指甲缘2分许。

（8）定惊点：位于手掌大、小鱼际交接处。

（9）脾点：位于掌面拇指指关节横纹中点。

（10）小肠点：位于掌面，食指第1、2节指关节横纹中点。

（11）大肠点：位于掌面，食指第2、3节指骨间横纹中点。

（12）三焦点：位于掌面，中指第1、2节指骨间横纹中点。

（13）心点：位于掌面，中指第2、3节指骨间横纹中点。

（14）肝点：位于掌面，无名指第1、2指骨间横纹中点。

（15）肺点：位于掌面，小指第1、2指骨间横纹中点。

（16）命门点：位于掌面，小指第1、2指骨间横纹中点。

（17）肾点：同夜尿点。

（18）哮喘新穴：位于掌面，第4、5掌指关节间。

取穴原则与配穴方法

1. 按疾病的相应部位取穴肺病取肺穴，肾病取肾穴，脾病取脾穴，胃痛取胃穴，眼病取眼穴，肩痛取肩穴，踝关节痛取踝穴等。

2. 按中医理论选穴如目疾选肝穴，因“肝开窍于目”；失眠选心穴，因“心主神志”，失眠多与心神不宁有关；遗精选肾穴，因肾藏精，主封藏；皮肤病选肺穴，因“肺主皮毛”等。

3. 对症选穴针对某些症状选取有效穴位，如哮喘选哮喘穴，呃逆选呃逆穴，惊厥选定惊穴，瘙痒取止痒穴等。

以上三种取穴方法可单独应用，也可配合应用。临床上以配合应用者较多，如腰痛，可按部位取脊柱穴，按症状取腰穴，按中医理论取肾穴等。临床选穴应精练，一般以选用2～3穴为宜。左侧有病，取右侧穴位，右侧有病取左侧穴位，两侧病或内脏病取双侧穴位。

具体操作

1. 手取自然弯曲位，用28～30号1.6cm的毫针，紧靠骨膜外面垂直于掌面直刺入穴位（除腰痛穴外），以不刺入骨膜为准，深度3～5分，一般用捻转、提插的强刺激手法，留针3～5分钟。

针刺肢体疼痛性疾患时，嘱咐病人尽量活动或作局部按摩。

2. 针刺腰腿点时，针身与皮肤表面呈15°～30°，针尖向掌面侧，从伸指肌腱与掌骨之间刺入，深度5～8分。

3. 针刺疼痛性疾病时，痛止后，还必须继续行针 1 ~ 3 分钟，必要时，可以适当延长留针时间，或采用皮下埋针法，也可以加用电针治疗。

【适用范围】

1. 急性腰扭伤、腰椎间盘突出症、尾骶痛、髋臀痛　用手针疗法。取脊柱点、腰腿点、坐骨点。除上述病症外，还可治疗耳鸣、鼻塞等病症。

2. 落枕、颈项痛、后头痛、肩背痛　用手针疗法。取落枕点、颈项点、后头点。除上述病症外，还可治扁桃体炎、咽喉肿痛，配取扁桃体点、咽喉点。

3. 头顶痛、偏头痛、神经性头痛　用手针疗法。取头顶点、偏头点。除上述病症外，还可治疗肋间神经痛、痛经等病症。

4. 前头痛、牙痛　用手针疗法。取前头点。除上述病症外，还可治疗胃痛、呕吐、腹痛、泄泻等病症。也可配脾点、胃肠点。

5. 膈肌痉挛、肋间神经痛、带状疱疹　用手针疗法。取胸点。除上述病症外，还可治癫痫。

6. 休克、昏迷　用手针疗法。取升压点、急救点。

【注意事项】

1. 本法手法重，刺激大，应向患者解释，尤其对于年老体弱者，严重心脏病患者及高血压患者等要慎重，防止晕针。

2. 手部血管较为丰富，手法应轻柔、稳顺，避免刺伤掌中动脉，引起手部血肿。沿骨膜斜刺时，注意不要损伤骨膜。

3. 手针应注意严格消毒，防止发生感染。

埋针疗法

【概述】

埋针疗法亦称皮内针疗法。是用特制的皮内针固定于皮内，进行较长时间埋藏的一种治疗方法。是古代针刺留针法的发展，也是近代常用的一种有效方法。

皮内针刺入皮内是一种微弱而持久的刺激，刺激皮肤神经末梢感受器传入中枢后，通过皮肤内脏的反射作用，调整中枢神经系统的功能。从而抑制病理性兴奋灶。皮内埋针不但能够持续刺激巩固疗效，而且还能防止疾病复发，促使疾病痊愈。

【操作方法】

当前使用的皮内针有颗粒型和揿钉型两种。颗粒型又称麦粒型，一般长约1厘米，针柄形似麦粒或呈环形，针身与针柄成一直线。使用时用镊子夹住针柄，沿皮下将针刺入真皮内，针身沿皮下平行埋入0.5~1厘米，然后用一长条胶布顺针身的进入方向粘贴固定。揿针型又称图钉型，长约0.2~0.3厘米，针柄呈环形，针身与针柄呈垂直状。使用时用镊子夹持揿针针柄或揿针中心拐角处，对准穴位直压进入，使揿圈平附于皮肤上，然后用方块形小胶布粘贴固定。除用皮内针外，0.5寸毫针也常作为埋针工具。埋针法在临床应用较广，主要用于一些需要浅刺、久留针的慢性顽固性疾病和经常反复的疼痛性疾病。

【适用范围】

皮内针是久留针的一种发展，故临床上常用于某些需要久留针的慢性顽固性疾病和经常发作的疼痛性疾病，如：头面痛、牙痛、肩痛、胃痛、痛经等痛证，及咳嗽、哮喘、不寐、高血压等慢性病。

【注意事项】

1. 关节附近及胸腹部不宜埋针。因关节活动及胸腹呼吸时，可产生疼痛。
2. 埋针后，若患者感觉疼痛，应将针取出，改选穴位重埋。
3. 埋针期间，针处不可着水，以免感染。
4. 热天汗出较多时，埋针时间不宜过长，以免感染。

针四缝疗法

【概述】

针四缝疗法是通过点刺四缝穴以治疗小儿疳积症的一种方法。此法针对性很强，只适用于儿科，其他各科很少应用。

【操作方法】

1. 在四缝穴部位（手食指、中指、无名指、小指的第二指节横纹正中取穴）用75%酒精消毒。
2. 用三棱针（消毒）浅刺四缝穴。
3. 刺后从针孔中挤出黄白色透明黏液。

【适用范围】

此法适用于小儿疳积证，对虫积转为疳证者有良效，具有驱虫、消积、调理脾胃的功能。

【注意事项】

1. 非疳证不宜用此法。

2. 疳证患儿在发热期间或患有其他急性病时，应暂停刺疳，待急性病愈后再行刺四缝治疳。

3. 刺四缝穴时应注意消毒和掌握操作规程。

4. 治疗后7天内要吃容易消化且富有营养的食物，禁止吃难以消化的食物。

雷火针疗法

【概述】

雷火针疗法是用沉香、木香、乳香、蕲艾等药物粉碎，用绵纸卷紧，然后点燃，灸治一定的部位来治疗疾病的一种方法。此法见载于明代杨继洲的《针灸大成》，属于灸法的一种，主要用于畏针患者。

【操作方法】

让病人取适当的体位，在选定的穴位上用笔做标记，外用六七层纸隔穴，然后用雷火针按穴上，待火将烧透纸时，起去雷火针，剪去灰火，另用纸再烧再按，如此反复9次。

【适用范围】

闪腰岔气、风寒湿痹、腰疼腿痛、关节疼痛、寒性腹痛及腹泻等，取穴均同针刺疗法。

【注意事项】

1. 治疗时要注意安全，一要注意不要发生火灾，二要注意不要烧伤皮肤。

2. 操作时取穴要准确，否则治疗效果差。

3. 嘱咐患者不要紧张，治疗时不要乱动，要与术者配合好。

割烙疗法

【概述】

割烙疗法是将慢性肿大的扁桃体、体积较小的赘疣、息肉突出等先用特制的手术刀割去，然后再用烧红的烙铁烙烫，是烙法与割法结合以治疗疾病的一种方法。如《指南赋》云："咽喉间顽疮，愈而复发者……用刀细割一层……用烙铁烙之。"《喉科紫珍集》也说："入口割患要深知，麻药先从患处施，撑口中间钩搭住，速施刀法莫迟疑。九行烙铁要除根，炭火桐油棉裹焚，只待熝红需细烙，速将秘药上安宁。"

【操作方法】

常用器材

1. 喉刀柄长15cm，呈圆柱形，直径0.2cm，头呈偏斜形，用响铜制成。可用于咽喉及口腔脓肿切开和胬肉摘除。

2. 钩刀柄长20cm，呈圆柱形，直径0.2cm，头呈偏弯形，响铜制成。用于乳蛾核、喉球、牙菌等病之手术。

3. 喉钩柄长20cm，呈圆柱形，直径0.2cm，头呈圆钩形，响铜制成。用于喉球等病，可固定患部，便于手术割除。

4. 烙铁分曲颈和直颈两种、柄长20cm，呈圆柱形，直径0.2cm，曲头，呈“z”形，头似瓜子样，长1cm，宽0.5cm，高0.25cm；直颈者头呈圆蛋形，尖端稍平，直径0.5cm，最好用银制成，用铜制成也可。直颈者用于咽壁疾患；曲颈者用于咽喉两旁及口腔疾患。

5. 有钩镊子可用市售小铁长镊，全长18cm，尖部加钩，如锯齿状。也用于固定患处，便于手术摘除。

6. 捺舌（即压舌板）　板身长18cm，两头均呈钝圆形，稍弯，一头宽2.4cm，另一头宽2cm，中间宽1.6cm，与现在医院里用的压舌板不同，也用铜制成。它可用于保护唇舌，不让舌随意搅动，避免烙铁灼伤。

手术方法

割烙是两种手术方法，大都是同时并用，割烙有三种方法。

1. 先用刀划破表面，使之出血，然后再下烙。此种手术法适应于轻度乳蛾核、气子、旬气等病。

2. 对病变分层割除，下烙。这样没有大出血的危险，适用于重度乳蛾核、喉瘤等。

3. 将病变一次摘除，然后下烙。此法适用于牙菌、喉球等病。

烙能使病变组织萎缩、坏死，使之无再生能力，并有止血作用。通过烙的刺激，可增强局部抵抗力。烙法又可以辅助割法之不足。因单用割法，容易复发，割法又可以协助烙法缩短疗程，如重度乳蛾核（三度扁桃体炎），若单用烙法，需多次下烙，约40~60天时间才能治愈，疗程较长。如果经过割后，再烙1~3次，即可痊愈，割烙结合可以使疗程大大缩短。

使用药物

在施用割烙疗法的同时，还须配合应用一定的药物，这样既能减轻病者痛苦，又能增加疗效。

1. 吹药

（1）止痛丹：蟾酥1.5g，白芷末4.5g，西月石4.5g，麝香0.3g，寿头枚0.6g，共研极细，掺和均匀，装瓶，术前用于局部，可以止痛。

（2）败毒散：西果黄0.6g，川黄连末2.4g，西月石15g，飞青黛2.4g，寿头枚0.9g，共研极细末，装瓶备用。术后用于局部，可以消炎止痛。

2. 口服药若病势较轻，可单服三黄丸或三黄片（中成药），每次4.5g，每日2次。若病势较重，可用如下清热、凉血、解毒的药物：川黄连（先煎）1.2g，川黄柏4.5g，炒黄芩6g，元参9g，金银花9g，连翘9g，粉丹皮6g，生地12g，赤芍9g，焦栀子6g，鲜石斛9g，粉甘草3g，淡竹叶6g，水煎服，每日1剂。

【适用范围】

1. 乳蛾核（扁桃体肿大），喉疔、喉球、牙菌宜割烙之。

2. 气子、匍气对于用药物治疗无效者，可考虑手术，视病情轻重，单烙或割烙并用。

3. 口腔溃疡（生有石榴米样胬肉，痒痛）、骨槽风（牙根结肿不消，口不宜张，经久不愈者）宜用刀划破，烙之。

【注意事项】

1. 若患者伴有全身症状，应先用药物治疗或其他疗法治疗，待全身症状减轻或消失后，方可进行割烙治疗。

2. 割烙时，操作要细致、轻快，切勿伤及正常组织。烙铁接触患处，约停5~8秒钟。

3. 施烙时，烙铁越热越好。在油、棉火将尽时，用拧干的湿毛巾把烙铁柄和烙头油烟拭净。因油烟的刺激，会引起呛咳，妨碍手术进行。如需烙第2次，第2次时，须等上次烙痂脱落后（约隔5~7天），才能施术。

4. 术后，患者要休息，吃流质和半流质食物，忌食辛辣刺激性食物和粗糙的食物。

药筒疗法

【概述】

药筒疗法是将药物与竹筒同煎，乘热急覆疮上，利用其负压吸力及药物的共同作用吸取脓液毒水的一种治疗方法。

本疗法起源较早。无名氏《秘传外科方》有“用药煮吸筒，拔出其脓毒水血，即便愈”的记载（转引自《医方类聚》）。《急救仙方》称本疗法为“竹筒吸毒方”，以治“诸般恶疮”，其方法为了“苦竹一二寸，用头节妙，刮去青皮似纸薄为佳。其大小随疮斟酌，应毒疮初发时，用白蒺藜、苍术、乌柏皮、厚朴各五钱仲，四味咬咀，用水一铫同煎竹筒，煎煮以药干为度。

乘竹筒热，以手按之于疮上，倾之其筒，自粘在疮上，不必手按也。仍更用前药分两，再煮一筒，候前竹筒冷，以手拔去再换热者如前法。其脓自吸入筒中而疮愈矣。”介绍得十分详尽准确。明代申斗垣《外科启玄》称之为“吸法”，《医宗金鉴》则翕名为“药筒拔法”。清代祁刊《外科大成》载本疗法治阴疽发痛，坚硬不溃不脓，并谓“阳疮则不必用此法”。本疗法在现代仍相沿用。

【操作方法】

先取鲜菖蒲、羌活、独活、紫苏、蕲艾、白芷、甘草各 15g，连须葱 60g，用清水 10 碗煎数十滚，待药浓备用；次取鲜嫩竹数段，每段长 23 厘米，径口 4.2 厘米，厚约 0.3 厘米，一头留节，刮去青皮，靠节处钻一小孔，以杉木条塞紧，投入药水锅放在病人床前，捞起药筒，倒去药水，乘热迅速敷在疮口上，按紧片刻，自然吸住，待药筒转温，拔去木塞，其筒自落。每天可拔 1～2 筒，或 3～5 筒。若坚肿不消，或肿势继续扩大，脓毒依然不能外出者，翌日可以再次吸拔，连用数天。

【适用范围】

1. 痈疽：凡患处坚硬散漫不收，脓毒不得外出者，可用本疗法。每日 2～3 次，墨守成规用 5～7 日。可以聚脓消肿，拔毒泄热。

2. 毒蛇咬伤：若肿势迅速扩散，毒水不出者，用药筒连拔 3～5 次，以助蛇毒外泄。

3. 下肢丹毒：先放血，再应用本法，待拔吸处血液自然凝固后，用纱布包扎。用于复发性丹毒已形成象皮腿者，可以减轻肿胀，减少复发。

【注意事项】

1. 检视筒内拔出的脓血，若色红黄鲜明质稠，预后较好；败浆稀水、气秽黑绿者，预后较差。

2. 操作时须避开大血管，以免出血不止。

麝火疗法

【概述】

麝火疗法是通过火灸、敷贴膏药、内食发物及饮用药酒来治疗疾病的一种方法。本疗法是一种灸贴同用、内外并治的综合疗法，多用于治疗寒湿痹证（寒湿性关节疼痛，肌肉酸痛等）。清末陆清洁《万病验方大全》中载有以麝香、辰砂、硼砂、细辛、皂角刺、川乌、硫黄制成“香硫饼”，局部火灸治疗寒湿痹。近代本疗法在应用方法上有所发展。

本疗法是外治与内治相结合的治疗方法。烧、贴是将药物直接作用于人体，对患处或经穴直接有治疗效用；而发、饮，则在于祛邪外出。烧、贴、发、饮四者合之，则有较强的散寒除湿、化瘀通络、蠲痹止痛之效。

【操作方法】

药物配制

1. 麝火药块：取麝香12g，明雄、朱砂各8g，硫黄210g。先将硫黄以武火熔化，至锅内产生蓝色火焰时，将研细和匀的三味药倒入锅内，迅速搅匀，待锅内再度产生蓝色火焰时马上起锅、立即倒在晾干的土砖上摊平，用草纸盖在药料上，火焰即灭。冷却后装瓶备用。

2. 拔毒膏：取麻油500毫升，黄丹210g，同置于铁锅内，文火煎熬成膏药，薄摊在约25平方厘米的油纸上，按需制成小张膏药备用。

3. 追风酒：取当归、川芎、白芷、熟地、茯苓、红枣、杜仲、枸杞、牛膝、香附、羌活、独活、寻骨风、木瓜、桂枝、荜茇、地龙各15g，水蛭、土鳖、田三七、红花、全蝎、蝉蜕、生川乌、生草乌各9g，乌梢蛇30g，蜈蚣16g，马钱子4.5g，白酒4000毫升，一般酒浸20天即可。

具体操作分为四步，即一烧、二贴、三发、四饮。

1. 烧：取麝火药块，如黄豆大小，用镊子夹稳点燃后，迅速放在选定的部位上，使之继续燃烧；同时用手指轻轻揉按患处周围，以减轻疼痛。根据病情，取燃烧点多以阿是穴（压痛明显部位）为主，如痛点附近有经穴则取经穴。一般每次取10处左右。

2. 贴：在烧后的第二天，所烧部位起泡后皮肤脱落、暴露烧伤处，每处贴1张拔毒膏。每天换药1~2次。

3. 发：与贴同时开始进食雄鸡、鲤鱼等发物，每2~3天进食1次，连续10~15天。其他发物如黄花菜、猪蹄、鲫鱼等也可作选择食用。

4. 饮：一般在伤口分泌物增多后开始饮用追风酒，每次15~20毫升，每日3次，直至伤口愈合。也可连饮3个月左右，以巩固疗效。

【适用范围】

本疗法主要用于风寒湿邪所致的顽固性寒痹（风湿性关节炎、腰腿疼痛），表现为肢体关节疼痛，痛有定处，屈伸不利，遇寒则甚，得暖稍缓等。

1. 类风湿性关节炎　取小关节痛点烧麝火，如痛点较多，则分上、下肢2次进行；然后按贴、发、饮治疗，40天为一疗程。

2. 风湿性关节炎　取关节的压痛点，或关节周围的穴位，按序治疗。

3. 坐骨神经痛　取神经根压痛点或痛点周围的穴位，或以坐骨神经的分布走向取穴，按序进行治疗。

4. 腰腿痛　取阿是穴（痛点）或腰腿的穴位，按序进行治疗。烧麝火一般不超过10处。

5. 强直性脊椎炎　取脊椎的经穴或明显的压痛点，按序进行治疗。烧麝火一般不超过10处。

6. 肩周炎　取压痛明显点，配合肩髃、肩髎、臂臑等穴位，按序进行治疗。

【注意事项】

1. 本疗法专用于风寒湿痹证，凡中医辨证为热痹（关节红肿灼痛、舌红、苔黄、脉数等）禁用。此外，寒痹患者如为孕妇或哺乳期、月经期，以及有严重心、肝、肾、脑疾病者，均在禁忌之列。

2. 应用本疗法，首先要明确诊断，特别要注意与骨结核、骨髓炎、跌打损伤的疼痛相鉴别，不可盲目误用。

3. 应用本疗法，要对患者做好解释工作，消除恐惧心理。如有轻度烧灼疼痛感或一周内有低热，属正常反应，不必紧张。注意不可在空腹时应用本疗法。烧麝火后，忌生冷、避风寒、伤口禁水浸和压迫。

4. 麝火烧伤处只能贴拔毒膏，禁用其他膏药和消炎药。每次换膏药时，以消毒干棉球拭去伤口脓液。此外，治疗期间不得使用激素、抗生素类药物。

5. 如在治疗期间患急性传染病（肝炎、流脑等），应即停用本疗法。此外，治疗期间禁忌房事。

6. 如经治疗后，虽有明显好转，但还未痊愈者，可于3～6个月后重复应用本疗法。

参考文献

[1] 张文义著.《无防腐剂口服液与张文义八字针法》. 中医古籍出版社
[2] 孙国杰主编.《针灸学》. 上海科学技术出版社
[3] 张文义著.《中西医结合论治疑难病》. 中医古籍出版社
[4] 刘冠军主编.《针灸学》. 湖南科学技术出版社
[5] 张文义著.《直肠点滴疗法与平行针药线植入技术》. 中医古籍出版社
[6] 汪安宁主编.《针灸学》. 人民卫生出版社
[7] 张文义著.《中医临床荟萃》. 中医古籍出版社
[9] 王永炎主编.《中医内科学》. 上海科学技术出版社
[10] 张文义著.《疼痛病临床指南》. 中医古籍出版社
[11] 马宝璋主编.《中医妇科学》. 上海科学技术出版社
[12] 陆德铭主编.《中医外科学》. 上海科学技术出版社

后　　记

默默奋斗　济世于人

——八字针法创始人张文义的学医历程

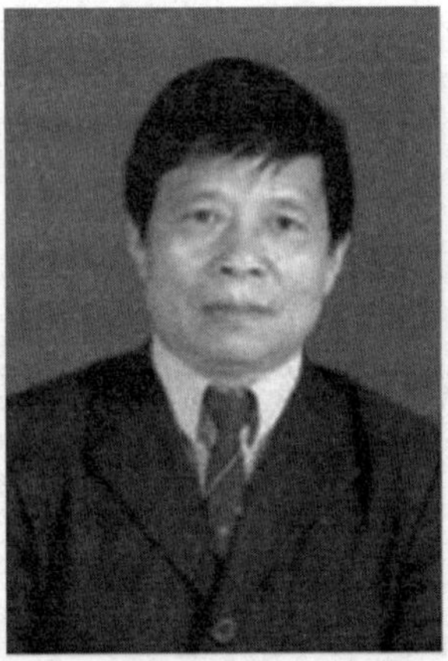

张文义（1947～），男，汉族，河南省鲁山县人。毕业于河南中医学院，大学本科学历。国家执业医师，国家一级针灸师，中医内科主任医师，著名胃肠病、疼痛病、偏瘫康复专家。曾任河南省平顶山市政协委员，北京百川健康科学研究院、北京中卫联康复医学研究院、北京高等中医药培训学校、北京中医药大学东直门医院培训中心（北京中昌现代疼痛医学培训中心）、中国中医研究院华佗培训学校教授，河南省郏县四知堂中医院名誉院长、业务院长，河南省鲁山县博爱医院名誉院长，河南省鲁山县中医院康复科主任。现任世界中医药学会联合会消化病专业委员会理事，河南省新乡市卫滨区人民医院康复理疗科技术顾问，北京高等中医药培训学校、中国针灸推拿协会教授。

临床48年，对食管炎、各种胃炎、溃疡、胃下垂、结肠炎、脂肪肝、面瘫、中风偏瘫、颈椎病、肩周炎、腰椎间盘突出症、骨质增生、乳腺增生等病的治疗，方法多端，疗效奇特。精心研制出了养胃丸、消炎止痛丸、结肠炎丸、疏肝清胃丸、健脾和胃丸、利胆化石丹、清胃散、养胃合剂、结肠炎口服液、乳癖膏、类风湿擦剂、牵正膏、骨刺膏、消炎膏等临床特效专科用药。临床擅用中药热敷、中药涂擦、中药熏蒸、中医定向透药、放血、穴位贴敷、药物罐、中药直肠点滴、中药溻渍等中药透皮疗法。在中医外治方面独创了“零方配制、一人一方、次次不同、因病而调、随用随配”软膏制剂的20字方针，为中医外治法的发展做出了巨大的贡献。同时又是直肠点滴疗法、平行针埋线疗法、无防腐剂口服液制作技术、肛门注药疗法、八字针法的创始人。

通过40多年的针灸临床，发明了专治偏瘫的八字针法。以皮下、定向、阴阳、补泻八个字为纲，总结出了阴阳取穴、阴阳补泻、皮下定向、病灶对应、观形施针法，三三九针法，十二神针。在患者生命体征稳定之后至未形成硬瘫之前，一周内可使 0 级的肌力提高到 4～5 级，九成以上患者当场见效，大大降低了致残率。创造性地提出了阴阳补泻法、病灶对应法、观形施针法。填补了针灸临床专治偏瘫针法的空白，弥补了针灸补泻手法的不足，纠正了针灸治疗偏瘫不辨阴阳不分虚实乱行补泻的错误，开辟了针灸皮下定向阴阳补泻手法的先河。是目前国际国内无法比拟的治瘫绝世妙法。

发明的肛门注药疗法，乃国内外之首创，解决了小儿不便口服、肌注和输液的困难。整理出的二十多种儿科疾病的肛门注药妙方，简单实用，效果神奇。

公开出版医学专著 17 部。主编《中西医结合论治疑难病》《直肠点滴疗法与平行针药线植入技术》《无防腐剂口服液与张文义八字针法》《中医临床荟萃》《疼痛病临床指南》《内病外治临床指南》《八字针法临床指南》《胃肠病临床指南》《中医诊法大成》9 部。主审《中医论治奇难杂症》《中医临床精要》《养生秘诀》3 部。作为副主编参编《中华临床医学新进展（第三卷）》《综合临床医学》《中国实用综合医学》《中国实用综合医学理论与实务》《中华大医之精诚》5 部，均由国家中央级出版社公开出版发行。获得地级中医二等科技成果奖两项，在国家级杂志上发表医学论文 28 篇，均为第一名。以上成绩，在国内外医学界引起了强烈反响。

《鲁山报》《郑州晚报》《河南商报》对其成就作了特别报道。主要业绩载入《当代中国人才库（名医卷）》《中国民间名医大全》《鲁山年鉴》等多部书中。2003 年《中国红十字报》以“中华名医”称号向全国报道。2004 年 8 月因在全国培训成绩突出，被国家卫生部中国医师协会培训部授予台式奖杯一座。2004 年 10 月被中华人民共和国卫生部健康 120 网评为“百姓放心医生”。

18 年来，在北京共培训在职医务人员 28000 余人，学员遍及日本、美国、加拿大、新加坡、瑞典、瑞士、韩国、香港、台湾等 13 个国家和地区，在国内外享有盛誉。

张文义，1947 年 9 月 6 日出生于河南省鲁山县磙子营乡楼张村一个普通农民家庭。自小学六年级开始，直至高中毕业，每逢假期之中，总是遵其父“将来要当一名好医生，治病救人。要当一位名医，著书立说，流传百代”的教诲，背着粮食，拿着医书，远离家乡，到处拜名医为师。整日背内经、诵伤寒、学炮制、练针灸，得到了老中医们手把手地传授。开学在校期间，只要是完成了学习任务，就全心全意的钻研中医学。

1961 年初中一年级时，国家每月给每个贫困生发放 2 元钱的助学金，其他同学拿到钱后都是去大街上买烧饼零食吃，但张文义却从来不买那些，而是一个人跑到书店，去买《汤头歌诀白话解》《濒湖脉学》《医学三字经》《温病条辨》等中医书籍。别的同学很不理解，问他“你买这干什么？不如买个烧饼吃！”他却说“你们买烧饼吃不过饱了一会儿肚子，我买这些医书却能看一辈子！”

日复一日，年复一年，他一直为了自己的学医之路而默默奋斗着。可是天不遂人愿。本想为实现父亲的期望和自己的理想，高中毕业后报考医科大学，但是万万没有想到碰到了“文化大革命运动”，一切的一切都不幸夭折了。1967 年从鲁山高中毕业后，全国大学停办，痛苦无奈之余只好服从国家政策，成为国家第一批回乡知识青年的其中之一。

就这样，张文义离开县城回到了家乡。但是，他不知道等待他的将是多么艰辛和痛苦的岁月。在那高中毕业生比现在本科生都稀有的年代，家族中存在的历史问题令他这个刚刚毕业的青年学生深受其害。极“左”路线的沉重打击和残酷迫害几乎使他翻不了身。同时，虽然张文义本人及父母与大小队某些当权者没有任何隔阂，但是他们与张氏家族个别人员稍有矛盾，那些人为了泄私愤，图报复，在张文义回乡的第七天，就给他扣上了“骄傲自大、目无领导、1949 年前历史不清”等等莫须有的帽子，在大小队群众大会上公然点名诬蔑，并要求他老老实实接受劳动改造。因此，其他回乡知识青年所拥有的参军、当工人、当民师、当干部、当乡医、保送上大学等机会和资格，张文义毫无希望，连想都不敢想。并且还被派到生产队的河坡上看管老百姓用于修房盖屋的黄北草，同时兼管三个生产队的卫生防疫工作。由于过度忙碌，没有外出的机会，与上级严重脱离，外出工作的消息根本无法知晓。那些当权者的目的就是为了竭力阻止张文义外出工作，切断他与外界的一切联系，压制人才，埋没人才，误人子弟，嫉贤妒能，他这一生遭受的重大损失是永远也无法弥补的。张文义大夫每当想起那段惨痛经历，心情都极其沉重。但在那样恶劣的环境下，始终未能动摇他誓当一位名医的坚定信念。

当时，张文义姊妹八个，加上父母总共十口人，最小的弟弟才刚满 4 岁。父亲心脏病，终日需靠药物维持生命，更谈不上下地劳动挣工分。弟弟妹妹有六人都是学生，没有劳动能力。只有他和母亲以及二兄弟这三个半劳动力挣低工分维持全家贫苦的生活。粮食借一顿吃一顿，盐都能借八户人家。生产队日值只有五分钱，也就是说，十工分只能换取人民币五分钱，何况他们母子三人一天只能挣到 21 工分，合人民币 1 毛 5 厘。每次分粮食都没有他家的份，因为他们是常年缺粮户。张文义的父亲每日吃药的钱就在 1 元左右，全家人什么都不吃的情况下，每天还要欠债 9 毛多，穷的程度可想而知。因此他们弟兄三人连找对象都成了奢望。众所周知，他们家穷得叮当响，沾不得，兄弟三人都成了大龄青年，险些成了光棍一族。在这种情况下，想购买医学书籍是根本不可能的。可是要学医的愿望又那么强烈，张文义就只能借别人的医书，抄写在学生们用过的废作业本的反面上。抄一本还怕把它看破，就抄两本，一本用来朗读背诵，另外一本就精心的保存起来。就这样，在那长达三年的看草生涯中，张文义通读了《黄帝内经·素问》《黄帝内经·灵枢》《难经》《新编伤寒论》《金匮要略》《医宗金鉴》《本草纲目》《温病条辨》《针灸甲乙经》《温热经纬》《针灸歌赋》《注解伤寒论》《伤寒论讲义》《脾胃论》。通背了《伤寒心法要诀》《笔花医镜》《频湖脉诀》《医学实在易》《汤头歌诀》《药性赋》《药性歌括四百味》等古典医著。1983 年至 1984 年期间，张文义又通背了中医大学本科教材《中医基础理论》《中医诊断学》《中药学》《方剂学》《中医内科学》《中医妇科学》。

在刚刚开始学医的时候，张文义听到过不少乡里邻亲的打击。有人不屑地说道"就你还想当医生？医生那么多，哪儿轮得到你？"他却斩钉截铁地回应"铁梁磨绣针，功到自然成！只要狠下功夫，没有不成功的！"他还说"当医生，主要是精，别的医生会的我要会，不会的我还要会！只要能达到这水平，就一定能够成为名医！"

漫长的三年黄北草生涯结束之后，张文义便被派到生产队劳动。有一天正逢下雨，休息时，本村有一位急性胆囊炎患者，已发病七天，被附近几位颇有名气的大夫诊治无效，他便自荐开了个中药方子，让患者吃吃看，没想到该患者服用一剂中药后，好转大半，又服三剂，果然而愈。自此，张文义的名声大震，附近村庄前来看病的人越来越多，而且治愈率非常高。后来惊动了当时的区政府秘书李光学、申法文、李金铎三位领导，他们以区政府的名义写信让张文义出外进修胃肠病。又经陶秀仁介绍，由时任郾城县县委书记李正五安排在裴城医院手术室做胃病穿线工作。

1970 年到 1973 年，在裴城医院将近四年的工作中，由于当时生活条件较差，胃病患者很多，特别是胃溃疡及十二指肠溃疡患者。当时裴城医院的穿线治疗胃病的技术在全国来说是独一无二的，所以每天全国各地来到医院排队穿线治胃病的患者有上千人之多。张文义为了练就一身真本事，每天坚持工作十个小时。他天天做的胃病穿线手术总是在 60 人左右。四年之中从未休息过。正在紧张工作之时，家中却传来噩耗，父亲病逝。他是家中长子，最小的弟弟不满五岁。悲痛之中辞去工作急忙回乡。当时月工资只有 23 块 5 毛钱，家中又欠巨额债务，葬礼结束后，还清债务，已经身无分文，家庭累赘太大，根本没有条件再行出外工作。

但是，由于张文义穿线治疗胃病技术高超，在裴城医院的成绩影响很大，回乡后震动了鲁山、叶县、平顶山、宝丰、方城、南阳等周边县市。1973 年至1975年，在村卫生所任主治大夫，每天前来求医者络绎不绝。1975年，张文义前往河南中医学院学习，1979年毕业后，被县卫生局、教育局派到张良高中任校医兼门诊部负责人。1984年经鲁山县教育局、卫生局批准，创办鲁山县当时唯一的一所中医培训学校，任讲师兼负责人。主讲中医大学五版教材，培训学员62人，许多学员现在已小有名气。1985年被鲁山县卫生局调到熊背医院任中医师。1986年又调到鸡冢医院任中医师，并负责全乡乡村医生的医学技术培训。1987年3月经考试取得鲁山县人民政府颁发的“行医执照”（字第000002号）和“开业执照”（字第296号）。1987年3月23日因培训乡村医生300余人，被平顶山团市委授予“平顶山市青年实用技术培训师”称号，证号：013。1989年，又被聘到方城卫生学校任门诊胃肠科主治医师。1989年12月经考试，破格晋升为中医内科主治医师，由南阳市人民政府颁发职称证书。该证书后由平顶山人民政府换发。证号：C049038914000125。（1999年认定时，因在北京试讲，又加上档案被人事部门丢失，因此未能及时认定。）1992年至1993年，被鲁山县中医院聘为门诊主治中医师。1993年到2000年，在鲁山县同仁医院及鲁山县离退休职工门诊部任主治医师。1994年1月被鲁山县离退休职工医疗门诊部聘为中医内科副主任医师。

1997年6月15日，经考试取得河南省中医药管理局颁发的河南省中医药人员执业合格证书，证号：0700806084。1998年12月张文义当选为政协平顶山市第五届委员会委员。颁发了委员任职通知书和委员视察证。证号：282，并于1999年1月1日在平顶山日报上向全市公布。

1999年2月3日至9日，平顶山人民广播电台以《胃病的克星—张文义》为题报道鲁山同仁医院张文义大夫的事迹。1999年2月，研制32年的“养胃胶囊”和“结肠炎口服液”两项成果，经鲁山县卫生局同意上报河南省卫生厅。1999年5月，在《中华临床医学新进展（第三卷）》中公开发表了《柴胡疏肝散合左金丸加味治疗反流性食管炎的临床应用》《补中益气汤加味配服养胃胶囊治疗胃空洞症》两篇文章，并任本书副主编。书号：ISBN 7－5062－4004－1/R·340。由世界图书出版西安公司出版发行。1999年12月，在《综合临床医学》一书中，公开发表了《举元煎加味配服养胃胶囊治疗胃下垂》一文，并任本书副主编，专科主编。书号：ISBN 7－80135－772－1/R·088。由中国环境科学出版社出版发行。1999年12月，在《综合临床医学》一书中，公开发表了《四君子汤加味配服养胃胶囊治疗萎缩性胃炎的体会》《四逆散合左金丸配服养胃胶囊治疗胆汁反流性胃炎》两篇文章，并任本书编委、专科主编。书号：ISBN 7－80135－625－X/R·068。由中国环境科学出版社出版发行。

2000年1月在《中国实用综合医学》一书中公开发表了《大柴胡汤加减配服养胃胶囊治疗浅表性胃炎的临床体会》一文。书号：ISBN 7-80135-967-4/R·094，并任本书副主编。由中国环境科学出版社出版发行。2000年3月，被中国民间中医医药研究开发协会医药科技推广交流中心授予《中国特色专科名医》称号。2000年5月，在《中国实用综合医学理论与实务》一书中，公开发表了《六君子汤加味配服养胃胶囊治疗十二指肠溃疡的临床体会》《补中益气汤加味配服养胃胶囊治疗胃空洞症的心得》两篇文章。书号：ISBN 7-80088-602-6/R·14，并任本书副主编。由中国社会出版社出版发行。2000年6月，发表的《升麻葛根汤加味配服养胃胶囊治疗溃疡性结肠炎》一文，被全国中医药优秀学术论文评委会评为“中国民间中医医药研究优秀学术论文奖”。证号：00044。2000年6月在《中国民间疗法》杂志上发表了《六君子汤加味配服养胃胶囊治疗十二指肠溃疡》一文。2000年6月30日在河南卫生报上发表《大柴胡汤加减配服养胃胶囊治疗浅表性胃炎》一文。2000年7月在《中国民间疗法》杂志上发表了《加味升麻葛根汤配服养胃胶囊治疗溃疡性结肠炎》一文。2000年8月在《中医研究》杂志增刊上发表了《养胃胶囊治疗胃病的临床体会》《直肠点滴治疗溃疡性结肠炎》两篇文章。2000年9月被世界医药出版社聘任为《中国疑难病论坛》编辑委员会主任兼主编。2000年9月主要业绩载入由中国经济出版社公开出版发行的《政协委员风采录》（河南卷）一书中。2000年10月11日《新鲁山》以“冉冉升起的胃病克星——记著名胃病专家、平顶山市政协委员张文义”作了整版报道。2000年11月28日~12月4日张文义作为中国民间医药专家出国考察团成员参加越南卫生部举办的第一次古传医药国际展览会。2000年12月，主要业绩载入《中国民间名医大全》一书，由人民卫生出版社正式公开发行。书号：ISBN7-05-005784-1/B058。

2000年至2008年在鲁山县离退休职工门诊部任副主任医师。在北京高等中医药培训学校、北京中昌现代疼痛医学培训中心、北京中医药大学东直门医院培训中心任教授。2001年6月，主要业绩载入《当代中国人才库（名医卷）》一书，由新疆人民出版社出版发行。书号：ISBN 7-228-06128-4/K·881。2001年9月平顶山政协杂志第2期以“为了患者的微笑——记市政协委员、鲁山县离退休职工医院大夫张文义”作了长篇报道。2002年4月17日，经考试取得河南省人事考试中心颁发的全省评聘专业技术职务副高级外语统考合格证书，证书：3000056。2002年7月，取得成人高等教育河南中医学院，中医专业，大学专科毕业证书，证号：10471520020600031。（因原毕业证及档案被主管部门丢失，所以又参加成招。）2002年9月研究的《舌下静脉放血治疗急性化脓性扁桃体炎》科技成果通过平顶山市人民政府组织的专家委员会鉴定，并获得平顶山市科技进步奖评审委员会二等奖。证号：2002124。2002年9月研究的《补中益气汤加味治疗胃空洞症的临床应用》科技成果通过平顶山市人民政府组织的专家委员会鉴定，并获得平顶山市科技进步奖评审委员会二等奖。证号：2002120。2002年9月被鲁山县人事劳动和社会保障局推荐为“平顶山市专业技术拔尖人才”。2002年10月经鲁山县教育体育局批准成立“鲁山县胃病专科培训学校”。长期与北京高等中医药培训学校、北京中昌现代疼痛医学培训中心、北京中医药大学东直门医院培训中心合作，面向全国培训胃肠病特色诊疗技术。2002年11月在《中国民间疗法》杂志上发表了《酒加水煎服四君子汤加味治疗萎缩性胃炎100例》一文。2002年12月，晋升为中医内科副主任医师。证号：A02120190。

2003年1月22日《鲁山报》以“博采众长，敢于创新——著名胃肠病专家张文义将赴德国考察讲学”做了报道。2003年2月，主编的《胃病论治》全文在《中华大医之精诚》一书中刊登。书号：ISBN 7－5348－1031－0/R·23，并担任本书副主编。由中州古籍出版社出版发行。2003年5月在《新中医》（中国中文核心期刊）杂志上发表了《穴位注射配合胃康胶囊治疗胆汁反流性胃炎100例疗效观察》一文。2003年7月，被中国民间中医医药研究开发协会特效医术发掘整理专业委员会聘为理事。证号：2003－聘K05号。2003年9月通过考试、试讲，被北京中医药大学现代疼痛医学培训中心（北京中医药大学骨研所中昌现代疼痛医学培训中心）聘为中西医结合内科教授。主讲胃肠病、心脑血管病。2003年10月，被北京中卫联康复医学研究院聘为教授，主讲胃肠病。2003年10月，被《中华现代中西医杂志》聘为编委。2003年10月主要业绩载入由全国政协平顶山市委员会编写的平顶山市政协委员《参政奉献风采》纪念册一书中。（175页）2003年12月5日《中国红十字报》以《中华名医》称号向全世界报道了著名胃肠病专家张文义的事迹。被中国红十字会总会新闻宣传中心、世界病友保护组织专家委员会、中华名医宣传推荐工作委员会评选为“中华名医”。

2004年3月被北京参苓中医药研究中心聘为胃肠病高级讲师。2004年6月经考试、试讲被北京高等中医药培训学校（北京中医药大学1356信箱）聘为教授。主讲胃肠病，脑中风后遗症，八字针法，直肠点滴疗法，中医适宜技术。2004年7月经鲁山县科学技术局批准，成立了“鲁山县疑难病研究所”，张文义任法人代表兼所长。2004年8月因在全国培训成绩突出，被国家卫生部中国医师协会培训部授予台式奖杯一座。

他把医生分为五等：第一等大夫，不花钱能治病；第二等大夫，花小钱能治病；第三等大夫，花多钱能治病；第四等大夫，花钱不治病；第五等大夫，花钱治坏病。几十年来，他始终以第一等不花钱能治病，最差也以第二等花小钱能治病的行医原则为奋斗目标。务实的减轻国家经济的负担和病人看病难看病贵的实际问题，得到了上级领导和患者的一致好评。所以，2004年10月被中华人民共和国卫生部健康120网评为“百姓放心医生”。

2006年至2007年，张文义任北京中医药大学东直门医院培训中心中西医内科教授，主讲胃肠病。2006年1月主审《中医论治奇难杂症》一书，由中医古籍出版社出版发行。书号：ISBN 7－80174－373－3/R·372。2006年3月主编《中西医结合论治疑难病》一书，由中医古籍出版社出版发行。书号：ISBN 7－80174－412－8/R·411。2006年3月被《中国保健》杂志社聘为驻地主编。2006年5月，被中国民间中医医药研究开发协会特效医术发掘整理专业委员会聘为资深委员。证号：TXYS00267。2006年5月，发表的《补中益气汤加味酿制黄酒内服治疗胃空洞症》一文，获得中国民间中医医药研究开发协会“特效医术发掘整理贡献奖”，受到了国家著名中医学家、国家中医药管理局领导王雪苔、张瑞祥、方志诚的高度评价。2006年6月，被《中华医学实践杂志》聘为常务编委。2006年8月著《直肠点滴疗法与平行针药线植入技术》一书，由中医古籍出版社出版发行。书号：ISBN 7－80174－364－4/R·363。2007年3月著《无防腐剂口服液与张文义八字针法》一书，由中医古籍出版社出版发行。书号：ISBN 7－80174－468－3/R·464。2007年12月在《中华中医药学刊》杂志上发表了《平行针透穴药线植入法治疗消化性溃疡100例》一文。2007年12月被北京绿色生命伞医疗新技术开发有限公司聘为附属医院院长。

2008年至今，任北京高等中医药培训学校、北京中昌现代疼痛医学培训中心、中国针灸推拿协会教授，河南省郏县四知堂中医药名誉院长、业务院长。2008年2月在《中国针灸》（中国科技核心期刊）杂志上发表了《平行针透穴药线植入法治疗消化性溃疡100例》一文。2008年3月经考试取得国家一级推拿针灸师资格证书，证号：0817001461100025。2008年4月19日在中国人民解放军防空兵指挥学院参加河南省中医医师资格认定考试，准考证号：062211641。2009年4月7日取得执业医师资格证书，证号：199841141410423194709061515。2011年8月11日取得执业医师执业证书，证号：141410400000660。2008年5月在《中国民间疗法》杂志上发表了《直肠点滴疗法治疗慢性溃疡性结肠炎100例》一文。2008年6月主编《中医临床荟萃》一书，由中医古籍出版社出版发行。书号：ISBN 978－7－80174－636－8。2008年7月被国家卫生部中国医促会中老年保健专业委员会聘为专家委员。2008年10月主审《中医临床精要》一书，由中医古籍出版社出版发行。书号：ISBN 978－7－80174－636－8。2008年10月，晋升为中医内科主任医师。证号：08100032。2008年12月，得到鲁山县社会保险事业局各位领导的特别关怀，正式办理了退休手续，于2009年1月开始领取退休工资。

2009年2月，在《中国针灸》（中国科技核心期刊）杂志上发表了《阴阳补泻手法针刺治疗中风后足内外翻100例》一文，在国际上引起了强烈反响。2009年9月被中国国家人才网专业人才库注册中心考试认证中心聘为中医专业终身教授。2009年10月主要业绩载入由中国百科文库出版社出版发行的《中国知名专家学者辞典》（第四卷）一书中（926页）。2009年10月被中国国家人才网专业人才库人才注册中心授予“国医名师”称号。2009年12月主要业绩载入由国家医学教育发展中心编辑部主编的《共和国名医专家大全》一书中。

2010年，主要业绩载入由国家卫生部中国保健协会中医药保健工作委员会主编的《中国当代名医》一书中。2010年3月主要业绩载入由国家卫生部中国医师协会编辑部主编的《华夏名医风采》一书中。2010年9月被河南省郏县四知堂中医院聘为名誉院长、业务院长。2010年9月任北京中医药大学远程教育学院郑州学习中心四知堂中医院学历教育基地主任。

2011年4月，《八字针法治疗中风后上肢软瘫100例》一文在中国民间中医药发展研讨会上获得二等奖。2011年7月，取得成人高等教育南阳理工学院，中医专业，大学本科毕业证书。编号：116535201105771863。2011年8月主审《养生秘诀》一书，由中医古籍出版社出版发行。书号：ISBN 978－7－80174－994－9。

2012年4月11日任中国针灸推拿协会针灸专题讲座教授，中推联合（北京）医学研究院针灸研究员。2012年5月1日应鲁山博爱医院董事会邀请，任鲁山博爱医院名誉院长。2012年6月15日，鲁山县中医院利用张文义的科研成果和资质向河南省卫生厅申报了“河南省中医特色重点专科”，并获得了批准。2012年8月1日任鲁山县中医院康复科主任兼学科带头人。2012年8月任唐山市丰润区扶正堂中医连锁机构技术总顾问。2012年8月，《八字针法治疗中风后上肢软瘫100例》一文，在“中华中医药学会全国第十三次中医药新技术新成果新经验学术交流会”和“中华中医药学会第十届全国中医难治病学术研讨会”上被评为“中华中医药学会优秀论文”。2012年11月2日任中华中医药学会民间传统诊疗技术与验方整理研究分会委员。2013年6月，在《针灸临床杂志》（中国科技核心期刊）上发表了《八字针法治疗中风后上肢软瘫100例》一文，在国内外医学界影响很大。2014年1月主编《疼痛病临床指南》一书，由中医古籍出版社出版发行。书号：ISBN 978－7－5152－0490－1。2014年9月12日当选为世界中联消化病专业委员会第二届理事会理事。2015年1月9日任新乡市卫滨区人民医院康复理疗科技术顾问。2015 年 12 月主编《内病外治临床指南》一书，由中医古籍出版社出版发行。书号：ISBN 978 – 7 – 5152 – 1077 – 3。2016 年 7 月著《八字针法临床指南》一书，由中医古籍出版社出版发行。书号：ISBN 978 – 7 – 5152 – 1108 – 4。医术了得、成就卓越的张文义在坎坷又精彩的大半生里，练就了一套极好的品德修养和行为习惯。由于青年时期极“左”路线对他残酷迫害的经历，又苦于没有“后门”可走，再加上当地某些当权者对他的不公，看着其他同村的伙伴连小学水平都没有，却当上了干部、工人，有的初中毕业生又去教初中，而他这个高中毕业生、回乡知识青年却什么都不准干，只有老老实实去劳动改造，致使他对基层某些当权者极度不信任。所以张文义形成了一种“从不求情办事，不巴结求人”的习惯。他坚强不屈，宁肯站着死，不愿跪着生！他的处世哲学是“此路不通，不走此路，不能吊死在一棵树上！”他认为有本事人走遍天下，无本事人寸步难行！他的路完全是凭真本事走出来的！他不掺和社会杂流，不争名夺利，清心寡欲。他的同学中科级以上干部就有几十人，但他从未找过他们给自己谋过任何私利，没有找过任何人求过工作。他所工作过的单位都是对方以丰厚待遇邀请而前往的。在北京中医药大学 1 号教学楼给学员讲授胃肠病时，教室外面总是有几个大学培训部门的领导在等待，只等他下课后邀请他抽出时间前去授课。自 2003 年以来，在北京所有承担国家在职培训单位中，讲授胃肠病、疑难病、平行针埋线疗法、直肠点滴疗法、无防腐剂口服液制作技术、八字针法治疗偏瘫，他都是独一无二的，所以张文义被誉为“胃病大王”。

张文义两耳不闻外邪事，一心只钻中医书，他以解决胃肠病、疼痛病、脑中风后遗症的世界疑难问题为奋斗目标，以解决患者的痛苦为己任。通过几十年的临床实践，经过了“理论—实践—理论—实践”，临床探讨摸索，终于解决了目前中西医都无法根治，也就是说连一年半载都不能保证健康的胃肠病，如食管炎、浅表性胃炎、胆汁返流性胃炎、糜烂性胃炎、红斑渗出性胃炎、萎缩性胃炎以及慢性溃疡性结肠炎等病的治疗，现代医学以及常规中医对这些胃肠病的治疗只能控制症状，有的服药时症状减轻，停药就恢复原状；有的服药期间开始有效，过一段时间就无效了。要想经过一段时间的治疗几年内不复发是不可能的。但经张文义教授治愈的胃肠病患者康复期限 10 年、20 年的可达 96% 以上。几十年来，他不仅名扬周边县市，经他诊治的胃肠病患者也遍及全国十几个省市和自治区。同时还在北京培训了胃肠病专科医师 300 余人，“胃病大王”的称号他当之无愧。

1980 年以前，患胃及十二指肠溃疡者占胃病患者总数的 90%，慢性胃炎患者只占 10%。穿线对胃及十二指肠溃疡疗效显著，痊愈率高达 98%。但是 1980 年以后，由于生活条件的不断改善，人们喜食辛辣厚味，炖炒脂膏，嗜好烟酒。再加上事业竞争，精神紧张，睡眠不足，饮食规律失常，导致胃肠病患者大大增加。同时饮食中所含的化肥、农药、化学色素以及各种添加剂超标，每日成人食入的有害元素高达 173 种等。这些原因致使人体的食管、胃肠黏膜损伤，出现充血、水肿、糜烂、渗出等等病理现象。久而久之，形成中医西医以及穿线等方法无法治疗的各种慢性炎症。慢性胃炎、食管炎、慢性结肠炎等疾病占胃病患者的 90%，单纯的胃溃疡、十二指肠溃疡只占 10%，正好与三十年前相反，这些疾病严重危害着人体的健康。作为名扬四方的胃病专科名医，整日以想方设法解除胃病患者的痛苦为使命，于是精心研究出了养胃丸、结肠炎丸、疏肝清胃丸、消炎止痛丸、清胃散、养胃合剂、肝胃口服液、结肠炎口服液、结肠炎直肠点滴液、习惯性便秘直肠点滴液。同时又发明了直肠点滴疗法，胃病专用的穴位注射疗法等特色特效技术。经过几十年的临床观察，疗效独特，根治率极高，在国内影响很大。他亲手做穿线手术的患者就达五万余人。几十年来，共诊治胃病患者十万人之多。他为解除胃病患者的痛苦立下了汗马功劳。他的事迹将载入史册，他的英名将留给人民，他给胃病患者带来了福音，他为广大胃病患者的健康鞠躬尽瘁，他就是我们的胃病克星。

张文义不仅在胃肠病的诊治方面取得了无人能及的成就，在偏瘫的领域内也悉心钻研，获得了卓越的研究成果。目前，脑中风处于频发、高发时期，且大有年轻化的趋势。我国每年脑中风发病人数达 700 万，致残率可达 82%，脑中风后遗症已成为人类健康的头号杀手。现代医学对于脑中风的治疗，只不过是通过微创、溶栓等手段，虽然保住了患者的生命，但却无法阻止后遗症的形成。至于后遗症只能由患者自行锻炼。所谓锻炼就是活动。试想，0 级的肌力又怎么能活动呢？久而久之患者变成残废。一人受罪，全家受累，医者无能为力，给整个社会健康事业带来了重大负担。

为了解决偏瘫患者的痛苦，张文义集四十年临床针灸之精华，博览古籍，熟读针经，结合临床，研究出专治偏瘫的“八字针法（中风偏瘫激活康复系统）”，此针法目前属国内外之首创，是针灸界前所未有的、独特的针灸疗法。它弥补了我国针灸临床治疗学的不足，是中国针灸又一特种针法的里程碑。

张文义认为，治疗偏瘫应采取三个步骤：第一步，应该尽快抢救患者生命，尽量阻止或减轻后遗症的形成和发病程度；第二步，在最短的时间内立即让病人患侧的肌力达到 4 级或 5 级；第三步，采取现代医学和祖国医学的综合康复疗法，如推拿按摩、器械锻炼、中药内服、穴位注射、药线植入等措施使其患侧肢体恢复正常，使患者处于健康状态。

但是目前，国内外在治疗偏瘫的时候均忽视了第二步，也没有能力去完成第二步，只是抢救了患者生命后，让病人自行或辅助锻炼，使其慢慢恢复肢体功能。这样一来，患侧肢体形成硬瘫残废的概率极高，是致残的根本原因。

张文义视偏瘫病人如亲人，急病人所急，痛病人所痛，经过几十年的努力，终于发明了专治偏瘫的八字针法。八字针法是在古代针灸学皮部理论，留针法以及近代的埋针法、埋线法的基础上，依据祖国医学阴阳学说、针灸补泻手法、经络学说、动态平衡学说以及体壁内脏相关论发展而来，通过40多年临床验证总结出来的，是整个针灸界具有突破性进展的临床针灸学说。

针灸的疗效如何，根本问题取决于针刺的补泻手法。针刺补泻手法是产生补泻作用的主要手段，也是促进机体阴阳平衡而恢复健康的主要措施。古代针灸医学在长期医疗实践中，创造和总结出了七种单式和两种复式的补泻手法：一曰捻转补泻，二曰提插补泻，三曰疾徐补泻，四曰迎随补泻，五曰呼吸补泻，六曰开阖补泻，七曰平补平泻。复式补泻手法为烧山火和透天凉两种。虽有以上九种单复式补泻手法，但治疗中风偏瘫实属无能为力。因为这些手法均是在一个穴位上行施补泻的，从未明阴阳的所在，只是一个个体化表现，从而忽视了阴阳的整体。古人云：盛则泻之，虚则补之，不盛不虚以经取之。这是针刺时施行补泻的根本原则。但针刺偏瘫肢体时，却没有医者去辨虚实，只是在一个穴位上不分阴阳，不辨虚实行施错误的补泻，从而导致了虚虚实实之弊，违犯了无虚虚无实实的针刺治疗原则。所以，张文义认为应该再加上一条叫作阴阳补泻，合而为十。

张文义发明的八字针法（中风偏瘫激活康复系统）和阴阳补泻手法，解除了偏瘫患者的痛苦，为针灸治疗偏瘫创造了奇迹，弥补了我国针灸临床治疗学的不足，填补了针灸学阴阳补泻手法的空白。临床针灸治疗中风软瘫患者，具有一针能动之妙。针灸3到5次，可使患侧的肌力由0级恢复到4级或5级，实属医界之罕见。八字针法为偏瘫患者带来了福音，为整个人类健康做出了巨大的贡献。

八字针法、偏瘫三三九针法、十二神针、阴阳补泻手法是专门用于治疗中风偏瘫的新兴特种针法。不但易懂易学，而且便于掌握。此种针法具有先进性、新颖性、创造性的特点，有很高的实用价值，况且疗效可靠，对脑中风后遗症的治疗，实属针灸界的一颗明珠。所以八字针法具有广阔的发展前景。

张文义在几十年的临床实践中，经常遇到一些疑难杂症，如乙肝、骨质增生、椎间盘突出症、乳腺增生、前列腺增生、阳痿、不孕症、慢性溃疡性结肠炎、慢性萎缩性胃炎、高血压、高脂血症、脑中风后遗症、脑动脉硬化、肥胖症、糖尿病等。这些疾病都需要长期口服中药，但是病人又怕煎中药，虽然有煎药机，但易霉坏变质。如果加防腐剂，一方面对人体有害，另一方面也只能保存3个月。

为了解决这一难题，张文义历经十年之久，反复实验，终于研制出了这一种史无前例的无防腐剂口服液。无防腐剂口服液是一种不加任何化学防腐剂，也不加任何食品添加剂，而是用一种特制的中药激活剂与中药水煎剂相混合，通过现代生物科技高新技术制成的纯中药制剂。无防腐剂口服液色黄透明、黏稠富有光泽、醇香无异味，具有对人体纯益无弊，无公害、无污染、无致癌物质，无任何毒副作用的特点，治疗效果比水煎中药内服提高10倍左右。同时，无防腐剂口服液在常温下能够长期保存服用，3~8年都不会霉坏变质。

无防腐剂口服液是一种纯中药制剂，用治疗什么疾病的中药处方制成的口服液就能够治疗什么疾病。不但能够口服，而且还能外用，也可做直肠点滴液。它为中医临床医学的发展起到了无法替代的作用。只要所开中药处方是特效的，那么制成口服液之后疗效就更加显著。

无防腐剂口服液经临床观察，具有健脾和胃，活血化瘀，强身健体，提高免疫力。调节自主神经，调整胃肠功能，改善血液循环，防止血小板聚集，降低血液黏稠度，调整内分泌，对血糖有双向调节作用。对胃黏膜起保护作用，能够促进消化，增加胆汁的排泄，加速胃液的分泌。消除水肿，促进溃疡愈合。可以降低血脂，促进脂类物质的转运和代谢，阻止脂质在血中滞留或者对动脉内膜的渗透。对外源性甘油三酯、胆固醇的吸收起抑制作用。对甘油三酯在肝内的合成以及内源性胆固醇的代谢均可起到破坏作用。可以改善梗死灶周围缺血半影区的缺血状态。消除自由基，调节免疫因子，改善微循环，减轻脑水肿，缩小梗死面积。增加大脑血流量，改善脑供血，保护脑细胞，有脑保护作用。可以减轻脑中风后遗症，促进肢体的功能恢复。

无防腐剂口服液是一种现代生物医学的高科技产物。原材料充足，制法简单，销路广泛，适应于临床各科的所有疾病。疗效显著，方便患者服用，且不会霉坏变质，减少了患者煎药的麻烦，避免了因不能坚持口服中药而中断治疗，以造成不能根治顽疾的弊端。特别是对慢性疑难杂症，心脑血管病尤为适宜。它是一种集先进性、科学性、创造性、新颖性为一体，并且有很高实用价值的中药口服制剂。它是中药剂型改革的一个重大突破，达到了目前国内外领先的水平。所以，无防腐剂口服液拥有广阔的发展前景，是临床医学口服给药新剂型的里程碑，将是整个人类健康必不可少的一种新作。

目前国内外惯用的给药方法有口服法、注射法、灌肠法和外用法四大类。但是小儿患者和昏迷病人口服药物困难很大。注射疗法对小儿以及肥胖病人，年老久病患者，又不便操作。同时注射法给病人造成了不同程度的损伤，有些患者不愿接受。灌肠法只是为促进排便。而外用法只用于皮肤疾病，以及四肢疼痛性疾患，而对内科病几乎没有作用。这就给临床治疗造成了很大的困难。所以以上四法在临床应用中深感不足。

为了解决口服法和注射法的缺点，减少病人痛苦，防止给病人造成损伤，适宜于各类患者的临床治疗，张文义根据《注解伤寒论》（人民卫生出版社1963 年 4 月）141 页：此为津液内竭，虽硬不可攻之，当须自欲大便，宜蜜煎导而通之。蜜七合一味……以内谷道中，以手急抱，欲大便时乃去之。大猪胆一枚，泻汁，和醋少许，以灌谷道中，如一食顷，当大便出的理论，独创了直肠点滴疗法。

直肠点滴疗法是根据传统医学与现代医学理论，逐步形成的一种临床治疗新方法。也是除口服法、注射法、外用法、灌肠法之外的第五种独特的治疗给药途径，它不同于一般的灌肠疗法。常规灌肠疗法是将液体 700～900ml，迅速灌入肠内，软化大便，促进肠蠕动，使之尽快排便的一种方法。而直肠点滴疗法是点滴前必须排空大便，同时以每分钟 30～40 滴的速度滴入肠内。防止刺激肠管，引起肠蠕动，让肠黏膜直接吸收，进入血液循环。滴后 3 小时内尽量不解大便，以让药液充分吸收，从而达到治病目的。

直肠点滴疗法弥补了中西医临床治疗学的不足，为中西医临床治疗技术增添了光彩。操作简便、药效迅速，是中西医界医务人员应广泛掌握的一种治疗方法。

许多疑难杂症，单靠中西药物治疗疗效往往不能令人满意。但是配合羊肠线植入疗法，却疗效显著，甚至达到了根治的目的。目前，国内采用的埋线疗法是根据全国高等中医院校函授教材《针灸学》中所介绍的方法操作的。但此法用的是 0～1 号羊肠线，线体较细，刺激时间短，影响疗效。针具是半圆形皮肤缝合针，这种针只能把线埋入肌层内，很难埋于脂肪层中。使用该方法病人痛苦大，埋线后很长时间局部仍有疼痛感觉。同时易伤及血管与神经，对人体有不同程度的损伤。

为了解决以上弊端，张文义根据全国高等中医院校函授教材《针灸学》15 页：《皮肤取穴》“十二经脉者，皮之部也”“欲知皮部，以经脉为纪”。经脉有病，或内脏有病，皆可取治于皮部。17 页：腧穴的主治作用，与经络脏腑有密切关系，即“经络所通，主治所及”的有关论述。为了增强疗效，减轻病人痛苦，又不伤及血管神经，达到长期刺激的目的，特独创平行针埋线疗法。

平行针埋线疗法，是用 2～3 号医用羊肠线经过特殊处理后，植入皮下脂肪层。脂肪层没有血管和神经，植入对人体无任何损害，病人没有痛苦。同时羊肠线植入脂肪层后易于吸收，再次植入时没有滞手感。

张文义发明的平行针埋线疗法与全国高等中医院校函授教材《针灸学》中的埋线疗法截然不同。它既纠正了普通埋线法病人痛苦大，不便操作，伤及血管神经，再植障碍的缺点，又令患者无痛苦，易于接受，良性刺激时间长，操作简单，疗效显著的优点。平行针埋线疗法具国内领先水平。

几十年来，他始终以看书、诊病、搞研究、教课、著书、写论文为日常工作。他不吸烟不喝酒、不会下棋、不会纸牌麻将，他全心全意致力于胃肠病、疼痛病、脑中风后遗症特色诊疗技术的研究，这就是他成功的根本原因。他心无杂念，不请客送礼，不行贿求人，他一直求真务实、脚踏实地，为研究胃肠病、疼痛病、脑中风后遗症的根治药物呕心沥血，努力不懈，几十年如一日的艰苦奋斗！皇天不负有心人，他终于研究出了专治胃肠病的“平行针埋线疗法”“特定穴位注射疗法”“食管炎离子导入疗法”、专治慢性溃疡性结肠炎和习惯性便秘的“直肠点滴疗法”；专治萎缩性胃炎的“养胃合剂”、专治肝胃综合征的“肝胃合剂”、专治慢性溃疡性结肠炎的“结肠炎口服液”。专治脑中风后遗症的张文义八字针法、三三九针法、十二神针、阴阳补泻手法、面瘫外敷灵。专治骨质增生、腰椎间盘突出的疼痛外敷散。以及专治风湿类风湿的类风湿擦剂、抗风湿丸等。在国内颇有影响。

他已于2008年正式退休了，但他是当地的地级名人，当过平顶山市政协委员，诊治胃肠病震动了周边十几个县市，已在北京做了18年的教授，著书17部，学生遍布世界各地。他是国家执业医师，国家一级针灸师，中医内科主任医师，著名胃肠病、疼痛病、脑血管病康复专家。他还是直肠点滴疗法、平行针埋线疗法、无防腐剂口服液制作技术、八字针法、阴阳补泻手法的创始人。他是名副其实的“中华名医”。

他的路就是这样走过来的，他的事业就是这样成功的。虽然他的愿望实现了，但是为了人民的健康，他仍然在医学道路上坚持不懈的奋斗。他是患者的朋友，他是患者的救星，他对中医药学和人类健康事业的巨大贡献将流芳百代！

通信地址：河南省鲁山县98信箱　张文义

邮　　编：467300

电　　话：0375－5059114　13461149551

Email：zhangwenyi_ beijing@ 126. com